普通高等学校“十四五”规划医学检验技术专业特色教材

供医学检验技术等专业使用

医学检验仪器学

主　编　余　蓉　胡志坚　龚道元

副主编　宫心鹏　代　洪　任伟宏　费　嫦

编　者　（以姓氏笔画为序）

王旭东　成都中医药大学

龙炜翔　四川省医学科学院・四川省人民医院

代　洪　湖南师范大学医学院

朱中元　海南医学院第二附属医院

任伟宏　河南中医药大学第一附属医院

江永青　九江学院附属医院

李木兰　湘南学院

何振辉　佛山科学技术学院医学院

余　蓉　成都中医药大学

张式鸿　中山大学附属第一医院

张丽琴　包头医学院

胡志坚　九江学院

宫心鹏　河北医科大学第二医院

费　嫦　湖南医药学院

高社军　河北医科大学第四医院

黄凤霞　西安医学院

龚道元　佛山科学技术学院

梁松鹤　哈尔滨医科大学

谢婷婷　贵州医科大学

楚海荣　潍坊医学院

编写秘书　范　雨　成都中医药大学

華中科技大學出版社

http://www.hustp.com

中国・武汉

内 容 提 要

本书是普通高等学校"十四五"规划医学检验技术专业特色教材。

本书共十五章，包括概论、医学实验室通用设备、临床血液检验仪器、流式细胞仪、临床尿液检验仪器、临床生物化学检验仪器、临床微生物检验仪器、临床免疫检验仪器、常用电泳仪器、电化学检验仪器、色谱分析仪器、生物质谱仪、临床即时检验仪器、临床分子生物学检验仪器、临床实验室自动化系统。本书每章前有学习目标，便于学生预习、复习时掌握重点；每章后有本章小结和思考题，旨在培养学生主动学习的积极性和创新思维能力。

本书可供医学检验技术、卫生检验与检疫技术专业本科生和研究生使用，还可供其他相关专业、成人教育、继续教育、高职高专等使用，也可为卫生专业技术资格考试和临床相关培训工作提供参考。

图书在版编目(CIP)数据

医学检验仪器学/余蓉，胡志坚，龚道元主编. —武汉：华中科技大学出版社，2021.5（2024.1 重印）
ISBN 978-7-5680-7079-9

Ⅰ. ①医… Ⅱ. ①余… ②胡… ③龚… Ⅲ. ①医学检验-医疗器械-医学院校-教材 Ⅳ. ①R446 ②TH776

中国版本图书馆 CIP 数据核字(2021)第 084655 号

医学检验仪器学 余 蓉 胡志坚 龚道元 主编
Yixue Jianyan Yiqixue

策划编辑：梅雯惠
责任编辑：李 佩 张 萌
封面设计：原色设计
责任校对：刘 竣
责任监印：周治超
出版发行：华中科技大学出版社(中国·武汉) 电话：(027)81321913
武汉市东湖新技术开发区华工科技园 邮编：430223
录 排：华中科技大学惠友文印中心
印 刷：武汉科源印刷设计有限公司
开 本：889mm×1194mm 1/16
印 张：17
字 数：517 千字
版 次：2024 年 1 月第 1 版第 3 次印刷
定 价：59.00 元

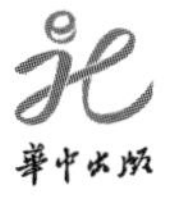

普通高等学校“十四五”规划医学检验技术专业特色教材建设指导委员会

总序

ZONGXU

近年来，随着科学技术的进步，大量先进仪器和技术的采用，医学检验得到飞速的发展。各种新的检验技术不断涌现，对临床疾病的诊疗越来越重要，作用越来越突出，为人类疾病的诊断、治疗监测、预后判断提供大量新的实验室监测指标。据统计，临床实验室提供的医学检验信息占患者全部诊疗信息的60%以上，医学检验已成为医疗的重要组成部分，被称为临床医学中的"侦察兵"。

《国家中长期教育改革和发展规划纲要(2010—2020年)》《国家中长期人才发展规划纲要(2010—2020年)》要求全面提高高等教育水平和人才培养质量，以更好地满足我国经济社会发展和创新型国家建设的需要。根据《教育部关于进一步深化本科教学改革全面提高教学质量的若干意见》，在教材建设过程中，教育部鼓励编写、出版适应不同类型高等学校教学需要的不同风格和特色的教材；积极推进高等学校与行业合作编写教材；鼓励编写和出版不同载体和不同形式的教材，包括纸质教材和数字化教材。2012年教育部制定的新本科专业目录将医学检验专业更名为医学检验技术专业，学制由五年改为四年。

为了更好地适应医学检验技术专业的教学发展和需求，体现最新的教学理念和特色，在认真、广泛调研的基础上，在医学检验技术专业教学指导委员会相关领导和专家的指导和支持下，华中科技大学出版社组织了全国40多所医药院校及附属医院的200多位老师编写了本套教材。本套教材由国家级重点学科的教学团队引领，副教授及以上职称的老师占80%，教龄在20年以上的老师占72%。教材编写过程中，全体参编人员进行了充分的研讨，各参编单位高度重视并大力支持教材的编写工作，各主编及参编人员付出了辛勤的劳动，这确保了本套教材的编写质量。

本套教材着重突出以下特点：

(1)教材定位准确，体现最新教学理念，反映最新教学成果。紧密联系最新的教学大纲和临床实践，注重基础理论和临床实践相结合，体现高素质复合型人才培养的要求。

(2)适应新世纪医学教育模式的要求，注重学生的临床实践技能、初步科研能力和创新能力的培养。突出实用性和针对性，以临床应用为导向，同时反映相关学科的前沿知识和发展趋势。

(3) 以问题为导向，导入临床案例。通过案例与提问激发学生学习的热情，以学生为中心，以利于学生主动学习。

(4) 纸质与数字融合发展。全套教材采用全新编写模式，以扫描二维码形式帮助老师及学生在移动终端共享优质配套网络资源，通过使用华中科技大学出版社数字化教学资源平台将移动互联、网络增值、慕课等新的教学理念和学习方式融入教材建设中，开发多媒体教材、数字化教材等新媒体教材形式。

本套教材得到了教育部高等学校医学技术类教学指导委员会和中国医师协会检验医师分会相关领导和专家，以及各院校的大力支持与高度关注，我们衷心希望这套教材能为高等医药院校医学检验技术专业教学及人才培养做出应有的贡献。我们也相信这套教材在使用过程中，通过教学实践的检验和实际问题的解决，能不断得到改进、完善和提高。

普通高等学校"十四五"规划医学检验技术专业特色教材
建设指导委员会

前言

QIANYAN

医学检验仪器与技术的迅速发展，极大地推动了医学检验技术专业的发展，也使临床实验室诊断技术发生了巨大的变革。临床医学对医学检验技术的依赖和要求日益增强，对医学检验技术专业人才的培养规格提出了更高的要求。特别是本科四年制应用型技术专业人才的定位，更强调学生不仅要掌握扎实的医学基础知识和医学检验技术专业知识，而且要掌握现代仪器设备和先进医学检验技术。本教材旨在培养学生学习和掌握新技术、新方法的能力以及创新能力和解决问题的能力。

由于新的技术和新的仪器不断涌现，医学检验仪器学的知识更新很快，对教材进行进一步凝练、查缺补新势在必行。本教材是在华中科技大学出版社的精心组织下编写的供医学检验技术等专业使用的教材。

本教材涵盖了大部分现有的自动化检验仪器。在之前同类教材的基础上，将"医用显微镜"归类到"医学实验室通用设备"章节中，并介绍了实验室常用的一些小型设备如移液器、离心机、生物安全柜、培养箱、紫外-可见分光光度计及实验室供水系统的相关工作原理、性能和维护保养知识；介绍了近年来迅速发展的生物质谱技术及其在微生物鉴定、肿瘤标志物检测及血药浓度监测等领域的应用；将"临床即时检验仪器"作为独立的一章，以适应现代临床"床旁""即时"检验新趋势；并对一些医学检验亚专业新涌现的自动化分析仪器进行了补充，如将"自动血型鉴定仪"加入"临床血液检验仪器"中、"自动细菌分离培养系统"加入"临床微生物检验仪器"中、"自动糖化血红蛋白分析仪"加入"色谱分析仪器"中等；介绍了各仪器升级换代的工作原理和仪器结构，特别是"临床实验室自动化系统"一章对所涉及的全实验室自动化构成与流程的多样化、实验室信息系统智能化和多功能做了详细的介绍。

本教材具有结构合理、重点突出、内容系统、技术先进、贴近临床等特点，并且图文并茂、言简意赅、精练易懂。每章前有学习目标，便于学生预习、复习时掌握重点；每章后有本章小结和思考题，旨在培养学生主动学习的积极性和创新思维能力，为学生将来在相关领域的工作打下坚实的基础。

本教材可供医学检验技术、卫生检验与检疫技术专业本科生和研究生使用，还可供其他相关专业、成人教育、继续教育、高职高专等使用，也可为卫生专业技术资格考试和临床相关培训工作提供参考。

本教材的编写团队由来自多所医学院校及附属医院的二十位编者组成。他们长期从事医学检验学科的教学、临床和科研工作，有丰富的实践经验，并以高度的责任感完成了本教材的编写任务。在此对所有参编院校和编者的大力支持表示诚挚的谢意！鉴于编者的水平有限和编写时间紧迫，书中难免有疏漏和缺点，敬请同行专家、使用本教材的师生以及其他读者批评指正，使本教材不断改进和完善。

编　者

目录

MULU

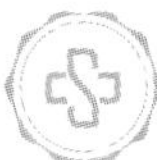

第一章　概　　论

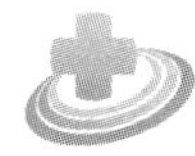

学习目标

1. 掌握：医学检验仪器的特点；医学检验仪器的性能指标。
2. 熟悉：医学检验仪器学课程的目的与任务；医学检验仪器质量管理和技术要求。
3. 了解：医学检验仪器的分类；医学检验仪器的发展趋势。

医学检验仪器学是临床医学、生物医学工程与现代实验技术相结合的一门学科。随着国民经济和现代医学科学的快速发展，医学检验技术也正在发生着巨大的变革，基础理论不断完善，分析技术和检测手段越来越先进，检验项目越来越多，仪器设备自动化和智能化以及配套程度越来越高，仪器的操作及管理规范日趋完善。快速发展的医学检验技术，为临床提供真实可靠的实验室数据，为疾病的预防、筛查、诊断与鉴别诊断、治疗、病情和疗效监测、预后判断以及健康评估等提供越来越强有力的支持。

医学检验仪器与技术在医学检验技术专业中发展最快，并有力地促进了医学检验的快速进步。在近代相关科技迅猛发展的带动下，医学检验仪器整合了物理、化学、生物、计算机、自动化、电子信息等技术，成为各级医疗卫生服务机构和独立的商业化实验室中广泛应用的检验仪器。因此，掌握医学检验常规仪器的工作原理和应用技术，熟悉仪器的主要结构和性能特点，熟悉规范的仪器操作、管理及日常保养，是医学检验技术专业学生必备的专业知识和技能。

第一节　医学检验仪器学课程的学习目的和任务

医学检验仪器经历了从无到有，从手工操作到半自动化、全自动化和智能化工作流程，从经验到科学，从辅助工作到独立学科的发展历程；也见证了临床医学从经验医学到循证医学及精准医学的转变。新技术和新方法的层出不穷，革新或替代了经典技术，大大提升了仪器分析结果的灵敏度、特异度和准确度；科学、规范的检测方法和分析流程，保证了分析结果的可靠性、一致性和可比性；标准化的仪器使用和管理规程使实验数据更为准确可靠、实验室运转更为高效。医学检验仪器和技术在临床疾病诊断和治疗中的作用越来越重要，临床医学对医学检验技术的依赖程度也在不断提高。

现代化的医学检验仪器几乎覆盖了医学检验的所有专业和各个环节，成为医学检验技术人员日常工作和科学研究的重要手段。各种类型的自动化、智能化检验仪器广泛而深入的应用，实验室自动化流水线的快速发展，实验室信息系统的高效率管理，不仅大大促进了医学检验技术的迅猛发展，而且给医学检验实验室的运作模式、技术类型带来新的格局，也对医学检验人员的知识结构和实践技能提出了新的、更高的要求，同时也深刻影响并促进了医学检验技术专业人才的规格和培养目标的变革。

医学检验仪器学是高等医学院校医学检验技术专业的一门必修课程，也是一门由多学科组成的知识面和技术面密集程度较高的新学科。医学院校医学检验技术专业的各层次学生以及医学检验实验室工作人员需要有扎实的相关学科理论基础，结合医学检验技术专业知识和技能，掌握各种常用医学检验仪器特别是临床新型检验仪器的工作原理和分析技术；熟悉仪器的类型、主要结构及其性能特点；熟悉医学检验仪器中的计算机技术、实验室自动化系统；了解仪器的工作流程、日常质量管理和维护保养；关注现代医学检验仪器的发展趋势等，为今后能更好地从事医学检验工作，最大限度地综合利用仪器，提升临床实践综合能力，在疾病的诊断和治疗中发挥最佳的效能打下坚实的基础。

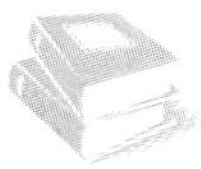

NOTE

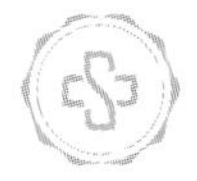

第二节　医学检验仪器的特点和分类

一、医学检验仪器的特点

医学检验技术通过现代化学和物理手段，对离体的血液、体液、分泌物、排泄物和脱落细胞等标本进行检测，并对检测过程进行全面的质量控制，最终得出可靠的检测结果，为临床诊断疾病、指导治疗、科学研究和人群保健康复提供及时、准确的实验数据。医学检验仪器是对各类临床样本进行检测的专用分析设备，其种类、品牌和规格繁多，结构复杂，通常集光、机、电于一体，原理与技术发展迅速。医学检验仪器通常具有以下特点。

（一）多学科融合，技术综合性强

医学检验仪器涉及的技术领域广泛，主要涵盖化学、光学、机械、电子、计算机、材料、传感器、生物化学、放射等多方面的应用技术。随着多学科技术相互渗透和融合，仪器的自动化、智能化程度越来越高，其功能与应用范围也越来越广，仪器结构也更加复杂。例如早期的血细胞分析仪，检测技术单一，仪器结构简单，自动化程度低，利用库尔特原理只能将白细胞粗分为大、中、小三个细胞群落。随着相关科技的不断进步和相互结合，新的方法和技术快速应用于临床实践，血细胞分析仪利用新颖的流式细胞术和先进的多技术联合检测方法，不仅可实现白细胞的准确分类计数，而且还能检测外周血液中的幼稚细胞、网织红细胞、有核红细胞等，为临床提供更多有价值的分析结果，仪器的检测精度、自动化和智能化程度也大幅提高。

（二）自动化程度高，分析速度快

计算机技术和自动控制技术等的高速发展，以及它们在医学领域中的深入应用，加速了医学检验仪器的自动化、智能化发展进程。20 世纪 50 年代临床生物化学自动化分析仪器面世以来，自动化和智能化技术迅速在临床实验室中普及并快速发展。早期原始手工操作过程中的取样、混匀、温浴（37 ℃）、检测、结果计算、判断、显示和打印结果及清洗等步骤，在自动化分析仪器上全部实现了自动运行，如全自动生化分析仪、全自动化学发光免疫分析仪、全自动微生物鉴定和药敏系统等；图像识别技术和专家系统等人工智能技术的应用，改变了细胞、细菌等形态学检验长期完全依赖人工分析的状态，涌现出全自动血细胞分析仪、尿液有形成分分析仪等先进的仪器，这些先进仪器承担了大量样本的筛查工作，大大缩短了标本的分析周期，提高了分析质量和分析效率。

如今，临床实验室基本实现了自动化分析模式，还有专为大型或超大型临床实验室和商业实验室设计的全实验室自动化分析流水线系统，可根据实验室的检测需求灵活配置分析仪器的种类和数量。

（三）功能集成，检测参数多

医学检验仪器始终跟踪各相关学科的前沿，电子技术的发展、计算机的应用、新材料和新器件的应用、新的检验方法等都在医学检验仪器中体现出来。在同一仪器中，可以采用生物学法、生物化学法、免疫学法、干化学技术和超声分析法等方法进行标本检测，可同时开展多个项目检查，可同时报告多项分析参数。

多功能的自动生化分析仪不仅可以利用分光光度法（比色法）完成临床生化检验指标的分析，还整合了离子选择电极法检测血液电解质和血气相关指标，成为医学检验实验室中应用广泛的重要分析仪器之一。尿液分析工作站将尿液样本处理系统、尿液有形成分检测系统、干化学尿液分析仪以及计算机数据处理和打印系统等组合，将电子技术、显微摄像技术、图像识别技术、干化学检测技术等同时应用于尿液标本的检测，以流水线的形式完成尿液标本的多参数检测和报告，减小分析结果的误差。

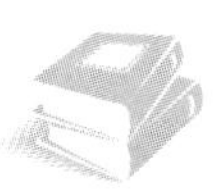

（四）技术先进，检测精度高

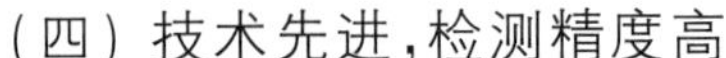

除先进的检测技术外，医学检验仪器还整合传感技术、系统集成技术、CAT（计算机辅助检测技

NOTE

术)、数字信号处理技术、智能控制技术、电子信息技术等,使得仪器的检测特异性增强,分析灵敏度和精度不断提高。

医学检验仪器用于分析人体内各种物质的存在、组成、结构及特性,并给出准确可靠的定性或定量检测结果,以满足临床诊疗服务需求。严格的实验室环境要求、科学的分析方法和技术、规范的质量控制体系、高素质的专业人才是医学检验仪器高精度分析结果的重要保障。

二、医学检验仪器的分类

医学检验仪器种类繁多,分类方法不尽相同,一般有两种分类方法。一种是以工作原理和分析技术对医学检验仪器进行分类,如光学类的分析仪器、电化学类的分析仪器、光谱类的分析仪器、波谱类的分析仪器等,这种分类方式来源于仪器分析的分类习惯;另一种是以医学实验室各专业及其工作习惯和仪器的功能为分类依据,将医学检验仪器主要分以下几大类。

(一) 医学实验室通用设备

医学实验室通用设备包括冰箱、培养箱、生物安全柜、医用显微镜、离心机、移液器、紫外-可见分光光度计和实验室供水系统等。这些设备的性能和技术指标各不相同,通常不能独立完成样本的检测,但是在实验室中不可或缺。

(二) 血液检验仪器

血液检验仪器主要有对血液中各种细胞进行分类、计数及体积和相对比例分析检测的血细胞分析仪;对血浆中血栓与止血有关成分进行检测的血液凝固分析仪;与血液及血细胞流变特性有关的血液流变学分析仪;与血型鉴定及输血有关的自动血型鉴定仪;以及血栓弹力图分析仪、自动血沉分析仪和血小板聚集仪等。

(三) 尿液和粪便检验仪器

尿液检验仪器有对尿液中特殊化学成分进行定性或半定量分析的干化学尿液分析仪;对尿沉渣形态学检查的尿液有形成分分析仪;对粪便中有形成分及化学成分分析的自动粪便分析仪。

(四) 生物化学检验仪器

常用的生物化学检验仪器包括自动生化分析仪、电解质分析仪、血气分析仪、电泳分析仪等,这些仪器主要检测血液中的各种化学成分。

(五) 微生物检验仪器

检测血液标本中有无微生物存在的自动血培养系统;对样本进行培养以获取致病菌的自动细菌分离培养系统;以及对已分离微生物进行鉴定和药敏试验的自动微生物鉴定及药敏分析系统,组成了临床微生物专业检验仪器。

(六) 免疫检验仪器

常用的免疫检验仪器主要采用免疫标记技术,用以测定体内特异性的抗原或抗体、激素、肿瘤标志物等,如酶免疫分析仪、化学发光免疫分析仪、荧光免疫分析仪等。另外还有基于光学分析技术的免疫比浊分析仪、多技术联合的流式细胞仪等。

(七) 分子生物学检验仪器

PCR 扩增仪、全自动 DNA 测序仪、蛋白质自动测序仪、核酸提取仪等,可以从 DNA、RNA 或蛋白质水平检测和分析许多疾病的发病机制,已成为医学实验室必不可少的分析仪器。

随着分析技术的不断发展和融合,医学检验仪器的种类日新月异,其确切分类的难度越来越大,无论哪一种分类方法,都有其优点和一定的局限性及交叉性。

NOTE

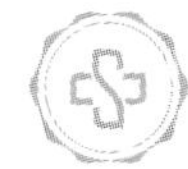

第三节 医学检验仪器的质量管理

医学实验室检测结果的质量直接影响医疗卫生服务水平。中国合格评定国家认可委员会颁布的CNAS-CL02:2012《医学实验室质量和能力认可准则》提出，保证质量的三大要素是人才、设备和管理。医学检验仪器是取得检测数据的专用设备和重要工具，对检验仪器的质量管理是医学实验室质量控制的重要环节。

一、医学检验仪器的质量管理和技术要求

根据标准文件CNAS-CL02:2012《医学实验室质量和能力认可准则》，医学实验室仪器质量管理和技术要求有关的内容如下。

1. 外部服务与供应 实验室应制订文件化程序和选择标准用于选择和购买可能影响其服务质量的外部服务、设备试剂、耗材。选择可以提供稳定供应的供应商，并监控供应商的表现以确保购买的服务或物品持续满足规定标准。

实验室所采购的设备及其消耗品使用之前可通过检验质控样品并验证结果来评价仪器设备的质量，同时要考虑质量与价格比。

应在一定时期内保存相关记录。

2. 技术资料与记录 实验室应制订文件化程序用于对质量和技术记录进行识别、收集、索引、获取、存放、维护、修改及安全处置。对检验仪器而言，维护记录、内部及外部校准记录等也是非常重要的档案。

3. 设施和环境条件 检验设施应保证检验的正确实施。实验室应提供安全设施和设备，保持设施功能正常、状态可靠，并定期验证其功能。应检测、控制并记录能源、照明、通风、噪声、供水、废物处理和环境条件。应确保光、无菌程度、灰尘、有毒有害气体、电磁干扰、辐射、湿度、电力供应、温度、声音、振动水平和工作流程等条件，不会对检验质量产生不利影响。

实验室工作区应洁净并保持良好状态。相邻实验室部门之间如有不相容的业务活动，应有效分隔，并制订程序防止交叉污染。

必要时，实验室应提供安静和不受干扰的工作环境。

4. 实验室设备 实验室设备包括仪器的硬件和软件、测量系统和实验室信息系统。

实验室应制订设备选择、购买和管理的文件化程序；应在设备安装和使用前验证其能够达到必要的性能，并符合相关检验的要求；每件设备应有唯一标签、标识或其他识别方式；设备应始终由经过培训的授权人员操作；设备使用、安全和维护的最新说明，包括由设备制造商提供的相关手册和使用指南，应便于获取。

实验室应有设备安全操作、运输、储存和使用的程序，以防止设备污染或损坏。

实验室应对设备进行校准和计量学溯源。文件化程序内容包括使用条件和制造商的使用说明，记录校准标准的计量学溯源性和设备的可溯源性校准，定期验证要求的测量准确度和测量系统功能，记录校准状态和再校准日期等。计量学溯源性应追溯至可获得的较高计量学级别的参考物质或参考程序。

关于设备维护与维修，实验室应制订文件化的预防性维护程序；为使设备处于安全的工作条件和工作顺序状态，应检查电气安全、紧急停机装置，以及由授权人员安全操作和处理化学品、放射性物质和生物材料；当发现设备故障时，应停止使用并清晰标记；实验室应确保故障设备已经修复并验证达到可接受标准后方可使用；实验室应检查设备故障对之前检验的影响，并采取应急措施或纠正措施。

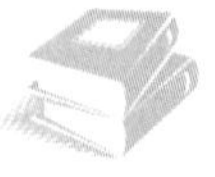

NOTE

5. 保存影响检验性能的每台设备的记录 设备的记录包括设备标识；制造商和供应商名称及联系方式、仪器型号和序列号或其他唯一标识；接收日期和投入使用日期；放置地点和接收时的状态（如新设备、旧设备或翻新设备）；制造商说明书；证明设备纳入实验室时最初可接受使用的记录；已完成的保养

和预防性保养计划；确认设备可持续使用的性能记录，校准和（或）验证的报告/证书复件，以及下次校准和（或）验证日期；设备的损坏、故障、改动或修理等。

二、医学检验仪器的性能参数

性能参数是指检验方法所预期达到的表现目标。定量分析检验仪器主要用准确度、精密度、灵敏度、线性、测量区间等来评价其性能优劣；定性和半定量分析检验仪器主要以特异度、敏感度、符合率、检测范围等来判定性能。医学检验仪器的性能参数与检验方法的性能参数具有一致性，也有一些专属评价指标。不同原理和技术的医学检验仪器的性能指标不完全相同，但一台优良的检验仪器应具有灵敏、准确、精密，噪声和误差小，分辨率和重复性好，响应迅速，线性范围宽和稳定性好等特点。

1. 测量准确度（accuracy of measurement） 测量准确度指测量结果与被测量值真值之间的一致性程度，是分析结果的评价指标，表示检测结果的正确性。通常使用有证的标准物质或适当的参考物质进行验证，用相对偏差和总偏倚表示。

2. 测量正确度（trueness of measurement） 由一系列大量的测量结果得到的平均值与真值之间的一致程度，表示测量结果中系统误差大小，与随机误差无关。正确度的好和差可以用测量偏移（偏倚）来表示，如用批间 CV 值判定分析结果的有效性。

3. 测量不确定度（uncertainty of measurement） 测量不确定度表征合理地赋予被测量值的分散性，是与测量结果相关联的参数。按照《测量不确定度评定和表示》（GB/T 27418—2017）中的规定，实验室应尽可能确定检验结果的不确定度。测量不确定度一般由若干分量组成，包括由系统效应引起的分量。其中一些分量可用标准差或其倍数表征。不确定度越小，检测结果的准确度越高。

实验室在确定检验结果的不确定度时，应考虑所有重要的不确定度分量。不确定度来源主要有采样、样品制备、校准品、参考物质、输入量、所有仪器设备、环境条件、操作人员及其变更等。

4. 灵敏度（sensitivity） 检验仪器的灵敏度指在稳态下输出信号变化量与导致这种变化的样品变化量之比，即检验仪器对单位浓度或质量的被测物质通过检测器时所产生的响应信号变化大小的反应能力，它反映仪器能够检测的最小被检测量。

5. 噪声（noise） 检测仪器在没有加入被检验物品（即输入为零）时，仪器输出信号的波动或变化范围即为噪声。引起噪声的原因很多，有外界干扰因素，如电网波动、周围电场和磁场的影响、环境条件（如温度、湿度、压强）的变化等；有仪器内部的因素，如仪器内部的温度变化、元器件的不稳定性、调整仪器的灵敏度等。噪声通常表现为抖动、起伏或漂移等形式。

6. 检出限（detection limit） 检出限指生物样品按照分析方法的要求进行提取处理并检测，能区别于噪声的最低检出浓度。检出限对应的响应值应为噪声的 3～5 倍。

7. 线性范围（linear range） 线性范围指输入与输出成正比的范围，也就是反应校准曲线直线部分所对应的待测物质的浓度（或量）的变化范围。在此范围内，灵敏度保持不变。

线性范围通过方差回归分析和回归方程分析，进行有效性的判定。线性范围越宽，其测量范围越大，并能保证一定的测量准确度。

8. 测量范围（measurement range）和示值范围（indication range） 测量范围指在允许误差范围内仪器所能测出的被检测值的范围。示值范围又称指示范围，指仪器所指示的起始值到终点值的范围，通常以最小示值与最大示值表示。示值范围即所谓的仪器量程。

9. 携带污染率（carryover rate） 携带污染率（%）指所检测的前一标本对下一标本检测结果的影响，反映不同浓度样品间连续测定的相互影响。携带污染率通常用以评价自动化检验仪器的性能。

在检测大量样本前，必须对高值和低值标本的携带污染率进行评价，以保证交叉检测时仪器的稳定和分析结果的准确可靠。

10. 可比性（comparability） 同一标本的同一项目在同一时段用不同检验仪器测定的结果可能存在一定差异，不同检测系统的检测结果应具有可比性。这要求对不同仪器测得的结果进行评价，以纠正其偏差。不同型号的仪器，以及新购置的仪器，或者维修后的仪器，应该定期进行比对试验，以保证相互

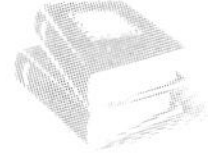
NOTE

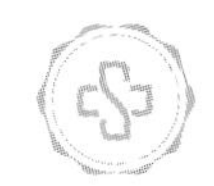

之间检验结果的可比性。

比对时分别采用两种仪器或分析方法进行检测，或者评价新仪器时，将其检验结果与常规方法（已知准确的仪器）所得结果相比较，通过 t 检验分析，进行可比性和有效性的判定。

11. 分辨率（resolution） 分辨率是仪器能感觉、识别或探测的输入量（或能产生、响应的输出量）的最小值。例如，光学系统的分辨率就是光学系统可以分清的两物点间的最小间距。

分辨率是仪器设备的一个重要技术指标，它与正确度紧密相关。要提高检验仪器的检测正确度，必须相应地提高其分辨率。

12. 响应时间（response time） 响应时间表示从被检测量发生变化到仪器给出正确示值所经历的时间。响应时间越短越好。例如电化学分析中，如果检测样品是液体，则响应时间与溶液中被测离子到达电极表面的速率、被测离子的浓度、介质的离子强度等因素有关。如果作为自动控制信号源，则响应时间就显得特别重要。因为仪器反应越快，控制才能越及时。

13. 特异度（specificity）、敏感度（susceptibility）和符合率（coincidence rate） 特异度、敏感度和符合率是描述定性检验方法临床结果的评价指标。

分析方法的特异度指实际阴性的标本按该分析方法被正确地判定为阴性的百分比，它反映筛查试验确定真阴性的能力；敏感度又称真阳性率，即实际阳性的标本被正确地检测出来的百分比；符合率又称一致率，是筛查试验判定的结果与确诊试验诊断的结果相同的例数占总受检人数的比例。

验证方法：至少取 200 份新鲜标本（含阳性和阴性标本），分别采用双盲法对待检仪器和金标准进行检测，以金标准为诊断标准做出四格表，按下列公式计算：

$$\text{特异度}=\left(\frac{\text{真阴性人数}}{\text{真阴性人数}+\text{假阳性人数}}\right)\times 100\%$$

$$\text{敏感度}=\left(\frac{\text{真阳性人数}}{\text{真阳性人数}+\text{假阴性人数}}\right)\times 100\%$$

$$\text{符合率}=\left(\frac{\text{真阳性人数}+\text{真阴性人数}}{\text{真阳性人数}+\text{真阴性人数}+\text{假阳性人数}+\text{假阴性人数}}\right)\times 100\%$$

第四节　医学检验仪器的进展和发展趋势

医学检验仪器的发展，有力地促进了医学检验技术专业的快速发展，使其成为当代医学领域中发展较快的学科之一，也为临床诊疗技术的提高做出了巨大的贡献。

一、医学检验仪器的进展

纵观医学检验仪器的发展历程，大体上可分为如下几个阶段。

17 世纪末，荷兰人 Leeuwenhoek 在诊断中应用了显微镜。随后，人们相继应用显微镜观察到血液中的红细胞和白细胞，并开始改变仅限于用感官直觉（色、嗅、味等）观察尿液的方式。随着第一次工业革命的到来，机械指针式检验仪器和检验控制装置开始问世。

20 世纪初，电子管的发明及电子学的蓬勃发展，促进了近代医学科学和自动化理论与实践的飞速发展。临床上要求医学实验室提供的支持诊断、鉴别诊断和准确诊断的依据不断增多，要求也不断提高。这些都为近代医学检验仪器的发展奠定了基础。随着晶体管的发明，数字化技术发展迅速，各种模拟-数字转换技术日趋成熟。从 50 年代到 60 年代中期，一大批数字式检验仪器开始应用于临床检验。例如，生化分析仪就从单通道连续流动式发展到多通道连续流动式自动分析仪。在这个阶段，虽然电子计算机的发明在科学技术领域引起了轰动，但计算机技术并未对医学检验仪器产生革命性的影响。这是因为当时的计算机还是一种技术复杂、价格昂贵的设备，只有少数专业人员才能掌握和操控。因此，计算机很难在医学检验仪器中获得普遍应用，仅有少数需要浩繁数据处理的大型精密检测仪器如质谱仪、波谱仪、声谱仪等才尝试使用计算机技术。

NOTE

20世纪70年代，随着大规模集成电路制造技术的发展，微处理器芯片被发明出来。随后，美国开始制造并销售配置微型计算机的检验、分析仪器。从1975年起，微处理器和微型计算机在各种医学检验、分析仪器中的应用以平均每年35%的速度递增。到20世纪90年代，由计算机系统控制的多通道的自动化分析仪，随机任选式、大型的、微机化的全自动生化分析仪等已在中等规模及以上的医院普及应用。

全实验室自动化于20世纪80年代首见于日本。当时日本Dr. Sasaki建立了世界上第一个组合式实验室，采用标本传送系统和自动化控制技术，检验人员只需将标本放入传送带，分析仪器便可根据设计好的程序工作，检验人员不再接触标本，仪器自动取样、自动检测、自动报告结果，减少了操作人员感染疾病的概率，节省了劳动力。如Aeroset型全自动生化分析仪每年可完成150万次检验，检验59个项目，每个小时可完成2000次检验。此后日本其他实验室也相继发展了全实验室自动化系统。至2000年前后，日本国立医学院70%以上的医院配备了不同规模的自动化系统。80年代末和90年代初美国和欧洲也相继建立了自己的全实验室自动化系统。全实验室自动化除了有各系统的自动检测仪器外，还要有样品运送、分离、条码处理、分配等前处理的自动化配套设备，即样品前处理系统。

进入21世纪，医学检验仪器和技术更新快，高科技含量增长迅猛，向自动化、智能化、一机多能化方向发展。发展更新主要表现在基于微电子技术和计算机技术的应用实现检验仪器的自动化；通过计算机控制器和数字模型进行数据采集、运算、统计、分析、处理，这大大提高了医学检验仪器的数据处理能力，数字图像处理系统实现了检验仪器数字图像处理功能的发展；医学检验仪器的联用技术向检测速度超高速化、分析试样超微量化、检验仪器超小型化的方向发展。大多医学检验仪器已具备超微量分析的能力，检测全程由计算机控制，其智能化、自动化、一机多能化程度更高，许多仪器都集大型机的处理能力和小型机的应变能力于一身。如生化分析仪器的光路系统技术更先进，可使波长范围更宽、稳定性更高，操作系统的数据分析和处理能力更强，更方便实现网络化；免疫分析仪器的特异度和灵敏度更高等。

随着医学基础学科和生命学科的迅猛发展，许多新技术、新方法、新分析仪器正快速向医学实验室转移，使得医学检验仪器的发展更加日新月异。近几十年来，医学、生理学、生物化学等学科研究的深入使生物体信息量不断增加，极大地促进了临床医生对检测项目的需求。而生物样品中诸如激素、肿瘤标志物等微量至痕量组分对临床疾病诊断具有重要作用，对发展快速灵敏的检验仪器产生了巨大的推动力。荧光偏振、化学发光、质谱分析、分子标记、生物传感、生物芯片等高新技术的出现与应用，不仅使医学检验的仪器设备不断向灵敏度更高、样品用量更少、分析速度更快、操作更便捷的方向发展，而且使检验仪器的更新周期大为缩短。医学检验仪器的“模块化”和“全实验室自动化”的实现，打破了传统的医学检验的技术分工模式，使得一份样品可以自动满足所有血液、生化、免疫、分子生物等检测项目的要求。而医学检验仪器的小型化、操作简便化更使得检验人员、临床医护人员，甚至患者自己或其亲属可以在患者床边或患者家中完成某些通常需要在专门实验室才能完成的检验项目的检测。

二、医学检验仪器的发展趋势

医学检验仪器的发展与现代科学技术的进步密切相关，尤其是电子技术、计算机技术和生物芯片技术对其有着巨大的影响。医学实验室技术的进步逐渐改变了传统的检验方法，新的检验技术为疾病的诊断提供了更为快捷、精确的方法。医学实验室仪器的设计更加注重人性化、低成本和利于环保。目前，全球的医学检验仪器产品在技术上正朝向数字化、网络化、微型化方向发展。分子生物学技术、流式细胞技术、免疫标记技术、生物质谱技术、生物传感技术、信息技术等一系列的新技术已经运用到仪器的研发中，成为核心技术和前沿技术，深刻影响着医学检验仪器的发展方向。

（一）专家系统技术日趋完善

专家系统是人工智能的分支，是一个具有大量的专门知识与经验的智能计算机程序系统。专家系统在医学检验仪器中的广泛应用，使仪器具有强大的定期校验、自我诊断、自动控制、自动调节、自行判断并模拟人类专家做出决策等高智能功能，使仪器的操作使用更加方便、快捷，检测完成后自动分析结果并及时存储，便于查询，避免了差错，缩短了出报告的时间。专家系统技术驱动着现代医学检验仪器向着全能型、全自动化和先进的“人-机”对话方向迅速发展。

NOTE

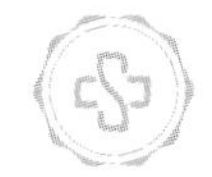

（二）一体化进程加快

将不同检测目的的仪器或者检测系统通过模块设计方式进行整合，形成一个高质量、多功能的检验平台，实现了一机多用、节约实验室空间和缩短检验报告周期等功能。如把生化分析仪和免疫分析仪整合为生化-免疫检测工作站，可测定常规生化、特殊生化、治疗药物监测、滥用药物监测、特种蛋白、免疫等多种项目，还可方便地增减各种可选部件及外部设备，扩展其功能。随着临床检验项目的增多，新理论的研究、应用及新技术的引进，各种检验仪器的组合联用已大量涌现。这些技术的革新都将大大降低检验成本，提高医学检验的质量管理水平。

（三）自动化水平更高

医学检验仪器设备的自动化涵盖了从分析前到分析后的全过程，主要包括样品前处理系统、样品分配和传输系统、样品分析系统、数据采集和分析系统、样本保存系统等，构成流水线检测作业组合，形成大规模的检验过程自动化。它们的共同特点是具有先进的检测系统和强大的数据处理功能，其功能及性能日趋完善，检测速度更快、分析效率更高、精密度与准确度更高、重复性更好、交叉污染和检测成本更低。

全实验室自动化是医学检验仪器自动化高级水平的集中体现。为了实现医学实验室内若干个检测子系统（如临床化学、免疫学、血液学等）的整合，将相互关联或不相关联的自动分析仪器与分析前、分析后的实验室处理装置，通过自动化输送轨道和信息网络进行连接，构成自动化流水线作业，覆盖整个检验过程，形成大规模全检验过程的自动化，最大限度地提高工作效率和检验质量，减少错误，满足患者与临床的要求。全实验室自动化的应用，对提升实验室管理水平、缩短标本检测周期、提高实验室的生物安全、节约人力资源、提高检验结果的准确性和临床诊断水平、减轻患者痛苦及经济负担等发挥着重要作用。全实验室自动化已成为医学实验室检验仪器自动化发展的趋势和方向。

（四）即时检验仪器应用

随着微电子技术、干化学分析技术、生物传感器技术、生物芯片技术和微流控技术等的深入应用，以及急救医学的快速发展、个体自我健康状况监测意识的增强、基层医疗卫生服务机构出诊需求的增加等，即时检验技术受到了广泛关注。

即时检验仪器具有集成度高、体积小、价格低、携带和使用方便、无需规定场所、无需专业人员操作、检测结果即时可得且可靠等优点，既可以在医院病床旁快速完成检测，也可以在家庭环境里便捷使用。例如便携式血糖测定仪、血气分析仪、血液分析仪、药物检测仪等，以无创或微创的优势应用于医院急诊室、ICU、疾控应急、灾害救援、事故现场、检验检疫现场、社区、家庭等场所。

即时检验仪器已形成在医疗设备领域快速发展的趋势。随着技术的规范、质量控制体系的健全，即时检验仪器将会发挥越来越重要的作用。

（五）高通量生物芯片技术成熟

生物芯片技术又称为微阵列技术，是杂交技术与半导体工业技术相结合的典范。生物芯片技术以生物分子相互作用的特异性为基础，将已知核酸、抗原、抗体、细胞或组织包被在固相载体上，形成高密度二维阵列的微型生物分析系统，从而实现对基因、多肽、蛋白质以及其他生物成分的高通量快速检测。

根据芯片制作的主要原料和方法，生物芯片可分为核酸芯片、蛋白芯片、细胞芯片、组织芯片等。生物芯片具有高通量、高灵敏度、高稳定性、高特异度、多样性、速度快、微型化和自动化的特点，逐渐应用于医学检验实验室，开展诸如基因突变、肿瘤标志物、致病菌耐药机制、产前诊断等领域的分析测试。

在生物芯片基础上发展起来的微流控技术，将临床检验分析所涉及的取样、样本预处理、分离、混匀、反应、检测等操作单元部分或全部地集成在一块微小的芯片上，成为微型全分析系统，引领实验室分析技术的发展趋势。

（六）医疗健康物联网兴起

医疗信息化带来的全方位、多层次、方便快速的医疗系统，已经成为医疗行业日益增长的需求，远程医疗、智慧医疗将成为医疗行业未来的发展趋势。物联网和云技术的结合，催生医疗健康物联网的快速发展。其在医疗行业中的应用能够最大限度地优化医院的管理方式，在患者身份管理、移动医嘱、诊疗

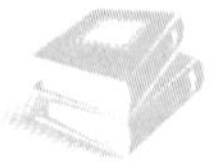

NOTE

体征录入、移动药物管理、移动检验标本管理、移动病案管理、数据保存及调用等方面具有重要意义。

例如，在居民健康管理领域，采用血压计、体脂秤和血糖仪等医疗设备定期获取血压、体脂和血糖等生理数据，再通过网关转发给服务器，然后通过大数据处理分析把异常情况反馈给用户，用户可以登录健康云平台实时了解自己的健康状况，及时采取相应的措施。健康云平台可以保存居民个体整个一生的全程健康记录。医疗健康物联网可以通过分析海量的社区人群医学检验数据，快速进行健康评估、疾病的早期诊断、流行病学调查等，促进医疗卫生服务机构服务效率与质量的巨大提升。

医学检验仪器学是在人们认识疾病、明确诊断、观察疗效、推测预后和不断提高人类生存质量的过程中逐步发展起来的一门新兴学科。科学技术的不断快速发展，促进了医学检验仪器的不断更新与发展。检验仪器的智能化、自动化、多功能集成化是更新的重要趋势。21 世纪是生命科学高速发展的时代，随着生命的奥妙不断被揭示，医学检验将由“过去时”走向“将来时”，即由疾病发生后的检验印证变成前瞻性的检验诊断，还将在个体化治疗和药效评价上发挥重要的作用，由被动变为主动，为临床诊断提供更为准确的依据。在全球化背景下，中国医学检验技术专业正在与国际接轨，不断迈上新的台阶。

本章小结

医学检验仪器学是一门涉及范围广泛的多专业交叉性学科。医学院校相关专业的各层次学生、实验室工作人员应当熟练掌握和使用各类现代化医学检验仪器，为今后能更好地从事医学检验工作，提升临床实践综合能力，打下坚实的基础。

医学检验仪器具有多学科融合，技术综合性强；自动化程度高，分析速度快；功能集成，检测参数多；技术先进，检测精度高等特点。医学检验仪器种类繁多，通常以医学实验室各专业及其工作习惯和仪器的功能为分类依据，将检验仪器分为主要的七大类：医学实验室通用设备、血液检验仪器、尿液和粪便检验仪器、生物化学检验仪器、微生物检验仪器、免疫检验仪器、分子生物学检验仪器。

对检验仪器的质量管理是医学实验室质量控制的重要环节。通过本课程的学习，需熟知标准文件 CNAS-CL02：2012《实验室质量和能力认可准则》中，与医学检验仪器设备相关的质量管理和技术要求。其内容涉及仪器设备的选购、验收和使用的管理制度和规范文件；科学规范的相关技术资料与记录、维护记录、内部及外部校准记录等；实验环境要求；实验室设备有关标准要求等。

定量分析检验仪器主要用准确度、精密度、灵敏度、线性、测量区间等指标来评价其性能；定性和半定量分析检验仪器主要用特异度、敏感度、符合率、检测范围等指标来评价其性能。一台优良的检验仪器应具有灵敏度、准确度、精密度高，噪声、误差小，分辨率、重复性好，响应迅速，线性范围宽和稳定性好等特点。

目前，临床检验仪器正朝着集大型机的处理能力和小型机的应变能力于一身，小型化、多功能、高自动化、高智能化、高通量、简便快速、性能可靠的方向迈进。医学实验室正积极推进信息技术化检验流程，完善实验室与临床的信息共享，实现全面医疗健康物联网覆盖等。相应的医学检验仪器学课程的创新和发展也将面临新的机遇和挑战。

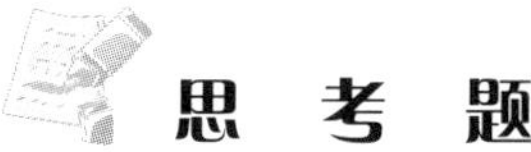

思考题

1. 为什么要学习医学检验仪器学这门课程？学习的基本要求是什么？
2. 医学检验仪器具有哪些特点？其分类的依据是什么？分为哪些类型？
3. 怎样用科学的管理制度和规范的文件实现医学检验仪器的质量管理？
4. 医学检验仪器常用的性能指标有哪些？哪些是定量分析检验仪器的性能指标？哪些是定性和半定量分析检验仪器的性能指标？
5. 临床检验仪器的发展趋势大致可体现在哪几个方面？
6. 测量不确定度与哪些因素有关？怎样评价定量检测项目的不确定度？

（余 蓉）

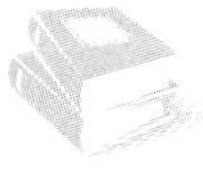

NOTE

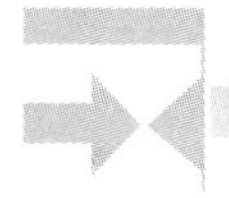

第二章　医学实验室通用设备

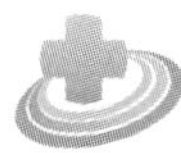

学习目标

1. 掌握：紫外-可见分光光度计、医用显微镜、离心机、移液器、培养箱、生物安全柜的工作原理、基本结构；实验室用水的制备方法和实验室用水的监测。

2. 熟悉：紫外-可见分光光度计、医用显微镜、离心机、移液器、培养箱、生物安全柜的主要类型、性能指标、使用方法；实验室用水的分级。

3. 了解：各设备的维护保养；实验室供水系统的工作流程和维护保养。

第一节　紫外-可见分光光度计

分光光度计是指能够从混合光中分离出所需波长的单色光，并照射样品，测量透过样品的光强度，依据朗伯-比尔定律计算样品对该单色光的吸收程度（吸光度），从而对物质进行定性或定量分析的仪器。根据光的波长范围不同，分光光度计可分为紫外分光光度计、可见分光光度计、红外分光光度计和全波段分光光度计。现代常用的分光光度计通常将紫外分光光度计和可见分光光度计合并在一起，称为紫外-可见分光光度计（ultraviolet-visible spectrophotometer），所用光的波段为 200～800 nm，其中 200～400 nm 为紫外光区，400～800 nm 为可见光区。

紫外-可见分光光度计属于光谱分析的常用设备，具有分析精密度高、结果准确、测量范围广、分析速度快、样品用量较少、操作简单等优点。新型的紫外-可见分光光度计广泛地采用先进的计算机技术、微电子技术和光学技术，仪器性能更加稳定可靠，单色光分辨率更高、杂散光更低，数据处理功能强大，应用广泛，在分析化学、医学检验、生物科学和药物分析等领域中占有重要地位。

本节对紫外-可见分光光度计的工作原理、基本结构、主要类型、性能评价、使用与维护以及应用等方面进行简要介绍。

一、紫外-可见分光光度计的工作原理

（一）物质的吸收光谱

光照射到物质时可发生吸收、折射、反射和透射等现象。不同的物质可吸收不同波长的单色光。连续改变入射光的波长，并依次记录物质对不同波长单色光的吸收程度，得到该物质的吸收光谱（absorption spectrum）。不同的物质有其特定的吸收光谱，因此可根据吸收光谱来分析物质的结构、含量和纯度，这就是吸收光谱分析法的理论基础。

（二）光的吸收定律

光的吸收定律即朗伯-比尔定律，是吸收光谱法定量分析的依据。当一束平行的单色光通过待测溶液时，其吸光度与待测溶液的浓度和液层厚度的乘积成正比。朗伯-比尔定律的数学表达式如下：

$$A=-\lg T=-\lg \frac{I_t}{I_0}=Kbc \tag{2-1}$$

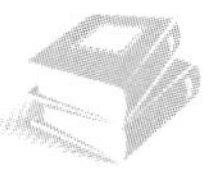

NOTE

式中，A 为吸光度；T 为百分透光率；I_0 为入射光强度；I_t 为透射光强度；c 为样品溶液浓度；b 为液层厚度；K 为物质对光的吸光系数，是比例常数。

朗伯-比尔定律适用的条件:①入射光为单色光。波长范围越大,单色光纯度越低,对朗伯-比尔定律的偏离就越大。②溶液浓度不能过大。在一定浓度范围内的溶液中,邻近分子的存在并不改变每一给定分子的特性,即分子间互不干扰。当溶液浓度很大时,由于溶液分子间相互干扰,该定律不再成立。

二、紫外-可见分光光度计的基本结构

紫外-可见分光光度计种类很多,结构不尽相同。基本结构由光源、单色器、吸收池、检测器和数据处理及显示系统五部分组成。

(一)光源

光源(light source)是提供入射光的装置。光源的基本要求是能在所需波长范围的光谱区域内发射连续光谱,并保持足够的辐射强度和长时间的稳定性。

在紫外-可见分光光度计中,常用的光源有钨灯或卤钨灯、氢灯或氘灯、汞灯等。钨灯和卤钨灯发射光的波长范围为 330～2500 nm,常以发光强度高、寿命长的卤钨灯为可见光源;氢灯和氘灯发射光的波长范围为 150～400 nm,常以发光强度更高的氘灯为紫外光源;低压汞灯是线光谱光源,主要发射光的波长为 253.7 nm,常用于单色器的性能评价与校正。

(二)单色器

单色器(monochromator)是将来自光源的复合光色散为单色光并分离出所需波段光束的装置,是分光光度计的关键部件,主要由入射狭缝、色散元件、准直镜和出射狭缝组成。色散元件的质量影响单色器的性能,从而影响测定的灵敏度和准确性。色散元件棱镜和光栅的作用是将复合光分解为单色光;准直镜的作用是将来自色散元件的平行光束聚集在出射狭缝上;出射狭缝的作用是将指定波长的单色光射出单色器。

(三)吸收池

吸收池(absorption cell)又称样品池或液槽等,用来盛放被测溶液,应具有良好的透光性和较强的耐腐蚀性。无色光学玻璃或塑料材质吸收池用于可见光区的检测;石英吸收池主要用于紫外光区的检测。

同一套吸收池的厚度和透光性均应严格一致,以减小分析的系统误差。对吸收池的成套性进行检查和校正时,使用同一种溶液在所选波长下测定,其透光度相差应在 0.5%之内。指纹、油污及池壁上的沉淀物都会影响吸收池的透光性,使用前后必须清洗干净。

(四)检测器

将光信号转换为电信号的装置称为检测器,又称为光电转换器。现代紫外-可见分光光度计常用光电管、光电倍增管或光电二极管阵列作为检测器。

光电管(phototube)是利用碱金属的外光电效应制成的光电转换元件。其典型结构通常为在球形玻璃管内装一个光敏阴极和阳极,当光线照射到光敏阴极时,溅射出的电子在电场作用下射向阳极产生电流,电流的大小与光强度成正比。光电倍增管(photomultiplier)中除了光敏阴极和阳极外,还设有若干个倍增阴极,其检测灵敏度高、响应快、检测波长范围宽、稳定性好。光电二极管阵列(photodiode array)由多个硅二极管并联而成,可同时检测多个波长的光强度,易于实现多波长测量和光谱快速扫描。

(五)数据处理及显示系统

数据处理及显示系统是收集检测信号、进行数据处理并把信号或数据处理结果以适当的方式显示或记录下来的装置。常用的信号显示装置有指针显示、半导体激光(semiconductor laser)数字显示、视频图形(videographic)屏幕显示和计算机显示四种类型。目前,许多紫外-可见分光光度计装配有计算机系统和相应的软件,既可以对分光光度计进行操作控制,也可将检测数据直接显示在显示屏上,并对数据进行记录、处理、保存,可打印报告,也可将数据传送至网络。

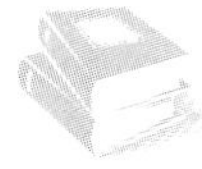

NOTE

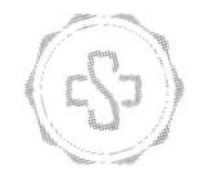

三、紫外-可见分光光度计的主要类型

分光光度计有许多类型，按使用波长范围可分为紫外分光光度计（200～400 nm）、可见分光光度计（360～800 nm）、紫外-可见分光光度计（200～1000 nm）、紫外-可见-红外分光光度计（200～2500 nm）等；按光学系统结构可分为单光束分光光度计、双光束分光光度计、双波长分光光度计、动力学分光光度计等。本节主要介绍单光束分光光度计、双光束分光光度计和双波长分光光度计。

（一）单光束分光光度计

单光束分光光度计是一类结构简单、使用和维护比较方便、适合于常规分析的分光光度计。工作时光源经色散元件分离出所需波长的单色光，照射样品吸收池后到达检测器，只有一个光路通道。使用中依次对参考样品和待测试样品进行测定，然后将二次测定数据进行比较、计算，获得最终结果。目前国内常用的721型、722型和751型分光光度计均为单光束分光光度计。典型的单光束分光光度计结构如图2-1所示。

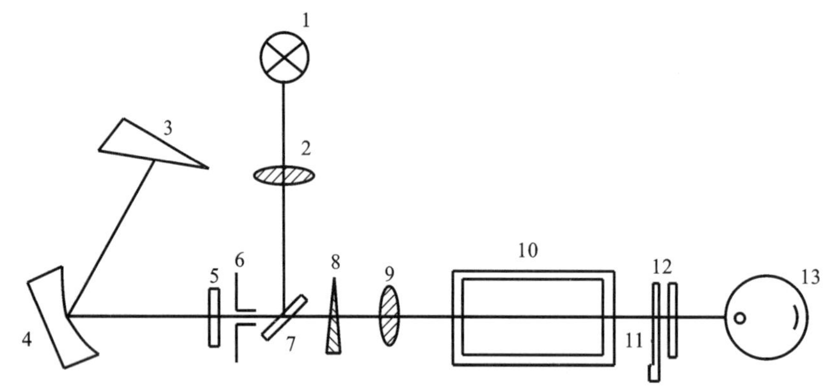

图2-1　单光束分光光度计结构示意图

1—光源；2,9—聚光透镜；3—色散棱镜；4—准直镜；5,12—保护玻璃；6—狭缝
7—反射镜；8—光栅；10—吸收池；11—光门；13—光电倍增管

（二）双光束分光光度计

双光束分光光度计在其出射狭缝和样品吸收池之间增加了一个光束分裂器或斩光器，在高频状态下将一个光束交替分成两路，一路通过参比溶液，另一路通过样品溶液，然后由一个检测器交替接收或由两个检测器分别接收两路信号。由于被斩光器分成的两束光强度相等，因此仪器能自动消除由于电流、电压不稳而造成光源变化所引起的测量误差，并能补偿测量条件的随机变化如温度波动、仪器放大器增益变化等的干扰。双光束分光光度计结构如图2-2所示。

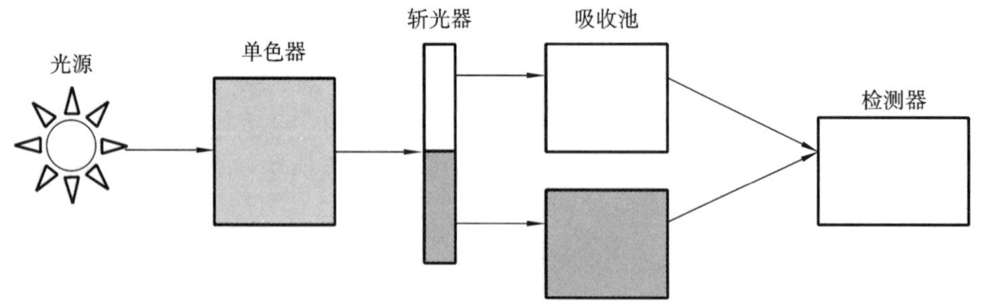

图2-2　双光束分光光度计结构示意图

（三）双波长分光光度计

光源发出的光被分为两束，分别经两个单色器分光后得到两束强度相同、波长分别为λ_1和λ_2的单色光，经斩光器使两束光以一定频率交替照射同一样品，然后经过检测器和数据处理系统显示出两个波

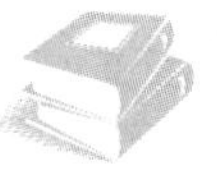
NOTE

长下的吸光度差值($\Delta A=A_{\lambda_2}-A_{\lambda_1}$)。双波长分光光度计的结构如图 2-3 所示。

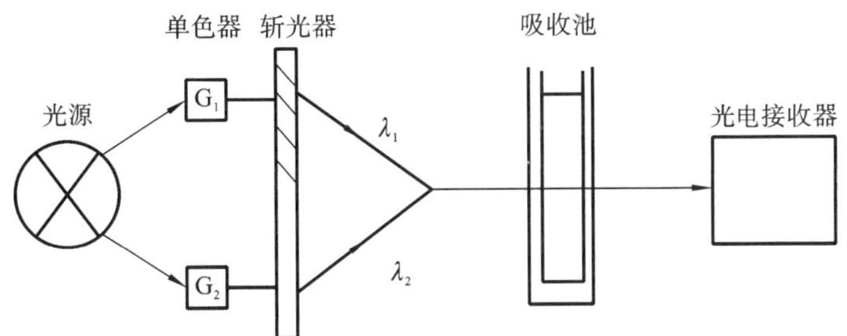

图 2-3　双波长分光光度计结构示意图

根据朗伯-比尔定律可得：

$$A_{\lambda_1}=K_1bc \tag{2-2}$$

$$A_{\lambda_2}=K_2bc \tag{2-3}$$

$$\Delta A=A_{\lambda_2}-A_{\lambda_1}=K_2bc-K_1bc=(K_2-K_1)bc \tag{2-4}$$

试样中待测组分的浓度与待测溶液在波长 λ_1 和 λ_2 下吸光度的差值成正比($\Delta A\propto c$)。这就是双波长分光光度计的定量依据。

只要 λ_1、λ_2 选择适当(被测物在一个波长上有最大吸收峰，在另一个波长上没有吸收或很少吸收，而非被测物在两个波长上的吸收是相同的)，ΔA 就可消除非特征性吸收干扰(扣除了背景吸收)。双波长分光光度计不用参比溶液，只用一个待测溶液，就能较好地解决由于非特征吸收信号(试样的浑浊、吸收池与空气界面以及吸收池与溶液界面的折射差别等)影响而带来的误差，大大提高了检测的准确度。

四、紫外-可见分光光度计的性能评价

新安装的分光光度计在使用前、仪器维修后(特别是更换了重要部件)，以及使用中的仪器需按照 JJG 178—2007《紫外、可见、近红外分光光度计》检定规程定期做性能指标的检查和校准，以保证良好的分析质量。主要的性能指标如下。

(一) 波长准确度和波长重复性

波长准确度也叫波长精度，是指仪器波长指示器上所指示的波长值与仪器实际输出的波长值之间的符合程度，可用两者之差来衡量其准确性。波长准确度是分光光度计重要的技术指标，反映波长的系统误差，主要受仪器设计制造缺陷和仪器搬动等因素的影响。

波长重复性是指仪器在相同测试条件下，对同一个吸收带或发射线进行多次测量时，峰值波长测量结果的一致程度。通常用测量结果的最大值与最小值之差来衡量。波长重复性反映的是仪器随机误差，主要是由环境条件变化、波长传动器件的不精密性、机械振动或读数误差等原因造成的。

波长误差对测量结果有很大的影响，特别是在对不同仪器的测试结果进行比较时，波长准确度与重复性显得更为重要。因此，在仪器安装完毕或使用一段时间后要进行检查校正。波长校正参考 JJG 178—2007《紫外、可见、近红外分光光度计》检定规程，并应在整个波长范围的不同区域进行。近年来生产的高档紫外-可见分光光度计通常都有自检和波长自动校准系统，可按仪器使用说明书规定的方法进行校正。

(二) 光度准确度

光度准确度包括吸光度准确度(ΔA)和透光率准确度(ΔT)，指标准样品在 λ_{max} 处吸光度或透光率的测定值与真值之间的偏差。偏差越小，光度准确度越高。光度准确度反映仪器的总体分析误差，由杂散光、光谱噪声和光谱带宽等因素造成。

光度准确度常用吸光度准确度表示。其测试方法有标准溶液法和滤光片法，以酸性重铬酸钾溶液

NOTE

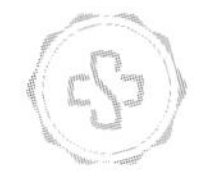

应用最为普遍。光度准确度在不同的吸光度条件下是不同的，因此光度准确度的表示一定要指出是在多少吸光度或多少透光率的条件下测试的。

（三）光谱带宽和分辨率

光谱带宽（spectral band width）是指从单色器射出的单色光（实际上是一条光谱带）为最大强度的1/2时的谱带宽度。它与狭缝宽度、分光元件、准直镜的焦距有关。光谱带宽用来表征仪器的光谱分辨率，是影响紫外-可见分光光度计定量分析误差的主要因素之一。光谱带宽可用测量钠灯的发射谱线如钠双线（589.0 nm、589.6 nm）宽度的方法来测量。由于元素灯谱线本身的宽度远小于单色器的宽度，故测得的光谱带宽可认为是单色器的光谱带宽。

分光光度计的分辨率是指仪器对于紧密相邻峰的可分辨的最小波长间隔，反映仪器分辨吸收光谱微细结构的能力，是衡量仪器性能的综合指标。单色器输出的单色光的光谱纯度、强度以及检测器的光谱灵敏度等是影响仪器分辨率的主要因素。

（四）杂散光

杂散光是指到达检测器的任何被测波长以外的其他波长的光。除所需波长单色光以外，其余所有的光都是杂散光。杂散光是测量过程中的主要误差来源，其大小决定仪器测光范围的上限。当一台紫外-可见分光光度计的杂散光一定时，被分析的试样浓度越大，其分析误差就越大。仪器在不同波长处的杂散光不同，在仪器波长范围的边缘处和换灯波段附近，杂散光较大，信噪比增大，可用截止滤光片测定杂散光。截止滤光片对边缘波长或某一波长的光可全部吸收，而对其他波长的光却有很高的透光率，因此测定指定波长的截止滤光片透光率，即表示杂散光的强度。

（五）基线平直度

基线平直度是指在不放置样品的情况下，扫描 $T=100\%$ 或 $T=0$ 时基线倾斜或弯曲的程度，是仪器的重要性能指标之一。在高吸收时，$T=0$ 时基线的平直度对读数的影响大；在低吸收时，$T=100\%$ 时基线的平直度对读数的影响大。光学系统的失调、两个光束不平衡、仪器振动等都影响基线平直度。基线平直度不好，可使样品吸收光谱中各吸收峰间的比值发生变化，给定性分析带来困难。

五、紫外-可见分光光度计的使用与维护

紫外-可见分光光度计是实验室必备的常用分析仪器，其稳定性与可靠性直接影响分析结果的准确性与精密度。正确的操作和维护保养是保持分光光度计良好运行状态的关键。

（一）紫外-可见分光光度计的使用

操作规程及注意事项（以752型紫外-可见分光光度计为例）如下。

（1）打开仪器开关，预热30 min。

（2）转动波长旋钮，观察波长显示窗，调整至需要的测量波长。

（3）选定测量波长。根据测量波长，拨动光源切换杆，手动切换光源。200～339 nm 使用氘灯，切换杆拨至紫外光区；340～1000 nm 使用卤钨灯，切换杆拨至可见光区。光源选择不正确或光源切换杆不到位，将直接影响仪器的稳定性。

（4）调 T 零。在透射比（T）模式，将遮光体放入样品架，合上样品室盖，拉动样品架拉杆使其进入光路。按下“调0%”键，屏幕上显示“000.0”或“−000.0”时，调 T 零完成。

（5）调“100%T”或“0A”。先用参比（空白）溶液荡洗吸收池2～3次，将参比（空白）溶液倒入吸收池，溶液量约为吸收池高度的3/4，用擦镜纸将透光面擦拭干净，按一定的方向，将吸收池放入样品架。合上样品室盖，拉动样品架拉杆使其进入光路。按下“调100%”键，屏幕上显示“BL”，延时数秒便出现“100.0”（T 模式）或“000.0”“−000.0”（A 模式）。调“100%T”或“0A”完成。反复操作一次，确认“100%T”或“0A”准确后，即可进入测量状态。

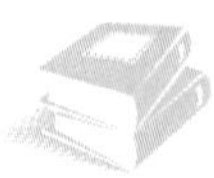

NOTE

注意吸收池应配对使用，不得混用，以保持吸收池的成套性，减小测量误差。玻璃吸收池适用于波长 320～1100 nm 的测量；石英吸收池适用于波长 200～1100 nm 的测量。置入样品架时，石英吸收池上端的“Q”标记(或箭头)与玻璃吸收池上端的“G”标记方向应一致。

(6) 溶液吸光度测量。用待测溶液荡洗吸收池 2～3 次，将待测溶液倒入吸收池，溶液量约为吸收池高度的 3/4，用擦镜纸将透光面擦拭干净，按一定的方向，将吸收池放入样品架。合上样品室盖，拉动样品架拉杆使其进入光路，读取测量数据并记录。

(7) 测量完毕，清理样品室，将吸收池清洗干净，倒置晾干后收起。关闭电源，盖好防尘罩，结束试验。

(8) 每次调整波长后，应重新调“100%T”或“0A”。仪器工作数月或搬动后，要检查波长准确度，以确保仪器的正常使用和测定精度。

(二) 紫外-可见分光光度计的维护与保养

(1) 为确保仪器稳定工作，在电源电压波动较大的实验室，建议用户使用稳压装置。

(2) 当仪器停止工作时，应关闭电源开关，切断电源。

(3) 每次使用结束后，应仔细检查样品室内是否有溶液溢出，必须随时用滤纸吸干。

(4) 停止工作时，请用防尘罩罩住仪器，并在罩内放置防潮剂，以免仪器积灰、沾污和受潮。

(5) 清洁仪器前，应先切断电源，拔下电源线。

(6) 使用沾水的软布擦拭仪器外壳，切勿使用有机溶剂。

(7) 经常检查仪器背部散热孔和风扇，保持通畅。

(8) 钨卤素灯有使用寿命，使用较长时间后，会变暗甚至烧毁，必须及时更换。

六、紫外-可见分光光度计的应用

紫外-可见分光光度计是一种应用范围很广的分析仪器，在医药、化工、食品、农业及医学检验等众多领域发挥着重要的作用。

(一) 定性分析

紫外-可见分光光度计的定性分析是对未知样品测定所得到的光谱参数与已知化合物进行比较，从而确定未知样品的基本性质的方法，又称为定性鉴定。在进行定性分析时要注意以下两点。

1. 测试溶剂 选择的测试溶剂应当有较好的稳定性；应对标准物和待测物有良好的溶解度；本身在测定波长内无吸收或吸收很小。

2. 测试条件 标准物和待测物的测试条件要完全相同，如溶剂、pH、离子强度、温度及所用的仪器等。

(二) 定量分析

定量分析即测定溶液中相关组分的含量，是紫外-可见分光光度计最主要的用途。在临床生物化学检验的方法学研究中，应用分光光度计进行定量分析是非常可靠的方法。下面简要介绍三种定量分析方法。

1. 摩尔吸光系数法 摩尔吸光系数法是一种以朗伯-比尔定律($A=Kbc$)为基础的分析方法。若已知组分的摩尔吸光系数(ε)，在给定条件(测量波长、溶剂、环境温度等)下，测量样品的吸光度 A，利用朗伯-比尔定律即可直接计算样品中该组分的浓度或含量。例如还原型辅酶Ⅰ(NADH)在 340 nm 处的 ε 为 6220，可在此条件下测定 NADH 的酶活性。

$$c=\frac{A}{\varepsilon b} \tag{2-5}$$

摩尔吸光系数法简便、快速，适合没有标准品或标准品不易保存时的检测。

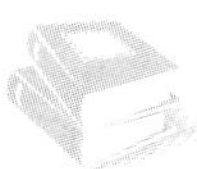
NOTE

2. 标准曲线法 紫外-可见分光光度计最常用的定量分析方法是标准曲线法。用标准物质配制一定浓度的溶液，然后将该溶液配制成一系列不同浓度的标准溶液（一般为 5～8 份），在一定波长下，测试每个标准溶液的吸光度，以吸光度为纵坐标，标准溶液浓度为横坐标，绘制 A-c 标准曲线（图 2-4）。样品溶液在相同条件下测定，根据测得的吸光度可在标准曲线上查出相应浓度或含量；也可由系列标准溶液测量数据求得直线回归方程和线性相关系数，根据回归方程计算样品溶液的浓度，根据线性相关系数判断分析方法的线性优劣。定量分析时通常用被测物质的最大吸收波长（λ_{max}）作为测量波长。

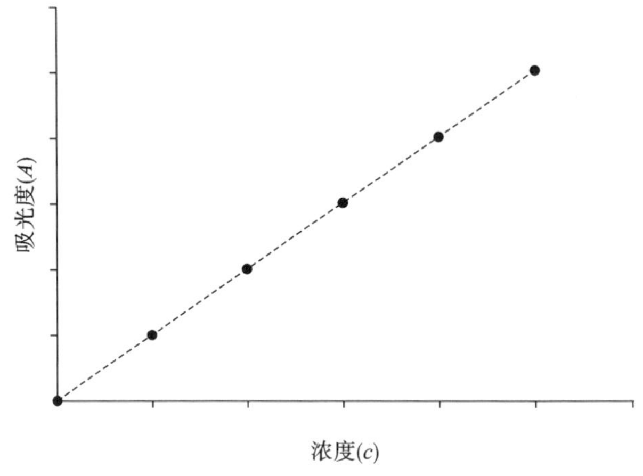

图 2-4　A-c 标准曲线

标准曲线法准确、可靠，适合批量样本的定量分析。

3. 直接比较法　在选定的波长处，在相同的测试条件下，分别测试标准溶液（浓度为 c_s）和被测溶液（浓度为 c_x）的吸光度 A_s 和 A_x，按下式求得样品溶液的浓度或含量。

$$c_x = \frac{A_x}{A_s} c_s \tag{2-6}$$

当标准曲线经过原点时，可用直接比较法定量。该法简便，但误差相对较大，使用时应控制测量条件恒定，并使 c_s 与 c_x 尽可能地接近，以提高测定结果的准确性。

（三）纯度鉴定

恒定条件下，物质的吸收光谱是一定的。当纯物质与样品的紫外-可见吸收光谱有差别时，可以比较二者吸收光谱中吸收峰的数量、位置及形状，指定波长下的吸光系数等参数，判断样品的纯度。例如，在核酸提取过程中，如混有蛋白质，可用紫外分光光度计检测。在紫外光区，核酸的最大吸收波长为 260 nm，蛋白质的最大吸收波长为 280 nm。蛋白质污染、盐过量或有机溶剂过量，都会导致吸光度的偏离。因此，常用 A_{260}/A_{280} 和 A_{260}/A_{230} 的值判断样品的纯度。纯 RNA 样品 A_{260}/A_{280} 的值为2.0±0.1，纯 DNA 样品的 A_{260}/A_{280} 的值为 1.8±0.1。不管是 RNA 还是 DNA，A_{260}/A_{230} 的值应大于2.0，但小于 2.4。A_{260}/A_{230} 的值不在这个范围的说明样品有污染。通常情况下，A_{260}/A_{280} 的值小说明分离的 RNA 有蛋白质污染，A_{260}/A_{230} 的值小说明分离的 RNA 有胍盐（细胞裂解液中含有）或 β-巯基乙醇污染。

另外，其他一些物质的纯度也可以用紫外-可见分光光度计鉴定。如乙醇中最主要的杂质是苯，苯在紫外光区的 256 nm 处有一个很强的吸收峰，只要在 256 nm 处的吸光度超标，就可以判断乙醇中可能混有苯；四氯化碳中的杂质主要是二硫化碳，二硫化碳在 318 nm 处有强吸收峰，测定 318 nm 处的吸光度，就可判断四氯化碳中有无二硫化碳污染。

第二节　医用显微镜

NOTE

显微镜（microscope）是生物科学研究的重要仪器之一，是人类探索微观世界奥秘的必要工具。自 16 世纪末期，荷兰眼镜制造商 Zacharias Janssen 父子用两片透镜创造了第一台显微镜以来，显微镜和显微成像技术及其应用不断发展。特别是进入20世纪之后，随着物理、数学和材料科学等领域的进步，各种新型显微镜应运而生，显微镜的分辨能力扩展至纳米层级，极大地促进了生物科学和临床诊疗技术的发展。

显微镜利用光学或电子光学原理，把肉眼所不能分辨的观察样品放大成像，以显示其细微形态结构信息。显微镜的发展大致可分为三代：第一代为光学显微镜(optical microscope)，有多种类型，其中普通光学显微镜是形态学实验中最常用的显微镜，采用可见光作为光源，分辨率最高可达0.2 μm，有效放大率为1000～2000倍；第二代为电子显微镜(electron microscope)，它将电子束作为光源，大大提高了对物体的放大率及分辨率，目前先进的透射式电子显微镜的分辨率可达到0.1～0.2 nm；第三代为扫描探针显微镜(scanning probe microscope)，可将物像放大数亿倍以上，从而使人们第一次直观地“看到”原子和分子，被人们称为“看得见原子”的显微镜。

根据原理、结构和用途的不同，光学显微镜分为普通光学显微镜和特殊光学显微镜，后者包括暗视野显微镜、相差显微镜、荧光显微镜、紫外光显微镜、激光扫描共聚焦显微镜、偏振光显微镜、干涉显微镜、落射光显微镜等。根据构型和物镜的朝向，光学显微镜又可分为正置显微镜、倒置显微镜等。显微镜与计算机技术结合，在显微镜中安装数码照相机或摄像机并连接计算机可构成完整的数字图像信息处理系统。这些综合应用微电子技术、激光技术、精密机械设计和加工技术、自动控制技术、数字信号处理技术、计算机高速采集技术及高分辨图形处理技术等的现代显微镜，在生物和医学领域得到了广泛应用。

目前临床实验室中应用最多的仍然是光学显微镜。本节重点介绍光学显微镜的工作原理、基本结构、性能参数、维护保养及其在医学中的应用等，并对在医学研究中广泛应用的电子显微镜的发展、工作原理、基本结构等作简要介绍。

一、光学显微镜

(一) 光学显微镜的工作原理

光学显微镜是利用光学原理，把肉眼不能分辨的微小物体放大成像，以供人们观察物质细微结构的光学仪器。普通光学显微镜由两组会聚透镜组成，选用一组焦距很短、尺寸较小的透镜组作为物镜(O)，另一组焦距较长、尺寸较大的透镜组作为目镜(E)，如图2-5所示。为便于说明，将物镜O和目镜E均以单块透镜表示。将被观察的物体AB置于物镜前的物方焦点F_1稍外的地方，与物镜O的距离大于物镜焦距但小于两倍物镜焦距，物体AB发出的光线经物镜O放大后成一倒立实像A′B′于目镜焦点F_2上，或F_2附近稍靠目镜E一侧，该实像再经目镜E放大后，即获得一个经过两次放大的虚像A″B″，供观察者观察。

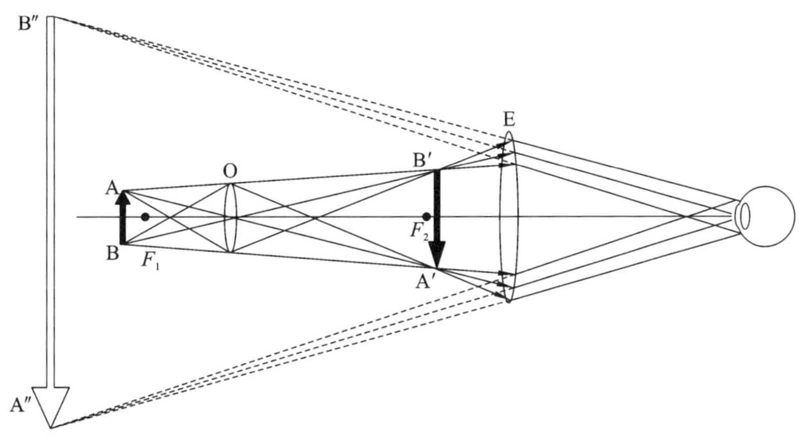

图2-5 普通光学显微镜的成像原理

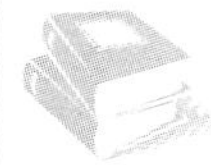
NOTE

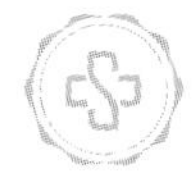

（二）光学显微镜的基本结构

光学显微镜主要由机械系统和光学系统两部分组成。目前临床常用的普通光学显微镜为双目电光源显微镜，其基本结构见图 2-6。

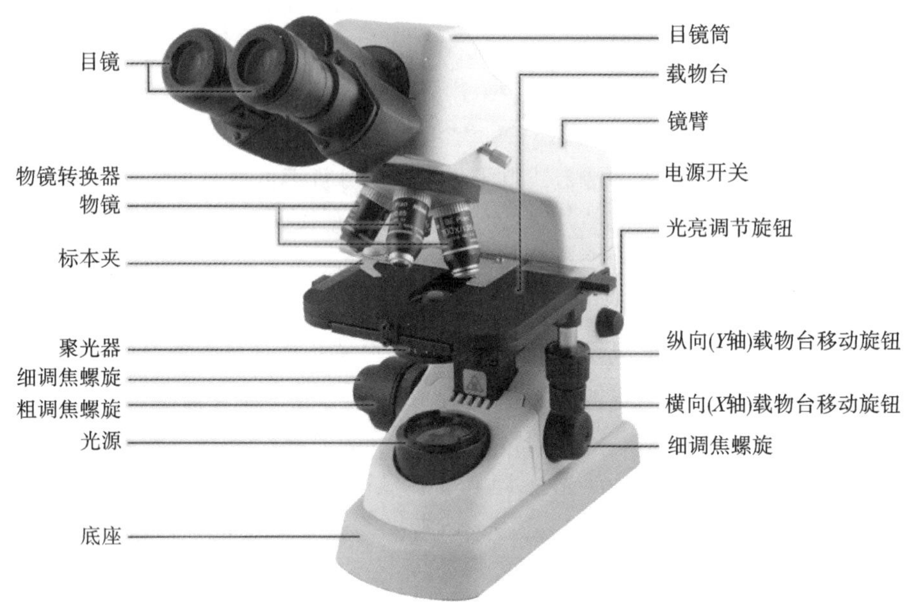

图 2-6　双目电光源显微镜的基本结构

1. 机械系统　机械系统的功能是将光学组件固定在精确的位置以保证成像光路，并且可以调节聚焦以呈现最清晰的物像。机械系统由镜臂、底座、目镜筒、物镜转换器、载物台、调焦系统（粗调焦螺旋、细调焦螺旋）、聚光器支架、聚光镜垂直移动调节杆等组成。

(1) 镜臂和底座：镜臂和底座通常组成一个稳固的整体，是光学显微镜的结构基础。其功能为保持光学显微镜的平稳，便于把握和移动。现代光学显微镜的镜座已由单一支架功能演变为多功能的机台，光源系统、滤光系统及调焦系统等均被安装在镜座上。镜座与镜臂之间已变为一体化机件，调焦动作已不再靠升降镜筒移动物镜来实现，而是靠升降载物台移动标本来实现。

(2) 目镜筒：目镜筒上端安装目镜，下端直接或间接（通过镜臂上端）连接物镜转换器，保证光路通畅且不使光亮度减弱。镜筒内装折光和分光棱镜，将由物镜产生的成像光束等分成两部分，分别由两个目镜观察，减轻观察者的眼睛疲劳。双筒间距离可调节，以适应不同观察者的瞳孔距离。进行显微照相和视频显微观察时可以更换为三目镜筒。同样，也可以使用单目镜筒。

(3) 物镜转换器：物镜转换器为一个旋转圆盘，可以安装 3～5 个物镜。转动物镜转换器可以让不同放大率的物镜进入光路，形成不同的物镜-目镜组合来满足观察需要。物镜转换器是光学显微镜机械装置中结构复杂、精度要求最高的核心组件，对物镜转换器的精度要求：①保证定位精度，即在每个定位上，必须使物镜和目镜的光轴重合在一条直线上；②保证齐焦精度，即当某一物镜对焦清晰后，转换其他物镜，也能基本保证焦距适当、物像可见，而无须使用粗调焦螺旋，但要获得清晰的物像，仍需做微调。

(4) 载物台：载物台为放置标本并保证其在视场内水平移动的平台。载物台中心为与聚光镜相连接的通光孔，台上有一个弹性的、带有刻度标尺的标本夹（也称为移动尺），用于固定标本，其刻度用来标记观测时在被检样品中发现的特定部位，便于再次查找。标准的载物台由固定的台座和活动的台面复合而成，台座与台面由滑动导轨连接，可使台面相对台座做前后移动，而台面上的移动尺可夹持玻片做左右移动，这些移动由载物台侧面和下方的纵向（Y 轴）、横向（X 轴）载物台移动旋钮控制，移动控制旋钮靠近调焦螺旋，便于操作。

(5) 调焦系统：主要功能是调节物镜与被检样本之间的距离，以得到清晰的图像。调焦可以有两种途径：一是升降镜筒移动物镜；二是升降载物台移动标本。无论哪种方式都可通过调焦系统实现。调焦

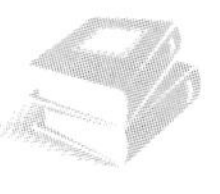
NOTE

系统分为粗调焦螺旋(简称粗调,一般旋转一周可移动约 37.7 mm)和微调焦螺旋(简称微调,一般旋转一周可移动约 0.2 mm),分别安装在载物台两侧、下方与载物台移动控制旋钮相对的位置上(带有载物台移动控制旋钮的一侧不安装粗调焦螺旋)。

2. 光学系统 光学系统为光学显微镜最关键的部分,主要由成像构件(目镜、物镜)和照明构件(光源、滤光片、聚光器等)构成。其中照明构件的功能是使被观察标本有充分的反差和均匀的亮度。

(1) 物镜(objective):因接近被观察的物体而得名,是光学显微镜成像系统中决定成像质量和分辨率最关键的部件,其作用是形成标本的倒立放大实像。为了消除成像过程中的球面差和色差,物镜的透镜组由单透镜发展为多层次的复合透镜组。

物镜根据对像差和色差的校正程度,可分为消色差物镜、半复消色差物镜(萤石物镜)、复消色差物镜、平像场系列物镜等;按功能可分为相差显物镜、偏振光物镜、微分干涉差物镜等。倒置显微镜的长焦距物镜可以观察培养瓶壁上的贴壁生长细胞,其他光学显微镜多为短焦距物镜。物镜还可分为干燥物镜和浸液物镜。浸液分为水、油和甘油,镜体上分别标以 Water(W)、Oil 和 Glyc。根据放大率不同,物镜可分为低倍物镜(10 倍及以下)、中倍物镜(20 倍及以下)、高倍物镜(30～100 倍)等,按放大率依次装配在物镜转换器上。物镜的镜体上刻有其性能、数值孔径、放大率、要求使用盖玻片厚度以及特殊物镜的标记等。物镜标识示意图见图 2-7(各种物镜的标识有所不同)。

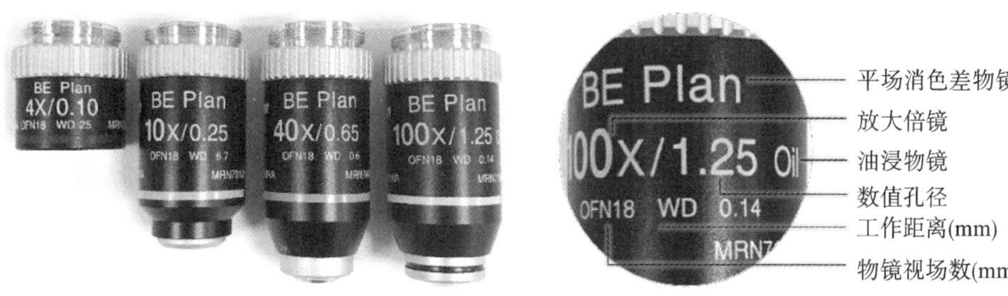

图 2-7 物镜标识示意图

(2) 目镜(eyepiece):因靠近观察者的眼睛而得名,其作用是将已经被物镜放大的倒立实像再次放大,形成放大的虚像,通常由上下两块(组)透镜组成。目镜上端接近眼球的透镜叫接目透镜;下端靠近视野的透镜叫会聚透镜,也称场镜。透镜之间或场镜下面装有一个用金属制成的环状光阑,其作用是限制视场的大小,因此也称为视场光阑。因为标本正好在光阑面上成像,可在光阑上粘贴毛发或细针作为目镜指针,也可在其上放置目镜测微尺,用于测量观察样本的大小。常用目镜的放大率为 5～16 倍。目镜只起放大镜的作用,并不增加光学显微镜的分辨力,其长度越短,放大率越大。

目前常用的目镜为惠更斯(Huygens)目镜和拉姆斯登(Ramsden)目镜,惠更斯目镜在生物显微镜中应用广泛。为了弥补物镜在成像过程中造成的像差和色差,可以使用补偿目镜。

(3) 光源:光源分为自然光源和电光源两大类。光源应满足以下三个基本要求:一是发射的光谱接近自然光光谱;二是对物体的照明要适中、均匀、稳定;三是光源不能传给镜头及标本太多热量,以免使它们受到损害。比较理想的光源是强度可调节的电光源,常用卤素灯、氙灯、汞灯等。照明方式分为透射式和落射式,普通光学显微镜多采用透射照明方式。

(4) 滤光片:灯光、自然光均属全色光,但灯光中所含黄光和红光较多,成像时会产生色温变化,可采用单色器或滤光片排除不需要的光线。滤光片也叫滤光器,其作用是改变入射光的光谱成分和光强度,提高像的衬度和鉴别率,便于显微观察和显微摄影。光学显微镜根据需要可配置一组透射滤光片,安装在光学显微镜的底座内,通过外置按钮选用合适的滤光片,以获得最佳观察效果。

(5) 聚光器:聚光器主要由聚光镜和可变光阑组成,位于标本下方的聚光器支架上。聚光器可分为明视场聚光器和暗视场聚光器,普通生物显微镜配置的是明视场聚光器。

聚光镜由 2～3 块凸透镜组成,可将平行的光线会聚成束,集中到所要观察的标本上,增强对标本的照明度,同时使光线形成适宜的光锥角度,经过标本射入物镜的镜口角,提高物镜的分辨率。数值孔径(NA)是聚光镜的主要参数,通过调节下部可变光阑的开放程度,可以得到各种数值孔径,以便与不同数

NOTE

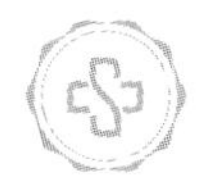

值孔径的物镜匹配，获得最佳分辨率。

可变光阑也叫作孔径光阑、光圈，位于聚光镜下方。推动孔径光阑调节杆可连续而迅速地调节光束的直径，从而改变光锥孔径的大小。孔径光阑开得越大，数值孔径越大，适合高倍镜观察。

（三）光学显微镜的性能指标

决定光学显微镜性能的主要指标是分辨率，也叫分辨本领或解像力。同时，光学显微镜的放大率、数值孔径、工作距离、景深、焦深、视野、清晰度等物理量与光学显微镜的分辨能力有密切关系。

1. 分辨率(resolution) 分辨率是指光学显微镜分辨细微结构的能力，即能把两点或两条线分辨开的最小距离，距离越小，则分辨率越高。分辨率是光学显微镜最重要的性能参数，其高低决定一台光学显微镜的优劣。

分辨能力与光的性质（如衍射、干涉）及透镜色差、球差有关。根据光的衍射理论，一个无穷小的理想点光源发出的单色光经透镜会聚后，在像平面上所形成的像不再是一个点，而是一个模糊的衍射圆盘，称为艾里斑，即点光源将成像为一个中央亮、外围依次为明暗交替圆环的衍射斑。如有两个点光源，且将这两个点光源的距离逐渐缩短时，可以发现两个艾里斑逐渐重合，当一个衍射斑的中央亮圆中心落在另一个衍射斑的第一暗环上，可以认为这两个点仍能分开，因此将中央亮圆中心到第一暗环的距离作为分辨两个点光源的最小距离，即分辨率。

光学显微镜的分辨率(δ)主要由物镜的性能决定，它与照明光的波长和物镜的数值孔径(numerical aperture，NA，又称镜口率)有关，按式(2-7)计算：

$$\delta = \frac{0.61\lambda}{\text{NA}} \tag{2-7}$$

$$\text{NA} = n\sin\theta \tag{2-8}$$

式中，λ 为照明光波长；n 为标本与物镜之间介质的折射率；θ 是二分之一的镜口角。镜口角是指从物镜光轴上的物点发出的光线到物镜前透镜边缘所形成的夹角。

由此可知，要提高光学显微镜的分辨率，需从照明光的波长和物镜的数值孔径两方面来考虑。可采取以下措施：①降低波长 λ 值，使用短波长光源（如紫外光显微镜）。一般可见光的波长为400～700 nm，以 550 nm 的黄绿光为代表，使用的油镜镜口率为 1.25 或 1.30，可计算出其分辨率约为 0.27 μm，这是一般光学显微镜的最大分辨率。②增大折射率或镜口角以提高 NA。③增加明暗反差。

2. 放大率(magnification) 放大率又称放大倍数，指在光学显微镜下所看到的物像大小与实际物体大小之间的比值。一台光学显微镜除了要有高分辨率外，还需具有合理的放大率。光学显微镜总的放大率应为物镜放大率和目镜放大率的乘积。光学显微镜对物像的放大主要由物镜、光学筒长、目镜所决定，其总放大率 K 按式(2-9)计算：

$$K = K_1 \times K_2 = \frac{\Delta}{f_1} \times \frac{250}{f_2} \tag{2-9}$$

式中，K 为总放大率；K_1 为物镜放大率；K_2 为目镜放大率；Δ 为光学筒长(mm)，指物镜的像方焦点与目镜物方焦点之间的距离；f_1 为物镜焦距(mm)；f_2 为目镜焦距(mm)；250 为明视距离(mm)。

可以看出，光学显微镜的总放大率随着光学筒长的加长和目镜放大率的提高而增大，但靠提高光学筒长和目镜放大率并不能提高光学显微镜的分辨率，因为光学显微镜的分辨率由物镜决定。因此，应根据物镜数值孔径的大小选择合适的放大率。一般有效放大率是物镜数值孔径的 500～1000 倍。例如，物镜上标明 170/0.17、40/0.65，则表明该物镜的放大率为 40，数值孔径为 0.65，适合于 170 mm 机械筒长，0.17 mm 盖玻片厚度，其合适的总放大率为(0.65×500)～(0.65×1000)，即 325～650 倍，此值除以 40 为 8～16，即为所需目镜的倍数，超过此上限的放大不但无用，而且会降低物像的清晰度。还需注意的是，计算的放大率是线性放大率，但实际上光学显微镜放大物像不是放大长度，而是放大面积。例如物镜原始放大率为 10 倍，目镜原始放大率为 10 倍，则线性放大率为 100 倍，而总放大率应为 100×100＝10000 倍。

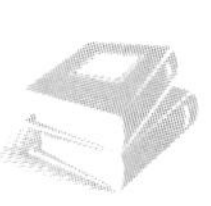
NOTE

3. 数值孔径(numerical aperture，NA) 数值孔径又称镜口率，是影响物镜和聚光器成像效率的重要因素。数值孔径越大，图像越亮，清晰度越高。数值孔径的大小由物镜与标本间填充介质的折射率

(n)和二分之一镜口角(θ)的正弦值决定。

$$NA = n\sin\theta \tag{2-10}$$

镜口角是决定数值孔径的重要因素，当其固定时，介质的折射率就有一定意义。已知 $n_{空气} \approx 1$，$n_{水} = 1.33$，$n_{香柏油} = 1.515$，介质的折射率越大，物镜的数值孔径越大。数值孔径的数值为 0.05～1.40，是衡量光学显微镜性能的重要参数。数值孔径与放大率成正比，与分辨率、景深成反比。为确保物镜的数值孔径得以充分发挥，聚光镜的数值孔径应大于或等于物镜的数值孔径。

4. 工作距离(work distance, WD)　当物镜接近标本时，开始看清标本细节，此时物镜前凸镜表面中心到盖玻片表面的距离叫物镜的工作距离，每种放大率的物镜都有一定的工作距离。工作距离与物镜的数值孔径、放大率成反比。

5. 景深(depth of field, DF)和焦深(depth of focus)　任何样品都有一定的厚度，理论上当透镜焦距、像距(屏幕)固定时，只有一层样品平面的物点(理想物平面)能在透镜后屏幕上获得该物点的理想像。而偏离理想物平面的物点都存在一定程度的失焦，它们将在屏幕上呈一弥散圆斑。如果该圆斑尺寸不超过衍射盘的"宽度"，则可认为也是聚焦的。使用光学显微镜时，当焦点对准某一平面时，不仅位于该平面上的各点可以看清楚，该平面上下两侧仍能清楚观察的平面间的距离就是景深(场深)。景深大，可以看到被检物体的全层，反之则只能看到被检物体的一薄层。当透镜焦距、物距固定时，沿光轴方向前后移动屏幕一定距离，也能清楚成像，这个距离称为焦深。物镜的 NA 越大，景深越短，焦深越浅，其工作距离也越短，因此使用高倍镜或油镜时要特别谨慎地向下移动物镜。

6. 视野(field of view)　视野又称视场，指通过光学显微镜观察到的标本的范围，其大小由视场光栅确定，也与物镜的放大率有关。小放大率与大光栅组合可获得较大的视场。

总之，上述光学显微镜的性能参数既相互联系，又彼此制约。使用较大数值孔径的物镜，放大率及分辨率均较好，但视场、景深、焦深和工作距离均较小；物镜的工作距离与物镜的焦距有关，物镜的焦距越长，放大率越低，其工作距离越长；光阑对像的清晰度、亮度和景深等都有很大影响。因此，需要根据被观察物体的性质与实验要求合理操作和配置光学显微镜。常见平场消色差显微镜(临床常用生物显微镜)配套 10 倍目镜的性能参数见表 2-1。

表 2-1　常见平场消色差显微镜的光学性能参数(10 倍目镜)

物镜放大率	总放大率	数值孔径	分辨率/μm	焦深/μm	工作距离/mm	视场直径/mm
4	40	0.10	2.8	63.2	25.0	4.5
10	100	0.25	1.1	10.1	5.6	1.8
40	400	0.65	0.4	1.2	0.6	0.45
100	1000	1.25	0.2	0.4	0.14	0.18

(四) 光学显微镜的维护保养

严格按照使用说明书及临床实验室 SOP 文件使用光学显微镜，定期检查光学显微镜各部件，并对光学显微镜做好日常维护保养，让光学显微镜长久保持良好的工作状态。

1. 环境要求　保持工作环境温度为 5～40 ℃，湿度≤80%；保障工作电流、电压稳定；注意环境卫生，防尘、防震、防晒、防潮。

2. 透镜的清洁　透镜的清洁应注意以下事项：①目镜、物镜和聚光器是光学显微镜最重要的光学部件，其装卸和保养应格外小心，不得用手或硬物直接接触；②当透镜上有灰尘、污点，可先用洗耳球将灰尘吹去，再用软刷拂除，然后用擦镜纸(棉花)从镜片的中心开始向边缘做螺线形单向运动，不要来回打圆圈；③如镜片上有指纹、油脂等顽固污渍，可用擦镜纸(棉花)蘸取少许无水乙醇(甲醇)擦拭污渍；④清洁油浸物镜时，可用擦镜纸(棉花)蘸取少许石油醚或甲醇擦拭；⑤使用油镜后，应及时将镜头及其他沾有浸油的部件完全清洁干净，否则浸油在透镜表面凝结成硬膜，降低成像质量且不易清除；⑥使用石油醚和无水乙醇时，开启/关闭电源开关应格外小心，防止发生火灾；⑦防止光学镜头表面污染及内部出现霉点。

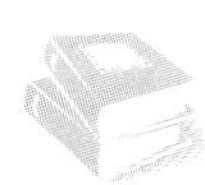
NOTE

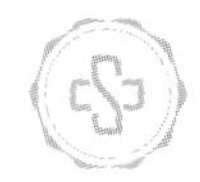

3. 光学显微镜的清洁 ①使用硅布擦拭光学显微镜上的标识和塑料部分；②使用蘸有温和清洁剂的纱布清洁顽固污渍；③建议使用70%的医用酒精进行常规消毒；④勿使用有机溶剂清洁光学显微镜机身。

4. 电光源保养 ①检查光学显微镜输入电压与当地电压是否相吻合；②电源工作电压波动范围不得超出±10%；③光学显微镜电源不要短时频繁开关；④使用间隙要注意调低照明亮度；⑤不能长时间不关闭电源；⑥开关电源前把光亮度调节旋钮调至最低。

5. 光学显微镜闲置时的保存方法 ①不使用光学显微镜时，关闭电源（调节至"0"位置），待照明灯完全冷却后，用乙酰基防尘罩将其覆盖，放置于干燥不易长霉的地方，镜箱内放置硅胶吸收潮气。如有条件，最好将物镜和目镜卸下，放置于含有干燥剂的干燥容器中。②避免与挥发性药品或腐蚀性酸类一起存放，否则会对光学显微镜的机械装置和光学系统造成损害。③避免阳光直射，防止透镜可能因黏合剂失效而脱落或因暴晒而破裂。

二、组合式光学显微镜

现代组合式光学显微镜将各种新型显微成像技术融为一体。在普通光学显微镜的镜臂或镜筒中增设特殊的光路插件，如荧光、照相和摄像等装置，并附有各种适配的聚光器，如暗视场、相差聚光器等，发展成为暗场显微镜、荧光显微镜、紫外显微镜、偏光显微镜以及干涉显微镜等特殊光学显微镜。组合式光学显微镜构件与技术的完善配套不但满足了各种特殊显微镜的专业需要，还能满足较为复杂的实验要求，如显微荧光分析技术同时具备落射式荧光与相差光源，以显示不同照明方式时显微照相或摄像的样品原位特征。

三、电子显微镜

电子显微镜（electron microscopy，EM）简称电镜，是根据电子光学原理，利用电子束和电子透镜代替光束和光学透镜对样本放大成像，以获得极高分辨率的显微镜。电镜主要包括透射电子显微镜（transmission electron microscopy）和扫描电子显微镜（scanning electron microscopy）两大类。电子显微镜的问世，突破了经典光学显微镜的局限，进一步提高了人类对微观世界认识和研究的能力。

由于可见光源波长较长，限制了光学显微镜分辨率的持续提高。寻找新的短波长光源，是提高显微镜分辨率的关键所在。1873年，德国光学家Abbe提出显微镜的分辨率与照射光波长成反比，奠定了电子显微镜的理论基础；1924年，法国物理学家Louis de Broglie提出了波粒二象性的概念，认为运动着的电子可以看作一种电子波，电子运动的速度越快，其波长越短；随后的研究发现带电粒子在电场或磁场中偏转聚焦的现象，与光线通过玻璃透镜时的折射和聚焦原理类似，从而为电子显微镜的研制奠定了基础；1933年，德国物理学家Ruska制造出第一台超过光学显微镜分辨率的透射电子显微镜，并于1986年获得诺贝尔物理学奖，被誉为电子显微镜之父；1937年，德国科学家Manfred von Ardenne制成了第一台扫描电子显微镜。目前一台高性能透射电子显微镜的点分辨率可达0.1 nm，高分辨型扫描电子显微镜的分辨率可达0.4 nm，而扫描透射电子显微镜的分辨率可达0.05 nm。

（一）电子显微镜的基本原理

电子显微镜以电子束为光源，利用电子透镜成像，并结合特定的机械装置和高真空技术，具有高分辨率和高放大率的特点。电子显微镜的基本原理简介如下。

1. 电子束 真空中相对集中而高速运动的电子流称为电子束。电子具有粒子性和波动性，与光波的性质类似。根据Louis de Broglie理论和能量守恒定律可得：

$$\lambda = \frac{1.226}{\sqrt{V}} \tag{2-11}$$

式中，λ 为波长（nm）；V 为加速电压。可见，电子在运动中的波长 λ 由电场的加速电压决定，加速电压越高，电子的波长越短，分辨率越高。

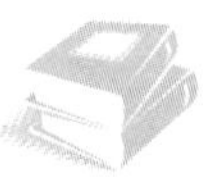

NOTE

当高速运动的电子束投射到样品上时，电子与样品相互作用产生多种信息。如何接受这些信息，使其成像或提供分析，构成了不同类型的电子显微镜。入射的电子束中，部分电子形成无偏转的透射电子、偏离原入射方向的散射电子或产生衍射电子，能够通过薄层样品，是透射电镜的主要电子源；另有小部分电子形成的背散射电子，及物质受到电子激发、电离而发射的二次电子等，是扫描电镜的主要电子源；物质受电子的作用还会释放俄歇电子及特征 X 射线，可用以俄歇电子能量分析、X 射线能谱分析及波谱分析，从而可以在用电子显微镜观察标本微观结构的同时对微区内化学元素进行定性或定量分析，于是发展出分析电子显微镜。

2. 电子透镜 电子束通过轴对称的磁场或电场时可改变其前进方向，发生屈折而会聚，相当于可见光通过玻璃透镜折射聚焦。磁场(电场)实际上是通以直流电的线圈(电极)，称为电子透镜，可分为电场作用的静电透镜(electrostatic lens)和磁场作用的电磁透镜(electromagnetic lens)。现代电镜除了在电子枪中用静电场提供高能电子束外，均采用电磁透镜。常用的带有极靴的电磁透镜由线圈、极靴和铁壳(高导磁材料)组成。在螺旋线圈中通入直流电流，线圈内便会产生磁场。电子束进入时，由于磁场的作用，便会发生偏转，以螺旋的方式前进，在前方某一点上会聚。

(二) 电子显微镜的基本结构

电子显微镜对电源稳定度、机械加工精度和真空条件等方面均有较高的要求，因此其结构较复杂，主要由电子光学系统、真空系统、电源系统等组成。电子显微镜的组成见表 2-2。

表 2-2 电子显微镜的组成

系统	子系统	组成	功能
电子光学系统	照明系统	电子枪	产生高速电子束，为电镜的光源
		聚光镜	将电子束会聚在样品平面上
	成像放大系统	样品室	放置样品
		物镜	直接放大样品中的细微结构
		中间镜，投影镜	将物镜放大后的像进一步放大
	观察记录系统	荧光屏，照相底片室，照相系统	观察，底片曝光成像
真空系统	低真空系统	机械泵或离子泵	抽低真空
	高真空系统	油扩散泵或涡轮分子泵	抽高真空
电源系统		高压发生器及电子枪灯丝加热电源	为电镜各部分提供电源
		透镜稳流电路	
		偏转线圈电源	
		真空系统电源	
		照相系统电源	

(三) 电子显微镜的维护保养

电子显微镜是大型精密仪器，由电子光学系统、真空系统等多个系统组合而成，技术复杂，任何一个系统出现故障，都将导致电子显微镜不能正常工作。因此其日常管理和维护极为重要。

1. 镜筒的维护保养 镜筒中的各种残余有机蒸气与电子束相互作用后会在镜筒内表面和各个零部件上形成污染层，引起放电、电晕和磁场的变化，影响成像效果，甚至使电镜无法正常工作。操作中应避免污染，并定期清洗镜筒内各零件，保持高度洁净。清洗时注意手不能直接与零件接触，不能使用易掉纤维的织物清洗零件，防止镜筒内纤维和尘埃的残留。必要时请专业人员进行维护。

2. 真空系统的维护保养 电镜在不工作期间，镜筒仍需经常保持真空，可 1～3 天抽一次低真空；经

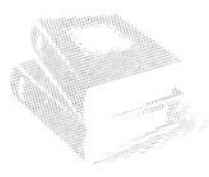
NOTE

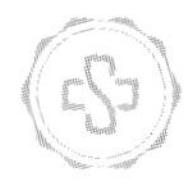

常检查机械泵油量，油位下降要补充新油，否则会造成温度升高而影响排气速率；机械泵和扩散泵每年均需清洗并换油一次；严格按照操作规程开关各种电源；保持工作环境的温度和湿度适宜；当电镜长期不用时，最好每星期能通电 1 h，以减少潮气。

四、医用显微镜的应用

（一）光学显微镜在医学领域中的应用

根据原理、结构和用途不同，光学显微镜分为普通光学显微镜和特殊光学显微镜。普通光学显微镜主要用于观察组织细胞、病原微生物及尿液等体液中的结晶、管型和其他有形成分，在临床实验室中广泛应用。

特殊光学显微镜如暗视野显微镜是利用斜射照明法消除透过标本细节的直射光，以反射光、绕射光和衍射光来观察标本，适用于医学检验领域中观察原虫、细菌的鞭毛、伪足运动和体液中的螺旋体、管型、结晶或各种粒子，其明暗反差提高了观察效果，如同观察夜空中的星星；倒置显微镜的照明系统位于载物台的上方，适用于长焦距观察培养瓶中贴壁生长的细胞或悬浮组织液中的细胞；相差显微镜利用光的衍射和干涉现象，把相位差变为振幅差来观察样本，适用于观察未染色标本、活细菌或细胞等的形态、内部结构及运动方式，如血小板计数、尿液中有形成分检查等；荧光显微镜通过观察样本产生的荧光了解组织、细胞的形态结构，生物化学成分等，可用于标记物质的定位和定量分析；偏振光显微镜利用偏振光检测样品各向异性和双折射性，可对细胞膜、肌肉纤维、神经纤维髓鞘、骨骼、牙齿、生物结晶（如胆固醇结晶、尿酸盐结晶）等具有各向异性的标本进行观察、研究和鉴别，鉴定生物结晶的性质、膜结构的分子排列、生物膜的厚度、生物大分子的变化等；激光共聚焦显微镜每次只对空间上的一个点（焦点）进行成像，再通过计算机控制一点一点地扫描形成样本的二维或三维图像，适用于组织或细胞内特异蛋白的定位与共定位、细胞内活性分子或离子示踪与分析、组织或细胞三维结构的重建、细胞连接活性分析、细胞类型的分析与鉴定等。

（二）电子显微镜在医学领域中的应用

透射电子显微镜分辨率高，但要求样品较薄（厚度≤100 nm），是应用最广泛的一种电子显微镜。透射电子显微镜主要用于生物样品局部切片的超微结构、大分子结构以及冷冻蚀刻复型膜上的生物膜超微结构等的观察，并具有多种分析功能。

扫描电子显微镜分辨率高、景深长、图像层次丰富、立体感强且为三维结构图像，能直接观察较大体积样品表面的三维立体结构，具有明显的真实感，弥补了透射电镜必须是薄切片样品、只能观察二维平面结构的不足。适用于样品表面及其断层立体形貌的观察，并具有多种分析功能。

扫描透射电子显微镜（scanning transmission electron microscope，STEM）兼有扫描电镜和透射电镜双重功能，可同时观察样品的表面和内部结构形态，可以观察较厚的切片，还可以调节图像的反差，适用于观察生物样品的表面结构、断面结构、局部切片的超微结构和大分子结构等。

高压电子显微镜的加速电压在 200 kV 以上，超高压电子显微镜的加速电压在 500 kV 以上，最高可达 3000 kV。高压电子显微镜能穿透较厚的样品，有利于样品制备，主要用于材料科学、生物学、医学中厚样品、含水样品和活体样品的观察，但其因造价高昂、维护困难而难以普及。

扫描探针显微镜（scanning probe microscope，SPM）是一类全新的显微镜的总称，包括十几种类型，其中在生物医学领域广泛应用的有扫描隧道显微镜（scanning tunneling microscope，STM）和原子力显微镜（atomic force microscope，AFM）。扫描隧道显微镜以量子力学中的隧道效应理论为基础，具有原子级高分辨率，可观察样品表面原子的结构，获得高精度的三维图像，其在 DNA 结构、生物膜、酶结构、蛋白质分子、染色体、病毒和细菌研究等方面的应用取得了突破性进展；原子力显微镜的分辨率极高，可达 0.01 nm，适用于细菌、蛋白质、DNA、高分子、液晶、有机分子形态的观察及磁力、摩擦力、静电力等各种力的测定。

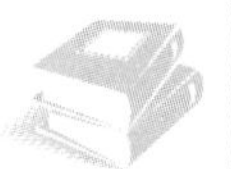
NOTE

第三节 离 心 机

离心(centrifugation)是利用离心机(centrifuge)高速旋转时所产生的强大离心力对物质进行分离、制备、浓缩和分析的一项技术。离心机是生物学、医学检验、化学、制药、食品工业等领域的常用设备，它可将悬浮液中的固体颗粒与液体分开，或将乳浊液中两种密度不同又互不相溶的液体分开；也可用于排除湿固体中的液体(如利用洗衣机甩干湿衣服)，或将固体颗粒按密度或粒度进行分级。在生物医学领域中，离心技术是细胞、细胞器、病毒、无机物和有机物颗粒、蛋白质、核酸等生物大分子的分离纯化及分析不可缺少的手段。

随着离心技术的不断发展和装置的不断完善，离心机的最大额定转速不断提高，经历了低速、高速、超速等发展阶段。离心机的结构也更加复杂，加入了冷冻系统、真空系统、光学系统及具有良好自动控制功能的操作系统等，为提高离心和检测功能提供了有利的条件。

一、离心机的工作原理

（一）基本原理

颗粒在重力场中移动的方向和速度与颗粒的大小、形态、密度、重力场的强度及液体介质的黏度有关。当颗粒悬浮在溶液中时，由于重力作用，密度大于周围介质的颗粒会逐渐沉降，颗粒越重，沉降越快，而密度小于周围介质的颗粒则会自动上浮。如红细胞在抗凝全血中静置时会沉降；富含脂肪的乳糜颗粒在血浆中静置时会上浮；亚细胞结构的颗粒小于细胞，沉降速度很慢，同时有扩散作用抵消其沉降，而一般生物大分子更不能单纯依靠重力使其沉降，需要借助离心技术才能加速其沉降。

当离心机转子以一定的速度旋转时，位于旋转体中的各种颗粒均会受到一个辐射向外的离心力的作用。如果悬浮颗粒密度大于周围介质密度，颗粒朝向离开轴心的方向移动，发生沉降；反之，颗粒朝向轴心方向移动而发生漂浮。颗粒沉降速度与其所受到的离心力成正比，也受颗粒的性质和介质黏度的影响。当离心力、介质性质等离心条件固定时，颗粒的沉降速度只与颗粒的大小、形状和密度有关。

（二）相关基本概念

1. 离心力和相对离心力

(1) 离心力(centrifugal force)：当离心机转子以一定的角速度 ω(rad/s)旋转时，位于离心管内液体中的各种颗粒均会受到一个辐射向外(即颗粒脱离旋转中心)的作用力，这个作用力就是离心力，该离心力通过式(2-12)计算。通常离心力随着转速和颗粒质量的提高而加大，随着离心半径的减小而降低。

$$F_c = m\omega^2 r = m\left(\frac{2\pi N}{60}\right)^2 r \tag{2-12}$$

式中，F_c为离心力的强度；m 为沉降颗粒的有效质量；ω 为离心转子转动的角速度(rad/s)；r 为离心半径(cm)，即颗粒距离旋转轴的辐射距离；N 为转头转速(r/min)。

(2) 相对离心力(relative centrifugal force)：离心力通常以相对离心力表示，相对离心力指在离心场中，作用于颗粒的离心力相当于地球重力的倍数，以重力加速度 g(980 cm/s^2)的倍数表示，称作多少个 g，如 $10000\times g$。因此，只要相对离心力不变，相同样品可以在不同的离心机上获得相同的分离效果。相对离心力按式(2-13)计算。

$$\text{RCF} = \frac{F_c}{G} = \frac{m\omega^2 r}{mg} = \frac{\omega^2 r}{g} = \frac{\left(\frac{2\pi N}{60}\right)^2 r}{980} = 1.119\times10^{-5} N^2 r \tag{2-13}$$

式中，G 为颗粒受到的重力；RCF 是一个与沉降颗粒无关的数值，是描述离心机运行状态的一个重要参数。离心的分离效率与旋转半径和转速的平方成正比。因此，在转速固定不变的情况下，半径为 12 英寸的离心机的效率是半径为 6 英寸的离心机效率的 2 倍。而在半径相同的情况下，转速为 1000 r/min

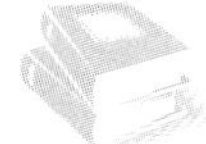
NOTE

时的离心效率是 500 r/min 时的 4 倍。在说明离心条件时，低速离心通常以转子转速表示，如 3000 r/min；而在高速离心时，特别是在超速离心时，往往用相对离心力来表示，如 $45000\times g$。

2. 沉降速度与沉降系数

(1) 沉降速度(sedimentation velocity)：在离心场中，离心力的方向与浮力(F_b)和摩擦力(F_f)的方向相反。当离心力与浮力和摩擦阻力平衡($F_c=F_b+F_f$)，颗粒的沉降或漂浮速度达到某一极限速度时，颗粒运动不再加速，而以等速运动。这种颗粒等速沉降运动时的速度称为沉降速度。一个颗粒的沉降速度不仅取决于其所受的离心力，也取决于颗粒的密度和半径、悬浮介质的密度和黏度、颗粒偏离球形的程度。球状颗粒沉降速度按式(2-14)计算，非球形颗粒沉降速度计算时应考虑摩擦系数比 f/f_0，按式(2-15)计算。

$$v=\frac{\mathrm{d}x}{\mathrm{d}t}=\frac{d^2(\rho_p-\rho_m)\omega^2 r}{18\eta} \tag{2-14}$$

$$v=\frac{\mathrm{d}x}{\mathrm{d}t}=\frac{d^2(\rho_p-\rho_m)\omega^2 r}{18\eta\cdot f/f_0} \tag{2-15}$$

式中，v 为沉降速度(cm/s)；x 为颗粒运动的距离；d 为球形颗粒直径(cm)；η 为流体介质的黏度(10^{-3} Pa · S)；ρ_p 为颗粒的密度(g/cm^3)；ρ_m 为介质的密度(g/cm^3)；f_0 为球形摩擦系数；f 为同球形等体积的椭球形或扁球形的摩擦系数。颗粒偏离球形越大，f 越大，则颗粒在溶液中运动时受到的反向介质摩擦力也越大。

由上述公式可知：①颗粒沉降速度与颗粒直径的平方成正比。②颗粒沉降速度与颗粒的密度和介质密度之差($\rho_p-\rho_m$)成正比，$\rho_p>\rho_m$，颗粒沉降；$\rho_p<\rho_m$，无论离心机转速多大，颗粒上浮；$\rho_p=\rho_m$，无论转速如何，颗粒不沉不浮。③颗粒沉降速度与介质黏度成反比。④在离心加速度 $\omega^2 r$ 不变的情况下，颗粒的沉降速度主要取决于颗粒直径的大小和颗粒的形状，而颗粒的密度所起的作用较小。

(2) 沉降系数(sedimentation coefficient)：单位离心力作用下颗粒沉降的速度，是生物大分子重要的物理参数，可用于描述生物大分子或亚细胞器的分子量。沉降系数以 Svedberg 单位计算(将 10^{-13} s 定义为一个 Svedberg 单位)通常缩写为 S，S 的单位是秒(s)，$1S=1\times10^{-13}$ s，可按式(2-16)计算。

$$S=\frac{\mathrm{d}x/\mathrm{d}t}{\omega^2 r}=\frac{d^2(\rho_p-\rho_m)}{18\eta\cdot f/f_0} \tag{2-16}$$

沉降系数的物理意义是颗粒在离心力作用下从静止状态到达等速运动状态所经过的时间。从上述公式可知，沉降系数与颗粒直径的平方成正比，与介质摩擦力成反比。对于一定的样品，在一定的介质中，其 d、ρ_m、ρ_p、η 及摩擦阻力是恒定的，样品沉降系数 S 也保持常数不变。

3. *K* 系数与沉降时间

(1) K 系数(K coefficient)：K 系数表示离心转子在最大转速下的相对离心效率，按式(2-17)计算。K 系数越小，离心效率越高，颗粒沉降时间越短，它是正确选择和高效率利用转子的重要参数。

$$K=\frac{\ln(r_{max}-r_{min})}{\omega^2 S}=\left(\frac{60}{2\pi N}\right)^2\cdot\ln\left(\frac{r_{max}}{r_{min}}\right)\cdot\frac{10^{13}}{3600}=2.53\times10^{11}\cdot\frac{1}{N^2}\cdot\ln\left(\frac{r_{max}}{r_{min}}\right) \tag{2-17}$$

式中，r_{max} 和 r_{min} 分别为转子的最大离心半径和最小离心半径。多数离心机转子说明书中提供了每个转子不同转数的 K 值表。若已知颗粒的沉降系数，再根据当时条件下的 K 系数，即可估算出离心分离的时间(以小时为单位)。

(2) 沉降时间(sedimentation time，T_s)：在实际工作中，常常遇到在已知转速下，需要确定分离某颗粒所需时间的问题。颗粒由 r_{min} 沉降到 r_{max} 的时间按式(2-18)计算。

$$T_s=\frac{K}{S} \tag{2-18}$$

二、离心机的分类与基本结构

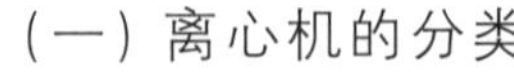

(一) 离心机的分类

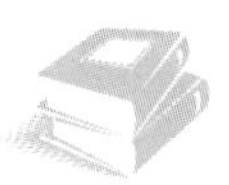

NOTE

离心机种类很多，常用分类方法：①根据转速不同分为低速、高速、超速离心机。②根据用途不同分为制备型、分析型和制备分析两用型离心机。制备型离心机主要用于分离与纯化各种生物材料，分析型离心机一般都带有光学系统，主要用于研究已纯化的生物大分子和颗粒的理化性质。分析型离心机均为超速离心机，通过光学系统检测待测物质在离心场中的表现以推断物质的纯度、形状和分子量等。③根据结构不同分为台式、落地式、多管微量式、细胞涂片式、血液洗涤式离心机等。④根据工作温度不同分为冷冻离心机和常温离心机。下面按常用的转速分类法进行介绍。

1. 低速离心机 低速离心机又称为普通离心机，其结构简单、操作简便。常用的台式低速离心机最高转速为 4000～6000 r/min，最大相对离心力为 3000×g～7000×g，容量为数十毫升至数升，分离形式为固液沉降分离，适用于血浆、血清的分离以及尿液等体液标本中有形成分的分离。

2. 高速离心机 高速离心机的最高转速为 10000～30000 r/min，最大相对离心力可达100000×g左右，最大容量可达 3 L，分离形式为固液沉降分离，性能与结构优于低速离心机。由于高速旋转的转头与空气摩擦产生的热量，会对离心机的稳定性及生物颗粒的活性产生影响，因而此类离心机一般配备冷冻控温装置。离心室温度可以调节并维持在 0～4 ℃(温度设置范围可达－20～40 ℃)。通常用于微生物菌体、细胞碎片、较大的细胞器、免疫沉淀物、核酸、蛋白质等的分离纯化。

3. 超速离心机 超速离心机的最高转速不低于 30000 r/min，目前市售超速离心机的最高转速可达 150000 r/min，最大相对离心力可达 1000000×g，分离形式为差速沉降分离和密度梯度区带分离，具有制冷装置和真空装置，以消除空气阻力，实现精确的速度和温度控制。可用于病毒及亚细胞组分分离、蛋白质梯度分析、脂蛋白分离、RNA 梯度沉淀、质粒 DNA 提纯，也可用于测定蛋白质及核酸分子的分子量、检测生物大分子的构象变化等。

(二) 离心机的基本结构

离心机主要由机体部分、离心室和转头、驱动系统、控制系统和防护系统等组成。冷冻离心机配备制冷系统，超速离心机增设真空系统。

1. 驱动系统 驱动系统是离心机的核心部分，由电机、转轴、转速控制装置、转速保护装置、测速装置、定时计等组成。电机是离心机的“心脏”，常用无刷变频调速电机。

2. 离心室和转头 离心室是转头高速运转的场所，由两层钢筒组成。内层为防腐性能强的钢材以防止溢出样品液的腐蚀；外层用厚钢板制造，内衬铅层，以防止转头发生破裂时碎片飞出。离心室上方有钢盖。

转头(又称为转子或离心转盘)按结构和用途可分为固定角转头、吊篮式(水平)转头、垂直转头、区带转头和连续流转头等。

(1) 固定角转头(fixed angle rotor)：固定角转头指离心管的纵轴与旋转轴形成一个倾斜的、固定的角度。角度越大沉降越结实，分离效果越好。这种转头具有机械强度高、重心低、转速较高、运转平稳、寿命长、使用方便等优点。由于颗粒在离心沉降时先沿离心力方向撞向离心管外壁，然后再沿管壁滑向管底，容易在靠近离心管外壁处产生强烈对流和涡旋，此现象称为“壁效应”，影响分离纯度。固定角转头主要用于分离沉降速度有明显差异的颗粒样品。

(2) 吊篮式转头(swinging-bucket rotor，horizontal rotor)：吊篮式转头又称为水平转头(swing-out rotor)，转头上装有 4 个或 6 个可自由活动的吊篮。当转头静止时，吊篮垂直悬挂，吊篮中的离心管纵轴与旋转轴平行。随着转头加速旋转，吊篮向外展并荡至水平位置，离心管纵轴与旋转轴垂直。样品颗粒在离心过程中具有相对较长的移动路径，由于颗粒受离心力作用从轴心向外呈放射状散开，故一些颗粒会碰到离心管外壁并沿着管壁滑到管底，产生对流，但此对流比固定角转头小。水平转头最适合做密度梯度区带离心。

(3) 垂直转头(vertical tube rotor)：垂直转头属于特殊类型的固定角转头。转头由加速到减速、再恢复到静止时，离心管中的颗粒层会有 90°的位置变化。样品颗粒的沉降距离最短，离心所需时间短，适合做差速、密度梯度及等密度离心。但因离心时间短，粒子得不到充分分离，将会失去一些组分，且因区带与梯度介质的接触面大，易于扩散，停机后密度重新定向，易于混合。所以垂直转头做区带离心的效果不如水平转头。

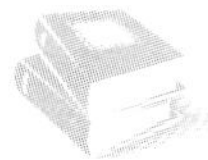
NOTE

(4) 区带转头(zonal rotor):区带转头无离心管,而是由一个转子桶和可旋开的顶盖组成。转子桶内装有“十”字形隔板,将桶内分隔成四个或多个扇形小室,可阻止溶液在离心池中旋转,保持样品带和梯度介质的稳定。区带转头具有分辨率高、转速快、容量大、容易回收的优点;其缺点是样品和介质直接接触转头,耐腐蚀要求较高,操作复杂。区带转头主要用于大容量的密度梯度离心。

(5) 连续流转头(continuous flow rotor):连续流转头在运转过程中,样品悬浮液流入离心池,在离心力作用下,重粒子留在离心池外缘底部,上清液从出口流走。其主要用于高速分离悬浮介质中的颗粒物质,如在培养基中分离细胞,具有能保持被分离组分活性、回收率高的优点。

3. 防护系统 防护系统包括电源过电流保护装置、驱动回路超速保护装置、冷冻机超负荷保护装置和操作安全保护装置等四个部分。

4. 制冷系统 制冷系统主要由制冷压缩机、冷凝器、干燥过滤器、膨胀阀、蒸发管等组成,是一个比较复杂的系统。其工作原理是制冷压缩机将制冷剂压缩成高压液体,流经冷凝器散热冷却,经干燥过滤器除水蒸气;在通过膨胀阀时由于出口管道突然增大,使制冷剂减压而汽化,流经蒸发管时对离心机制冷。压缩机的启动与关闭,由置入离心室的感温装置控制。

5. 真空系统 通常高速离心机都设有真空系统。该系统由机械泵和扩散泵串接在离心室上,对离心室进行抽真空操作并维持一定的真空度,以克服转头与空气摩擦产生的热量。

6. 操作系统 操作系统由开关、旋钮、指示灯、指示仪表等组成,是全机的中枢,对各系统的控制均由控制系统完成。操作者可由控制系统输入工作程序,并观察各部件的运行情况。

三、离心机的使用

(一) 常用离心方法

根据离心原理,对不同样品的分离应选择不同的离心方法。临床实验室常用的离心方法有差速离心法和密度梯度离心法,密度梯度离心法又可分为速率区带离心法和等密度离心法。

1. 差速离心法(differential centrifugation) 差速离心法又称为分级离心法,是根据被分离颗粒沉降速度的不同,逐级增加离心速度和时间进行分步离心,使非均相混合液中大小、形状、密度不同的粒子分步沉淀的方法。其主要操作步骤:先选择较低的离心速度和离心时间,离心非均相颗粒悬液,将最大和最重(沉降速度最快)的颗粒沉淀,分离得到的上清液以更高的离心速度离心,以获得中等大小的颗粒及含有较轻的小颗粒的上清液,取后者再增加离心速度离心,以得到轻和小的颗粒沉淀。如此反复进行,逐级分离出所需要的物质。

差速离心法的优点是操作简单、用时短,可用于大量样本的粗分离,离心后用倾倒法即可将上清液与沉淀分开。其缺点是分辨率不高,沉降系数在同一数量级内的颗粒不易分开;不能一次得到纯颗粒,回收率也不高;壁效应严重,当颗粒很大或浓度很高时,易在离心管侧出现沉淀。差速离心法适用于分离沉降系数相差较大、不稳定、易变性、易受梯度介质损伤的颗粒,是从组织匀浆中分离细胞器的一种最常用的方法,如提取组织匀浆中的亚细胞组分。

2. 密度梯度离心法(density gradient centrifugation) 样品溶液在密度梯度介质中进行离心沉降,在一定的离心力作用下将各组分的颗粒分配到梯度液中相应位置上,形成不同区带的分离方法,称为密度梯度离心法。此法的优点是分离效果较好,可获得样品中几个或全部组分较纯的颗粒;适应范围广,既能分离具有沉降系数差的颗粒,又能分离有一定浮力密度差的颗粒;颗粒不会挤压变形,保持颗粒的活性;防止形成的区带由于对流而引起混合,具有很好的分辨能力。缺点是离心时间相对较长,需要制备密度梯度介质溶液,需严格操作,不易掌握。根据分离原理和操作方法,密度梯度离心法又可分为速率区带离心法和等密度离心法。

(1) 速率区带离心法(rate-zonal centrifugation):将大小不同、密度相当的混合颗粒置于密度梯度介质中离心,因沉降系数不同,各颗粒差速沉降并在密度梯度介质的不同区域形成界面清楚、不连续的区带。这种方法基于颗粒的沉降速率来完成分离,故称为速率区带离心法。

NOTE

操作时，离心管中先装入密度梯度介质（如蔗糖、甘油、KBr、CsCl 等），形成管底浓度大、顶部浓度小的连续或阶梯式密度梯度，混合样品平铺于密度梯度液柱的顶部。梯度液可抗对流使离心管中的液柱稳定，还可产生黏度梯度以改善分辨率。选择合适的离心转速和时间是本法的关键，足够的时间可使各种颗粒在梯度介质中形成区带。离心时间不足，样品还没有分离；离心时间过长，所有的样品可能全部到达离心管底部，故离心必须在沉降最快的大颗粒到达管底前结束。此法适用于分离沉降系数相差20%以上的颗粒，具有分辨率高、离心时间短、载样量小等特点。速率区带离心法主要应用于核酸、核糖体亚基、蛋白质、脂蛋白、细胞等的分离。

（2）等密度离心法（isopycnic centrifugation）：将混合颗粒置于密度梯度介质中离心，各种颗粒因密度不同在介质中上浮或下沉，并移动到等密度点形成区带，此区带的相对位置、形状不因离心时间的延长而改变。这种按颗粒密度差在相应的等密度点形成区带的分离方法称为等密度离心法。

等密度离心是沉降与反向沉降过程的结合，梯度介质的密度范围应包括所有待分离颗粒的密度。等密度离心只根据颗粒的浮力密度进行分离，与颗粒的形状、大小及离心时间无关。该方法的不足之处是建立平衡所需时间很长（例如 DNA 在 CsCl 梯度介质中形成等密度区带需要 36～48 h），适用于分离大小相似但密度不同的颗粒，故高尔基体、线粒体、过氧化物酶体等亚细胞器可被有效分离，而密度相似的可溶性蛋白质通常不能利用此法分离。

（二）离心机的使用

不同离心机的使用方法不同，应以仪器使用说明书要求进行操作。现以高速冷冻离心机为例，简要介绍离心机的使用方法。

（1）打开离心机电源，离心机进入自检程序，显示屏显示离心室当前温度、前一次使用时设定的离心转速或相对离心力、时间、加速度、制动曲线、转子型号等信息。

（2）设置本次离心参数，如离心转速或相对离心力（两种模式可相互切换）、离心时间、离心室温度、加速度和制动曲线等。

（3）待离心机预冷完毕，选择“OPEN”键打开离心机盖子，将样品试管装入转头中对称的腔室，并旋紧离心室盖子。在离心机盖子中间或两侧轻轻按压关闭盖子，系统会自动锁住盖子。

（4）选择“START”键启动离心，离心机加速至预设离心转速或相对离心力并开始计时。

（5）待离心转速或相对离心力降为“0”时，显示屏显示离心结束信息，打开机盖取出样品试管。

（6）结束离心操作，关闭电源。

（三）使用注意事项

（1）离心机须置于水平、稳固的台面上。

（2）样品试管的放置必须对称，必要时用天平称量配平后再对称放入。

（3）设定的离心转速或相对离心力不能超过转子的最高允许范围和离心管的承受能力。

（4）启动离心前离心机盖子、离心室盖子要盖好。启动离心后不要马上离开，应待转速或相对离心力达到设定值，观察未出现异常情况后再离开。若发现震动、摇晃、啸叫等异常情况，应立即停止离心，检查问题原因并处理。

（5）若离心管破裂，应按生物安全处置要求及时清理转子腔室中的容器碎片和样品漏液。

（6）离心结束时，须待离心机停止运转后才能打开盖子。严禁在离心机运转时移动离心机、打开盖子或用手触摸离心机转动部分（高速冷冻离心机运转时其盖子被锁住不能打开，但部分低速离心机的盖子没有被锁住）。

四、离心机的维护保养

（一）预防性保养

应定期对离心机进行预防性保养以确保离心机持续运行并延长使用寿命。

NOTE

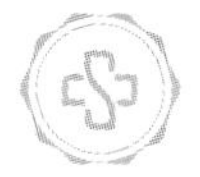

(1) 定期检查并清洁转子腔室。

(2) 定期检查进气口和排气口,保持通气口畅通和清洁。

(3) 对于制冷型离心机,应在运行间隙用海绵或棉布擦拭腔内的凝露,防止腔室结冰。如果腔室出现结冰,应在使用前为其除霜。离心结束后敞开离心机盖子,擦拭离心机内壁,防止离心机部件生锈。

(4) 为防止转子粘连,应定期对驱动轴进行润滑。

(二) 清洁

应按照制造厂商推荐的方法经常清洁离心机以延长其使用寿命。当出现溢溅时应按生物安全处置要求及时清理,防止腐蚀物或污染物在部件表面干涸。

(1) 经常使用纱布和纸巾擦拭转子腔室内部,保持管腔清洁干燥。

(2) 定期使用专用的温和清洁剂及软刷对驱动轴、轴腔、固定螺丝、离心机箱、腔盖等进行清洁。切勿使用丙酮或其他溶剂。清洁后对驱动轴进行润滑。

(3) 如果玻璃试管破碎,务必彻底清洁腔室凹处内部、密封垫圈,以确保无玻璃颗粒残留。

五、离心机的应用

离心机是医学实验室必备的仪器,使用时需根据被沉淀、分离物质的性质和实验目的,正确选择离心方法和离心机。

1. 低速离心机的应用　低速离心机是临床实验室常规使用的一类离心机,主要用于血浆、血清的分离,尿液,胸、腹腔积液,脑脊液样本中有形成分的分离。

2. 高速离心机的应用　高速离心机大多设有制冷系统,常用于生物样本等的分离、浓缩、提纯等,如 DNA 或 RNA 的提取,细菌、细胞碎片、较大的细胞器、硫酸铵沉淀蛋白等的分离纯化。

3. 超速离心机的应用　超速离心机的分离形式是差速沉降分离和密度梯度区带分离,主要应用于科研实验室,如对亚细胞器、病毒、核糖体、生物大分子的分离等。

4. 分析型超速离心机的应用　分析型超速离心机使用了特殊的转子和检测手段,可连续检测物质在离心场中的沉降过程。主要用于生物大分子的沉降特性和结构的研究、分子量的测定、生物大分子纯度的估计、生物大分子构象变化的检测等。

5. 专用离心机的应用　离心机逐渐向临床检验各专业渗透,成为专业离心机。如输血专用离心机,微量毛细管离心机,尿液有形成分分离离心机,细胞涂片、染色离心机等。

第四节　移　液　器

移液器(quantitative adjustable pipet)又名加样器,也称加样枪,是在一定容量范围内可以任意调节的一种精密液体计量工具。移液器通过装置内活塞的上下移动,推动按钮带动推动杆促使活塞向下移动,排空活塞腔内的气体,去除外力后,活塞在弹簧的作用下复位,从而完成一次吸液过程。

一、移液器的结构与类型

1. 移液器的基本结构　移液器的基本结构如图 2-8 所示,包括按钮、套筒、弹射器、吸液嘴、连接螺帽等。

2. 移液器的类型　移液器有不同的分类方法:按照通道数量可分为单通道移液器和多通道移液器;按照自动化程度可分为手动移液器和电子移液器;根据移液器的刻度是否可调节可将其分为固定式移液器和可调节式移液器;根据移液器的特殊用途可将其分为全消毒移液器、大容量移液器、瓶口移液器、连续注射移液器等。目前常见的可调节式移液器所移取的标本量是可以在一定量程范围内任意调节的。

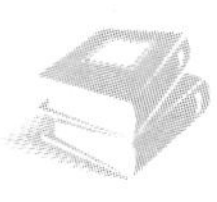

NOTE

二、移液器的使用

（一）移液器的选择与使用

1. 选择合适的移液器 移取标准溶液时一般使用空气置换移液器；移取高黏稠度溶液或者在临床聚合酶链的测定加样时使用正向置换移液器。移取的液体体积必须在所选择的移液器特定量程范围内，以保证量取液体的准确性。

2. 设定移液体积 调节移液器的移液体积，控制旋钮进行移液量的设定。逆时针方向转动旋钮以增加移液量，顺时针转动旋钮以减少移液量。

3. 装配吸头 应选择与移液器量程匹配的吸头，不同规格的移液器装配的吸头通常不同。使用单通道移液器时，将可调节式移液器的嘴锥对准吸头管口，轻轻用力垂直下压使之装紧。使用多通道移液器时，将移液器的第一排嘴锥对准第一个吸头管口，倾斜插入，前后摇动拧紧。

4. 移液 移液之前，首先要保证移液器、吸头和待移取液体处于同一温度，然后用待移取液体润洗吸头，尤其是吸取黏稠的液体或密度与水不同的液体时。

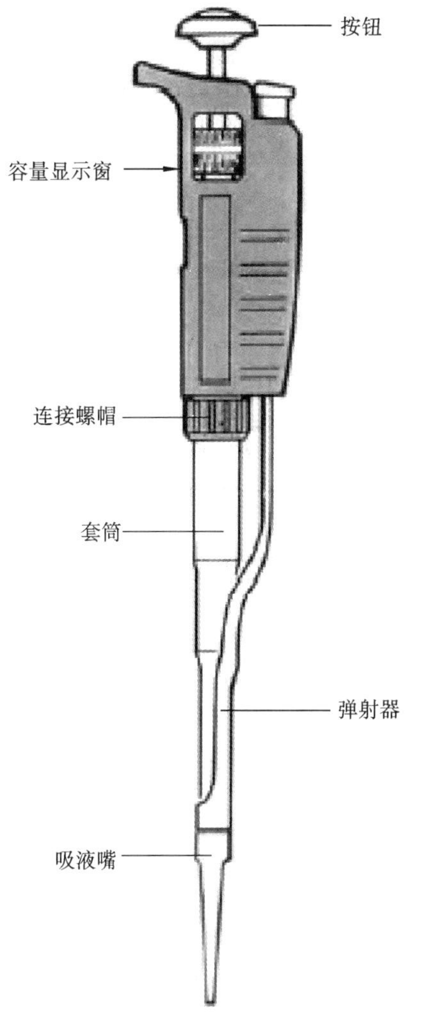

图 2-8 移液器结构示意图

（二）液体移取方法

1. 前进移液法 此法适用于一般液体的移取。

（1）将可调节式定量移液器调至所需液体量值位置，装上适配的一次性吸头。

（2）用大拇指将按钮压至第一停点位置（有明显的阻滞感）并保持。

（3）将吸头浸入待移取液体液面下 2～3 mm 处，然后慢慢松开按钮，待吸取应吸量的液体后，缓缓地将移液器撤离液面。

（4）将移液器移至待加入液体的容器内，让吸头位于容器液面的近上方或液面上方的容器壁。轻轻压下按钮至第一停点位置，让液体缓缓流出。待液体将流尽时，继续将按钮下压到第二停点位置，以移出所吸的液体。

（5）继续按住按钮，将移液器移出容器外，并将吸头弃于特定的移液器吸头器皿中，松开按钮至起始位置。

2. 反向移液法 适用于移取高黏度液体、容易起泡的液体以及极微量液体。

（1）装上适配的一次性吸头，将按钮向下压至第二停点位置。

（2）将吸头吸口浸入待移取的液面下，缓缓松开按钮吸入液体。待吸液完成后，将吸头撤离液面并斜抵在容器的内壁上，便于流出吸头外部多余的液体。

（3）将移液器移至待加入液体的容器内，让吸头位于容器液面的近上方或斜抵在容器壁上。轻轻压下按钮至第一停点位置，放出液体时应避免产生气泡。

（4）液体打入容器后，移出移液器，丢弃吸头。

3. 重复操作移液法 此法适用于快速简便地重复转移等量的同种液体。

（1）装上适配的一次性吸头，将按钮向下压至第二停点位置。

（2）将吸头插入待移取的液面下，松开按钮吸入液体。将吸头撤离液面并斜抵在容器内壁上，便于流去多余的液体。

（3）将移液器移至待加入液体的容器内，让吸头位于容器液面的近上方。轻轻压下按钮至第一停点位置，放出液体。

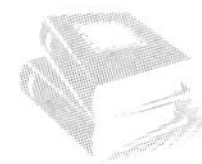
NOTE

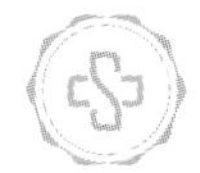

(4) 再次移液时，将按钮向下压至第二停点位置，重复步骤(2)和步骤(3)，就可多次重复移取等体积的同种液体。应该注意的是，重复操作移液法仅适合将等量的同一种液体连续地移至不同的空容器内，若容器内已有液体则不适合用这种方法。

4. 全血移取法 除适用于血液外，也适用于将高浓度的液体移取至较低浓度的液体中(如液体的稀释)。

(1) 采用前进移液法的步骤(1)、步骤(2)和步骤(3)，使吸头内吸满血样。

(2) 将吸头插入待加入溶液的液面下，缓慢将按钮压至第一停点位置。

(3) 慢慢松开按钮让按钮回到起点位置，此时吸头内再次吸入液体，再按下按钮至第一停点位置，然后缓慢松开按钮。重复此项操作直至待转移的样本全部转移至溶液中。操作时务必确保吸头始终位于液面之下。

(4) 按下按钮至第二停点位置，将吸头内的液体彻底移出。

三、移液器的性能评价

移液器移取的液体体积是否精确，直接关系到检测结果的准确性和可靠性，因此，移液器的性能评价十分重要。

1. 计量性能评价 移液器在标准温度时，所标称容量体积的容量允许误差和测量重复性应符合中华人民共和国国家计量检定规程 JJG 646—2006《移液器》的要求。

2. 通用技术评价 移液器上应标有产品名称、生产厂家名称或商标、标称容量、型号规格和出厂编号。按动移液器活塞时，上、下移动应灵活，分档界限明显。移液器在使用或校准前应做密合性检查。常用专用的压力泵法，在 0.04 MPa 的压力条件下，移液器 5 s 内不得出现漏气现象。

3. 微量移液器的检测评价 使用专用的压力泵法检测，若出现漏气，则可能原因为吸头不匹配、吸头未装紧或移液器内部气密性不好等。

四、移液器的校准

为保证移液器转移液体的准确性，应对新购进的移液器进行校准后使用；正在使用的移液器也需要经计量检定部门定期进行检定和校准，才能在实验室工作中发挥更好的作用。通常校准周期为每年一次，也可以由实验室自行校准。移液器自行校准的步骤如下。

(1) 准备超纯水、万分之一天平(0.5～2.5 μL 量程移液器校准时，需要十万分之一的天平)、温湿度计、恒温室、小口容器(防止水分挥发)等。移液器校准的室温条件为(25±2)℃。

(2) 按移液器总量程的 100%、50%、10%分别进行校准。

(3) 将吸头里的气泡放空，选择需要校准的刻度。

(4) 将一小口容器放在精度为 0.1 mg 的电子天平上，调零。

(5) 压下按钮，吸取固定容积的超纯水推入小口容器中，读取天平数值，记录读数及温度。按此重复 10 次。

(6) 计算容积。

$$V_i = \frac{\text{称量的超纯水重量}}{\text{水的密度}} \tag{2-19}$$

式中，V_i 为计算容积；25 ℃时水的密度为 0.9979 g/cm^3。

(7) 相对偏差(relative deviation，RD)计算见式(2-20)。

$$\text{RD} = \frac{|V - \overline{V}_i|}{V} \times 100\% \tag{2-20}$$

式中，V 为设定容积；$\overline{V_i}$ 为计算容积的平均值。

(8) 相对标准偏差(relative standard deviation，RSD)计算见式(2-21)。

$$\text{RSD} = \frac{1}{V}\sqrt{\frac{\sum_{i=1}^{n}(V_i - V)^2}{n-1}} \times 100\% \tag{2-21}$$

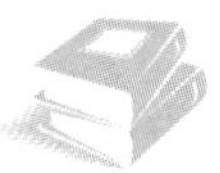

NOTE

式中,V 为设定容积;V_i 为单次计算容积;n 为测定次数。

(9) 校准结论:RD≤2%且 RSD≤1%,则判为合格;否则判为不合格。

五、移液器的维护保养

移液器在使用过程中应该定期进行维护,至少每隔 3 个月维护一次,详细检查移液器是否有污物及灰尘等,尤其要注意检查嘴锥部位。长期定时的规范维护需要对移液器内部进行清洁,移液器的拆卸则要由专业人员进行。

1. 移液器的消毒 ①常规高温高压灭菌消毒法:先将移液器内外清洁,用灭菌袋等包装灭菌部位或整支移液器,灭菌 20 min。然后置室温下晾干,在活塞上涂一薄层硅树脂后重新组装,完全冷却后旋紧各连接处。②紫外线照射灭菌消毒法:移液器整支暴露于紫外线下进行照射,完成表面消毒灭菌。

2. 移液器的清洁 拆卸移液器,拆卸的部件先用洗洁精或肥皂水进行擦洗,后用双蒸水冲洗,晾干,再在活塞表面涂一层硅树脂,起润滑作用。一般情况下不需要清洁密封圈。

第五节 培 养 箱

培养箱(incubator)是进行组织、细胞及细菌等体外培养的主要设备之一,广泛应用于微生物学、免疫学、遗传学、农业科学、药物学等领域的实验室日常和科研工作。

根据加热方式的不同,培养箱可分为水套式培养箱和电热式培养箱;根据控温方式可分为自动恒温式(机械式)培养箱和计算机智能控制式(程控式)培养箱;根据培养环境分为普通培养箱、二氧化碳培养箱、三气或低氧培养箱和厌氧培养箱等。医学实验室常用的培养箱是电热恒温培养箱、二氧化碳培养箱和厌氧培养箱。

一、电热恒温培养箱

电热恒温培养箱适用于普通的细菌培养和封闭式细胞培养,并常用于有关细胞培养的器材和试剂的预温及恒温。目前,电热恒温培养箱的加热方式主要为水套式(隔水式)和电热式两种。电热式加热通过贴在内壁的电热膜直接对培养箱体加热,升温速度快;水套式加热通过一个独立的水套层包围内部箱体来维持温度恒定,虽然升温慢但是温度变化幅度小,因而在使用上更具有优势。

(一) 电热恒温培养箱的工作原理

以水套式电热恒温培养箱为例(图 2-9),培养箱的温度是通过电热丝给水套内的水加热,热水通过自然对流在工作室壁内循环流动,热量通过辐射传递到箱体内部,再通过箱内温度传感器来检测温度变化,控制电热丝加热与否,使箱内的温度恒定在设置温度。水套式恒温方式温度稳定性好,突发断电后仍能较长时间维持培养箱温度。

培养室内装有低噪声小型风机,以保证箱内温度均匀;控温系统通过热敏电阻对箱内温度进行精确控制;微电脑智能控温仪采用自整定 PID 技术(通过控制器参数自动调整来实现对压力、温度、流量等参数的智能调节技术,P 为比例单元;I 为积分单元;D 是微分单元),具有控温迅速、精度高的特点。

(二) 电热恒温培养箱的结构

电热恒温培养箱主要由箱体、电加热器和温度控制器三部分构成。以水套式电热恒温培养箱为例,其外观通常为立式箱体,外壳由优质钢板制成;钢化玻璃内门既有利于观察箱内物品又有利于保温;工作室由双层不锈钢亚弧焊接制成,一般放置 2~3 层不锈钢搁板用于承托培养物;工作室和钢化玻璃内门之间装有硅橡胶密封圈;培养箱的左、右和底部的工作室与外壳之间有可以加热的隔水套和电热丝管;工作室内设置温度传感器;工作室顶装有一个小型风机,以保证箱内温度均匀;水套上部设有溢水口直通箱体底部,并有低水位报警功能。

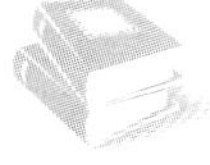
NOTE

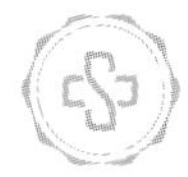

图 2-9 水套式电热恒温培养箱的原理结构示意图

(三) 电热恒温培养箱的性能指标

电热恒温培养箱的种类很多,保持培养箱内恒定的温度是维持培养物生长繁殖的重要因素,因此精确可靠的温控系统是恒温试验正常进行的重要指标。常规电热恒温培养箱的性能指标如下:

(1) 控温范围:5～50 ℃。

(2) 温度分辨率:可达±0.1 ℃。

(3) 温度波动:±0.5 ℃,有的型号可达±0.2 ℃。

(4) 温度均匀性(温度测试点在 37 ℃时):±1 ℃。

(5) 电源电压:AC220 V,50 Hz。

(6) 工作环境温度:5～35 ℃。

(四) 电热恒温培养箱的使用和维护

1. 电热恒温培养箱的使用 不同厂家、不同型号培养箱的操作程序各有特点。使用前需了解培养箱的工作原理和操作规程,严格按照使用说明书操作。特别是水套式电热恒温培养箱在使用过程中,要注意隔水层的加水和智能控温仪的温度设定。

(1) 隔水层的加水:当第一次使用或培养箱发出低水位警报时,将水从箱体上侧的进水接口灌入,直至低水位警报消失。若溢水口有水溢出,应把排水口打开放水,同时观察溢水口,如无水溢出应立即关闭排水口,直至无警报、无溢水。

(2) 温度设定:按控温仪的功能键"SET"进入温度设定状态。SV 设定显示闪烁,再按移位键配合加键或减键,设定结束需按功能键"SET"确认。设定结束后培养箱进入升温状态,加热指示灯亮。当箱内温度接近设定温度时,加热指示灯反复多次忽亮忽熄,控制进入恒温状态。

(3) 温度显示值修正:一般无须修正,如产品使用环境不佳,外界温度过低或过高,会引起温度显示值与箱内实际温度出现偏差,如超出技术指标范围的,可以修正。

(4) 上限跟踪报警设定:大部分产品使用温度上限在出厂之前已设定高 3 ℃,一般不需要进行设定。

(5) 控温仪的 PID 自整定控制:如果对控温精度和波动度有较高的要求,可采用 PID 自整定控制。各种仪器的自整定控制的调节按其说明书进行。温控仪的其他各项参数不要再随便调整。

2. 电热恒温培养箱的维护和保养

(1) 保持培养箱表面清洁、美观。

(2) 培养箱应放置在具有良好通风条件的室内,在其周围不可放置易燃易爆物品。

(3) 培养箱内无防爆装置,不得放入易燃易爆物品。

(4) 箱内物品放置切勿过挤、过重,必须留出空间,以利于热空气循环,防止搁板损坏。

(5) 箱内外应每日保持清洁,每次使用完毕应当进行打扫。长期不用应将水套中的水放掉,在电镀件上涂抹中性油脂或凡士林,以防腐蚀,培养箱外面套好塑料防尘罩,将培养箱放在干燥室内,以免温度控制器受潮损坏。

(6) 设备管理员根据检定计划进行计量检定,并定期对温度控制情况进行检查。

NOTE

二、二氧化碳培养箱

二氧化碳(CO_2)培养箱是在电热恒温培养箱的基础上，另外增加气体控制系统和湿度控制系统等装置，为箱内提供一定浓度二氧化碳气体和相对湿度，为细胞与微生物进行正常生命活动创造适宜的环境条件。该培养箱已经广泛用于各种细菌、组织和细胞的培养，病毒增殖和克隆技术等。二氧化碳培养箱种类较多，可以分为水套式二氧化碳培养箱、气套式二氧化碳培养箱、高温灭菌二氧化碳培养箱、红外二氧化碳培养箱等。

（一）二氧化碳培养箱的工作原理

二氧化碳培养箱是通过电热丝加热，再通过箱内温度传感器检测温度变化，使箱体内温度恒定在设置温度，一般设定在(37±0.2) ℃。在加热过程中，加热信号灯始终点亮，当培养箱温度达到设定温度并稳定后，该加热器停止加热，信号灯熄灭。

二氧化碳培养箱是通过 CO_2 浓度传感器来检测并控制箱体内的 CO_2 浓度(通常为 5%)。CO_2 浓度传感器将检测结果传递给控制电路及电磁阀等控制器件，如果检测到箱内 CO_2 浓度偏低，则电磁阀打开，CO_2 进入箱体，直到 CO_2 浓度达到所设置的浓度，此时电磁阀关闭，箱内气体通路切断，CO_2 浓度达到稳定状态。

二氧化碳培养箱维持湿度一般是通过增湿盘的蒸发作用产生湿气(其产生的相对湿度水平可达 95%左右，但开门后湿度恢复速度很慢)。尽量选择蒸发面积大的培养箱，因其越大，培养箱内越容易达到最大相对饱和湿度，并且开、关门后的湿度恢复所需时间越短。

（二）二氧化碳培养箱的结构

二氧化碳培养箱的核心部件是温度控制系统、CO_2 控制系统、相对湿度控制系统、微处理控制系统和污染物控制系统等。

1. 温度控制系统 根据加热的介质不同，二氧化碳培养箱分为气套式和水套式两种，气套式加热原理同电热式，由于升温快，特别适合短期培养和箱门频繁开关的工作状况；水套式二氧化碳培养箱适合在实验条件不稳定(特别是有用电限制或突发断电)的工作场所使用。

2. CO_2 控制系统 培养箱中二氧化碳浓度通过 CO_2 浓度传感器探测并控制。CO_2 浓度传感器有热导传感器(thermal conductivity sensor)和红外传感器(infrared sensor)两种。

(1) 热导(TC)传感器：热导传感器基于对内腔空气热导率的连续监测实现 CO_2 浓度的检测。输入 CO_2 气体后，箱体内腔的热导率发生改变，导致热导传感器电桥的输出电压也随之变化，该电压的大小与 CO_2 浓度成正比。TC 控制系统易受箱内温度和相对湿度变化的影响，当箱门被频繁打开时，CO_2 浓度、温度和相对湿度发生很大的波动，造成 TC 传感器灵敏度和精度的下降。

(2) 红外(IR)传感器：红外传感器通过光学传感器来检测 CO_2 浓度。IR 控制系统包括一个红外发射器和一个传感器，当箱体内的 CO_2 吸收了发射器发射的部分红外线之后，传感器感知红外线的减少量与箱体内 CO_2 浓度相关，从而检测 CO_2 浓度。因为 IR 系统不受温度和相对湿度的影响，特别适用于需要频繁开启培养箱门的细胞培养。

3. 相对湿度控制系统 相对湿度控制系统维持足够高的湿度水平才能防止因过度干燥导致的培养失败。二氧化碳培养箱一般都带有增湿盘来保持箱内湿度，部分高端产品带有蒸汽发生器，以提高湿度的稳定性，并具有在开关门后快速恢复湿度的能力。

4. 微处理控制系统 微处理控制系统的功能是维持培养箱内温度、湿度和 CO_2 浓度的稳定。微处理控制系统控制高温自动调节和警报装置、二氧化碳警报装置、密码保护设置、自动校准系统等的运行，使得二氧化碳培养箱的操作和控制都非常简便。

5. 污染物控制系统 污染物控制系统通常采用在线式持续灭菌或高温灭菌方式来减少培养箱内污染的发生。在线式持续灭菌装置主要为紫外消毒器和高效空气过滤器(high efficiency particulate air filter，HEPA 过滤器)。消毒器的消毒能力与紫外灯和目标的距离的平方成反比，故有一定的局限性；进入培养箱的空气经过 HEPA 过滤器过滤，可除去 99.97%的 0.3 μm 以上的颗粒，并能有效杀死过滤

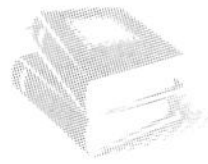
NOTE

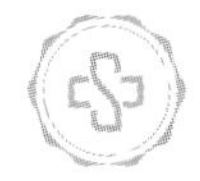

时被挡在滤器内的微生物颗粒。高温灭菌系统能使箱内温度达到 180 ℃，从而杀死污染微生物，甚至芽孢等耐高温微生物，它与 HEPA 过滤器结合使用能够更有效地减少污染，但是启动高温灭菌功能期间不能执行培养任务。

（三）二氧化碳培养箱的性能指标

二氧化碳培养箱的性能指标主要包括温度控制精度、二氧化碳浓度控制精度、测量系统自动校准功能、箱内相对湿度及洁净级别等。

1. 工作温度 10～50 ℃，温度控制精度为±0.1 ℃。

2. 二氧化碳气体范围 0～20%。控制精度为 ±0.1%，稳定性为±0.2%，均匀性为±0.1%。

3. 箱内相对湿度 维持足够的湿度并且要有足够的湿度恢复速度（如在开、关门后）才能保证不会由于过度干燥而导致培养失败。细胞培养箱的湿度蒸发面积越大，越容易达到最大相对饱和湿度，并且在开、关门后的湿度恢复时间越短。

4. 洁净级别 常用 HEPA 过滤或高效紫外在线消毒腔体内循环气流，使培养箱腔体的洁净度达到 100 级。

（四）二氧化碳培养箱的使用注意事项

(1) 二氧化碳培养箱应安装在通风良好、无日光直射、无强电磁场及辐射能量、周围温度变化较小的室内；为了保证二氧化碳培养箱温度控制精度，建议在 15～25 ℃的环境下使用。

(2) 不可将流入气体压力调至过大，以免冲破管道及损伤 CO_2 浓度传感器。

(3) 每次停机前，各控制开关均应处于非工作状态，特别是箱体内温度下降至环境温度时，才能切断电源，以减少对 CO_2 浓度传感器等核心部件的影响，延长设备使用寿命。

(4) CO_2 钢瓶气体需纯净达标，以免损伤仪器。

(5) 保持培养箱内空气洁净，并定期消毒。

(6) 经常注意箱内蒸馏水槽中蒸馏水的量，以保持箱内相对湿度，同时避免培养液蒸发。

三、厌氧培养箱

厌氧培养箱又称为厌氧培养系统（anaerobic system）或厌氧手套箱，是一种在无氧环境条件下进行细菌培养及操作的专用装置，是目前国际上公认的厌氧生物培养的最佳设备。操作者通过与培养箱密闭连接的橡胶手套在箱内进行操作，保证厌氧菌的接种、培养和鉴定等全部工作都在无氧的环境下进行。厌氧培养箱的应用提高了厌氧菌的阳性检出率。

厌氧菌的最佳生长气体条件为 85% N_2、5% CO_2、10% H_2。常用的厌氧培养方法有厌氧罐法、气袋法、厌氧培养箱法等，前两种方法不需要特殊设备，适用于小型实验室。厌氧培养箱利用除氧装置和换气装置，提供严格的无氧环境和恒定的温度环境。

（一）厌氧培养箱的工作原理

厌氧培养箱产生厌氧环境的关键技术是通过自动连续循环换气系统和催化除氧系统保持箱内厌氧状态。

1. 自动连续循环换气系统 系统将培养箱与真空泵相连，通过自动化装置连续地、自动地抽气和换气，最大限度地减少箱内的氧气含量，形成厌氧环境。

换气过程：气体排空→氮气净化→气体排空→氮气净化→气体排空→气压平衡。

2. 催化除氧系统 培养箱中常用钯催化剂，催化混合气体内的微量氧气与氢气反应，生成水后再由干燥剂吸收。催化剂片和干燥剂片分别密封于筛网中组成三层催化剂片（图 2-10），第一层含有活性炭过滤器，能吸附 H_2S；第二层是钯催化剂片，可催化微量氧气与氢气反应；第三层是干燥剂片，作用是吸水。三层催化剂片插入系统，由风扇使箱体内气体得到连续循环。

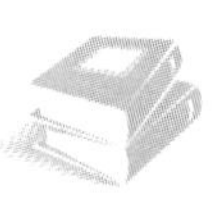
NOTE

（二）厌氧培养箱的结构

厌氧培养箱为密闭的大型金属箱（图 2-11），有手套操作箱和传递舱两部分，操作箱面板上有两个橡

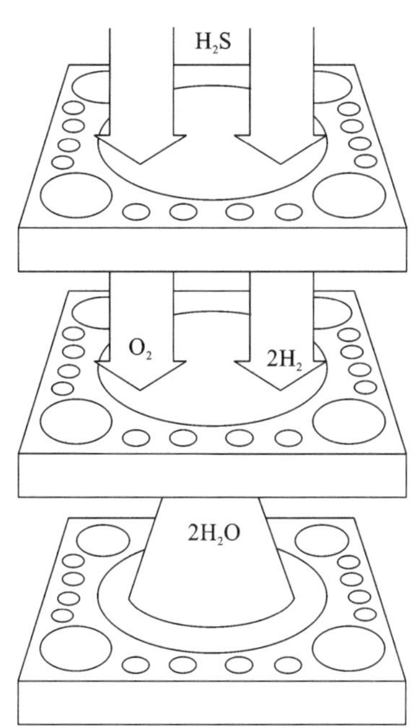

图 2-10 催化除氧系统

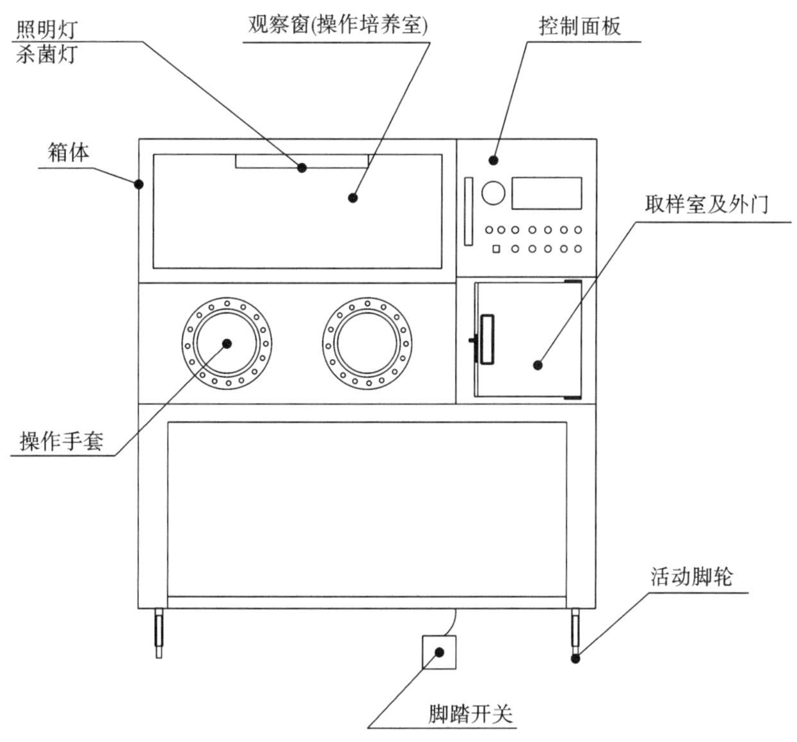

图 2-11 厌氧培养箱结构简图

皮圈固定乳胶手套,操作者通过密封的乳胶手套进行操作。箱内有一小型恒温培养箱,细菌接种完毕后不接触空气,直接放入箱中进行培养。

1. 缓冲室 缓冲室是一个传递舱,有内外两个门,在其后部与一个间歇真空泵相连。缓冲室随时可自动抽气、换气形成无氧环境。在实际工作中,先将标本、培养基等放进缓冲室内,使它们变为厌氧状态后再移入操作室。

2. 手套操作箱 手套操作箱前面装有橡胶手套,操作者经手套伸入箱内操作,使操作箱与外界隔绝。操作箱内侧门与缓冲室相通,由操作者用橡胶手套控制开启。当标本、培养基等在缓冲室内变为厌

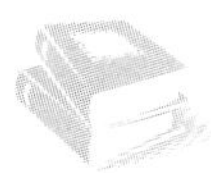
NOTE

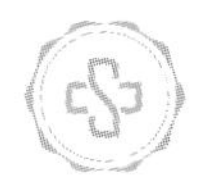

氧状态时，便可打开内门将它们移入工作室。

3. 小型细胞培养室 小型细胞培养室的操作温度通常固定在 35 ℃，当温度超过设定值时，会发出警报。

（三）厌氧培养箱的使用与注意事项

当所有要转移的物品被放入缓冲室后，关闭外门，按下"CYCLE START"按钮即可进行自动去除缓冲室中的氧气。经循环换气的三个气体排空阶段和两个氮气净化阶段，使缓冲室气体达 98%的无氧状态，再经缓冲室气压平衡，操作箱与缓冲室平衡，厌氧状态灯显示"ON"，此时可将内门打开，催化剂将除去余下的少量 O_2。操作者经手套伸入箱内进行标本接种、培养和鉴定等全部工作。

三层催化剂片中，第一层活性炭使用寿命为 3 个月，不可重复使用；第二层钯催化剂片使用寿命为 2 年，每个星期需再生 1 次，再生方法是将其置于 160 ℃标准反应炉中烘烤 2 h；第三层干燥剂片使用寿命为 2 年，每星期需再生 2 次。需经常注意气路有无漏气现象，调换气瓶时，注意要扎紧气管，避免流入氧气。

四、培养箱的应用

医学实验室常见培养箱的应用见表 2-3。

表 2-3 常见培养箱的应用

培养箱类型	温度控制/℃	相对湿度控制方式	气体浓度控制	应用范围
电热恒温培养箱	5～50	无或增湿盘	无	主要用于普通细菌培养和封闭式细胞培养
二氧化碳培养箱	5～50	增湿盘或主动加湿	0～20% CO_2	各种组织和细胞的培养、病毒增殖、细菌培养、遗传工程
厌氧培养箱	5～50	无	<1% O_2	厌氧菌培养

第六节　生物安全柜

生物安全柜（biological safety cabinet，BSC）是操作原代培养物、菌（毒）株以及诊断性标本等具有感染性的实验材料时，用来保护操作者本人、实验室环境以及实验材料，使其避免暴露于操作过程中可能产生的感染性气溶胶和溅出物而设计的空气净化安全装置。在微生物相关实验室中，生物安全柜是实验技术人员防护设施中最基本也是最为重要的第一道防线。正确使用生物安全柜可以有效减少由于气溶胶暴露所造成的实验室感染以及培养物交叉污染，并保护环境。

一、生物安全柜的工作原理

生物安全指生物学技术研究、开发、生产到实际应用等全过程中所涉及的安全问题，应"预防为主，防患于未然"。生物安全柜的工作原理主要是将柜内空气向外抽吸，使柜内保持负压状态，安全柜内的气体不能外泄而感染操作人员。外界空气经高效空气过滤器过滤后进入安全柜内，以避免样品在处理时被污染。同时，柜内的空气也需经过空气过滤器的过滤后再排放到大气中，以保护环境。

多年以来，生物安全柜的基本设计已经历了多次改进。主要的变化是在排风系统增加了 HEPA 过滤器。对于直径为 0.3 μm 的颗粒，HEPA 过滤器可以截留 99.97%，而对于更大或更小的颗粒则可以截留 99.99%。HEPA 过滤器的这种特性使得它能够有效截留所有已知传染因子，并确保从生物安全

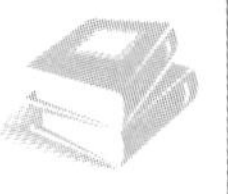

NOTE

柜中排出的是完全不含微生物的空气。生物安全柜设计中的第二个改进是将经 HEPA 过滤的空气输送到工作台面上，从而保护工作台面上的物品不被污染(即实验对象保护)。

二、生物安全柜的分类

依照我国医药行业标准 YY 0569—2005《生物安全柜》和 YY 0569—2011《Ⅱ级生物安全柜》相关规定，根据结构设计、排风比例及保护对象和程度不同，生物安全柜可分为Ⅰ级、Ⅱ级和Ⅲ级。

1. Ⅰ级生物安全柜 Ⅰ级生物安全柜的空气流动为单向、非循环式。空气通过前窗操作口进入柜内，流过工作台表面后再经防护罩的高效滤材排气窗排出，可保护操作人员和环境安全，但不能保护实验材料安全。由于不能保护柜内产品，目前已较少使用。

2. Ⅱ级生物安全柜 Ⅱ级生物安全柜是目前应用最为广泛的一类生物安全柜。前窗操作口向内吸入的气流用以保护操作人员的安全；工作空间为经高效空气过滤净化的垂直下降气流，用以保护样品的安全；安全柜内的气流经高效空气过滤后排出，以保护环境的安全。依照入口气流风速、排气方式和循环方式，Ⅱ级生物安全柜又可分为 A_1、A_2、B_1 和 B_2 四个类型。

3. Ⅲ级生物安全柜 Ⅲ级生物安全柜是为生物安全防护等级为四级的实验室而设计的，柜体完全气密，工作人员通过连接于柜体的手套进行操作，俗称手套箱(glove box)。进出箱内的物品要经灭菌或消毒液浸泡，试验品通过双门的传递箱进出安全柜以确保箱内不被污染，适用于高风险的生物试验，如进行 SARS 病毒、埃博拉病毒相关实验等。不同等级生物安全柜之间的设计差异如表 2-4。

表 2-4 Ⅰ级、Ⅱ级和Ⅲ级生物安全柜之间的设计差异

生物安全柜级别	正面气流速度/(m/s)	气流百分数/(%)		排风系统
		重新循环部分	排出部分	
Ⅰ级 *	0.36	0	100	硬管
Ⅱ级 A_1 型	0.38～0.51	70	30	排入房间或套管连接处
外排风式Ⅱ级 A_2 型 *	0.51	70	30	排入房间或套管连接处
Ⅱ级 B_1 型 *	0.51	30	70	硬管
Ⅱ级 B_2 型 *	0.51	0	100	硬管
Ⅲ级 *	不适用	0	100	硬管

“*”表示所有生物学污染的管道均为负压状态，或由负压的管道和压力通风系统围绕。

三、生物安全柜的性能检测

现行的生物安全柜主要检测标准如下。详细的检测性能参数如表 2-5 所示。

(1) 欧盟 EN 12469:2000“Biotechnology-Peformance Criteria for Microbiological Safety Cabinets”；

(2) 美国 NSF/ANSI 49-2002“Class Ⅱ(Laminar Flow)Biosafety Cabinetry”；

(3) 中华人民共和国建筑工业行业标准 JG 170—2005《生物安全柜》；

(4) 中华人民共和国医药行业标准 YY 0569—2011《Ⅱ级生物安全柜》。

表 2-5 生物安全柜性能检测现行的主要标准依据的比较

参数名称	EN 12469:2000	NSF/ANSI 49-2002	JG 170—2005	YY 0569—2011
分类	Ⅰ级，Ⅱ级(无分级)，Ⅲ级	Ⅱ级(A_1/A_2/B_1/B_2)	Ⅰ级，Ⅱ级(A_1/A_2/B_1/B_2)，Ⅲ级	Ⅱ级

NOTE

续表

参数名称	EN 12469:2000	NSF/ANSI 49-2002	JG 170—2005	YY 0569—2011
箱体检漏	500 Pa 压力下用皂泡检漏，不出现气泡	500 Pa 压力下用皂泡检漏，不出现气泡；或压力衰减≤10%（500 Pa，30 min）	500 Pa 压力下用皂泡检漏，不出现气泡	500 Pa 压力下用皂泡检漏，不出现气泡；或压力衰减≤10%（500 Pa，30 min）
高效过滤器检漏	可扫描检测过滤器≤0.01%；不可扫描检测过滤器≤0.005%	可扫描检测过滤器≤0.01%；不可扫描检测过滤器≤0.005%	Ⅱ级：粒子数≤10 粒/L	可扫描检测过滤器≤0.01%；不可扫描检测过滤器≤0.005%
洁净度	N/A	N/A	Ⅱ级：5 级； Ⅲ级（需保护样品）：5 级	N/A
人员安全性	Ⅱ级：6 个撞击采样器中的菌落总数≤10 CFU/次；2 个缝隙采样器中的菌落总数≤5 CFU/次；Ⅰ级、Ⅱ级：保护因子≥1×10^5（碘化钾法）	Ⅱ级：6 个撞击采样器中的菌落总数≤10 CFU/次；2 个缝隙采样器中的菌落总数≤5 CFU/次	Ⅰ、Ⅱ级：6 个撞击采样器中的菌落总数≤10 CFU/次；2 个缝隙采样器中的菌落总数≤5 CFU/次	Ⅱ级：6 个撞击采样器中的菌落总数≤10 CFU/次；2 个缝隙采样器中的菌落总数≤5 CFU/次；Ⅰ级、Ⅱ级：保护因子≥1×10^5（碘化钾法）
受试样本安全性	Ⅱ级：所有培养皿中的菌落总数≤5 CFU/次	Ⅱ级：所有培养皿中的菌落总数≤5 CFU/次	Ⅱ级：所有培养皿中的菌落总数≤5 CFU/次	Ⅱ级：所有培养皿中的菌落总数≤5 CFU/次
交叉感染	Ⅱ级：所有培养皿中的菌落总数≤2 CFU/次	Ⅱ级：所有培养皿中的菌落总数≤2 CFU/次	Ⅱ级：所有培养皿中的菌落总数≤2 CFU/次	Ⅱ级：所有培养皿中的菌落总数≤2 CFU/次
垂直气泡平均风速	Ⅱ级：0.25～0.5 m/s	N/A	Ⅱ级：0.25～0.4 m/s	Ⅱ级：0.25～0.5 m/s；下降气流平均流速在标称值±0.015 m/s
工作窗面进风平均风速	Ⅱ级：≥0.4 m/s	Ⅱ级 A_1：≥0.38 m/s Ⅱ级 A_2：≥0.5 m/s Ⅱ级 B_1：≥0.5 m/s Ⅱ级 B_2：≥0.5 m/s 流入气流平均流速在标称值±0.025 m/s；测定点流速与平均流速阀不超过±20%或±0.08 m/s	Ⅰ级：≥0.4 m/s Ⅱ级 A_1：≥0.4 m/s Ⅱ级 A_2：≥0.5 m/s Ⅱ级 B_1：≥0.5 m/s Ⅱ级 B_2：≥0.5 m/s Ⅲ级：≥0.7 m/s	Ⅱ级 A_1：≥0.4 m/s Ⅱ级 A_2：≥0.5 m/s Ⅱ级 B_1：≥0.5 m/s Ⅱ级 B_2：≥0.5 m/s 流入气流平均流速在标称值±0.015 m/s；测定点流速与平均流速阀不超过±20%或±0.08 m/s
压差	Ⅲ级：≥120 Pa	Ⅲ级：≥120 Pa	Ⅲ级：≥120 Pa	Ⅲ级：≥120 Pa
噪声	≤65 dB	≤65 dB	≤65 dB	≤67 dB

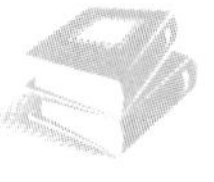
NOTE

续表

参数名称	EN 12469:2000	NSF/ANSI 49-2002	JG 170—2005	YY 0569—2011
照明	≥750 Lx	≥650 Lx	≥650 Lx	≥650 Lx
振动幅值	≤5 μm	≤5 μm	Ⅰ级：≤4 μm Ⅱ级、Ⅲ级：≤5 μm	≤5 μm
温升	N/A	≤8.5 ℃(4 h)	N/A	≤8 ℃(4 h)
气流方向	Ⅱ级：应为垂直气流线，不得有死角和回流。Ⅰ级、Ⅱ级：烟雾进入安全柜内后无外溢，同时无穿越工作区气流；没有烟雾从生物安全柜泄漏出来	Ⅱ级：应为垂直气流线，不得有死角和回流。Ⅱ级：烟雾进入安全柜内后无外溢，同时无穿越工作区气流；没有烟雾从生物安全柜泄漏出来	Ⅱ级：应为垂直气流线，不得有死角和回流。Ⅰ级、Ⅱ级：烟雾进入安全柜内后无外溢，同时无穿越工作区气流；没有烟雾从生物安全柜泄漏出来	Ⅱ级：应为垂直气流线，不得有死角和回流；烟雾进入安全柜内后无外溢，同时无穿越工作区气流；没有烟雾从生物安全柜泄漏出来

四、生物安全柜的基本结构与功能

（一）Ⅰ级生物安全柜

Ⅰ级生物安全柜基本结构：房间空气从前面的开口处以 0.38 m/s 的低速率进入安全柜，空气经过工作台表面，并经排风管排出安全柜。定向流动的空气可以将工作台面上可能形成的气溶胶迅速带离而被送入排风管内。操作者的双臂可以从前面的开口伸到安全柜内的工作台面上，并可以通过玻璃窗观察工作台面情况。安全柜的玻璃窗还能完全抬起来，以便清洁工作台面或进行其他处理。其基本结构如图 2-12 所示。

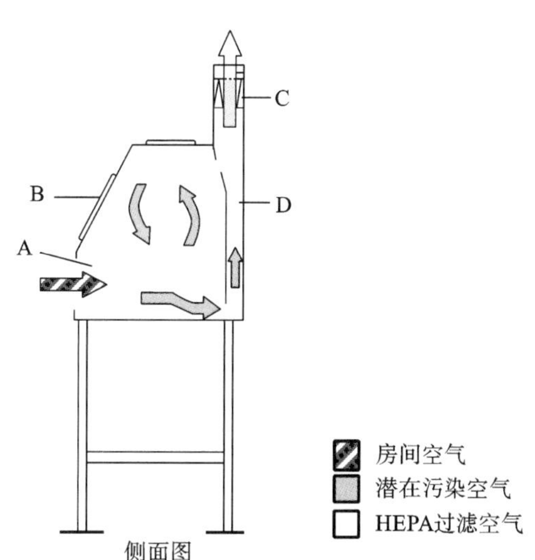

图 2-12 Ⅰ级生物安全柜基本结构图

A:前开口;B—窗口;C—排风 HEPA 过滤器;D—压力排风系统

安全柜内的空气也可以通过 HEPA 过滤器按下列方式排出：①排到实验室中，然后通过实验室排风系统排到建筑物外面；②通过建筑物的排风系统排到建筑物外面；③直接排到建筑物外面。HEPA 过滤器可以装在生物安全柜的压力排风系统(exhaust plenum)里，也可以装在建筑物的排风系统里。有的Ⅰ级生物安全柜装有一体式排风扇，而其他的则是借助建筑物排风系统的排风扇。

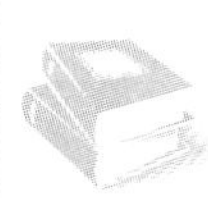

NOTE

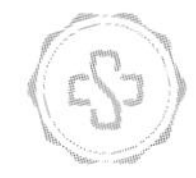

（二）Ⅱ级生物安全柜

Ⅱ级生物安全柜可用于操作危险度为2级和3级的感染性物质。在使用正压防护服的条件下，Ⅱ级生物安全柜也可用于操作危险度为4级的感染性物质。

1. Ⅱ级 A_1 型　Ⅱ级 A_1 型生物安全柜原理如图2-13所示。内置风机将房间空气（供给空气）经前面的开口引入安全柜内并进入前面的进风格栅。正面开口处的空气流入速度至少应该达到0.38 m/s。然后，供给空气通过供风HEPA过滤器，再向下流动通过工作台面。空气在向下流动到距工作台面6～18 cm处分开，其中一半会通过前面的排风格栅，而另一半则通过后面的排风格栅排出。所有在工作台面形成的气溶胶立刻被向下的气流带走，并经两组排风格栅排出，从而为实验对象提供最好的保护。气流接着通过后面的压力通风系统到达位于安全柜顶部、介于供风和排风过滤器之间的空间。由于过滤器大小不同，大约70%的空气将经过供风HEPA过滤器重新返回生物安全柜内的操作区域，而剩余的30%则经过排风HEPA过滤器进入房间内或被排到外面。Ⅱ级 A_1 型生物安全柜排出的空气可以重新排入房间，也可以通过连接在专用通风管道上的套管或通过建筑物的排风系统排到建筑物外面。

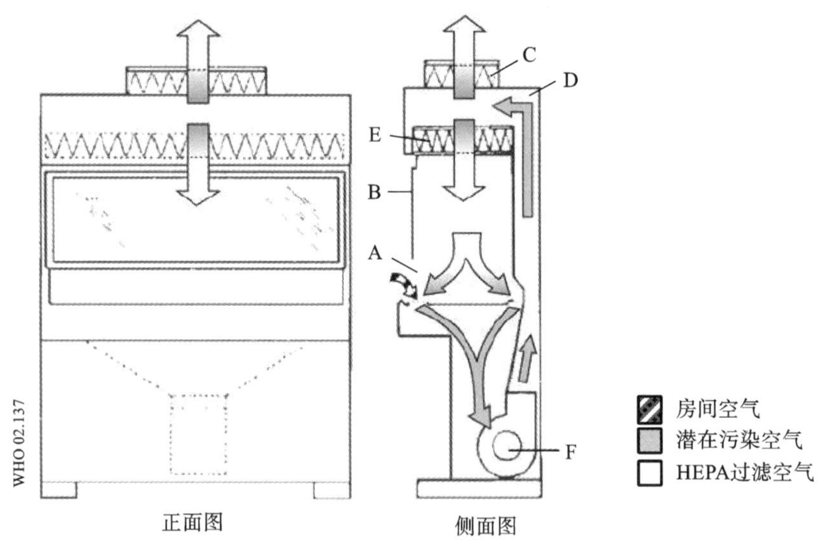

图2-13　Ⅱ级 A_1 型生物安全柜原理图

A—前开口；B—窗口；C—排风HEPA过滤器；D—后面的压力排风系统；E—供风HEPA过滤器；F—风机

安全柜所排出的经过加热或冷却的空气重新排入房间内使用时，与直接排到外面环境相比，具有降低能源消耗的优点。有些生物安全柜通过与排风系统的通风管道连接，还可以进行挥发性放射性核素以及挥发性有毒化学品的操作。

2. 外排风式Ⅱ级 A_2 型以及Ⅱ级 B_1 型和Ⅱ级 B_2 型　外排风式Ⅱ级 A_2 型以及Ⅱ级 B_1 型（图2-14）和Ⅱ级 B_2 型生物安全柜都由Ⅱ级 A_1 型生物安全柜变化而来。生物安全柜设计上的每一种变化可以使不同的类型适用于特定的目的。这些生物安全柜相互间都有一定的差异，包括从前面的开口吸入空气的速度、在工作台面上再循环空气的量、从安全柜中排出空气的量、安全柜的排风系统以及压力设置。

（三）Ⅲ级生物安全柜的结构与功能

Ⅲ级生物安全柜适用于三级和四级生物安全水平的实验室。

Ⅲ级生物安全柜（图2-15）的所有接口都是“密封的”，其送风经HEPA过滤器，排风则经过两个HEPA过滤器。Ⅲ级生物安全柜由一个外置的、专门的排风系统来控制气流，使安全柜内部始终处于负压状态（约124.5 Pa）。只有通过连接在安全柜上的结实的橡胶手套，手才能伸到工作台面。Ⅲ级生物安全柜应该配备一个可以灭菌的、装有排风HEPA过滤器的传递箱。Ⅲ级生物安全柜可以与一个双开门的高压灭菌器相连接，并用它来清除进出安全柜的所有物品的污染。可以将几个手套箱连在一起以增大工作面积。

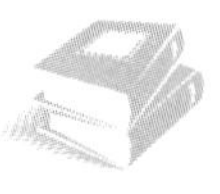
NOTE

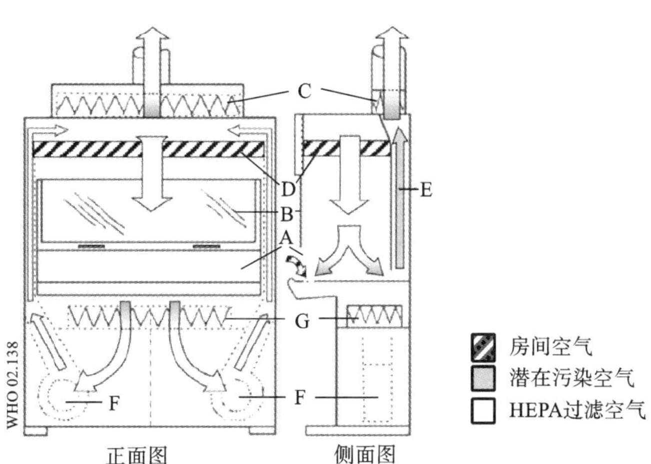

图 2-14　Ⅱ级 B_1 型生物安全柜原理图

A—前开口；B—窗口；C—排风 HEPA 过滤器；D—供风 HEPA 过滤器；E—负压压力排风系统；F—风机；G—送风 HEPA 过滤器

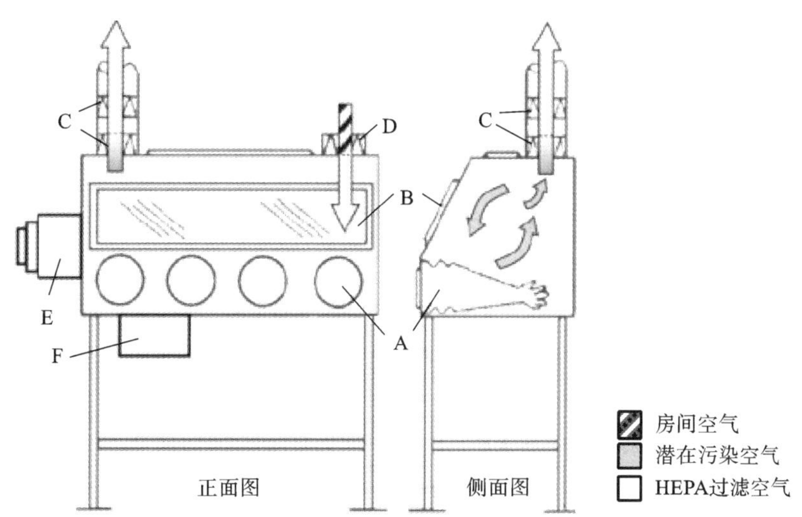

图 2-15　Ⅲ级生物安全柜(手套箱)示意图

A—用于连接等臂长手套的舱孔；B—窗口；C—2 个排风 HEPA 过滤器；
D—送风 HEPA 过滤器；E—双开门高压灭菌器或传递箱；F—化学浸泡槽

五、生物安全柜的使用

(一) 生物安全柜的选择

根据从事实验的危害程度来确定合适的安全柜类型，如表 2-6 所示。目前大部分实验室(包括 P3 实验室)选购的Ⅱ级生物安全柜已经能够满足日常工作安全防护需要；再根据实验中是否使用挥发性有毒化学品或者放射性同位素，以及其用量的多少来决定选用Ⅱ级 A_2 型或是Ⅱ级 B_2 型的安全柜。通常 A_2 型安全柜可以用于进行以微量挥发性有毒化学品和痕量放射性同位素为辅助剂的微生物实验，但必须加装外排管道。如果有毒化学品或放射性同位素用量较大则应当使用完全外排的 B_2 型安全柜。选择真正“安全”的生物安全柜就是依靠合理的高效过滤膜和气流模式来达到保护操作者、保护样品、保护环境的目的。而气流模式又是依靠安全柜内的结构和风机等重要部件来确保的，所以真正“安全”的生物安全柜最核心的几个要点：一是高效过滤膜；二是安全柜的柜体结构和气密性；三是生物安全柜的防泄露测试；四是优化的气流流速和优良的风机；五是必不可少的报警功能。

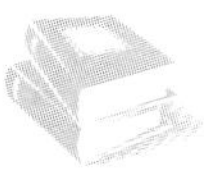
NOTE

表 2-6　不同类型生物安全柜的选择

保护类型	生物安全柜的选择
个体防护，针对危险度 1～3 级微生物	Ⅰ级、Ⅱ级、Ⅲ级生物安全柜
个体防护，针对危险度 4 级微生物，手套箱型实验室	Ⅲ级生物安全柜
个体防护，针对危险度 4 级微生物，防护服型实验室	Ⅰ级、Ⅱ级生物安全柜
实验对象保护	Ⅱ级生物安全柜，柜内气流是层流的Ⅲ级生物安全柜
少量挥发性放射性核素或化学品的防护	Ⅱ级 B_1 型生物安全柜，外排风式Ⅱ级 A_2 型生物安全柜
挥发性放射性核素或化学品的防护	Ⅰ级、Ⅱ级 B_2 型、Ⅲ级生物安全柜

(二) 生物安全柜的应用

合理规范地使用生物安全柜是确保二级病原微生物实验室生物安全、防止实验室感染的关键。不规范的使用致使生物安全柜无法发挥正常的过滤、排出气溶胶、防止发生病原微生物污染的作用，反而变成实验室中的一个污染源。因此，实验室管理部门以及技术指导部门必须加强对生物安全柜使用技术规范的培训，明确生物安全柜的工作原理、使用注意要点、消毒方法、检测维护频率等内容。

1. 工作台的摆放原则　在工作台面上的实验操作应该按照从清洁区到污染区的方向进行；所有物品离前窗至少 5 cm，所有污染性的操作尽量远离工作区域后部；被污染的物品尽量不要进入干净区域，应放置在工作区域后部；玻璃挡风不得高于 20 cm；生物安全柜打开 30 min 后方可使用；使用前后用 75％乙醇和无尘抹布擦拭以减少局部微粒。

2. 操作注意事项

(1)操作人员防护：穿戴专门的手套、净化服、护目镜和口罩，只将双手伸入生物安全柜内，避免有剧烈动作，避免咳嗽、打喷嚏或说话。

(2)操作：应严格遵守各项无菌操作规则。在生物安全柜内的所有操作应在工作台中央部位进行，避免在近距离开窗户、空调、风扇时对生物安全柜进行操作，以免破坏生物安全柜的定向气流。避免长期使用而不进行性能维护和检测，防止生物安全柜的气密性以及风机、高效过滤膜性能降低。

(3) 明火：生物安全柜内应避免使用明火，一方面它会影响在工作中的安全柜内的层流，另一方面若操作中使用挥发性及易燃物质时会造成危险。应使用电热套或可抛的加热环。

(4) 溢洒：当发生少量溢洒时，用吸水纸巾立即处理，并用消毒液擦洗台面及内部所有物品；若发生大量溢洒，安全柜内所有物品都应进行表面消毒并从安全柜中取出，在确保排水阀关闭后，将消毒液倒在工作台面上，使液体通过格栅流到排水盘上。使用注射器的针头避免垂直刺入，与瓶塞保持 30°角，可明显减少瓶塞微粒的污染，减少穿刺次数。

(5) 废弃物的处理：空瓶用密封的塑料袋封好弃于带盖防漏的专用桶中，每天及时按医疗垃圾处理；注射器及针头放在专用带盖的锐器垃圾桶内并封口，由专人集中收集并按医疗垃圾相关规定处理。

(6) 清洁和消毒：将柜中所有的物品移出柜外，柜内工作台表面和柜的内壁应用漂白粉或 75％乙醇消毒。若用腐蚀性的化学剂消毒后，还应该用灭菌水再擦洗。关机前再运行 5 min，对残留气体进行净化。

(7) 定期清洁工作台下面的区域：生物安全柜在移动以及更换过滤器之前，必须清除污染。

(8) 性能检测：在安装时以及每隔一定时间后，应由有资质的专业人员按照生产商的说明对每一台生物安全柜的运行性能以及完整性进行认证，以检查其是否符合国家及国际的性能标准。

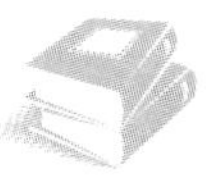

NOTE

第七节　实验室供水系统

水广泛应用于临床实验室，如仪器管道清洗、冻干品复溶、试剂配制、样品稀释及其他用品清洗等都要用到水。临床实验室的用水质量影响检验结果和仪器的使用寿命，正确地选择和使用实验室用水是保证检验质量的基础。

一、实验室用水分级

实验室用水是指参与或辅助实验过程中的纯水，需符合相应的质量标准。水质标准是针对水中存在的具体杂质或污染物而提出的相应最低数量或浓度的要求。自1995年国际标准化组织(international standards organization，ISO)制定标准将纯水分为一、二、三级以来，国际和国内的实验室纯水标准不断更新。我国现有的通用纯水标准，如GB/T 6682—2008《分析实验室用水规格和试验方法》和GB/T 11446—2013《电子级水》，是临床实验室各级用水的重要参考标准。

实验室用水的原水应为饮用水或适当纯度的水。按照我国现行标准，实验室用水共分为三个级别：一级水、二级水和三级水，水中的污染物主要分为颗粒、离子、有机物、微生物和气体，具体参数见表2-7。

表2-7　中国国家实验室用水规格(GB/T6682—2008)

项　目	一　级	二　级	三　级
pH范围(25 ℃)	—	—	5.0～7.5
电导率(25 ℃，mS/m)	≤0.1	≤1.0	≤5.0
可氧化物质(以O计，mg/L)	—	≤0.08	≤0.40
吸光度(254 nm，1 cm光程)	≤0.001	≤0.01	—
蒸发残渣(105 ℃±2 ℃，mg/L)	—	≤1.0	≤2.0
可溶性硅(以SiO_2计，mg/L)	≤0.01	≤0.02	—

实验室用水目视外观应为无色透明液体，不得有肉眼可辨的颜色或纤絮杂质。实验室用水分为三个级别，应在独立的制水间制备。

1. 一级水　一级水用于有严格要求的分析实验，包括对颗粒有要求的实验，如制备标准水样、超痕量物质分析、高效液相色谱分析以及细胞培养和分子生物学实验。一级水不含溶解杂质或胶态质等有机物等，可由二级水用石英蒸馏设备蒸馏来制取。一级水一般不储存，使用前制备即可，以防止容器可溶成分的溶解及空气中的二氧化碳和其他杂质污染。

2. 二级水　二级水适用于精确分析和研究工作，如原子吸收光谱分析用水等。大多数分析仪器实验使用二级水，如制备常用试剂溶液及缓冲溶液。二级水中可有微量的无机、有机杂质，可容忍少量细菌存在，可由多次蒸馏、电渗析或离子交换等方法制取，也可用三级水进行蒸馏制备。二级水用密闭的、专用聚乙烯容器进行储存。

3. 三级水　三级水在实验室中用量最大，用于玻璃器皿的洗涤及水浴用水等。以自来水为原水通过蒸馏、离子交换等方法制取。使用密闭、专用的玻璃容器储存。

二、实验室用水的制备

纯水的常用制备方法有蒸馏法、离子交换法、电渗析法、反渗透法、电去离子法等。不同的方法各有利弊，最好的方式是将不同的方法组合，以达到实验室用水的要求。

1. 蒸馏法(distillation method)　蒸馏法是将自来水(或天然水)在蒸馏器中加热汽化，然后冷凝水

NOTE

蒸气即得蒸馏水。蒸馏是蒸发和冷凝两种单元操作的联合。其基本原理是利用杂质与水的沸点不同，不能与水蒸气一同蒸发而达到水与杂质分离的目的。在蒸馏过程中能去除大部分杂物，但挥发性的杂质无法去除，如二氧化碳、氨、二氧化硅以及一些有机物，只能满足普通分析实验室的用水要求。蒸馏法制备过程简单，适用于用水量小的实验室，但耗水耗电、速度慢，逐渐被实验室淘汰。

2. 离子交换法(ion exchange method，IE method) 离子交换法是将自来水通过离子交换柱(内装阴、阳离子交换树脂)除去水中杂质离子的方法，是实验室生产纯水最常用的方法。离子交换树脂呈网状结构，带有阴离子交换基团($—N^+R_3X$)和阳离子交换基团($—SO_3H$)，可解离的 OH^- 和 H^+ 分别与水中的阴、阳离子进行交换，除去水中各种离子或减少到一定程度。该方法的优点是可以将多个元素加以分离而且操作方法简便、出水量大、成本低、出水电导率低；缺点是水中仍然存在可溶性有机物，可能污染离子交换柱从而降低其交换能力，也易引发去离子水的微生物污染。该系统不能连续进行处理，须用酸和碱作定期再生处理。有些实验室利用普通蒸馏水或电渗水替代原水，进行离子交换处理而制备去离子水。

3. 活性炭吸附法(active carbon adsorption method) 活性炭吸附法是利用活性炭的物理吸附、化学吸附、氧化和还原等性能去除水中有机物的方法。活性炭吸附的原理是利用自身结构中晶格间疏松的微孔(其上面的碳原子要达到内外力平衡)吸附杂质来达到净水目的。活性炭是一种表面积很大的多孔炭粒，与气体(杂质)充分接触，其表面积越大吸附能力越强。活性炭吸附只适用于纯水制备的前期过滤，用于去除原水中的有机物及氯，可减少氯和可溶性有机物对其他处理部件(如反渗透膜)的伤害。

4. 电渗析法(electrodialysis method，ED method) 电渗析法是将自来水通过电渗析器，除去水中阴、阳离子实现净化的方法，主要用于水的初级脱盐。电渗析过程是电化学过程和渗析扩散过程的结合，其原理是在外加直流电场的驱动下，溶液中的阴阳离子通过离子交换膜而迁移，达到水与杂质分离的目的。电渗析器主要由离子交换膜、隔板和电极等组成。离子交换膜是整个电渗析器的关键部件，是由具有离子交换性能的高分子材料制成的薄膜。工作时在直流电场的作用下，阴、阳离子交换膜分别选择性地允许阴阳离子迁移到另一部分水中去，从而使一部分水纯化，另一部分水浓缩。离子交换膜无需再生，纯化水价格便宜，但脱盐率低。

5. 反渗透法(reverse osmosis method，RO method) 反渗透法又称逆向渗透法，是以压力差为推动力的膜分离技术，是目前应用广泛的一种脱盐技术。反渗透膜的孔径可达 0.0001 μm 左右，能阻挡几乎所有的溶解性盐和分子量大于 200 的有机物。反渗透装置由高压泵、反渗透膜组件、控制监测仪表等组成。其基本原理是在膜的原水一侧施加比溶液渗透压更高的压力，水从高渗透压流向低渗透压区域被纯化，而水中 98%以上的杂质被渗透膜截留，最后随浓水排出。反渗透技术可以有效地去除水中的溶解盐、胶体、细菌、病毒、细菌内毒素和大部分有机物等杂质，操作方便、低能耗、运行稳定。反渗水克服了蒸馏水和去离子水的许多缺点，但不同厂家生产的反渗透膜对反渗水的质量影响很大。

6. 电除盐法(electrodeionization method，EDI method) 电除盐法又称填充床电渗析法，是电渗析法与离子交换法有机结合的新型膜分离技术，主要用于纯水、高纯水的制备。EDI 装置在工作时，离子交换、离子迁移及树脂电再生三种过程在其内部相伴发生。它借助离子交换树脂的离子交换作用和渗透膜对离子的选择性透过作用，在直流电场的作用下使离子定向迁移，从而完成对水持续、深度地去盐。同时在电场作用下水分子被解离成 H^+ 和 OH^-，对离子交换树脂进行再生，实现连续去除离子的过程。

电除盐法不需要对树脂进行再生，减少了环境污染，同时还具有出水纯度高、回收率高和水质稳定等优点。但是 EDI 装置对水的硬度和 CO_2 水平非常敏感，对进水水质要求较高。

7. 混合纯化系统 没有一种技术能够完全去除水中杂质，联合使用不同的纯化技术是有必要的。目前多采用混合纯化系统制备纯水，以满足不同实验室的用水需求。其基本装置采用滤膜预处理系统的供水，结合活性炭吸附和离子交换、反渗透膜处理，最后以孔径 0.22 μm 的滤膜除去微生物。通常系统中加装一个回流装置，以监视水的纯度。好的纯水系统制造的纯水，可达到或超过国内一级水标准。

三、实验室供水系统及维护

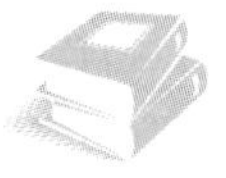
NOTE

实验室纯水制备的方法有很多种，其工艺和技术都比较成熟。由于实验室的规模、原水水质、所需水量的不同，各实验室采用不同的制备技术。多数实验室用水制备系统都采用微电脑控制实现分质取水，能同时满足各级用水技术指标和实验室实际用水的需求。

（一）实验供水系统

实验室通常所用超纯水设备主要包括三大系统：预处理系统、精处理系统和自动监控系统。预处理系统包括机械过滤器、活性炭过滤器、软水器；精处理系统采用RO加EDI装置；自动监控系统采用人机界面加可编程控制程序（PLC）控制。制备的工艺大致可分为预处理单元、软水器单元、反渗透单元、超纯水混床单元和储存单元五个部分。

1. 预处理单元 预处理单元的主要过程是先由石英砂过滤原水，后经活性炭吸附，达到降低未处理原水中悬浮物、微生物、有机物及无机物的含量，减轻对后续工作单元的处理负荷的目的。

2. 软水器单元 当软水器单元中含有硬度离子的原水通过交换器树脂层时，水中的钙、镁离子与树脂内的钠离子发生置换，树脂吸附了钙、镁离子而钠离子进入水中，流出的水为去掉了大部分硬度离子的软化水。随着交换过程的不断进行，树脂中钠离子被全部置换，达到饱和后就失去了交换功能，所以在软水器单元中，必须使用工业氯酸钠（无碳）溶液对树脂进行再生，将树脂吸附的钙、镁离子置换下来，使树脂重新吸附钠离子，恢复软化交换能力。

3. 反渗透单元 反渗透单元主要用于去除无机盐、有机物、细菌、病毒等，是比较重要的处理环节。常采用高效反渗透膜，膜元件为螺旋卷式结构，能使接触面积最大化，具有水流分布均匀、耐污染程度高、更换费用低、外部管路简单、易于清洗维护、故障率较低等优点。

4. 超纯水混床单元 超纯水混床单元是超纯水终端混床树脂的制作工艺。树脂需经过特别处理，再生转型已接近极限化，有极高的再生效率和极低的杂质含量，有很强的交换能力和很高的机械强度。混床树脂是去除水中杂质的主要材料，在离子交换过程中，水中阳离子与混床树脂上阳离子进行交换，水中阳离子被转移到树脂上，而树脂上氢离子交换到水中；水中阴离子与混床树脂上阴离子进行交换，水中阴离子被转移到树脂上，而树脂上的氢氧根离子被交换到水中，与氢离子结合生成水，达到脱盐目的。

5. 超纯水储存单元 超纯水储存单元用于储存纯水机产生的纯水。水箱内安装有高低水位传感器，用以控制纯水机的制水过程。当水箱内水位低于设定的低水位时，纯水机自动启动进行制水；当水位到达设定的高水位时，纯水机自动停止进水。

经典的实验室超纯水系统工艺流程如图2-16。

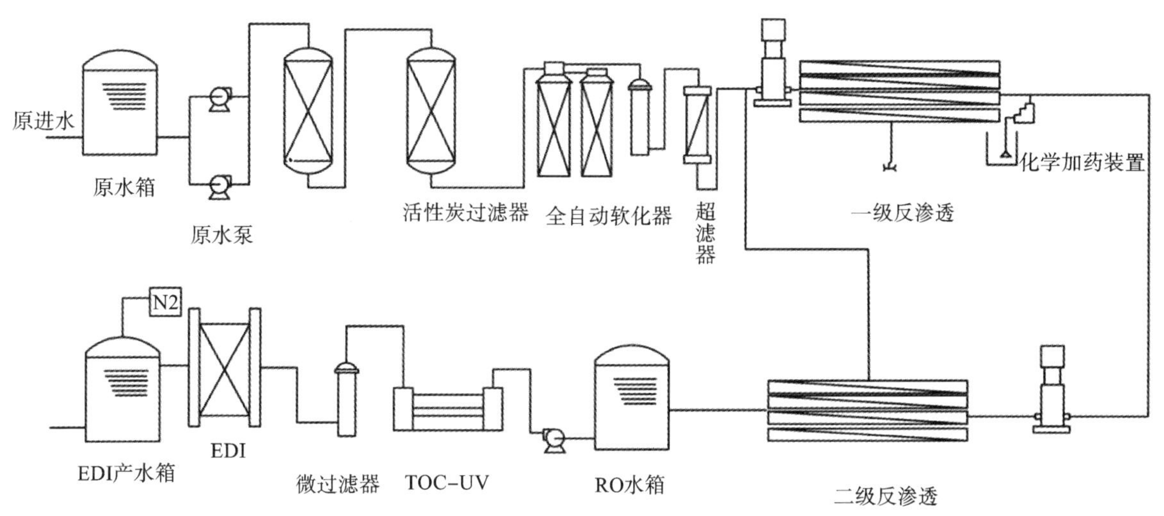

图2-16 实验室超纯水系统工艺流程

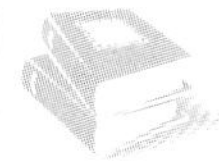

NOTE

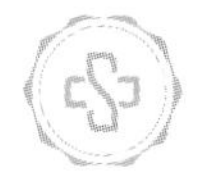

(二) 实验室供水系统的维护

实验室供水设备使用寿命与水源的质量、日常维护保养密切相关。为保证供水设备长期稳定的运行，满足实验室对高标准水质的需求，应做好实验室超纯水机的日常维护和预防保养。

1. 日常维护 每日工作前检查自来水压力、原水泵和高压泵的工作压力、流量、电阻率等，保障进水通畅；如遇断水及时停机。

2. 预防保养 定期检查和更换滤芯。滤芯的更换依据当地水源水质的好坏以及机器使用的频率而定，建议更换时间为 3 个月。纯水机的出水水质降低、电阻率变小达不到要求时，需更换树脂；纯水机产水量过低时，需考虑更换反渗透膜；定期对水箱进行清理和消毒。

四、实验室用水的监测

实验室用水的质量对检验结果的准确度和精密度有着极其重要的影响。临床实验室科学合理地制备实验用水及对水的质量进行监测是实验室的重要工作之一。在没有专用的临床实验室用水标准的情况下，通常参照国家标准 GB/T 6682—2008《分析实验室用水规格和试验方法》，对实验室用水的质量进行管理。质量管理需要监测的指标主要有 pH、电导率、可氧化物质、吸光度、蒸发残渣、可溶性硅等。

1. pH pH 是溶液酸碱度的衡量标准，是水化学中常用的和最重要的检测指标之一。

测定方法为量取 100 mL 水样，使用精密 pH 试纸或 pH 计测定其 pH。由于在一级水、二级水的纯度下，难以准确测定其 pH，因此对一、二级水的 pH 范围不做规定。

2. 电导率 电导率是用数字表示溶液传导电流的能力的物理量。纯水的电导率很小，当水中含有无机物或有机带电胶体时，电导率就会增加。电导率常用于间接推测水中带电荷物质的总浓度，是纯水重要的质量指标之一。

水溶液的电导率受被测溶液的温度及黏度的影响，因此用于测定的电导仪，需具有温度自动补偿功能。若不具温度补偿功能，可装恒温水浴槽，使待测水样温度控制在(25±1) ℃。测量用电导仪和电导池应定期检定。

3. 可氧化物质 水中可氧化物质的限量试验利用酸性条件下高锰酸钾滴定液的变色来判断，以(O)计。

4. 吸光度 吸光度指水样在指定波长下对单色光的吸收能力，综合反映水样的洁净程度。使用紫外-可见分光光度计，在波长 254 nm 处，用 1 cm 石英吸收池中水样为参比，测定 2 cm 石英吸收池中水样的吸光度。若仪器的灵敏度不够，可适当增加测量吸收池的厚度。

5. 蒸发残渣 蒸发残渣的测量温度控制在(105±2) ℃。称取蒸发后的残渣量，与国家标准相应指标比较。在一级水的纯度下，难以测定可氧化物质和蒸发残渣，对其限量不做规定。

6. 可溶性硅 可溶性硅的限量试验采用比色管目视比较法，颜色不得深于标准，以 SiO_2 计。

目前水质指标的监测分析已经逐步使用自动化的测试系统。系统一般由采样装置、水质连续监测仪器、信号传输、数据处理及记录几部分组成。

本章小结

本章主要介绍了紫外-可见分光光度计、医用显微镜、离心机、移液器、培养箱、生物安全柜、实验室用水处理系统等医学实验室通用设备的工作原理、基本结构、性能指标、使用方法、维护保养等相关知识。

紫外-可见分光光度计属于光谱分析的常用仪器，由光源、单色器、吸收池、检测器和数据处理及显示系统等组成。各部件有序协调，完成对物质的定性、定量分析和纯度鉴定。朗伯-比尔定律是分光光度计定量分析的依据，其适用的条件：①入射光为单色光；②被测溶液浓度不能过大。紫外-可见分光光度计主要分为单光束分光光度计、双光束分光光度计和双波长分光光度计等类型，可根据工作需要选用不同类型仪器进行测量。波长准确度和波长重复性、光度准确度、光谱带宽和分辨率、杂散光、基线平直

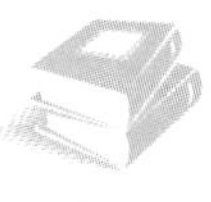

NOTE

度等是评价紫外-可见分光光度计性能的重要指标。

显微镜是医学实验室最基本、最常用的仪器。其主光学系统由物镜和目镜两组会聚透镜组成，实验人员通过观察物体经放大后获得的虚像，识别原本肉眼不能分辨的细微结构。光学显微镜由机械系统和光学系统两大部分组成，光学系统为显微镜最关键的部分；机械系统的功能是将光学组件固定在精确的位置以保证成像光路，并且可以调节聚焦以呈现最清晰的物像。分辨率是决定显微镜性能的主要指标。电子显微镜具有比光学显微镜高得多的分辨率，主要由电子光学系统、真空系统、电源系统、其他辅助系统等组成，可以观察到亚细胞结构、超微结构，甚至大分子结构。科学正确地使用并按照规范对显微镜进行维护保养，才能发挥它的功能并延长其使用寿命。

离心技术是利用离心机高速旋转时所产生的强大离心力代替重力，加速颗粒的移动速度，并依据物质大小、形状、密度等的差异，对物质进行分离、浓缩和分析的一项技术。颗粒沉降速度与其所受到的离心力成正比，也受到颗粒的性质、介质黏度的影响。离心机根据转速可分为低速、高速、超速离心机；还可分为冷冻离心机和常温离心机。离心机的基本结构包含机体部分、离心室和转头、驱动系统、防护系统、制冷系统、真空系统、操作系统等。实验室常用的离心方法有差速离心法和密度梯度离心法，密度梯度离心法又可分为速率区带离心法和等密度离心法，应根据被沉淀、分离物质的性质和实验目的，选择不同的离心方法和离心机。

移液器是一种在一定容量范围内可以任意调节的精密液体计量工具。移液器的种类较多，常用可调节式移液器。移液器的精准操作是获得准确实验结果的基本前提。配有移液器的实验室需要定期对移液器进行校准，校准周期为每年一次。

培养箱主要分为电热恒温培养箱、二氧化碳培养箱、厌氧培养箱等。电热恒温培养箱适合于普通的细菌培养和封闭式细胞培养，并常用于有关细胞培养的器材和试剂的预温及恒温；二氧化碳培养箱可为箱内提供一定浓度二氧化碳气体和相对湿度，广泛用于各种细菌、组织和细胞的培养、病毒增殖和克隆技术等；厌氧培养箱通过自动连续循环换气系统和催化除氧系统保持箱内厌氧状态，主要用于厌氧菌的接种、培养和鉴定等。

生物安全柜可以有效减少实验室感染和交叉污染，保护操作者和操作环境。其工作原理是将柜内空气向外抽吸，使柜内保持负压状态，通过垂直气流来保护工作人员；外界空气经高效空气过滤器过滤后进入安全柜内，以避免样品被污染；柜内的空气也需经过滤后再排放到大气中，以保护环境。生物安全柜为Ⅰ级、Ⅱ级和Ⅲ级三种类型。Ⅰ级生物安全柜可保护工作人员和环境而不保护样品；Ⅱ级生物安全柜还可保护实验材料免受污染；Ⅲ级生物安全柜是为生物安全防护等级为 4 级的实验室设计的，适用于高风险的生物试验，如进行 SARS、埃博拉病毒相关实验等。

实验用水的质量直接影响检验结果的准确度。水处理技术种类很多，包括过滤、超滤、蒸馏、活性炭吸附、反渗透、离子交换、电除盐、紫外灭菌等方法。国家标准(GB/T 6682—2008)将实验室用水分为一级水、二级水、三级水。大部分的临床实验室已经实现了使用纯水设备(纯水机)提供实验室用水的解决方案。实验室通常所用超纯水设备主要包括三大系统：预处理系统、精处理系统和自动监控系统。实验室用水必须有严格的监测制度，以保证水的质量，监测的主要指标有 pH、电导率、可氧化物质、吸光度、蒸发残渣、可溶性硅等。

思考题

1. 简述紫外-可见分光光度计的基本结构及各部件的功能。
2. 朗伯-比尔定律的适用条件是什么？
3. 双光束分光光度计和双波长分光光度计的结构和特点是什么？
4. 如何评价紫外-可见分光光度计的性能？
5. 简述普通光学显微镜的结构和各部件的功能。
6. 显微镜有哪些性能参数？这些参数之间有什么关系？

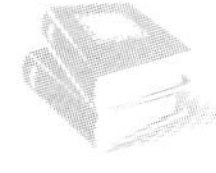
NOTE

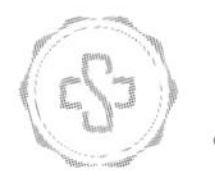

7. 分辨率和放大率由哪些因素决定？如何正确理解这两个参数？
8. 如何进行普通光学显微镜的维护保养？
9. 光学显微镜和电子显微镜的原理是什么？它们之间有什么区别？
10. 简述离心技术的基本原理，以及常用离心方法。
11. 某离心机以 10000 r/min 的速度运转，如何计算距旋转中心 7 cm 处的相对离心力？
12. 使用何种离心技术可以分离高尔基体与线粒体？
13. 简述移液器的基本结构及使用方法。
14. 如何对移液器进行校准？
15. 简述水套式电热恒温培养箱的工作原理和基本结构。
16. 如何正确使用和维护电热恒温培养箱、二氧化碳培养箱、厌氧培养箱？
17. 生物安全柜有哪些类型？在不同生物安全等级的实验室中如何选用生物安全柜？
18. 生物安全柜在使用中需要注意哪些事项？
19. 我国实验室用水的标准是什么？如何对实验室用水进行监测？
20. 简述实验室用水制备系统及其工作原理。
21. 简述实验室超纯水设备的制备工艺。

（楚海荣　谢婷婷　梁松鹤　黄凤霞　张式鸿　张丽琴）

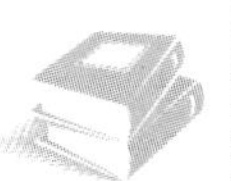

NOTE

第三章　临床血液检验仪器

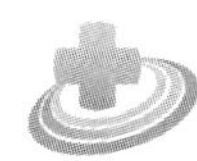

学习目标

1. 掌握:血细胞分析仪、自动血型鉴定仪的检测原理和基本结构;联合检测型血细胞分析技术的原理和特点;血细胞分析仪的性能指标和性能验证。

2. 熟悉:血细胞分析仪血红蛋白和网织红细胞检测原理;血细胞分析仪校准的意义;血细胞分析仪的维护保养;血液凝固分析仪、血液黏度计、血栓弹力图分析仪、血沉分析仪、血小板聚集仪的检测原理和基本结构;熟悉血液凝固分析仪、血液黏度计、血栓弹力图检测仪、血沉分析仪、血小板聚集仪及自动血型鉴定仪的性能指标和评价。

3. 了解:血栓弹力图检测仪、血沉分析仪、血小板聚集仪及自动血型鉴定仪维护保养;血细胞分析仪及其他临床血液检验仪器在临床中的应用。

血液(blood)由血浆(plasma)和悬浮其中的血细胞(blood cell)组成。血细胞有红细胞(red blood cell,RBC)、白细胞(white blood cell,WBC)和血小板(platelet,PLT)。血液中各组分(如血细胞、凝血因子)、血液流动性的变化等,都将引起机体发生相应的生理和病理改变。为了了解机体健康状况,对临床相关疾病诊断、发病原因探讨、治疗效果评价、预后判断等提供科学的依据,临床中常用血细胞分析仪、血液凝固分析仪、血液黏度计、血栓弹力图分析仪、血小板聚集仪、自动血沉分析仪等仪器对血液标本的相关指标进行检验,实现对血细胞数量与形态、血液流动特性和血细胞流变性、止血与凝血功能等的检查与分析;利用自动血型鉴定仪进行血型鉴定等。本章将介绍上述仪器的检测原理、基本结构以及工作流程。

第一节　血细胞分析仪

血细胞分析仪(blood cell analyzer,BCA)是医学检验中常用的精密分析仪器之一。其主要功能为进行一定体积全血中不同类型的细胞计数、白细胞分类计数、血红蛋白(hemoglobin,HGB)含量测定等,并根据检测数据计算出相应的、具有临床意义的其他细胞形态参数。

20 世纪 50 年代初,美国 WH Coulter 博士发明了微粒子计数专利技术,建立了电阻抗原理(库尔特原理)并应用于血细胞分类计数中,研制出第一台电子血细胞计数仪,可以进行血细胞计数和测定各细胞体积大小。将随后诞生的血红蛋白分析仪置入血细胞计数仪中,增加了血红蛋白测定功能,并结合红细胞数量与体积,给出红细胞平均血红蛋白含量(mean corpuscular hemoglobin,MCH)、红细胞平均血红蛋白浓度(mean corpuscular hemoglobin concentration,MCHC)等参数。随着血细胞分析技术的不断进步,20 世纪 80 年代血细胞计数仪更新发展为血细胞分析仪,将对白细胞的分析功能从“三分群”提升为“五分类”,真正实现了白细胞的分类计数,为临床提供更为准确可靠的信息。此后,血细胞分析仪日臻完善,开发出多种技术对有核红细胞(NRBC)和网织红细胞(RET)计数及检测其相关参数、对幼稚粒细胞和未成熟粒细胞及造血干细胞计数、检测未成熟血小板比率(IPF)、对淋巴细胞亚型计数、检测细胞免疫表型等。多技术的联合应用,大大扩展了血细胞分析仪的功能,提高了分析速度和质量。除了能对常规全血细胞成分进行分类分析,现代血细胞分析仪还可以根据测量数据计算出细胞形态等诸多参数,如血细胞比容(HCT)、红细胞平均体积(MCV)、红细胞平均血红蛋白含量(MCH)、红细胞平均血

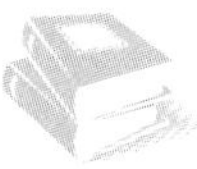

NOTE

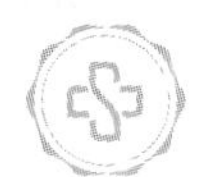

红蛋白浓度(MCHC)、红细胞体积分布宽度(RDW)、单个红细胞血红蛋白含量(CH)、红细胞血红蛋白分布宽度(HDW)等。

21世纪初，全自动血细胞分析流水线的应用，开创了血液分析仪器的新纪元。为满足快速发展的临床需求，多台血细胞分析仪及与其他血液分析仪器的组合应用，实现了标本的自动条码识别、开盖混匀；自动上样、分析、异常细胞报警；自动涂片、染色及图像细胞形态分析等功能，其应用还扩展到对体液细胞如脑脊液、胸腔积液和关节腔滑液等的分类计数领域中。先进的血液分析流水线集新技术、新模式、多功能、易操作、全自动、高速度、高精度、高智能、标准化、信息化于一体，改变了医学实验室的工作模式，大大提高了分析效率和质量，减轻了检验技术人员的劳动强度，有效缩短了分析周期，成为临床中重要的检验分析仪器。

血细胞分析仪的迅猛发展，为临床不同层次的需求提供了有效可靠的检测信息，对疾病的诊断、治疗和预后判断有着重要的意义。

一、血细胞分析仪的检测原理

(一) 血细胞计数原理

悬浮于电解质溶液中的血细胞相对于等渗的电解质溶液为非导电颗粒。当体积不同的血细胞通过微孔检测器(图3-1)的计数小孔时，小孔内外电极之间的恒流源电路上，电阻值瞬间增大，产生一个电压脉冲信号。脉冲的数量与细胞的数量成正比，脉冲的幅度与细胞的体积成正比。脉冲信号经放大、阈值调节、甄别、整形后，送入计数系统进行处理，得出被测细胞的体积及数量等信息，对红细胞和血小板根据体积进行区分并分别计数，并可在一定的条件下对白细胞计数和按照体积大小进行分群。这就是电阻抗原理(principle of electrical impedance)，又称库尔特原理。它是"三分群"血细胞分析仪的核心技术，也是现代"五分类"血细胞分析仪联合检测技术中的重要分析手段。

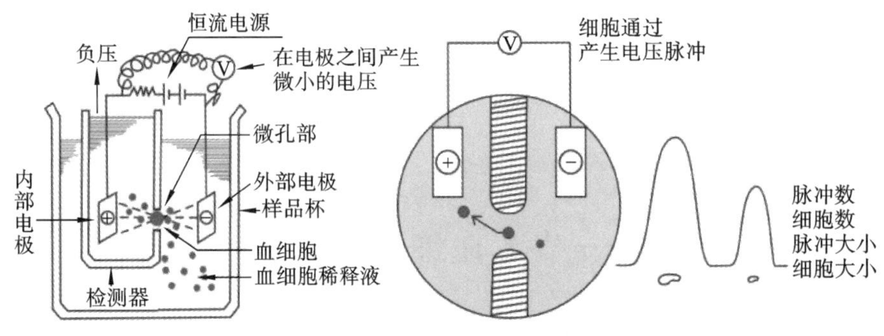

图3-1 电阻抗法血细胞计数原理示意图

由电阻抗检测原理可知，悬液中的血细胞在一定时间内流过计数池中一个用红宝石做成的微孔，微孔直径为100 μm，厚度为70 μm。细胞依据体积不同而产生不同大小的脉冲信号，仪器进行分类计数的同时还可以提供细胞体积分布图。以体积(单位为fL)为横坐标，细胞的相对数量为纵坐标，把细胞在一个个很小的体积范围(一般小于2 fL，称为通道)内的数量分布情况表达出来，称为细胞体积分布直方图(图3-2)。例如正常血小板的体积在2～30 fL范围内，设置64个通道，每个通道对应一定的微小体积范围，悬液中的血小板通过计数小孔时产生的信号经处理得出体积，累计于相应通道中。检测完毕，仪器可自动绘制能显示某一特定细胞群的细胞体积分布直方图，也可提示异常图形及相应部位报警，表达细胞或颗粒体积大小的异质性。正常人的血细胞直方图在不同类型的血细胞分析仪上有特定的曲线。掌握正常血细胞直方图的特征可以发现异常情况，并按规定对血液标本进行复检。

"三分群"血细胞分析仪有两个电阻抗检测通道，分别是红细胞和血小板的分类计数通道，以及白细胞的检测通道。

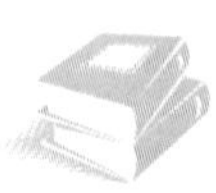
NOTE

1. 红细胞计数和红细胞形态参数测定原理 红细胞和血小板共用一个微孔检测器。经仪器外部或内部较高倍数稀释定容的全血标本，形成细胞悬液，正常情况下白细胞所占比例较少(红细胞与白细胞

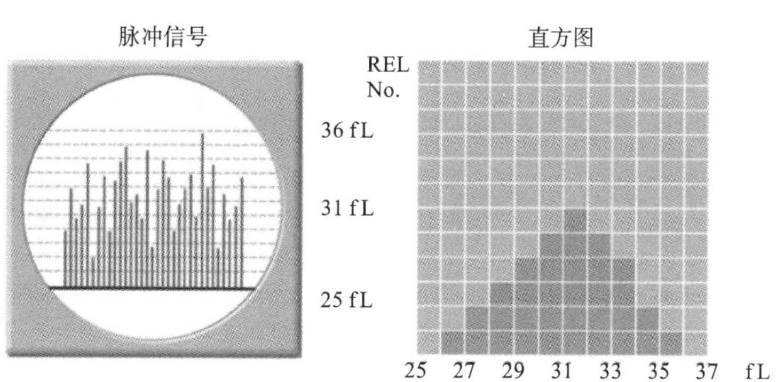

图 3-2 脉冲信号与直方图的关系

数目比值约为 750∶1),可以忽略不计。正常血小板的体积(2～30 fL)与正常红细胞的体积(36～360 fL)有明显的界限,仪器预设了特定的脉冲阈值电压甄别红细胞和血小板。脉冲信号高于阈值者判定为红细胞,反之为血小板。细胞悬液快速通过检测微孔的孔径感应区时,产生相应大小的脉冲信号,而仪器根据所测单细胞体积及相同体积细胞的频数,打印出红细胞和血小板体积直方图(图 3-3)。正常红细胞的直方图是一条近似正态分布的单峰曲线,出现异常时,曲线峰会增高或降低、峰左移或右移、曲线尾部抬高或拖尾等。

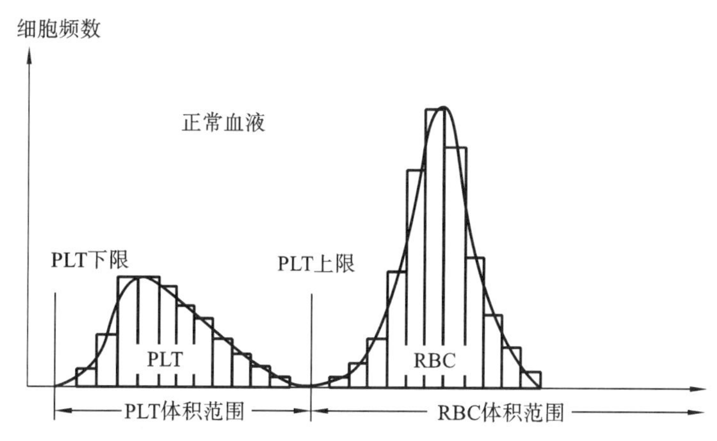

图 3-3 正常人血小板与红细胞分布界限

仪器先以单个细胞高度统计计算红细胞平均体积,再乘以红细胞个数,得出血细胞比容。测得血红蛋白含量后,进一步计算红细胞平均血红蛋白含量、红细胞平均血红蛋白浓度和红细胞血红蛋白分布宽度等指标。

技术较先进的仪器也采用光学法和电阻抗法联合检测方式对红细胞体积进行三维空间分析(3D),以得到更准确的结果。这种仪器利用双角度激光散射法检测通过流动池的每一个红细胞,以低角度(2°～3°)光散射和高角度(5°～15°)光散射两个测量系统同时分析一个红细胞,根据低角度散射光强度的大小得出单个红细胞体积与总数;根据高角度散射光强度的大小得出单个红细胞血红蛋白平均含量,可准确得出红细胞平均体积、红细胞平均血红蛋白含量、红细胞平均血红蛋白浓度测定值,并绘制红细胞散点图、单个红细胞体积及红细胞内血红蛋白含量的直方图,求出红细胞体积分布宽度、红细胞血红蛋白分布宽度等参数。

2. 血小板计数和血小板形态参数测定原理 血小板计数的体积通道一般设置为 64 个,体积范围在 2～30 fL。血小板的体积分布直方图为偏态分布的单峰光滑曲线,峰值在 2～15 fL,一般将红细胞与血小板的界限定于 35 fL 处。当全血标本中存在大血小板、血小板聚集、红细胞碎片时,直方图会出现异常,血小板的曲线峰与红细胞峰界限不清。此时仪器的数据处理系统会将阈值放在血小板和红细胞分布图交叉部分的最低处进行分类计数,以提高分析的准确性。因为各种细胞间的界限可以随细胞实际大小而向左或右移动,这种方式称为浮动界标技术。

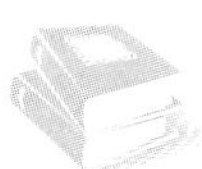

NOTE

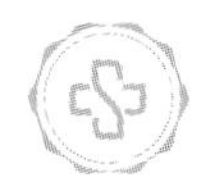

此外，还有延时计数、拟合曲线等技术以确保计数结果和体积分布图的准确性。有些仪器还采用了先进的扫流技术和鞘流技术，或设置了防反流装置，防止红细胞回到感应区形成小脉冲再次被计数为血小板，降低了细胞或颗粒间的重叠，并可避免计数中血细胞从小孔边缘处流过及湍流、涡流的影响使其又回到感应区产生干扰。

仪器通过血小板直方图计算平均血小板体积、血小板体积分布宽度、血小板压积、大血小板比率等指标。

双角度激光散射法在检测血小板时，仪器将低角度光散射信号放大 30 倍、高角度光散射信号放大 12 倍，绘制血小板的散点图。

3. 白细胞计数与分群计数原理 标本经一定比例稀释后，加入一定量的溶血剂，破坏血样中的全部红细胞，再将白细胞悬液送入检测通道进行分析。此时白细胞受溶血剂的影响，细胞失水皱缩，其体积有所改变。通常将正常白细胞体积范围 35～450 fL 分为 256 个计数通道，每个通道约为 1.64 fL。白细胞依次通过小孔检测器时，不同体积大小产生不同的信号并被累计计数在对应的通道中，从而得到白细胞的体积分布直方图。不同型号的仪器设置的体积通道数量不同，所得直方图的形状也不尽相同。一般直方图呈现三个曲线峰，分别为小细胞、中间细胞和大细胞三个区域，又称为不同的细胞群。小细胞群(35～90 fL)主要是淋巴细胞；中间细胞区域(91～160 fL)主要是单个核细胞群，正常时有单核细胞、嗜酸性粒细胞和嗜碱性粒细胞，病理情况下可见异常淋巴细胞、幼稚细胞等；中性粒细胞较大，一般分布在大细胞群(161～450 fL)中。这样的分析结果只是将白细胞按体积大小分成了三个群体，没有真正实现对白细胞的分类计数，提供的检测信息难以满足临床需求，因此采用电阻抗法对白细胞“分群”不能代替显微镜涂片检查。

正常的白细胞直方图(图 3-4)，左侧峰高陡，右侧峰低宽，左右两峰之间较平坦区域中有一个小峰。当直方图出现异常时，提示相应部位报警，如左侧峰(淋巴细胞峰)区域异常，可能有血小板聚集、巨大血小板、有核红细胞、未溶解红细胞、白细胞碎片、蛋白质或脂类颗粒等异常情况。

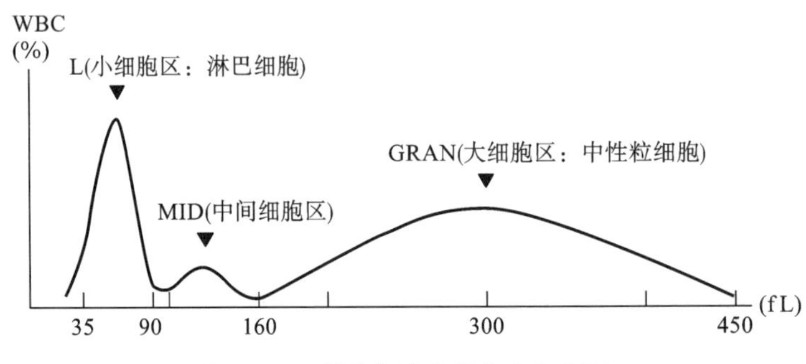

图 3-4 正常白细胞体积分布直方图

不同厂家生产的稀释液和溶血剂成分不同，对白细胞膜的作用程度不同，其直方图为非白细胞自然状态下的体积分布。由于各厂家对各类白细胞区分界限的规定也不同，分析时注意不能随意更换试剂，以免产生误差甚至出现错误的分析结果。

(二) 联合检测型血细胞分析仪工作原理

鉴于电阻抗技术对细胞形态识别的局限性，20 世纪 80 年代以来，多个生产厂商开发了以射频电导法、激光散射法和细胞化学分析法为主的多种检测技术，联合使用以分类测定白细胞，形成了多个“五分类”血细胞分析仪检测原理。联合检测技术均以流式细胞术(flow cytometry)为基础，使标本悬液中的细胞在鞘液流包裹下，单个成束排列通过联合检测器被分析。其中关键的鞘流技术(sheath flow)(又称流体动力聚焦技术)应用层流原理，将从样品喷嘴喷出的细小细胞悬液包裹挤压，形成单个排列的细胞液柱通过检测区域。鞘流技术示意图如图 3-5 所示。这些技术的应用，一方面最大限度地降低了细胞间的重叠，另一方面联合使用多项技术同时分析一个细胞，综合分析测量数据，可获得更准确、精密的结果。先进的血细胞分析仪还采用双鞘流加速技术，确保细胞检测后被迅速带走，避免产生旋涡而影响分析的精度和抗干扰能力。

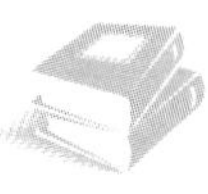

NOTE

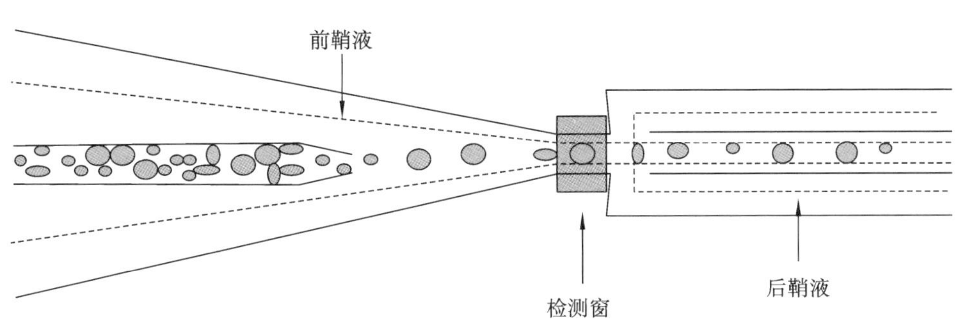

图 3-5 鞘流技术示意图

1. 容量、电导、光散射联合检测技术 容量、电导、光散射联合检测技术简称 VCS 技术，是体积(volume)、传导性(conductivity)和光散射(scatter)的缩写组合。这个技术的特点是在溶解红细胞时保持白细胞不变或者"接近原态"，对正常白细胞和幼稚细胞进行精确分析。细胞体积分析仍采用电阻抗原理；传导性分析采用高频电磁探针原理测量细胞内部结构间的差异，高频电流可以穿透细胞，从而收集细胞内部构成、细胞核和细胞质的比例以及细胞内质粒的大小和密度等信息，将大小相近的细胞区别开来，如区分直径均在 9～12 μm 的嗜碱性粒细胞和淋巴细胞；光散射检测器内的氦-氖激光器发出一椭圆形的单色激光束，垂直照射计数池通道，在不同角度(10°～70°)对每个流经的细胞进行扫描分析，测定其散射光强度，探测细胞内核分叶状况和胞浆中的颗粒情况，提供有关细胞颗粒性的信息，可以区分颗粒特性不同的细胞群体从而提供细胞结构、形态的光散射信息。由于细胞内粗颗粒对光的散射能力较细颗粒更强，故光散射分析对细胞颗粒的构型和颗粒质量具有很好的区别性能。例如中性粒细胞与嗜酸性粒细胞、粒细胞和非粒细胞群的区别。

运用流式细胞术使血细胞在鞘流液中以单个细胞排列，逐个进入石英材质的流动检测池中，依次接受 VCS 三重技术的检测。因为不同类别的细胞会在体积、表面特征、内部结构等方面呈现明显的不同，根据体积(Y 轴)、传导性(Z 轴)和光散射(X 轴)的参数特征，细胞被定义到三维散点图中相应的位置。散点图上所有单个细胞的位置就形成了相应细胞的群落，经统计处理，得出白细胞分类计数的结果。仪器不仅仅做出对正常白细胞的五项分类结果，给出典型的散点图型，还可以提示许多异常细胞区域的报警。

升级的 VCS 技术对散射光进一步分为 5 个检测角度，分别从轴向光吸收、低位角光散射、中位角光散射、低中位角光散射、高中位角光散射对细胞进行扫描，可获得 10 倍以上的细胞内部结构和颗粒情况的数据和信息，使白细胞分类计数更加精确。同时也大大提高了对异常细胞的检出能力，降低检测结果的假阳性率，减少不必要的样本复检。

2. 多角度偏振光激光散射分析技术 多角度偏振光激光散射分析技术(multi-angle polatised scatter separation of white cell，MAPSS)结合双鞘流技术，以氦-氖激光照射单个排列的细胞，收集多角度激光和偏振光散射强度信号，经综合分析实现白细胞的分类计数。这种技术是在单一检测器通道中完成的，高度保证了取样后细胞分析条件的一致性，并大大提高了分析效率。全血标本中红细胞和血小板的计数仍采用电阻抗原理进行。

全血标本与鞘液混合稀释后，细胞悬液经流体动力聚焦作用与鞘液快速、依次通过流式细胞检测窗，被垂直入射的激光照射并检测。散射光强度从以下四个角度获得：①0°(1°～3°)前向角散射光强度反映细胞大小，同时检测细胞数量；②10°(7°～11°)狭角散射光强度反映细胞结构以及核质复杂性的相对特征；③90°(70°～110°)垂直角度光散射强度反映细胞内部颗粒及核分叶的状况；④90°(70°～110°)垂直角度消偏振光散射强度，基于嗜酸性粒细胞可将垂直角度的偏振光消偏振的特性，将其从中性粒细胞及其他细胞中区分出来。数据经电脑软件处理，绘制散点图和直方图，完成白细胞的分类计数。多角度偏振光激光散射分析示意图见图 3-6。

0°和 90°散射光检测区别分叶核及其颗粒度和单个核细胞；90°偏振光检测区分嗜酸性粒细胞和中性粒细胞；0°和 10°散射光检测区别嗜碱性粒细胞、淋巴细胞和单核细胞。

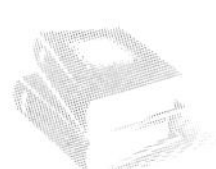
NOTE

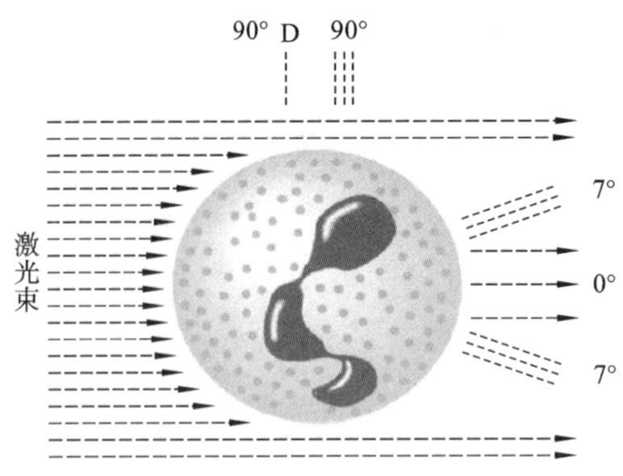

图 3-6 多角度偏振光激光散射分析示意图

3. 光散射与细胞化学联合检测技术 应用激光散射与过氧化物酶染色技术进行白细胞的分类计数。这种方法不再仅依赖于细胞体积、形态的特征进行分类和计数，更是深入细胞浆内检测酶的生理活性，利用细胞内真正发生的细胞化学反应来染色并鉴别不同的白细胞类型。这种技术对白细胞分类计数通常有两个测量通道：过氧化物酶检测通道；嗜碱性粒细胞-分叶核检测通道。

(1) 过氧化物酶检测通道：血液中五种白细胞的过氧化物酶活性大小顺序为嗜酸性粒细胞＞中性粒细胞＞单核细胞，淋巴细胞和嗜碱性粒细胞胞质内均无过氧化物酶。将待测血液标本加入反应池中与试剂发生反应，溶解红细胞和固定白细胞，并完成白细胞内过氧化物酶颗粒的染色。其中嗜酸性粒细胞、中性粒细胞和单核细胞基于过氧化物酶活性水平被染色，淋巴细胞和嗜碱性粒细胞因不含过氧化物酶而保持染色阴性。用激光束照射细胞，测定各个细胞的吸光度，其大小与细胞化学染色特征相关；在低角度(0°～5°)和高角度(5°～14°)测定散射光强度，其强弱与细胞大小成正比。以吸光度为 X 轴，散射光强度为 Y 轴，将每个细胞产生的二维信号定位在细胞散点图上，得到准确的四群白细胞分类。

(2) 嗜碱性粒细胞-分叶核检测通道：根据细胞体积和中性粒细胞核分叶及复杂程度区别不同的细胞。分析时，利用试剂将除嗜碱性粒细胞外的所有白细胞细胞质剥离，使其裸核化而体积变小。按剥离的白细胞细胞核的特征，可归类为单个核或多形核细胞，结合细胞大小信息，可轻易地将完整嗜碱性粒细胞与其他细胞区分。检测过程中，利用“时间差”与红细胞-血小板检测使用同一测量通道，通过双角度激光散射法进行细胞分类计数。

综合上述两个通道的检测数据，经软件处理即可完成白细胞五分类计数。

4. 电阻抗、射频和细胞化学联合检测技术 利用电阻抗、射频和细胞化学技术，通过四个不同的测量通道对白细胞、幼稚细胞进行分类和计数。这类仪器共有四个不同的检测系统，将标本用特殊细胞染色技术处理后，再应用细胞大小和核内颗粒的密度技术对白细胞和幼稚细胞进行分类和计数。

(1) 淋巴、单核、粒细胞(中性粒细胞、嗜酸性粒细胞、嗜碱性粒细胞)检测系统：淋巴、单核、粒细胞检测系统采用电阻抗与射频联合检测方式。使用作用较温和的溶血剂，使其对白细胞核及细胞形态影响不大。在小孔检测器内外电极上有直流和高频两个发射器，由于直流电不能达到细胞质及核质，而高频电能透入胞内测量核大小和颗粒多少，因此这两种不同的脉冲信号的个数及高低综合反映了细胞数量、大小和核内颗粒密度。以细胞大小(DC)为横坐标，核内颗粒的密度(RF)为纵坐标，将被检测细胞定位于二维散点图上。由于淋巴细胞、单核细胞及粒细胞的大小、细胞质含量、核形态与密度均有较大差异，故可通过扫描得出其比例。

(2) 嗜酸性粒细胞检测系统：嗜酸性粒细胞检测系统利用电阻抗原理计数。血液经分血器分血后与专用溶血剂混合，特异的溶血剂使嗜酸性粒细胞以外的所有细胞均溶解或萎缩，随后含完整嗜酸性粒细胞的悬液经电阻抗电路计数。

(3) 嗜碱性粒细胞检测系统：嗜碱性粒细胞检测系统检测原理与嗜酸性粒细胞检测系统相同，只是其溶血剂只能保留血液中的嗜碱性粒细胞。

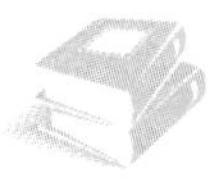
NOTE

(4) 幼稚细胞检测系统：由于幼稚细胞膜上的脂质较成熟细胞少，在细胞悬液中加入硫化氨基酸后，由于脂质占位不同，结合在幼稚细胞膜上的硫化氨基酸较成熟细胞多。加入溶血剂后，硫化氨基酸保护幼稚细胞形态不受破坏，而成熟细胞溶解。幼稚细胞检测系统通过电阻抗原理计数幼稚细胞。

（三）血红蛋白测定原理

血红蛋白含量的测定在各型仪器中其检测原理相同，都采用光电比色原理。在已稀释的血液标本中加入溶血剂，使红细胞溶解并释放出血红蛋白，血红蛋白与溶血剂中的有关成分结合，形成血红蛋白衍生物，进入测试系统。在特定的波长（530～550 nm）下比色，测得的吸光度与血红蛋白含量成正比，经仪器数据处理报告标本中血红蛋白浓度。

不同厂家的血细胞分析仪配套溶血剂成分不同，生成的血红蛋白衍生物不同，它们对光的吸收特性也有差异。如改良血红蛋白试剂法和无氰血红蛋白试剂法的产物，与国际血液学标准委员会（International Council for Standardization in Haematology，ICSH）推荐的标准方法——氰化高铁血红蛋白（HiCN）法的衍生物相比，最大吸收峰均接近 540 nm，但由于吸收特性的差异，进行仪器校正时，必须以 HiCN 法为基准，以保证血红蛋白测定的准确性。

（四）网织红细胞检测原理

网织红细胞计数是反映骨髓造血功能的重要指标。网织红细胞是晚幼红细胞脱核后到完全成熟红细胞之间的过渡细胞，因其胞浆中残存嗜碱性物质——RNA，在活体状态下可被染成蓝色细颗粒或网状物而得名。20 世纪 90 年代初，出现了专用的网织红细胞分析仪，以及整合了网织红细胞分析的血细胞分析仪，多采用激光流式细胞分析技术与细胞化学荧光染色联合技术，替代人工目测法，在临床中取得了良好的效果。一般用一些特殊的荧光染料与网织红细胞中的 RNA 结合发出特定颜色的荧光，荧光强度与细胞内 RNA 的含量成正比。经数据处理系统综合分析检测数据，报告网织红细胞计数及精确指示网织红细胞占成熟红细胞的百分率。

常用的荧光染料有新亚甲蓝、氧氮杂芑 750、碱性槐黄 O 等。

（五）干式离心式血细胞分析原理

随着微加工、微电子、生物传感等技术的蓬勃发展，诞生了以干式分析技术结合离心技术对血细胞进行分类计数的便携式分析仪。其基本原理是依据血液中各种细胞的密度差异，经离心后分层形成稳定的区带，通过光电检测器获得相关信号，对不同细胞进行定量分析，并换算相关参数。

干式离心式血细胞分析仪整合了离心技术、放大技术、细胞染色技术和光电检测技术。将定量的待测血液吸入特制的毛细管内，与其中的抗凝剂 EDTA-K_2 和荧光染料吖啶橙混合，血小板被染成淡黄色，淋巴细胞和单核细胞被染成亮绿色，粒细胞染成橙色，红细胞不着色。随即以 12000 r/min 的转速离心 5 min，血细胞依据各自的密度不同，分层悬浮在毛细管中形成不同颜色的细胞层。光电检测器对毛细管进行扫描，利用电荷耦合器件（charge coupled device，CCD）视觉技术分部检测毛细管中各细胞层的长度，通过公式计算各血细胞参数，报告 Hct、HB、RBC、PLT、MCHC、GRAN、GRAN%、LM%等参数。

这种多技术融合的先进仪器，具有对使用环境要求较低，仪器体积小、操作简便、分析快速，不使用液体试剂，无需对样品进行特殊处理等优点，适用于床旁、急诊抢救现场等场所使用。但是精密度和正确度与湿式血细胞分析仪相比仍有一定差距。

二、血细胞分析仪的基本结构与工作流程

（一）血细胞分析仪的基本结构

各种类型血细胞分析仪的工作原理和功能不同，结构也不尽相同。一般主要由机械系统、电子系统、血细胞检测系统、血红蛋白测定系统及计算机控制系统等以不同形式组合构成。

1. 机械系统 机械系统包括机械装置和真空泵。如全自动血细胞分析仪，其机械装置一般含进样针、分血器、稀释器、混匀器及定量装置，用于标本的定量吸取、稀释、传送、混匀，以及将样品移入各种参数的检测区，兼有清洗液路和排除废液功能。

2. 电子系统 电子系统由主电源、电子元器件、温控装置、各类电路控制系统（如自动真空泵电子控制系统），自动监控、显示和故障报警、排除系统等组成。

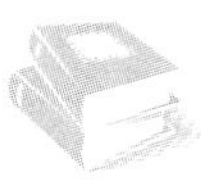

NOTE

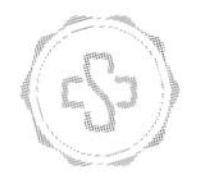

3. 血细胞检测系统　临床常用的血细胞分析仪主要使用电阻抗检测系统和流式光散射检测系统两大类。

(1)电阻抗检测系统：电阻抗检测系统由检测器、放大器、甄别器、阈值调节器、检测计数器和自动补偿装置组成。用于红细胞、血小板的计数，以及在"二分群""三分群"类的分析仪中，担任白细胞的分群计数功能。

甄别器的作用是将检测到的脉冲信号幅度进行甄别和整形，之后阈值调节器对信号进行识别、归类，再进行细胞的分类计数。

正确的检测是血细胞逐个通过检测器的小孔，一个细胞只产生一个脉冲信号。但在实际检测过程中，两个或多个细胞重叠而同时进入孔径感受区内，仅产生一个高或宽脉冲信号，引起一个或多个脉冲丢失，计数产生偏差。这种脉冲减少现象称为复合通道丢失或重叠丢失。现代血细胞分析仪都设置自动补偿装置，在分析中自动校正复合通道丢失，保障分析质量。

(2) 流式光散射检测系统：流式光散射检测系统由激光光源、检测区域装置、检测器、放大器、甄别器、阈值调节器、检测计数器和自动补偿装置组成。这类检测系统主要应用于"五分类"或"五分类＋网织红细胞"等较高档次的仪器中。

激光光源有传统的氩离子激光器、氦-氖激光光源以及先进的半导体激发光源，提供光强度高、单色性好、相干性强的稳定光照。检测区域装置主要由鞘流发生装置构成，以保证细胞混悬液在检测液流中形成单个排列的细胞液柱。散射光检测器为光电二极管，收集激光照射细胞后产生的散射光信号；荧光检测器为光电倍增管，接受激光照射荧光染色后的细胞产生的荧光信号。

4. 血红蛋白检测系统　血红蛋白检测系统实际上就是一台光电比色计，由光源(一般为 546 nm 波长的 LED 灯)、透镜、滤光片、流动比色池和光电传感器组成。

5. 计算机控制系统　计算机控制系统是仪器的大脑，其主要功能包括接收信号、检测系统参数、产生控制信号、接收按键信号、运算功能、存储功能、驱动 LCD 显示屏、驱动键盘和打印机等。

(二) 血细胞分析仪的工作流程

血细胞分析仪通常有多个检测通道对血液细胞成分进行分析。各系统和通道之间有机配合，将检测信号送至数据处理单元进行综合分析，报告相关检验结果。各种型号的血细胞分析仪工作流程相似，如图 3-7 所示。

三、血细胞分析仪的性能指标与性能验证

1. 可报告参数　普通血细胞分析仪提供的可报告参数较少，高端仪器可提供多达 40 个以上的可报告参数。选购仪器时，可根据本实验室的主要任务和患者群，选购合适的血细胞分析仪。

(1) 红细胞：红细胞计数(RBC)、血红蛋白浓度(Hb)、血细胞比容(HCT)、平均红细胞体积(MCV)、平均红细胞血红蛋白含量(MCH)、平均红细胞血红蛋白浓度(MCHC)、红细胞体积分布宽度变异系数(RDW-CV)、红细胞血红蛋白分布宽度(HDW)、网织红细胞计数(RET)、平均网织红细胞体积(MRV)、网织红细胞体积分布宽度(RDWR)、平均网织红细胞血红蛋白含量(MCHr)、有核红细胞计数(NRBC)等。高端仪器还可报告有核红细胞数(NRBC＃)及百分比等。

(2) 白细胞：白细胞计数(WBC)、白细胞三分群或五分类、白细胞核象(分叶指数)、白细胞髓过氧化物酶指数(MPO)、淋巴细胞亚群、CD3 和 CD4 相关细胞、中性粒细胞体积分布宽度、平均中性粒细胞体积、淋巴细胞传导、未成熟粒细胞数(IMG＃)及百分比等。

(3) 血小板：血小板计数(PLT)、平均血小板体积(MPV)、血小板比容(PCT)、血小板体积分布宽度(PDW)、大血小板比率(P-LCR)、大血小板计数(P-LCC)、网织血小板分群计数等。

2. 图形参数　低端仪器可提供红细胞体积直方图(RBC histogram)、血小板体积直方图(PLT histogram)、白细胞体积直方图(WBC histogram)；五分类仪器可提供各细胞分类散点图(DIFF scattergram)。

NOTE

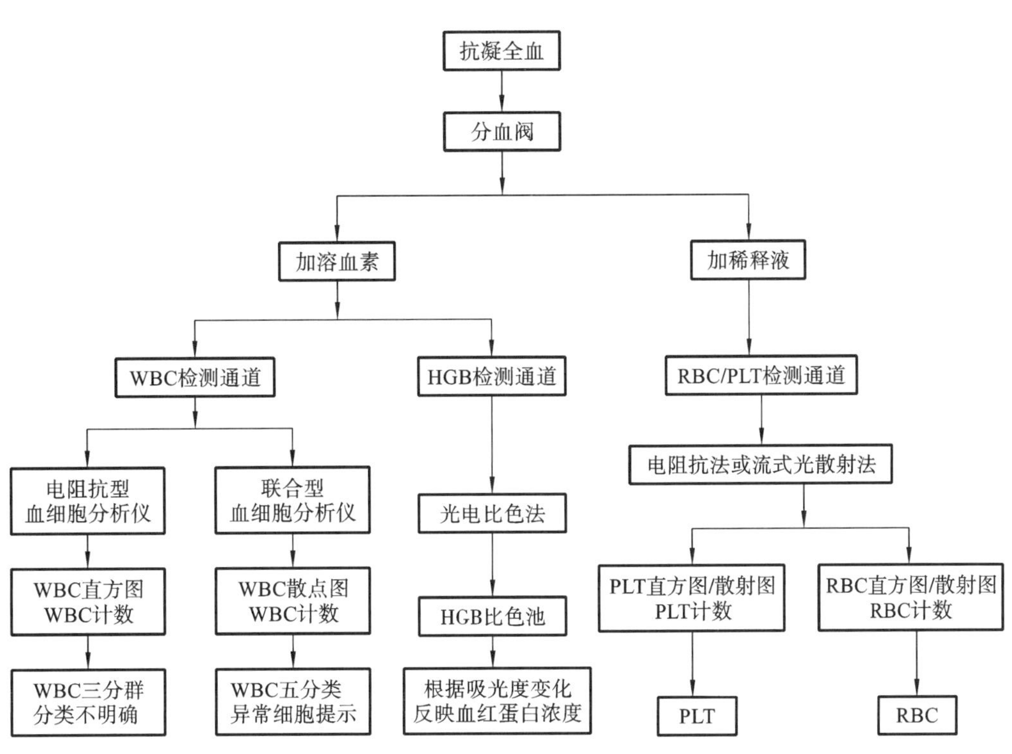

图 3-7 血细胞分析仪工作流程框图

3. 测试速度 测试速度一般为每小时 40～150 个测试不等。

4. 样本量 样本量为全血 20～250 μL 不等，样本用量与仪器设计有关。静脉抗凝血样或末梢血样均可。

5. 仪器基本功能 仪器基本功能除以检验报告单的形式显示检测参数外，还可打印或传送结果；显示、打印直方图和散点图；异常报警；与实验室信息系统链接和通信等。

6. 性能验证 新购置的血细胞分析仪经验收合格、规范安装和调试之后，或者仪器维修、更换部件之后，均应按照《临床血液学检验常规项目分析质量要求》(WS/T 406—2012)的要求及验证方法，做下列性能指标的验证，评价仪器性能是否符合国家相关规定，并书写性能验证报告交仪器设备管理部门归档保存。验证内容和方法如下，技术要求见“四、血细胞分析仪的分类及技术要求”。

(1) 本底计数：用稀释液作为样本在分析仪上连续检测 3 次，3 次检测结果的最大值应在允许范围内。

(2) 携带污染率：分别针对不同检测项目，取一份高浓度的临床样本，混合均匀后连续测定 3 次；再取一份低浓度的临床样本，混合均匀后连续测定 3 次，按下式计算携带污染率。

$$CR = \frac{|L_1 - L_3|}{H_3 - L_3} \times 100\% \tag{3-1}$$

式中，CR 为携带污染率；L_1 为低浓度临床样本的第一次测量值；L_3 为低浓度临床样本的第三次测量值；H_3 为高浓度临床样本的第三次测量值。

(3)批内精密度和日间精密度：批内精密度以一份浓度水平在检测范围内的临床样本重复测定 11 次，计算后 10 次检测结果的变异系数(CV)为评价指标，计算公式如下：

$$CV = \frac{s}{\overline{X}} \times 100\% \tag{3-2}$$

式中，s 为标准偏差；$\overline{X}$ 为平均值。

日间精密度以室内质控在控结果的变异系数为评价指标。

(4)线性范围：线性回归方程的斜率在 1±0.05 范围内，相关系数 $r \geqslant 0.975$。

(5)正确度：至少使用 10 份新鲜全血样本，每份样本检测两次，计算 20 次以上检测结果的均值，以校准实验室的定值或实验室内部规范的测定均值为标准，计算偏倚，用以评价正确度。

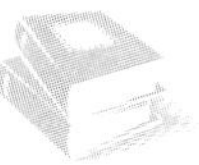
NOTE

(6)不同吸样模式的结果可比性:取 5 份临床样本分别使用不同模式进行检测,每份样品各测两次,分别计算两种模式下检测结果均值间的相对误差,评价性能。

(7)实验室内的结果可比性:至少使用 20 份临床样本在实验室内部规范操作检测系统和被比对仪器进行检测,以前者的测定结果为标准,计算相对误差评价可比性。

(8) 准确度:以总误差为评价指标,用相对偏差表示。至少使用 5 份质评物或定值临床样本分别进行单次检测,计算每份样本检测结果与靶值的相对偏差,应符合要求。

四、血细胞分析仪的分类及技术要求

1. 血细胞分析仪的分类 按照对白细胞分类的能力,血细胞分析仪主要分为三分群和五分类血细胞分析仪;按照样本稀释模式分为半自动(机外稀释样本)和全自动(吸样后仪器自动稀释样本)血细胞分析仪两类。通常全自动型仪器可对白细胞进行五分类计数。

2. 工作条件 电源电压:(220±22) V,频率:(50±1) Hz;环境温度:18~25 ℃;相对湿度≤80%;大气压力符合厂家的要求。

3. 技术要求 国家标准规定的血细胞分析仪主要技术指标见表 3-1、表 3-2 和表 3-3。

表 3-1 血细胞分析仪的本底计数、携带污染率、线性相关技术要求

参数	本底计数	携带污染率		线性范围	线性误差
		半自动仪器	全自动仪器		
WBC	≤0.5×10^9/L	≤1.5	≤3.5	(1.0~10.0)×10^9/L	≤0.5%
				(10.1~99.9)×10^9/L	≤5%
RBC	≤ 0.05×10^12/L	≤1.0	≤2.0	(0.3~1.0)×10^12/L	≤0.05%
				(1.01~7.0)×10^12/L	≤0.5%
Hb	≤2 g/L	≤1.0	≤2.0	20~70 g/L	≤2 g/L
				71~240 g/L	≤3%
PLT	≤ 10×10^9/L	≤3.0	≤5.0	(20.0~100.0)×10^9/L	≤10.0×10^9/L
				(101.0~999.0)×10^9/L	≤10%

表 3-2 全自动血细胞分析仪的精密度与正确度技术要求

参数	检测范围	批内精密度 变异系数/(%)	日间精密度 变异系数/(%)	正确度 允许偏倚/(%)
WBC	(4.0~10.0)×10^9/L	≤4.0	≤6.0	≤5.0
RBC	(4.0~5.5)×10^12/L	≤2.0	≤2.5	≤2.0
Hb	110~160 g/L	≤1.5	≤2.0	≤2.5
PLT	(100.0~300.0)×10^9/L	≤5.0	≤8.0	≤6.0
HCT	35%~55%	≤3.0	≤4.0	≤2.5
MCV	80~100 fL	≤2.0	≤2.5	≤3.0
MCH	27~34 pg	≤2.0	≤2.5	≤3.0
MCHC	320~360 g/L	≤2.5	≤3.0	≤3.0

表 3-3 全自动血细胞分析仪检测性能的比对允许误差

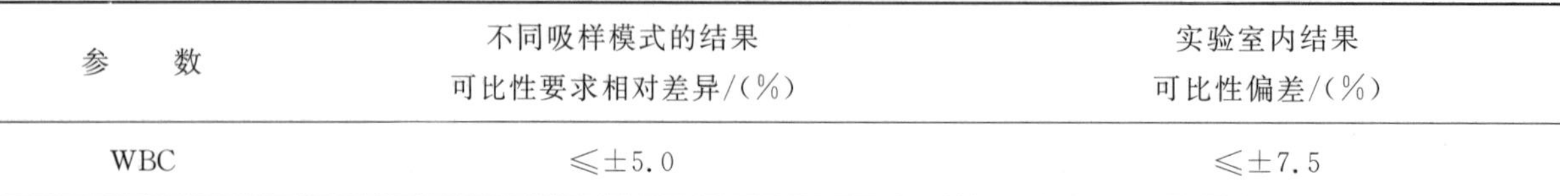

参数	不同吸样模式的结果 可比性要求相对差异/(%)	实验室内结果 可比性偏差/(%)
WBC	≤±5.0	≤±7.5

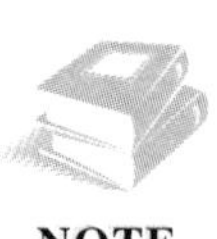

续表

参　数	不同吸样模式的结果 可比性要求相对差异/(%)	实验室内结果 可比性偏差/(%)
RBC	≤±2.0	≤±3.0
Hb	≤±2.0	≤±3.5
PLT	≤±7.0	≤±12.5
HCT	≤±3.0	≤±3.5
MCV	≤±3.0	≤±3.5

4. 血细胞分析仪的校准　新购置的仪器投入使用前、仪器更换部件或维修后、室内质控和室间质评检测结果有漂移或比对结果超出允许范围以及正常使用半年以上时，都必须按照国际参考方法对血细胞分析仪进行校准。血细胞分析仪的检测结果只有溯源至参考方法，才能保证结果的准确性和不同实验室检测结果的可比性。校准方法和程序见中国卫生行业标准 WS/T 347—2011《血细胞分析的校准指南》。

使用仪器生产厂家配套的校准物按照说明书的要求进行校准，注意仪器、试剂和校准物均应配套使用。当无配套的校准物可用时，只能使用溯源至参考方法的定值新鲜血液进行校准，不能使用质控物代替校准物来校准仪器。

四、血细胞分析仪的维护保养

血细胞分析仪是临床检验中使用频率较高的仪器。良好的工作环境，正确的操作和严格的维护保养是保证仪器性能稳定、正常运行、降低故障率和延长寿命的关键。应根据操作说明书和本实验室的分析要求，编制仪器操作和维护保养的标准作业程序(standard operation procedure，SOP)，用以指导和规范日常工作。精密仪器应由专人管理，在工作中做好仪器的使用登记、日常维护与保养工作。定期的检查和维护应及时记录，以备查验。

(一) 装机要求

血细胞分析仪为精密电子仪器，各部件对电源的要求较高，须有独立的断电保护装置和抗干扰电源，并良好接地；仪器工作环境温度为 15～30 ℃，温度变化小于 5 ℃；最大湿度为 85%；实验室内保持清洁，无灰尘、无绒毛，防止仪器在工作中吸入灰尘和绒毛，造成仪器的损毁及对准确度的影响；仪器后部至少应留出 60 cm 以上的距离以利于散热和维修。

(二) 预防保养

1. 及时更换试剂　尽量整瓶更换试剂，以免带来污染。

2. 定期检查仪器连接管道　按照管道更换表对相应的管道进行定期更换。

3. 更换部件　定期或必要时更换空气过滤器和分类混匀池等。

4. 检查部件　确认相关部件是否损坏、功能失效或不清洁，若有必要则及时清洁或更换。

(三) 常规保养

1. 每日保养　每日执行开机、关机程序，关机时仪器自动排空和清洗，关机浸泡至少 30 min。

2. 每周保养　每周进行一次整机清洁，保证仪器的进样针、比色池、管路系统的洁净。

3. 每月保养　清洗进样池、分析通道和进样架；清洁计数池微孔；检查并润滑仪器的机械部件。

保养时一般使用仪器配套清洗液，也可根据需要，自配加酶(如胃蛋白酶)的强效清洗剂，充满液路系统并过夜，提高清洗效果。

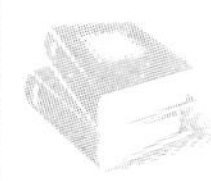

NOTE

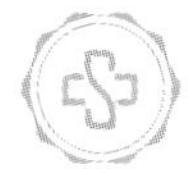

第二节　血液凝固分析仪

血液凝固分析仪(coagulation analyzer)简称血凝仪，是血栓与止血分析的专用仪器。可自动检测多种与人体血液凝固功能有关的指标，为出血性和血栓性疾病诊断、溶栓与抗凝治疗监测及疗效观察提供必要依据。

1910 年，Kottman 发明了世界上最早的血凝仪。随后出现了光学比浊法、电流法和机械法等不同分析原理的血凝仪。20 世纪 70 年代以后，各种类型的自动化血凝分析仪相继问世。在分析原理不断拓展的同时，检测项目也逐渐增多，从一般的筛选发展到可以对凝血、抗凝、纤维蛋白溶解系统单个因子的检测。20 世纪 90 年代开发的全自动血凝仪免疫通道，整合了不同的检测方法，使检测项目多样化，为血栓与止血等指标的分析提供了新的检测手段。

血凝仪按自动化程度不同分为半自动血凝仪与全自动血凝仪。半自动血凝仪主要检测常规凝血指标，操作简便、成本低，检测原理单一，但分析项目少、速度慢，自动化程度低。全自动血凝仪分析技术复杂、检测项目多、智能化程度较高，除凝血指标外还可以提供抗凝、纤维蛋白溶解系统单个因子的检测结果。

以全自动血凝仪为基础，与其他自动化血液分析仪器或系统相连，形成全自动血凝检测流水线系统。血液标本进入流水线后，经分配装置进入全自动检测流程，实现血液分析自动化，进而成为全实验室自动化的组成部分。

一、血液凝固分析仪的检测原理

目前血凝仪主要的分析方法有凝固法、底物显色法、免疫学法和干化学法。其中凝固法是血栓与止血指标检测的经典方法。

(一) 凝固法

凝固法是通过检测血浆在凝血激活剂作用下的一系列物理量(光、电、超声和机械运动等有关物理量)的变化，再由计算机分析所得数据，并将其换算成最终结果的方法，故又称为生物物理法。分析时将凝血因子激活剂加入待检血浆中，使其发生体外凝固，血凝仪连续探测并记录凝血过程中一系列物理量的变化，数据经处理后报告检测结果。这些变化的物理量可以通过电流法、光学法、超声分析法和磁珠法等进行测量。

光学法是现代血凝仪应用最多的检测方法。根据原理的不同，它又分为散射比浊法和透射比浊法两类，散射比浊法准确、精密，性能优于透射比浊法。光学法凝血分析技术的灵敏度高、仪器结构简单、易于自动化。但是异常标本如脂血、黄疸和溶血标本，低纤维蛋白原血症标本，以及样品测试杯的光洁度、加样中的气泡等因素，会产生本底浊度信号，干扰分析结果。仪器设置的补偿装置可以校正部分影响，当干扰因素过大时，校正失效，检测误差增加。

磁珠法又称黏度法，是根据磁珠运动的幅度随血浆凝固过程中黏度的增加而变化来测量凝血功能的方法。双磁路磁珠法是新一代的磁珠法分析技术，其测试杯两侧各有一组驱动线圈，它们产生恒定的交替电磁场，使测试杯底部特制的去磁小钢珠在血浆内保持等幅振荡运动状态。当加入凝血激活剂后，随着纤维蛋白的产生，血浆的黏度增加，小钢珠的运动振幅逐渐减弱，仪器根据另一组测量线圈感应到小钢珠运动的变化，当运动幅度衰减 50%时确定凝固终点。相比光学法，双磁路磁珠法除能排除样品本底的干扰外，还具有样品用量少、血浆和试剂充分混匀、测试杯无任何光学要求且可以反复使用等优点。磁珠法原理见图 3-8。

(二) 底物显色法

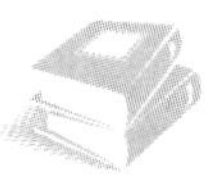

NOTE

底物显色法又称生物化学法，是通过测定产色底物的吸光度变化来推测所测物质的含量和活性的方法。检测通道以卤素灯为光源，波长一般为 405 nm。探测器与光源成直线，检测原理与比色计相似。

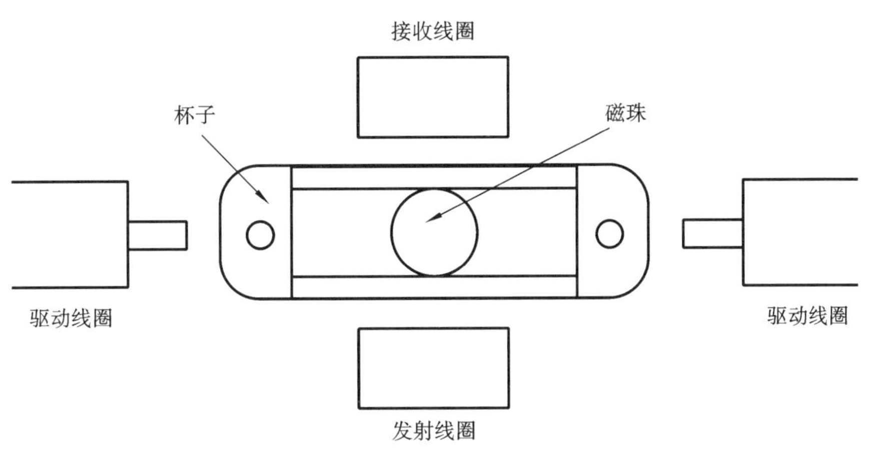

图 3-8 磁珠法原理

通过人工合成具有某种特定作用位点的小段肽，其与天然凝血因子的一段氨基酸序列相似，将可水解产色的化学基团与该多肽作用位点的氨基酸相连。测定时由于凝血因子具有蛋白水解酶的活性，它不仅能作用于天然蛋白质肽链，也能作用于人工合成的肽链底物，从而释放出产色基团，使溶液呈色。产生颜色的深浅与凝血因子活性成比例关系，故可对凝血因子进行精确的定量。目前人工合成的多肽底物有几十种，最常用的是对硝基苯胺（*p*-nitroaniline，PNA），呈黄色，可用 405 nm 波长进行测定。

底物显色法特异性好、精密度和准确度高，易于自动化和标准化，特别适合血栓或止血过程中的多种酶（原）的活性检测。

（三）免疫学法

以纯化的被检物质为抗原，制备相应的单克隆抗体，利用抗原抗体的特异反应对被检物进行定性和定量分析的方法，称为免疫学法。常用方法有免疫扩散法、火箭电泳法、双向免疫电泳法、酶标法和免疫比浊法。自动血凝仪多使用免疫比浊法，其操作简便、特异性高、准确可靠，易于自动化。

免疫比浊法分为直接浊度分析法和胶乳浊度分析法。直接浊度法采用透射比浊或者散射比浊测量原理。待检标本中的抗原与其对应抗体反应形成复合物，从而产生足够大的悬浮颗粒，通过测定透射光强度或散射光强度的变化来计算抗原的含量。胶乳浊度分析法通过将抗体预先包被在直径为 15～60 nm 的乳胶颗粒上，使抗原-抗体复合物体积增大，检测光通过时，透射光强度或散射光强度的变化更为显著和稳定，从而提高试验的敏感性。该方法多用于纤维蛋白原降解产物和 D-二聚体的分析。

（四）干化学法

这类分析方法主要用于即时凝血分析和床旁凝血分析。用惰性顺磁铁氧化颗粒（paramagnetic iron oxideparticle，PIOP）均匀分布并结合于可产生凝固或纤溶反应的干试剂中，PIOP 可在一固定垂直磁场作用下移动。当血标本通过毛细管作用进入干试剂反应层中，使干试剂溶解并发生相应的凝固反应或纤溶反应，与试剂结合的 PIOP 在反应过程中通过移动或摆动幅度的大小反映纤维蛋白形成或溶解的动力学特征。光电检测器收集 PIOP 摆动时产生的光强度变化，经数据处理报告分析结果。床旁凝血分析目前主要用于检测凝血和纤溶的常规试验，如凝血酶原时间、凝血酶时间、活化部分凝血活酶时间、纤维蛋白原，有的可报告激活全血凝固时间，还有的可检测组织纤溶酶原激活物、链激酶、尿激酶活性等。床旁凝血分析快速、简便、结果稳定、重复性好，能提供较准确的过筛数据，并大大减少完成检测所需的时间，适合于抗凝和溶栓治疗的床旁监测。

二、血液凝固分析仪的基本结构与功能

（一）半自动血凝仪的基本结构

半自动血凝仪主要由样品和试剂预温槽、加样器、检测系统（光学、磁场）及微机组成。有的半自动仪器还配备了发色检测通道，使该类仪器同时具备了检测抗凝及纤维蛋白溶解系统活性的功能。

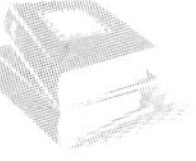
NOTE

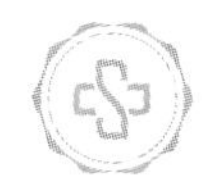

由于光学法半自动血凝仪具有影响因素多、重复性较差等缺陷，仪器中设置有自动计时装置，以告知预温时间和最佳试剂添加时间；有的仪器在测试位添加试剂感应器，感应器在移液器针头滴下试剂后，立即启动混匀装置振动，使反应过程中血浆与试剂得以充分混合；有的仪器在测试杯顶部安装了移液器导板，在添加试剂时由导板来固定移液器针头，保证每次均可以在固定的最佳角度添加试剂并防止气泡产生。这些改进提高了半自动血凝仪检测的准确性。

一般半自动血凝仪使用凝固法进行测试，需要用其他测试方法实现的凝血项目检测则可选择自动生化分析仪、酶标仪等进行。

（二）全自动血凝仪的基本结构

全自动血凝仪包括样品传送及处理装置、试剂冷藏位、样品及试剂分配系统、检测系统、计算机控制系统及附件等。

1. 样品传送及处理装置　血浆标本由传送装置依次向吸样针位置移动，大多数仪器设置有急诊位置，可使常规标本检测在必要时暂停，急诊标本优先测定。样品处理装置由标本预温盘及吸样针组成，前者可以放置数十份血浆样本。吸样针吸取血浆后放入预温盘的测试杯中，供重复测试、自动再稀释和连锁测试用。

2. 试剂冷藏位　试剂冷藏位可同时冷藏放置数十种试剂，避免试剂的变质。

3. 样品及试剂分配系统　样品及试剂分配系统由样品臂、试剂臂、自动混合器构成。样品臂自动提起标本盘中的测试杯置于样品预温槽中进行预温。随后试剂臂将试剂注入测试杯中（性能优越的全自动血凝仪设置有独立的凝血酶吸样针，以避免凝血酶对其他检测试剂的污染），自动混合器将试剂与样品充分混合后送至测试位，已检测过的测试杯被自动丢弃于特设的废物箱中。

4. 检测系统　检测系统与不同型号仪器采用的测量原理有关，是自动血凝仪的关键部件。常用凝固反应法检测系统。

5. 计算机控制系统　计算机控制系统根据设定的程序控制血凝仪进行工作，并分析处理检测数据，最终得到分析结果，通过计算机屏幕显示或打印机输出结果。计算机控制系统还具有储存患者检验结果、质量控制数据统计、记忆操作过程中的各种失误等功能，还可以很方便地与临床实验室信息系统（laboratory information system，LIS）相连接。

6. 附件　主要有系统附件、穿盖系统、条形码扫描仪、阳性标本分析扫描仪等。

三、血液凝固分析仪的技术指标与性能评价

（一）血液凝固分析仪的性能指标

1. 测试参数　血液凝固分析仪测试参数的多少与仪器的自动化水平有关，全自动仪器测试参数较多。

半自动仪器测试参数主要有凝血酶原时间（PT）、纤维蛋白原定量（Fbg）、活化部分凝血活酶时间（APTT）、凝血酶时间（TT）等。

此外，全自动仪器测试参数还包括D-二聚体（D-Dimer）、纤维蛋白（原）降解产物（FDP）、内源凝血因子（Ⅷ、Ⅸ、Ⅺ、Ⅻ）、外源凝血因子（Ⅱ、Ⅴ、Ⅶ、Ⅹ）、蛋白C（PC）、蛋白S（PS）、抗凝血酶（AT）、血管性血友病因子（vWF）和肝素（普通/低分子）等。

2. 测试速度　仪器的测试速度主要与仪器的自动化程度有关，全自动分析仪的测试速度较半自动仪器快，同时不同厂家及不同型号的仪器测试速度也存在一定的差别。全自动血液凝固分析仪的测试速度主要为PT 180～360测试/时，Fbg 60～120测试/时，APTT 80～160测试/时。

（二）血液凝固分析仪的性能评价

按照我国临床血液学检验常规项目分析质量要求（WS/T 406—2012）和美国临床和实验室标准化协会（CLSI）EP9—A3指南系列文件要求，对自动血凝仪性能进行全面的评价。

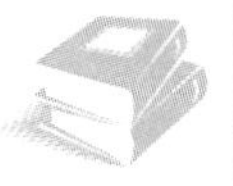

NOTE

1. 不精密度　不精密度指同一实验室用同种方法，在多次独立检测中分析同一样品所得结果的离

散程度。精密度也称重复性测定，指在规定的条件下，独立检测结果之间的一致程度。精密度的度量通常以不精密度表示，用以评价凝血分析的偶然误差。选用质控血浆或新鲜患者血浆在相同或不同时间内进行检测，分析批内精密度、日间重复性及总重复性。

批内精密度的验证最好采用 3 个浓度水平(位于正常、中度异常、高度异常)的临床样本或质控品进行测定。每个样本按常规方法测定 11 次，计算后 10 次检测结果的算术平均值和标准差，并计算变异系数。常用凝血试验项目批内精密度检测要求见表 3-4。

表 3-4 常用凝血试验项目批内精密度检测要求

项　目	不精密度 CV≤/(%)	
	正常标本	异常标本
ATPP/s	4.0	8.0
PT/s	3.0	8.0
TT/s	10.0	15.0
Fbg/(g·L^{-1})	6.0	12.0
D-Dimer/(μg·mL^{-1})	15.0	15.0

日内精密度以室内质控在控结果的变异系数为评价指标，应符合表 3-5 的要求。至少使用两个浓度水平(包含正常和异常水平)的质控品，在检测当天至少进行一次室内质控，剔除失控数据后，按批号或者月份计算在控数据的变异系数。

表 3-5 常用凝血试验项目日内精密度检测要求

项　目	不精密度 CV≤/(%)	
	正常标本	异常标本
ATPP/s	6.5	10.0
PT/s	6.5	10.0
Fbg/(g·L^{-1})	9.0	15.0

2. 正确度 正确度验证结果以偏倚为评价指标。至少使用 10 份检测结果在参考区间范围内的临床样本，每份样本检测两次，计算 20 次以上检测结果的均值，以校准实验室的定值或临床实验室内部规范操作检测系统的测定均值为标准，计算偏倚。Fbg 的偏移应小于 10%。

3. 线性范围 以质控物、定标物或混合血浆测定在不同稀释度(4～5 个浓度)时的各种自动血凝分析相关参数。各项目的线性回归方程斜率为 1±0.05，相关系数 $r \geqslant 0.975$。

4. 携带污染率 用高低两个活性/含量的血浆，先测定高值样品 3 次(H_1、H_2、H_3)，随即测定低值样品 3 次(L_1、L_2、L_3)，用下述公式计算携带污染率。一般携带污染率应不高于 5%。常用凝血试验项目的携带污染率的要求见表 3-6。

$$\mathrm{CR} = \frac{L_1 - L_3}{H_3 - L_3} \times 100\% \tag{3-3}$$

表 3-6 常用凝血试验项目的携带污染率要求

试验项目	携带污染率/(%)
ATPP/s	≤5
PT/s	≤5
FIB/(g·L^{-1})	≤10

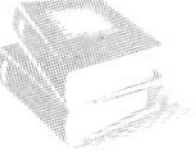
NOTE

5. 相关性(correlation) 相关性也称可比性分析，主要取决于对比方法的性能。评价时最好选择参

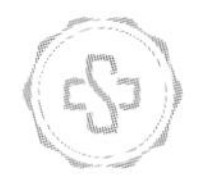

考方法为对比方法，这样在解释结果时，就可将方法间的任何分析误差都归于待评价方法。但目前大多数血凝分析参数缺乏参考方法，也可使用被评价血凝仪与已知性能并经校正的血凝仪做平行测定。如果偏差为固定误差或比例误差，可能是仪器没有校准，重新校准即可使用；如偏差缺乏规律性，则可能为仪器本身缺陷，用户难以解决。

6. 抗干扰能力(anti-interference ability) 抗干扰能力即血凝仪在异常标本或干扰物存在情况下的抗干扰能力。干扰因素包括脂血、溶血、黄疸标本，以及临床经肝素钠治疗的标本。

四、血液凝固分析仪的维护保养

检测前的充分准备和日常规范的维护保养是血凝仪正常运行、延长使用寿命的基本保障。仪器应专人管理专人使用；严格按照说明书做好定期的维护保养；发现问题及时处理；记录仪器使用、维护、检修和更换零配件的详细情况；掌握仪器的工作状态，对减少仪器的故障、保持良好的工作状态、获取准确可靠的分析数据有重要意义。

(一) 半自动血凝分析仪

这类仪器多数采用凝固法或磁珠法检测相关指标。

(1) 仪器和加珠器(磁珠法)必须远离电磁场的干扰；最好使用一次性测试杯和去磁小钢珠；使用稳压器提供电源；避免阳光直射和震动；避免仪器受潮和腐蚀。

(2) 为避免生物危险，实验时应使用一次性手套；定期用湿润的吸水纸清洁仪器表面和试剂位；用湿润的棉花清洁预温槽、加样器；用漂白液(5%的次氯酸钠溶液)清洁测量孔，如果血浆(试剂、质控物和定标液、缓冲液)污染了仪器，也需用漂白液进行擦拭，然后用清水洗净并干燥。

(3) 在尝试将零部件从机器上拆下之前，应先关机，然后将插头从电源插座上拔下。某些调整不得在机壳打开和开机状态下进行，只有厂商授权的人员才可以操作，且必须严格遵守基本安全规则。

(二) 全自动血凝分析仪

1. 每日维护 开机前检查水、电是否正常、试剂是否足够；检查样品探针、试剂探针、搅拌器、清洗针有无裂纹、折断和弯曲；打开系统面板，检查泵、水路系统是否漏水；清洗样品探针、试剂探针，防止针管堵塞；清空垃圾箱，清空废液，清洗使用过的反应管。

2. 每周保养 每周向液压管内灌注冲洗液；对管路系统进行一次彻底的清洗；清洗纯水滤芯；清洗试剂冷藏位和测试杯槽；清洗洗针池等。

3. 每月保养 指示灯校准；清洁机械运动部件和传动滑轨，加润滑油。

4. 每年保养 清洁洗液瓶内部；清洁负压器里的灰尘；清洁空气过滤网；更换光源灯等。

五、血液凝固分析仪的应用

血液凝固分析仪可以进行凝血、抗凝和纤维蛋白溶解系统功能和临床用药的监测等多个项目的分析。

1. 凝血系统 可进行凝血系统的筛选实验，如凝血酶原时间(PT)、活化部分凝血活酶时间(APTT)、凝血酶时间(TT)；单个凝血因子含量或活性的测定，如纤维蛋白原、凝血因子Ⅱ、Ⅴ、Ⅶ、Ⅹ、Ⅷ、Ⅸ、Ⅺ、Ⅻ等。

2. 抗凝系统 可进行抗凝血酶(AT)、蛋白C(PC)、蛋白S(PS)、抗活化蛋白C(APCR)、狼疮抗凝物质(LAC)等的测定。

3. 纤维蛋白溶解系统 可测定纤溶酶原(PLG)、α_2-抗纤溶酶(α_2-AP)、纤维蛋白降解产物、D-二聚体(D-Dimer)等。

4. 临床用药的监测 当临床应用普通肝素(UFH)、低分子肝素(LMWH)及口服抗凝剂如华法林时，可用血凝分析仪对相关指标进行监测，以保证用药的安全。

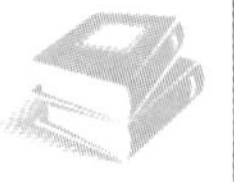
NOTE

第三节　血液流变学分析仪

血液流变学(hemorheology)是研究血液及其有形组分的流动性和变形性规律的学科，是新兴的生物流变学的重要分支。血液流变学分析仪(hemorheology analyzer ,HA)是在血液流变学的理论基础上发展起来的一种对全血、血浆或血细胞流变特性进行分析的检验仪器，主要有血液黏度计、红细胞变形测定仪、血沉分析仪、血小板聚集仪和红细胞电泳仪。20 世纪 50 年代 Copley 首次提出血液流变学的概念，随后出现了最早的毛细管式血液黏度计。1961 年，Wells 等人又研制出锥板旋转式血液黏度计，极大地推动了血液流变学的发展。1975 年，Bessis 等发明的激光衍射测定仪，实现了红细胞变形性的研究。目前国产的血液流变学分析仪在各级医院中广泛使用，成为临床医学和科研工作中不可或缺的重要分析仪器。

血液流变学分析仪的核心是血液黏度计，主要以检查全血和血浆黏度来诊断疾病及对疾病进行早期诊断的一种血液检测仪器。血液黏度(blood viscosity)是衡量血液流动性的重要指标，也是血液流变学研究的核心。其高低能反映血液循环的优劣，或血液供应的多少。黏度越大，血液流动性越小，反之亦然。其大小主要由血细胞比容、红细胞聚集性、红细胞变形性、红细胞表面电荷、血浆黏度、纤维蛋白原(FIB)含量及 WBC、PLT 流动性等内因决定，还与测量条件如温度、pH、渗透压、标本存放时间、抗凝剂、检测方法和仪器性能等因素有关。

血液黏度计按自动化程度分为半自动型黏度计和全自动型黏度计；按工作原理分为毛细管黏度计和旋转式黏度计。

一、血液黏度计的检测原理

1. 毛细管黏度计　其理论基础是泊肃叶定律(Poiseuille law)，即一定体积的液体，在恒定的压力驱动下，流过一定管径的毛细管所需的时间与其黏度成正比。临床中通过测定一定体积的全血(血浆)和等体积蒸馏水流过相同毛细管所需的时间之比值，计算全血(血浆)比黏度(ratio of viscosity)，见式(3-4)。

$$\text{全血(血浆)比黏度}=\frac{\text{全血(血浆)时间}}{\text{蒸馏水时间}} \tag{3-4}$$

血液、唾液等含有悬浮物等分散颗粒的流体，在一定的温度下其黏度值随切变率而变化。血流在毛细管中流动，距轴心不同半径处切变率不同，故管中各处黏度也就不同。毛细管黏度计测量全血黏度，所得结果只是某种意义上的平均，得不出在某一特定切变率下的黏度，必然对测量结果产生较大的误差。这种仪器数据处理时都会在电路或计算方面进行校正。

2. 旋转式黏度计　以牛顿的黏滞定律为基础，旋转式黏度计分为锥板式和筒-筒式两种，目前国产黏度计常用锥板式结构。锥板式黏度计由一个圆板和一个同轴圆锥组成，待测血样放在圆锥和圆板间隙内，一般固定圆板，使圆锥旋转，通过测量液体加在圆锥上的扭力矩换算成血样的黏度。测定时被测血样可在预先设定的切变率下，做单纯的定向流动，克服了毛细管黏度计在测量全血样品时呈现的非线性流层，及前进或退缩中流体与空气界面因表面张力所引起的弯月面对测定精度的影响。锥板式黏度计有较宽的切变率范围，符合 ICSH 要求，而且能提供不同角速度下的切变率。

锥板式黏度计适合全血黏度的测定，准确度高，重复性好，是研究全血凝固过程、黏弹性及红细胞变形性、聚集性等指标的理想仪器。

二、血液黏度计的基本结构与功能

半自动和全自动血液黏度计在结构上的差异主要表现在样品前处理、自动清洗功能的自动化程度、数据处理的能力、标准液校准程序以及分析测试速度等方面的不同。全自动仪器配置的样品盘，在 CPU 的控制和步进电机的驱动下，配合标本探针协调动作，自动完成标本的分配任务；标本探针具有吞

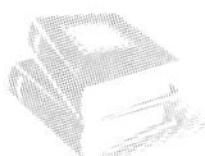
NOTE

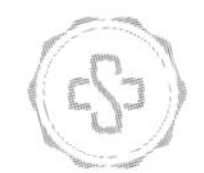

吐混匀能力，将沉淀的血细胞与血浆混匀，确保全血黏度的准确测定；标本探针每次完成采样任务后，自动移到冲洗站位置进行针管腔内外壁的清洗。半自动仪器没有上述的结构与功能，操作人员在机外人工混匀全血样品，再将待测样品通过采样针吸入仪器进行测定。

1. 毛细管黏度计 仪器基本结构包括长型毛细管、储液池、恒温控制器、计时器等部件。由于黏度与温度呈负相关，测量时对温度的要求很高，所以测量毛细管和储液池都安装在恒温控制器中。仪器通过泵将被测样品吸入储液池中，再通过泵对血样施以已知的切变压力，分成高切、中切和低切，使待测血样流过毛细管，同时由光电检测器测量流过的时间，计算出实测时间下被测血样在高、中、低切变率下分别对应的黏度值。仪器结构简单、价格低廉、操作简便、分析速度快，但检测的指标少。

2. 旋转式黏度计 锥板旋转式黏度计由样本传感器系统、转速控制与调节系统、力矩测量系统和恒温系统组成。锥板旋转式黏度计的核心是铝合金锥板，配低惯性调速驱动电机，由控制电路提供不同的驱动电压；测量系统一般为高精度光栅装置，是目前较先进的切变率测量传感器，可以实现全部检测过程的实时测量，描绘的黏度切变率曲线更加真实可靠，还可以求出测量范围内多点切变率下的血液黏度值；恒温系统多采用半导体恒温元件。

三、血液黏度计的技术指标与性能评价

以锥板旋转式黏度计为例，列举仪器的检测指标和性能指标，为选购及评价仪器提供参考。为保证测量的准确度和正常的工作状态，建议至少每隔半年应对性能指标进行一次验证。

（一）主要技术指标

1. 检测指标 主要有全血高切黏度（200 s^{-1}）、全血中切黏度（50 s^{-1}）、全血低切黏度（1 s^{-1}）；血浆黏度、血沉、压积；红细胞聚集性、红细胞变形指数和刚性指数；血红蛋白及红细胞电泳时间等。

2. 检测范围 切变率：1～200 s^{-1}；黏度：0～60 mPa・s；切应力：0～12000 mPa。

3. 测试时间 单样本测量标准黏度液黏度值时间小于 1 min。

4. 测量精度 锥板法测试准确性误差小于 1.5%，毛细管法测试准确性误差小于 1%。

5. 变异系数 通常 CV≤2%。

6. 样品用量 锥板法 200～800 μL 可调；毛细管法 200 μL。

（二）性能评价

1. 正确度 以国家标准物（GBW36 标准黏度液）为准进行鉴定。评价时，分析在剪切率为 1～200 s^{-1}范围内低黏度液（约 3 mPa・ s）和高黏度液（约 18 mPa・ s）的黏度测量值，取 3～5 次以上测量平均值，再与标准值进行比较。要求实际测定值与真值的相对偏差小于 3%。

2. 重复性 取同一血样，比容在 0.40～0.45，按仪器操作规程测量 11 次，取后 6～10 次测量值计算 CV 值。在高切变率时，血液表观黏度的 CV 值小于 3%；在低切变率时，血液表观黏度的 CV 值小于 5%。

3. 分辨率 考查黏度计所能识别的血液表观黏度的最小变化量，一般以红细胞比容的变化来反应仪器的分辨率。取比容在 0.40～0.45 范围内的正常人全血，以其血浆调节比容的变化。在高切变率（200 s^{-1}）下，仪器应能反映出比容相差 0.02 时的血液表观黏度的变化；在低切变率（5 s^{-1}）以下时，仪器应能反映出比容相差 0.01 时的血液表观黏度的变化。上述测量取 5 次以上测定值的平均值。

4. 灵敏度和量程 检测切变应力的灵敏度和量程是血液黏度计的关键指标。测力传感器应具有 10 mPa 灵敏度才能测定 1 s^{-1}的血液黏度，对于一个恒定切变应力的黏度计，这一控制范围应在 100～1000 mPa。

血液黏度的测定应包括较宽的切变率范围，理想工作范围应包括 1～200 s^{-1}的切变率。

5. 温控范围 温度的变化会使血液黏度及相关检测指标发生变化，因此测量温度应精确控制在范围之内。ICSH 提出的温度控制参考标准为（37±0.5）℃。

四、血液黏度计的维护保养

仪器应在额定的电源功率和电压下进行工作。注意防尘、防磁、防潮、防腐蚀。确认主机接地线连

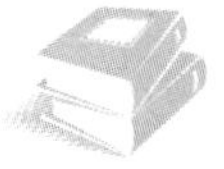

NOTE

接有效、可靠。特别注意仪器放置水平和稳固,否则仪器性能不稳定,读数波动大。

每日维护保养:开机前,检查清洗液是否充足,清洗液池和管路。关机前,清洗液池和管路 8～10 次,之后轻轻地取出定心罩、切血板,用棉签或柔软的纸巾擦拭切血液池及切血锥板表面,擦拭完毕放回锥板,依次盖上定心罩、防尘罩盖,清空废液桶。使用中性清洗液小心、轻柔清洗,注意不得将清洗液或标本加入锥板轴孔内,以防止其损伤和磨损。不得使用次氯酸钠等消毒液、化学腐蚀剂及酒精清洗仪器部件。

每月做一次仪器水平调整,确保仪器性能良好。每隔半年应对仪器的性能指标进行检验和标定。经常检查蠕动泵和泵管,必要时更换泵管。

五、血液黏度计的应用

血液流变学分析仪的检测参数对临床诊断的特异性不高,不能作为疾病的诊断依据。研究表明许多疾病可导致血液流变异常,相关参数可作为许多疾病诊断和鉴别诊断的辅助指标;观察药物治疗前后血液流变学的变化,为评价药物的疗效、探索新的治疗方法提供了新的途径。

已报道的血液流变学相关疾病包括血管性疾病如高血压、脑卒中、冠心病(心绞痛,急性心肌梗死)、周围血管病(下肢深静脉血栓,脉管炎,眼视网膜血管病等);代谢性疾病如糖尿病、高脂蛋白血症、高纤维蛋白血症、高球蛋白血症;血液病如原发性和继发性红细胞增多症、原发性和继发性血小板增多症、白血病、多发性骨髓瘤;其他疾病如休克、脏器衰竭、器官移植、慢性肝炎、肺心病、抑郁性精神病等。

第四节　血栓弹力图分析仪

血栓弹力图(thromboelastography,TEG)是用血栓弹力图分析仪描绘出血液凝固变化和纤溶整个过程的图形,通过动态观测血液凝固过程以整体评估凝血系统及纤溶系统功能状态的检测方法。该仪器能模拟人体环境中的凝血-纤溶整个过程,通过物理方法将血块弹性强度转换成图形,提供从凝血启动到凝血酶原复合物形成、纤维蛋白原降解为纤维蛋白、并交联成纤维蛋白多聚体、血小板聚集、血块增长、最大血块形成、交联纤维蛋白溶解的全部信息。TEG 于 1948 年由德国 Harter 教授发明,经过 60 多年的发展完善,TEG 已在围手术期指导监测凝血功能和成分输血的应用中日臻成熟,目前 TEG 在心脏外科手术、器官移植、外伤、产科等领域均有广泛应用。

一、血栓弹力图分析仪的检测原理

血栓弹力图分析仪主要由样品反应杯、圆柱形杯盖、金属探针、连接圆柱体的扭力传感器以及描记分析系统等组成。样品反应杯的盖子和悬垂丝耦合成一体,杯子在磁场的作用下,以 4°45′角度匀速转动和每 9 秒或 10 秒一周的速度,模拟人体血液流动过程。当受检血液呈液态未凝固时,样品杯的转动不能带动血液中的圆柱体和金属探针(悬垂丝)转动,探针与血液无明显旋转剪切应力产生,通过传感器反映到描记图上的信号是一条直线;当血液开始凝固时,杯与圆柱体之间因纤维蛋白粘附性而产生阻力,杯的转动带动圆柱体和金属探针同时转动,金属探针受到标本形成的切应力作用,随之出现左右旋动,金属针在旋动过程中由于切割磁力线而产生电流(通过传感器转换为电信号),探针与血液之间的剪切应力随血凝块形成速率和强度的增大而增大,因恒温槽往复旋转,故使凝固曲线为音叉形。当血凝块溶解时,针与血凝块的剪切应力逐渐减少,音叉形曲线逐渐收拢。系统检测到的从凝血开始到纤维蛋白溶解过程中的物理信息经电脑软件处理后,便形成特有的血栓弹力图。血栓弹力图形成原理示意图如图 3-9 所示。

二、血栓弹力图分析仪的基本结构

血栓弹力图分析仪主要检测部件包括杯槽、样品反应杯、圆柱形杯盖、感受血凝块阻力的金属探针、连接传感器的悬垂丝、机电传感器及分析软件等。

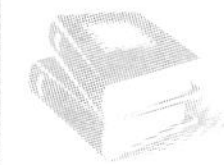
NOTE

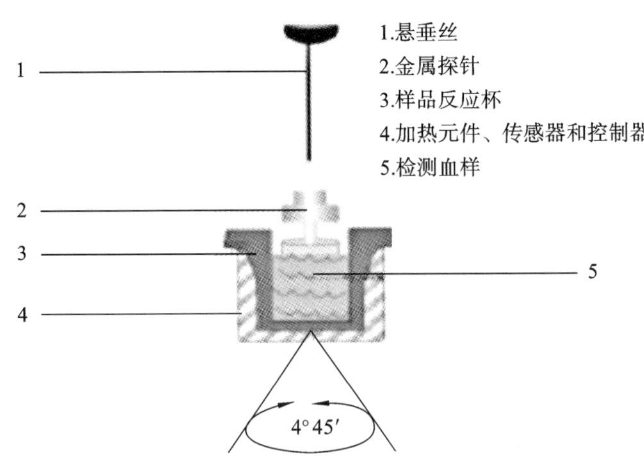

图 3-9　血栓弹力图形成原理示意图

1. 杯槽　装载样品杯，并加热至 37 ℃恒温，其以 4°45′角度匀速转动，每 9 秒或 10 秒转动一周，模拟人体血液流动过程。

2. 样品反应杯　用于加入血液样品及试剂，为血液凝固和凝块溶解容器，可随杯槽匀速转动。

3. 圆柱形杯盖　杯盖有一个圆柱体向下伸出，杯盖上方插在金属探针上，用来监测凝固状态。

4. 金属探针　金属探针由螺旋丝悬挂着浸泡在血样中，用来监测凝固状态。当探针受到血凝块形成产生的剪切应力的影响而发生左右旋动，金属探针在旋动过程中由于切割磁力线产生电流，被传感器转换为电信号并以 2 mm/min 的速率加以记录并描记出相应的曲线图形。

5. 悬垂丝　连接金属探针与传感器。

6. 机电传感器　金属探针旋转切割磁力线，通过传感器转换为电信号，经 TEG 配套专用软件画出曲线图形。

三、血栓弹力图分析仪的检测参数及评价

（一）检测参数

由于适用于 TEG 检测的血样种类很多，加上不同的抗凝方式，无论哪种血样进行 TEG 检测，参数名称相同，但参考区间不同。TEG 是以时间为横坐标，振幅为纵坐标形成的图形（图 3-10）。

表 3-7 以高岭土激活剂为例介绍了 TEG 的主要参数及参考区间。

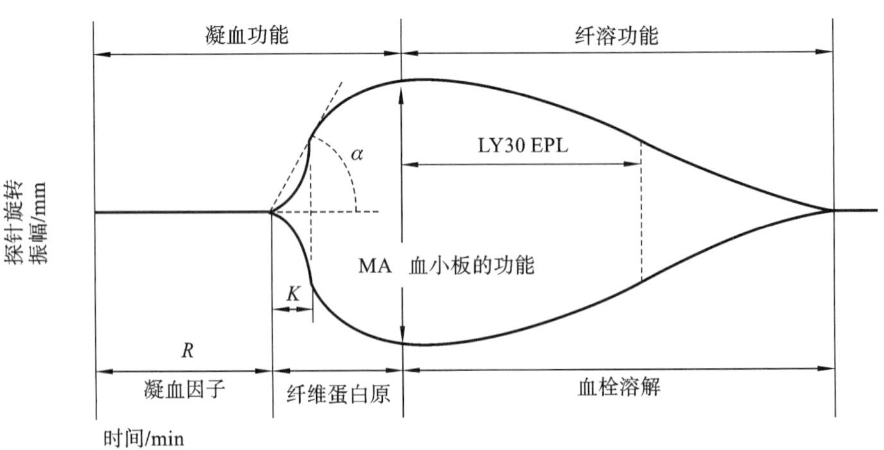

图 3-10　血栓弹力图

表 3-7　TEG 的主要参数及参考区间

参　数	含　义	参考区间
R	从血样开始检测到描记幅度达 2 mm 所需要的时间(min)，即开始检测到第一块纤维蛋白凝块形成的潜伏期。R 反映参加凝血过程(内源性、外源性和共同途径)所有凝血因子综合作用	5～10 min
K	从 R 时间终点到描记幅度达到 20 mm 所需的时间(min)。反映血块形成速度，体现的是纤维蛋白原的功能，代表初始的血块动力学	5～10 min
α	从血凝块形成至描记图最大曲线弧度作切线与水平线的夹角。α 与 K 密切相关，反映纤维蛋白积聚和交叉连接(血块加固)的速度，代表了纤维蛋白原水平，当凝血处于重度低凝状态时，血块幅度达不到 20 mm，此时 K 无法确定。因此，α 比 K 更有价值，影响 α 的因素与影响 K 的因素相同	53°～72°
MA	代表描记图上的最大振幅，即最大切应力系数(mm)，反映正在形成的血凝块的最大强度及血凝块形成的稳定性。主要受纤维蛋白原及血小板(约占 80%)两个因素影响，MA 反映了血小板的聚集功能，血小板质量或数量异常都会影响到 MA	50～70 mm
LY30 LY60	MA 确定后，在 30 min 和 60 min 内血凝块溶解或减少的速率(%)，是反应纤溶状态的指标	0～7.5%
EPL	预测在 MA 确定后 30 min 内血凝块将要溶解的百分比(%)，作用同 LY30。当 MA 测定后 30 min，EPL 与 LY30 一致，当 EPL>15%提示纤溶亢进，结合 CI 可进一步鉴别原发性纤维蛋白溶解亢进和继发性纤维蛋白溶解亢进	0～15%
CI	为凝血综合指数，源自 R、K 、α 和 MA，用于描述患者的整体凝血情况。通常认为 CI <－3 为低凝状态，CI>＋3 为高凝状态	－3～＋3

（二）评价

传统常规凝血功能检测凝血时间、PT、APTT、TT、Fbg 或 D-二聚体等，只能反映血浆中凝血因子的活性，反映凝血过程中某一阶段或某种凝血产物，只能片段地、部分地描记凝血过程，检测结果常常受到肝素类物质的影响。

TEG 是一种灵敏、快捷的凝血检测技术，能完整地监测从凝血开始，至血凝块形成及纤维蛋白溶解的全过程，反映凝血过程中血小板与凝血因子的相互作用，评估凝血过程中的凝血因子、Fbg、血小板等各组分的功能水平，更全面地评价血小板-纤维蛋白凝块的强度。该试验用血量少，全血、血浆和富含血小板的血浆均可用于检测，且结果不受肝素类物质的影响。检测准确、速度快，具有自动诊断功能，在临床外科、麻醉、ICU、体外循环、器官移植等科室疾病中广泛应用。但 TEG 也存在一定的局限性，如无法检测血管内皮细胞对凝血造成的影响，尿毒症患者的凝血功能紊乱往往由血管内皮细胞功能异常导致。TEG 能评估凝血全貌，不同于传统凝血试验。

四、血栓弹力图分析仪的维护保养

(1) 仪器工作环境要求干燥、清洁，平稳，温度恒定在 15～37 ℃；仪器在运行过程中要保持稳定和水平位置，不能震动。

(2) 杯槽和探针应定期用酒精清理干净，并干燥待用。

(3) 开机前要检查仪器顶部水平气泡是否在水平仪的中心位置，如不在中心位置要调节仪器水平调节角。

(4) 仪器运行前，要检查加热器与样品槽是否接触，以保证仪器检测时温度控制在 37 ℃。

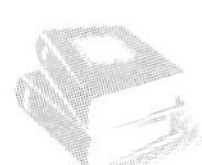

NOTE

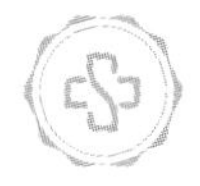

五、血栓弹力图分析仪的应用

TEG 反映了凝血过程中的所有成分(如凝血因子、血小板)并提供了血块形成的信息。可用于器官移植凝血监测、肝素类药物(如普通肝素、低分子量肝素)的疗效监测;在指导输血中取得了良好的效果,已成为围手术期监测凝血功能的最重要的指标。在心血管手术、器官移植手术、重症监护和其他出血量大的手术,以及儿科、妇产科、急症创伤中心、止血研究等领域中应用广泛,已逐渐成为一种重要、准确、快速的临床止血监测工具。

血栓弹力图的检测方法主要有普通 TEG 检测、肝素酶对比检测、功能性纤维蛋白检测、血小板聚集功能检测等。不同方法所使用的激活剂不同,作用也不同(表 3-8)。

表 3-8　不同 TEG 检测方法临床应用

种　　类	激　活　剂	临床应用
普通 TEG 检测	高岭土	评估凝血全貌:①凝血异常的筛查,评估凝血全貌,判断凝血状态;②鉴别诊断出血原因、指导成分输血;③鉴别诊断原发性纤维蛋白溶解亢进和继发性纤维蛋白溶解亢进;④监测促凝、抗纤溶或抗凝等药物疗效,如华法林、比伐卢定、诺其、戊糖、止血环酸等;⑤评估血栓概率,预防手术后的血栓发生
快速 TEG 检测	高岭土+组织因子	快速检测凝血系统功能,其他基本同上
肝素酶杯检测	高岭土+肝素酶	判断肝素残留:①评估肝素、低分子肝素的疗效;②评估中和肝素后的效果;③判断是否存在肝素抵抗
血小板聚集功能检测	AA 或 ADP 或 AA+ADP	评估抗血小板药物,如阿司匹林、氯吡格雷等药效
功能性 Fbg 检测	组织因子+血小板抑制剂	检测 Fbg 功能:①测定参与血凝块形成的纤维蛋白原功能;②鉴别诊断血小板-纤维蛋白血凝块强度下降的原因;③测定纤维蛋白原功能

注:AA——花生四烯酸;ADP——二磷酸腺苷。

第五节　自动血沉分析仪

红细胞沉降率(erythrocyte sedimentation rate,ESR)简称血沉,是指在规定条件下,离体抗凝全血中红细胞在单位时间内自然下沉的距离,即红细胞沉降速率。人体影响血沉的因素主要有血浆蛋白、红细胞等因素。自动血沉分析仪是一种专门分析红细胞沉降率及相关指标的自动化仪器,其操作简便,在临床中对许多疾病的动态观察与疗效评价有参考价值。

一、自动血沉分析仪的检测原理

健康人抗凝全血中红细胞沉降一般分为三个过程:①红细胞缗钱状聚集期,约 10 min。②红细胞快速沉降期,聚集逐渐减弱,红细胞以恒定的速率下降,约 40 min。③红细胞堆积期,此时红细胞缓慢下沉,逐步向试管底部聚集,约 10 min。

目前常用的自动血沉分析仪的基本原理和方法均以魏氏法为基础,根据红细胞下沉过程中浊度的改变,采用红外线探测技术或光电技术定时扫描红细胞与血浆界面位置,动态记录血沉全过程。如红细胞沉降过程中,上层透明血浆可透过红外线,下层红细胞等物质呈褐红色,可吸收红外线,利用红外线探

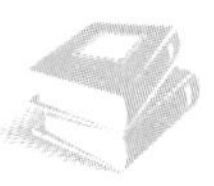

NOTE

测技术，对信号进行处理后得出血沉分析结果。仪器利用一对红外发送和接收管监测装置沿血沉管滑动来测定红细胞和透明血浆的分界面，在一定时间（一般为 60 min，快速分析可缩短至 30 min 及以下）内可测出红细胞的动态沉降变化情况，绘制血浆高度-时间的红细胞沉降曲线（H-T 曲线），观察红细胞沉降速率，红细胞在自身血浆中的沉降曲线呈 S 形。

20 世纪 90 年代开发的快速自动血沉分析仪中，血沉管成 18°角倾斜放置并随转盘转动，促使红细胞加速沉降。采用光电检测技术，以激光为光源，动态检测样本中红细胞聚集和沉降过程，自动记录红细胞沉降值，换算为标准魏氏法结果。

二、自动血沉分析仪的基本结构

自动血沉分析仪由光源、血沉管、检测系统、数据处理系统四个部分组成。

1. 光源 光源多采用红外光源或激光。

2. 血沉管 血沉管为透明的硬质玻璃管或塑料管，是抗凝全血的容器和沉降管。

3. 检测系统 检测系统一般采用光电二极管进行光电转换，将透过的红外光或激光强度转换为电信号。

4. 数据处理及显示、打印系统 数据处理及显示、打印系统由放大电路、数据采集和处理软件、显示和打印系统组成。其作用是将检测系统检测的信号经计算机处理，换算成血沉结果，并可在计算机上显示和打印结果。

三、自动血沉分析仪的性能指标与评价

自动血沉分析仪的最大特点是能动态地反映红细胞沉降的全过程。一般可以报告 30 min 或 60 min 的血沉结果和 Katz 指数，高端的仪器还可选择报告红细胞沉降曲线、红细胞最大沉降速度终末时间 t_{max}、红细胞最大沉降速度 v_{max} 等有意义的指标。血沉分析仪性能评价以国际血液学标准化委员会推荐的改良魏氏法为准，仪器主要性能评价指标一般包括重复性、分辨率、准确性、相关性和抗干扰（异常标本）及温度控制的可靠性等指标，评价时随机采集高、中、低血沉值各 10 份以上标本进行试验。其他主要性能指标如下。

1. 标本采集管 一般为定量真空管，用于标本采集与测定，全过程封闭避免了标本对操作者和环境的污染，保证生物安全。

2. 标本量 一般为 1.5 mL 以内，与手工魏氏法比较，标本采集量更少。

3. 分辨率 可以精确到 ±1 mm/h，判读结果准确。

4. 检测速度 检测一个标本一般需要 30 min；常规仪器有 5～20 个测试通道；检测速度为 10～40 测试/时，比传统手工法快速、简单。

5. 检测范围 0～140 mm · h^{-1}（魏氏法结果），与魏氏法检测范围相近。

6. 检测重复性 CV＜3%。

7. 自动温度补偿功能 可对室温（18～30 ℃）的检测结果根据血沉校正表修正到 18 ℃时的数值，避免室温过高血沉加快、室温过低血沉减慢对测试结果的影响。

四、自动血沉分析仪的维护与保养

自动血沉分析仪的体积小，安装和使用必须严格按照说明书的要求进行操作。为保证仪器性能稳定、延长使用寿命，应注意进行常规的维护保养。

每天开机前注意检查是否有液体浸入仪器内部，或有不明液体从仪器内部渗出，出现类似情况，操作者应停止使用，查明原因，并清除液体。每次测试完毕，关机断电。用棉签蘸 5%次氯酸钠溶液对血沉管孔位周围进行消毒。

仪器最敏感的部件是内部的红外线发射管和接收管，注意保持测试孔的清洁和干燥，不要用水或潮湿的布清洗仪器，因为水或者尘埃进入测试孔中会对仪器造成很大的危害。当设备不使用时，请用防尘

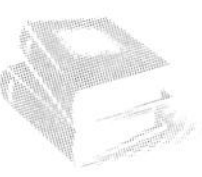
NOTE

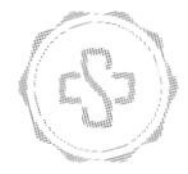

罩盖好仪器。灰尘可用普通的吸尘器清除。

五、自动血沉分析仪的临床应用

血沉分析仪主要用于血沉检测。血沉是一种非特异性试验，很多生理和病理情况下均可出现血沉加快，因此 ESR 在疾病诊断方面特异性较差，在临床上不能单独作为疾病的诊断指标，主要作为对某些疾病如慢性风湿性疾病、结核病等的辅助诊断和动态监测。

第六节　血小板聚集仪

血小板是骨髓巨核细胞成熟后，胞质剥落下来的“碎片”，无核但有酶和生物活性，具有黏附、聚集、释放、促凝、血块收缩和维持血管内皮完整性等生理功能。活化的血小板黏附在一起，相互作用成团，形成血小板聚集(platelet aggregation，PAg)。聚集功能是血小板主要生理功能之一，在生理性止血和病理性血栓形成过程中起着至关重要的作用。因此血小板聚集试验(platelet aggregation test，PAgT)结果是评价血小板功能的重要指标，对于出血性疾病和早期血栓形成的风险评估、相关疾病的病理机制以及协助临床选择正确的治疗方案等具有重要的指导意义。血小板聚集仪是检测血小板聚体程度相关指标的仪器。

一、血小板聚集仪的检测原理

血小板聚集仪的检测原理分为光学比浊法、散射性粒子检测法、剪切诱导聚集测定法、发色底物/发光物聚集法、电阻抗原理、流式细胞术等，其中光学比浊法和电阻抗法检测原理应用广泛。

1. 透射比浊法原理　将富血小板血浆(platelet-rich plasma，PRP)置于比色管中，加入诱聚剂(主要有 ADP、肾上腺素、花生四烯酸等)后，用涂硅的小磁粒进行搅拌，血小板逐渐聚集，血浆浊度降低，透光度增加。当血小板完全聚集后，透光度最大并趋于恒定。仪器的光检测系统检测反应杯中光强度的连续变化，经光电信号转换、放大，信号数据处理系统记录并绘制透射光强度随时间变化的曲线，观察血小板聚集的全过程，记录反映血小板聚集的速度、程度和解聚等方面的参数和信息。

2. 散射比浊法原理　散射比浊法采用检测通道光源与光探测器成 90°角，当向 PRP 标本中加入诱聚剂后，血小板发生聚集，PRP 样品逐渐变得澄清，同时样品的散射光强度增加。仪器检测并记录信号的变化，描绘散射光强度-时间变化的聚集曲线。散射比浊法的灵敏度比透射比浊法更高。

3. 电阻抗法原理　仪器反应体系中加入一对铂电极并通以恒定的微电流，检测标本中的血小板在诱聚剂的作用下发生聚集反应并覆盖在铂电极表面，引起铂电极电阻抗的变化，最终引起电压脉冲变化。电压信号的变化与血小板聚集程度呈正相关，信号经放大和计算机数据处理，绘制成血小板聚集曲线。该法可用于 PRP 或全血中血小板聚集功能的检测。

电阻抗法对样品的要求较低，脂血和溶血等标本因素对测定无影响。但是电阻抗法对小聚集块的形成不敏感，且对仪器的维护保养要求较高，因此应用受到限制。

二、血小板聚集仪的基本结构

不同检测原理的血小板聚集仪的基本结构不同。光学比浊法血小板聚集仪的基本结构主要包括反应系统、光学检测系统、信号放大系统和数据处理系统。

1. 反应系统　反应系统主要包括样品槽、恒温控制单元和磁力搅拌系统三部分。样品槽用于盛放样品反应比浊杯。恒温控制单元主要功能是使样品槽的温度恒定在 37 ℃处，模拟人体的生理状态。磁力搅拌系统包括磁力搅拌器和磁珠，磁力搅拌器位于样品槽的底部，检测时使样品杯中的磁珠运动，保证血小板聚集反应的充分进行。

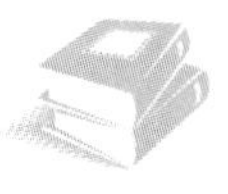

NOTE

2. 光学检测系统 光学检测系统主要由光源、滤光片(660 nm)及光电接收及转换装置组成。透射比浊型仪器的光检测装置与样品杯、光源成180°角;散射比浊型仪器的光电检测装置与样品杯、光源成90°角。光电接收及转换装置将血小板聚集反应过程中透射光或散射光的强弱变化转变成电信号,并进行连续监测。

3. 信号放大系统 因仪器检测到的电信号非常微弱,需要经过放大单元的放大、甄别和波形处理,再传输至计算机处理系统进行数据处理。

4. 数据处理系统 计算机接受放大后的电信号,在软件系统下进行数据分析和处理,最终得到血小板聚集反应的相关检测结果,将其直接打印或者传至实验室信息系统(LIS)。

三、血小板聚集仪的性能特点

1. 标本采集管 塑料或硅化的玻璃管。

2. 标本量 200～300 μL,标本采集量少。

3. 检测通道 多通道型仪器一般为2～8通道,通道一致性误差≤3%,重复性误差(CV)≤5%。

4. 搅拌速度 1000～1200 r/min。

5. 检测速度 性能优越的仪器的检测通道多至8个,同时检测8份样品只需要5 min,检测速度较快。

6. 检查项目 临床上血小板聚集仪不仅仅单纯检测血小板聚集,还可以同时检测许多其他指标,如肝素、AT Ⅲ、蛋白C等指标,检测项目较多。

四、血小板聚集仪的维护保养

(1) 仪器工作台应平稳无振动;仪器应避免阳光直射,远离强热物体;远离强电磁场干扰;防止受潮、腐蚀;工作环境温度应在10～30 ℃,湿度在45%～80%范围内;工作电源电压为(220±20) V,频率为50 Hz;应使用稳定电源,不与大功率电器共线并用;确保接地,避免干扰。

(2) 使用过程中仪器应保持清洁,特别是测试孔内的清洁,使用后一定要擦拭干净。

(3) 血小板聚集仪每年至少定标1～2次,包括光学系统的定标和恒温装置的校准。

五、血小板聚集仪的临床应用

血小板聚集是指血小板之间相互黏附的能力,对血栓性疾病和出血性疾病的诊断与疗效观察具有临床价值,具体如下:①用于血小板无力症、血小板增多症及血管性血友病的诊断。②用于伴有高凝状态的疾病如冠心病、卒中、糖尿病、肾病综合征等的辅助诊断。③用于伴有低凝状态的疾病,如消化道出血等的辅助诊断。④用于药物治疗效果评价,如对抑制血小板聚集药物的临床效果进行评价等。

第七节 自动血型鉴定仪

自动血型鉴定仪(automated blood grouping analyzer)是在凝胶微柱或玻璃微柱中进行抗原抗体反应试验,将血型鉴定、交叉配血、抗体筛选、抗体鉴定等试验的分析操作、反应级别评定、结果判定和打印以及试验后的清洗、废弃物的处理等环节实现自动化操作的仪器。自动血型鉴定仪集机械原理、电子学、光学、计算机技术等于一体,具有操作简单方便、检测速度快、试剂用量少、判读结果准确等优点,广泛应用于临床血型及血清学检验。

一、自动血型鉴定仪的检测原理

红细胞表面抗原与抗体的免疫反应是在微柱中进行的(微柱凝集试验技术)。柱中装有葡聚糖凝胶

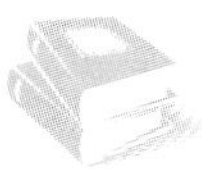

NOTE

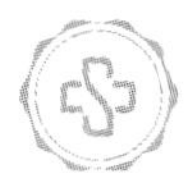

颗粒，颗粒之间的间隙具有分子筛作用，通过对凝胶种类的选择和凝胶浓度的调节，可以控制分子筛孔径的大小，其颗粒间隙只允许游离红细胞通过，凝集的红细胞不能通过。微柱上层为“反应池”，下层为“分离池”。红细胞抗原与相应抗体在微柱反应池中发生免疫反应，经低速离心后，未与抗体结合的游离红细胞通过凝胶颗粒沉淀于底部，形成“细胞扣”，即阴性反应；与特异抗体结合而凝集的红细胞因体积大被凝胶阻滞，留在凝胶上层或中间介质中，即阳性反应。微柱凝集反应原理见图 3-11。通过仪器内置照相机拍照，计算机数据处理系统判读反应结果和反应级别。

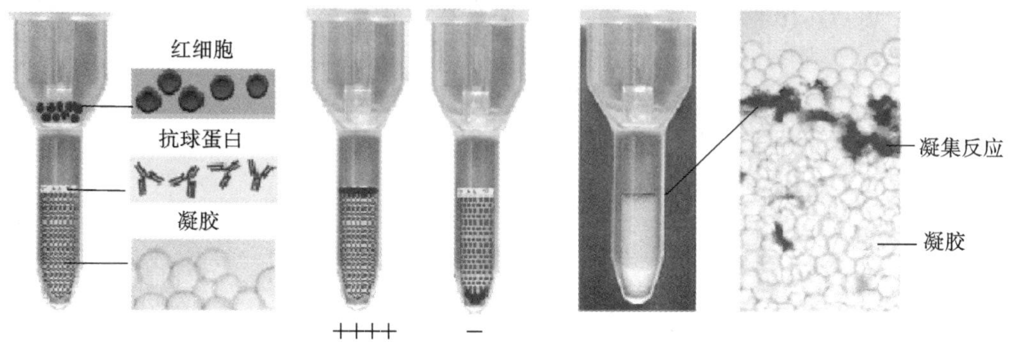

图 3-11　微柱凝集反应原理

二、自动血型鉴定仪的基本结构

不同型号的自动血型鉴定仪的基本结构大同小异，主要由分析系统、控制系统和显示系统组成。计算机控制系统是自动血型鉴定仪的大脑，与 LIS 连接。检测过程中样品的吸取，试剂的添加、更换和识别，条码的识别，恒温控制，冲洗控制，资源的定位和运行，数据结果的记录打印，质控的监控，仪器各种故障的报警以及仪器的维护提示等，都是由计算机操作系统和用户应用软件控制完成。

分析系统包括样品舱及样本装载和输送装置、液体储存容器、试剂处理装置、加样装置、添加试剂及稀释液等装置、孵育装置、离心机、检测装置、清洗装置、废弃物处理装置等。

1. 样品舱、样本装载和输送装置　样品舱内装有样本架，用以装载样本管。常见的样本装载装置有转盘式和直排式两种类型。转盘式装载装置可容纳多个样本架，包括可移动样本架和固定样本架。样品输送装置是将样品转送到样品室，供样品加样装置吸取标本。

2. 液体存储容器　用于盛放洗液和稀释液，包括生理盐水容器、蒸馏水容器和废液容器。由泵抽吸液体，抽吸的液体种类由软件通过容器与泵之间的阀门控制。常规检测期间仅抽吸生理盐水，关机期间转换为抽吸蒸馏水，重新启动时又由抽吸蒸馏水转换为抽吸生理盐水。每个容器的液位由软件通过压力检测进行监控。对于生理盐水和蒸馏水容器，当液位较低时低压检测会生成警告信息；对于废弃物容器，废弃物装满时高压检测会生成警告信息。

3. 试剂处理装置　不同种类的试剂分区储存。试剂卡置于储存抽屉套架内，位于主机下部。不同型号仪器试剂卡抽屉内可容纳不同数量试剂卡套架。试验过程中由开卡器（针穿刺）将试剂卡密封箔纸打孔，以便添加样本和试剂。开卡器一般由多个专用打孔器组成，可消除交叉污染风险并提高试验效率。

4. 加样装置　全自动加样，多机械臂操作，样品、试剂和检测各自独立运作。由液体泵带动探针精确定量吸取样品和试剂进行加样操作，控制样本的制备和转移、分配试剂及各种系统试液。加样针探针具有液面探测功能、凝块检测功能及防堵设计，并具有自动冲洗功能。

5. 恒温反应装置　包括 37 ℃孵育器和室温保持区。孵育器为金属浴，一般可孵育 24 张试剂卡；室温保持区可放置 42 张不需要孵育的试剂卡。

6. 离心机　离心机用于离心反应后的试剂卡，以加速沉淀未凝集的游离红细胞。具有自动添加试剂卡、保持平衡、自动控制离心速度和时间并自动监测质控的功能。不同型号仪器配置的离心机数量不

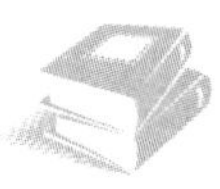

NOTE

同，一次可容纳试剂卡的数量也各异。

全自动血型卡专用离心机是组成全自动微柱凝胶法血型分析系统的重要部件之一，其功能和性能指标很大程度上直接影响自动血型鉴定仪的性能。

7. 检测器 检测器由自动读取器和内设照相机组成。自动读取器由自动读取器转子、旋转抓取器和条码阅读器组成。自动读取器转子把来自离心机的试剂卡旋转到抓取器可捡取的位置，旋转抓取器将试剂卡移动并扫过条码阅读器，读取试剂卡位置标识，然后移至照相机面前（有的仪器照相机设置在离心机内，直接读取结果），通过高分辨率 CCD 拍摄获取反应图像，对每孔进行正反双面多种图像拍照分析。基于这些获取的图像和预设的不同参数，系统可分析计算检测结果。试验结果可显示试剂卡各微柱中的反应级别，包括＋＋＋＋、＋＋＋、＋＋、＋、±和－、IND±、混合视野、溶血、细胞太少以及其他各种信息。

8. 废弃物舱 废弃物舱用于回收使用过的试剂卡。已读取结果的试剂卡被移回自动读取器转子或滑道，将用过的试剂卡滑入废弃物舱。

9. 清洗装置 仪器内部的清洗站用于加样探针的清洗。清洗站有两个清洗位置，深反应孔用于清洗完整的探针；浅反应孔用于清洗探针的末端。清洗站内储有清洗液，清洗站中间有一个小孔，通过导管连接至废弃物容器。

三、自动血型鉴定仪的分析性能及特点

血液定型、抗体筛选与鉴定的手工检测已有数十年历史，技术成熟，被临床和实验室医疗技术人员接受和信任。但是，手工检测耗时长、效率低、工作强度大、难于规范化和标准化，人工判断凝集反应结果主观性强，反应分级前后不一致、重复性差，易产生人为错误。1984 年 Yves Lapierre 博士发明了微柱凝胶技术，随后市场推出一体化全自动血型鉴定仪，可自动完成样本及试剂的条码阅读、加样、加试剂、孵育、离心、振荡、CCD 图像分析判定直至传输和打印结果。

（一）分析性能

1. 加样系统 全自动加样，独立设计的样品加样针、试剂加样针，能有效防止样本、试剂间的交叉污染。加样针具有液面探测功能、凝块检测功能及防堵设计，并能对异常吸取报警。

2. 条码系统 试验全过程实行条码控制。自动扫描读取并识别样本、试剂、微孔板的条码，避免人为误差。

3. 反应板 使用一次性反应板保证生物安全性，防止生物危害。

4. 检测速度 速度≥160 测试/时，同时 1 次准确定型率达到 99.9%以上。

5. 孵育器温度范围 （37±2）℃。

6. 判读系统 采用高分辨率的 CCD 获取反应图像，对每孔进行多种图像分析；基于这些获取的图像和预设的不同参数，系统可分析计算检测结果。

（二）特点

1. 自动化、规范化 全自动血型及配血分析系统可以根据设定的试验内容，由软件确定试验所需的试剂及系统需要执行的操作；自动识别试剂的有效日期、位置、剩余量等信息；自动加样、分配试剂，准确控制反应时间和离心转速、离心时间；客观判读结果；自动保存试验数据；实现试验全程自动化；使得试验操作更加规范。

2. 精密度和准确度高 检测全程自动化。可以精确控制各环节，减少人为误差，分析结果的精密度高。如 10 μL 移液器容量的精确度可以达到±7%，移液器容量的准确度可以达到±5%，这在手工操作时难以达到。试验结果 CCD 照相记录，无人为干预，试验结果的准确度和客观性也大大提高。

3. 安全性能好 仪器配备多种不同组合的开卡器，确保每种卡均由专用的开卡器打开，可避免交叉污染；自动取样、加试剂，自动处理废液和废弃试剂卡，避免了操作人员与试剂、样品及液体的直接接触，确保操作人员安全，也减少了环境污染。

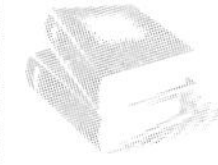

NOTE

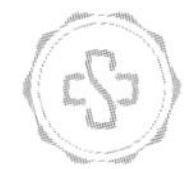

4. 可检测项目多　一台仪器可以实现所有凝集法原理测试的项目。由于可以同时设定单项试验和组合试验，即一次加样可以同时进行多项试验，大大提高了试验效率。另外，仪器还有急诊样本优先检测的功能。

5. 试剂用量少　自动血型鉴定仪试剂用量较手工操作少，仅微升级的试剂便可完成试验；自动定量吸样也减少了试剂的浪费。

6. 试验结果可长期保存　试验结果数据可随时保存在硬盘中，并可以 DVD 备份后长期保存，也可将试验结果数据上传至 LIS 系统中，便于送主管人员复核结果。储存的资料便于备查和进行资料统计分析，有利于输血检测质控和电子配血工作。

自动血型鉴定仪和手工操作相比，仪器成本较高，对操作人员有更高的技术要求，不但需要掌握血型鉴定的原理，而且还需要具备计算机基础知识和操作技能，使用仪器前必须经过专业培训。

四、自动血型鉴定仪的维护保养

1. 每日保养和维护　每天执行每日保养程序，检测仪器的表面或内部是否干净，有无血液、血清等，并擦拭干净；下班前进行试液回路的清洗和清除污染操作；关闭仪器后，用杀菌剂、杀病毒剂和杀真菌剂清洗工作台的外表面；清洁仪器外壁，清空废液桶和废卡桶等。

2. 每周保养和维护　每周执行周保养程序，主要包括加样针清洗、浸泡消毒和冲洗管道，按要求配置充足的周保养液和冲洗液等。

3. 每月保养和维护　每月执行月保养程序，包括加样针检查、蠕动泵检查、过滤器检查、液路疏通、传感器清洁和机械臂检查等。

4. 半年和年保养和维护　由厂家工程师完成。

五、自动血型鉴定仪临床应用

自动血型鉴定仪主要用于输血相容性试验检查。①血型鉴定及亚型鉴定。包括 ABO 血型、RhD 血型鉴定及 ABO 亚型鉴定，以确保同型输注血液成分。②抗体筛查与鉴定。先用筛查红细胞对受血者血浆或血清不规则抗体进行筛查，在抗体筛查中如检测到不规则抗体存在时，再用谱红细胞对不规则抗体进行鉴定，以确保与患者配合的献血员红细胞上不含有相应抗原。③交叉配血试验。交叉配血试验(cross matching test)是检查受血者和供血者血液中是否含有不相容的抗原和抗体成分的试验，分为主侧和次侧交叉配血试验。交叉配血是保证输血安全的最后一道防范措施。另外，自动血型鉴定仪还可以进行直接(间接)抗人球蛋白试验、抗体效价实验、特殊血型抗原鉴定及自身抗体检查等。

本章小结

血液中各组分的变化(如血细胞、凝血因子)、血液流动性的变化等，都将引起机体发生相应的生理和病理改变。临床血液检验仪器包括多种分析仪器，常用的有血细胞分析仪、血液凝固分析仪、血液黏度计、血栓弹力图分析仪、血沉分析仪、血小板聚集仪，以及自动血型鉴定仪等。本章主要介绍每种仪器的检测原理、检测项目、基本结构、性能指标、维护保养及临床应用等内容。熟悉仪器的性能指标和评价方法，对更好地使用仪器获取精密可靠的实验数据至关重要。

血细胞分析仪的主要功能是进行血细胞计数、白细胞分类计数、血红蛋白浓度测定等，并可根据检测数据计算出相应的细胞形态参数，完成细胞异质性分析。仪器检测原理主要包括电阻抗原理、流式细胞技术、比色原理、联合检测技术原理等。先进的联合检测技术不仅能对白细胞进行“五分类”分析，还可以识别未成熟细胞和异型淋巴细胞，大大提高了白细胞的分类质量。联合检测技术均以流式细胞技术为基础，联合使用如电阻抗、激光散射和偏振光散射、射频、电导、细胞化学染色等多项检测技术，同时检测一个血细胞，得出多项指标并综合分析测量数据，获得更准确、精密的结果。目前联合检测技术主

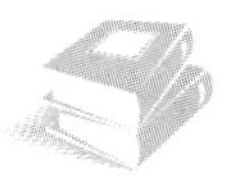
NOTE

要有VCS分析技术、多角度偏振光散射分析技术、光散射与细胞化学联合检测技术、电阻抗、射频和细胞化学联合检测技术等。熟练掌握正常细胞的直方图和散点图，有助于发现异常情况，提示人工显微镜复检。血细胞分析仪由机械系统、电子系统、血细胞检测系统、血红蛋白测定系统及计算机控制系统等以不同形式组合构成。为使测量结果准确可靠，必须定期对血细胞分析仪进行性能评价，并做好仪器的维护保养。仪器性能评价指标包括本底计数、携带污染率、批内精密度和日间精密度、线性范围、正确度、可比性以及准确度。新购置的仪器投入使用前、仪器更换部件或维修后，都必须按照国家相关标准对血细胞分析仪进行校准。

血液凝固分析仪是血栓与止血分析的专用仪器。主要检测原理为凝固法，通过检测血浆在凝血激活剂作用下的一系列物理量（光、电、超声和机械运动等有关物理量）的变化，再由计算机分析所得数据求出结果。凝固法中光学透射比浊分析原理和双磁路磁珠法分析原理应用较广泛。全自动血凝仪包括样品传送及处理装置、试剂冷藏位、样品及试剂分配系统、检测系统、计算机控制系统及附件等。

血栓弹力图分析仪，通过动态观测血液凝固过程以整体评估凝血系统及纤溶系统功能状态，提供血液凝固变化和纤溶整个过程的相关参数，在指导监测凝血功能和成分输血的应用中日臻成熟。

血液流变学分析仪是对全血、血浆或血细胞流变特性进行分析的检验仪器。主要有血液黏度计、血沉分析仪、血小板聚集仪等。常用的旋转式黏度计测定在一定切变率下被测血样的黏度。锥板式旋转黏度计由样本传感器系统、转速控制与调节系统、力矩测量系统和恒温系统组成，特别适合全血黏度的测定，研究全血凝固过程、黏弹性及红细胞变形性、聚集性等指标。自动血沉分析仪专门分析红细胞沉降率及相关指标，常用红外线障碍探测分析原理，利用红外发送和接收对管通过上下机械移动自动定时扫描血沉管，绘制红细胞沉降曲线，并报告检测结果。血小板聚集仪检测血小板聚集功能指标，散射比浊法的灵敏度较高；电阻抗法对样品的要求较低，脂血和溶血等标本因素对测定无影响。散射比浊法血小板聚集仪的结构中一般包括光学系统、反应系统、检测系统、光电转换和信号放大系统及数据处理系统五大部分。

自动血型鉴定仪是在凝胶微柱或玻璃微柱中进行抗原抗体反应试验，将血型鉴定、交叉配血、抗体筛选、抗体鉴定等试验的分析操作、反应级别评定、结果判定和打印以及试验后的清洗、废弃物的处理等环节实现自动化操作的仪器，主要由分析系统、控制和显示系统组成。

血液分析仪器集新技术、新模式、多功能、易操作、全自动、高速度、高精度、高智能、标准化、信息化于一体，是临床中重要的检验分析仪器。

思考题

1. 简述电阻抗法计数红细胞和血小板的工作原理。
2. 什么是血细胞直方图？以红细胞和血小板直方图为例说明其意义。
3. 说明各联合检测型血细胞分析仪中白细胞分类计数的原理和特点。
4. 验证血细胞分析仪性能的主要指标有哪些？
5. 怎样对血细胞分析仪进行分类？“三分群”和“五分类”的区别是什么？
6. 三维散点图是如何形成的？与直方图相比，有何特点？
7. 为什么要定期校准血细胞分析仪？校准品有什么要求？
8. BCA保证血小板准确计数的技术有哪些？
9. 自动血液凝固仪的检测原理有哪些？
10. 简述血液凝固仪中光学法的基本原理和仪器结构。
11. 说明锥板旋转式血液黏度计的基本原理和仪器结构。
12. 血液黏度计为什么需要定时做性能评价？如何评价？
13. 何谓血栓弹力图？简述血栓弹力图检测原理及临床应用？

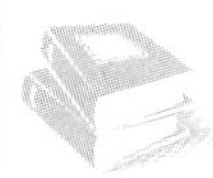

NOTE

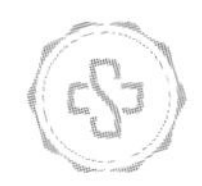

14. 血栓弹力图可检测哪些指标,各有何临床意义?
15. 简述血沉分析仪的检测原理和临床应用。
16. 血小板聚集检测仪有何临床应用?根据检测原理不同常见分为哪几种类型的检测仪器?
17. 自动血型鉴定仪的基本结构有哪些?简述其分析性能及特点。

(余蓉　梁松鹤　龚道元)

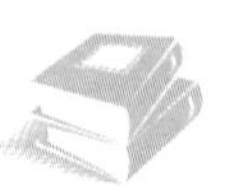

NOTE

第四章　流式细胞仪

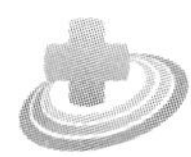

学习目标

1. 掌握：流式细胞仪的分析原理、分选原理；流式细胞仪的性能指标；流式细胞仪操作技术的质量控制。

2. 熟悉：流式细胞仪的基本结构和分类。

3. 了解：流式细胞仪的维护保养；流式细胞仪在临床中的应用。

临床流式细胞学检验技术是以流式细胞仪(flow cytometer,FCM)为主要分析设备的一种临床检验技术，是检验医学发展的又一新技术平台。流式细胞仪可分析各种标本，如血液、血清、骨髓、胸腔积液、腹腔积液、实体组织等，对存在于细胞表面或内部的蛋白质、细胞内的 DNA 或 RNA，以及液体标本中的蛋白质或多肽类物质等进行定性定量分析，并能对特定细胞群加以分选。

流式细胞术是在单细胞水平上，对处在快速直线流动状态中的大量生物颗粒进行高通量、多参数、快速的定量分析和分选的技术。流式细胞仪是在流式细胞术的基础上发展起来的，以激光为光源，集流体力学技术、电子物理技术、光电测量技术、计算机技术、细胞荧光化学技术和单克隆抗体技术等为一体的新型高科技仪器。生物学颗粒包括大的免疫复合物、DNA、RNA、蛋白质、病毒颗粒、脂质体、细胞器、细菌、真菌、染色体、真核细胞、杂交细胞、聚集细胞等，所检测的生物颗粒理化性质包括细胞大小、细胞形态、胞浆颗粒化程度、DNA 含量、总蛋白质含量、细胞膜完整性和酶活性等。

流式细胞仪的主要特点是能在保持细胞及细胞器或微粒的结构及功能不被破坏的状态下，经荧光探针的协助，从分子水平上获取多种信号对细胞及其他生物颗粒进行定性定量分析或纯化分选。流式细胞仪对疾病的辅助诊断与鉴别、病情判断、疗效监测和预后判断及疾病的控制与预防发挥着重要作用。

第一节　流式细胞仪的工作原理

目前商业化的流式细胞仪主要分为分析型 FCM 和分选型 FCM 两类。分析型 FCM 只有分析功能，通常自动化程度高，操作较为简单，易于实现与 LIS 系统的双向通讯，适合临床实验室常规分析及常规科研使用；分选型 FCM 是具有分析和高速分选功能的高端科研型仪器，仪器操作和结果分析更为复杂、对分析人员的要求很高，在免疫学、细胞生物学及临床医学等领域的科研工作中应用较多。下面分别介绍 FCM 的分析原理和分选原理。

一、流式细胞仪的分析原理

样本在专用试管内经特异荧光染料染色后，插入仪器的采样槽(也称样品台)中。在仪器提供的压力作用下，样品悬液被进样针吸进仪器并喷射入流动室。在流动室内鞘液的流体动力学聚焦作用下，悬液中的细胞或颗粒被排列成一个一个的单细胞流。高速流动的圆形鞘流束通过检测区域时，单个排列的细胞或颗粒与激光束垂直相交，与样本结合的荧光染料被激发后发出特定波长的荧光，同时产生散射光。特征荧光信号被成 90°角方向放置的光电倍增管检测；散射光强度由前向角和侧向角(90°)光电二极管接收，信号经放大、整理并转换为电信号，输入计算机系统进行相应的数据处理。分析结果在显示

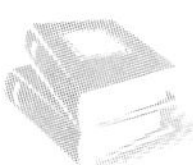

NOTE

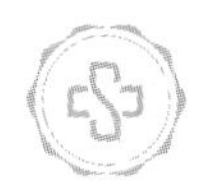

器屏幕上显示或打印出来，还可以数据文件的形式存储在硬盘上做进一步分析或备查。

前向小角度的光散射信号主要反映细胞的体积大小和形态；90°散射光（侧向散射光）信号强度与细胞内部的精细结构和颗粒度有关，可反映细胞内颗粒的结构、数量与形状，细胞核的形状等；荧光信号的接收方向与激光束垂直，经过一系列二色性反射镜和带通滤光片的分离，形成多个不同波长的荧光信号，这些荧光信号的强度代表了所测细胞与膜表面抗原的含量，或细胞质中靶蛋白的含量、细胞 DNA/RNA 的含量、细胞 DNA 断裂等信息。

二、流式细胞仪的分选原理

流式细胞仪的分选功能是根据所测定的各个参数将指定的细胞（目标细胞）从细胞群中分离出来。细胞的分选是通过分离含有单细胞的液滴而实现的，多采用液滴偏转技术。流式细胞仪的分选方法分为通道式和电荷式两种。通道式分选方法速度较慢，易污染；电荷式分选方法效率高、不易污染，因此成为主流的分选方式。

电荷式分选方法分选目标细胞时，流动室喷口上方的压电晶体在高频信号的控制下产生机械振动，流动室也产生同频率的振动，使通过检测区域的液流束断裂成为一连串均匀的液滴。液滴的形成速率约为每秒 3 万个，其中仅有少量的液滴中含有细胞，大量的是不含细胞或颗粒的空白液滴。由于各类细胞或颗粒的特征信息已经在光学检测区被测量并储存，因此当某类细胞的性质符合分选条件时，FCM 就在形成液滴时给含有此类细胞的液滴充以特定的电荷。带电荷的液滴向下落入偏转板间的静电场，依据所带电荷的不同分别向左或向右偏转，落入指定的收集器内。不符合分选条件的液滴不被充电，直接落入废液槽中，完成细胞分类收集的工作。

第二节　流式细胞仪的基本结构

分析型 FCM 主要由液流系统、光学系统、信号检测系统和数据处理与分析系统组成；分选型 FCM 在上述四大系统基础上，增加了分选系统。

一、液流系统

独特的液流系统是流式细胞术与其他细胞分析技术的主要区别。FCM 的液流系统由紧密联系而又互相独立的鞘液流和样品流组成。鞘液流和样品流通过各自独立的管道进入喷嘴，喷射形成的液流进入流动室被检测，最后经废液孔流入废液筒。流动室内充满了鞘液，一定压力的鞘液流将样品流环包形成流体动力学聚焦，使样品流不会脱离液流的轴线方向，并且保证每个细胞通过激光照射区的时间相等，从而得到准确的细胞荧光信息。流动室（flow chamber 或 flow cell）由石英玻璃制成，是 FCM 的核心部件，其中央有一个 430 μm×180 μm 的长方形孔，供细胞单个流过。流动室的光学特性良好，可获得很高的检测灵敏度和测量精度。

流动室与液流驱动系统的结构见图 4-1。空气泵产生的压缩空气，经压力调节器在鞘液上施加恒定压力，保证由鞘液包裹的单个排列细胞液流以稳定的流速通过流动室。样品液流速度与分析速度和效率成正比，与检测分辨率成反比。要求高的分辨率时，应选用低速进样。

二、光学系统

流式细胞仪通过检测液流中细胞的散射光和荧光信号对目标细胞进行分析，因此光学系统是 FCM 重要部件之一，主要由光学激发单元和和光学收集单元组成。

（一）光学激发单元

氩离子激光器常作为 FCM 的光源，激发波长为 488 nm。此外，还有 635 nm 的红激光器、405 nm 的紫激光器、355 nm 的紫外激光器和新开发的 560 nm 黄激光器、610 nm 的橙激光器等。这些激光器

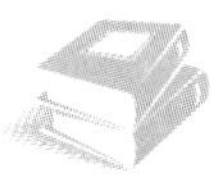
NOTE

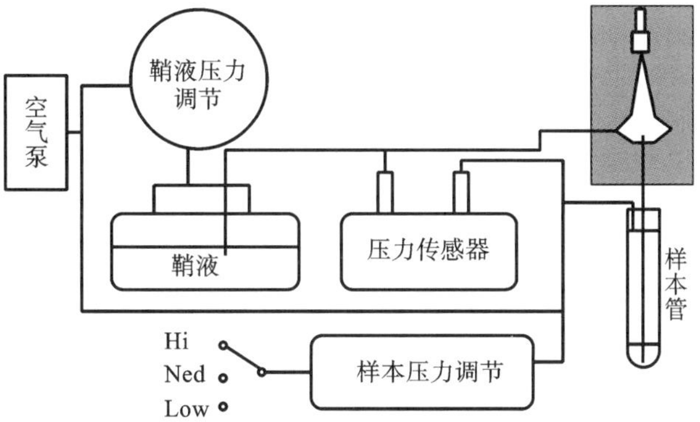

图 4-1 流动室与液流驱动系统示意图

的组合使用拓宽了荧光染料的应用范围，减少了荧光染料间的信号干扰，实现了多激光多色分析。

激光(laser)是一种相干光源，具有单色性好、稳定性高和光照极强等特性，是细胞微弱荧光分析的理想光源。激光光束在到达流动室前，经过透镜将其聚焦，形成几何尺寸约为 22 μm×66 μm、短轴稍大于细胞直径的光斑。样品流与激光束垂直相交，每个细胞受到相同强度的光照。不同细胞因其大小、内部结构等不同产生特征散射光信号，被荧光染料标记的细胞发射特征荧光信号。

（二）光学收集单元

FCM 的光学收集单元由若干组透镜、一系列滤光片等组成，可将细胞产生的散射光和不同波长的荧光分离开来，分别传送给不同的光电探测器进行收集。前向角和侧向角散射光经透镜聚焦送至光电检测元件转换为电流信号；染色细胞被激发后产生的荧光经透镜等光学元件和滤光片色散元件处理后，由光电倍增管检测不同波长荧光的强度。

如果细胞同时标记几种不同的荧光染料，FCM 需要通过一系列的滤光片组合将不同波长的荧光分离检测。根据功能的不同，滤光片(filter)分为长通滤光片(long-pass filter，LP)、短通滤光片(short-pass filter，SP)和带通滤光片(band-pass filter，BP)三类。

1. 长通滤光片 长通滤光片使特定波长以上的光通过，特定波长以下的光不能通过。如 LP555 滤光片，只允许 555 nm 以上的光通过，555 nm 以下的光则被反射。

2. 短通滤光片 短通滤光片使特定波长以下的光通过，特定波长以上的光被反射，如 SP605 滤光片，只允许 605 nm 以下的光通过，605 nm 以上的光被反射。

3. 带通滤光片 带通滤光片只允许特定波长范围内的光通过，波长在该范围以外的光将被阻断。滤光片上有两个数值，一个为允许通过光波长的中心值，另一个为允许通过光波段的范围值，如 BP530/20 表示允许 510～550 nm 波长的光通过。带通滤光片通常置于光电检测器之前，用于缩小进入检测器的光信号波长范围，降低杂散光及其他荧光信号的干扰。

三、信号检测系统

当标记荧光素的细胞或生物颗粒通过激光检测区时，受激光激发而产生特征荧光信号以及不同角度的散射光信号。这些信号被系统收集转化成电信号，最后被计算机分析处理。FCM 中散射光的检测单元通常为光电二极管；荧光的检测单元为光电倍增管(PMT)，其稳定性和信噪比更好，灵敏度更高。

（一）散射光信号

散射光主要分为前向角散射光(forward scatter，FSC)和侧向角散射光(side scatter，SSC)。细胞被激光照射时会向四周产生折射和散射现象，散射光不因细胞样品的制备技术如染色等而改变，因此被称为细胞的物理参数或固有参数。

1. 前向角散射光 FSC 也称小角度散射光，是检测区正向收集的散射光，其强度与被测细胞的大小有关。主要反映被测细胞或微粒体积的大小。对一群细胞来说，该散射光越强，则细胞越大，散射光越弱，细胞越小。

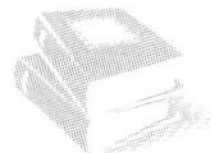

NOTE

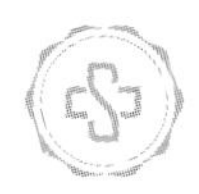

2. 侧向角散射光 侧向角散射光是指与激光束正交成90°角方向的散射光信号。SSC信号强度反映细胞内部颗粒程度和精细结构的变化，它对细胞膜、细胞质、核膜的变化更敏感，可提供细胞内结构和颗粒性质的信息。

以上两种信号都来自激光源光束，其波长与激光相同。利用这两个参数组合，可以区分红细胞裂解后的外周血白细胞中粒细胞、单核细胞和淋巴细胞三个细胞群体，或在未进行裂解红细胞处理的全血样品中找出红细胞和血小板等细胞群体。

（二）荧光信号

当激光光束与细胞正交时，产生两种荧光信号。一种是细胞自身发出的微弱荧光，称为自发荧光；另一种是细胞携带的标记荧光素受激发而得到的特异荧光，特异荧光比自发荧光强很多倍，通过对这类荧光信号的检测和定量分析能了解目标细胞的数量和生物颗粒的情况。

可供选择的荧光素，由于分子结构不同，其荧光激发光谱和发射光谱也各不相同。选择荧光染料或荧光标记物必须考虑仪器所配置的光源波长，目前临床型FCM常配置的激光器波长为488 nm，通常选用的染料有碘化丙啶（propidium iodide，PI）、藻红蛋白（phycoerythrin，PE）、异硫氰酸荧光素（fluorescein isothiocyanate，FITC）和多甲藻叶绿素蛋白（peridinin chlorophyll protein，PerCP）等。当需要同时检测多个指标时，配合相应的激光器，可以选用其他荧光素做标记分析。多荧光染料、多激光的使用，不仅可拓展荧光染料种类的选择范围，也可以避免染料间相邻荧光波长的干扰，提高分析的准确度与分辨率。

多数FCM检测荧光方向与侧向散射光相同，荧光信号的接收方向与激光束-液流形成平面垂直，经过光学系统的分离，形成多个不同波长的荧光信号。

1. 荧光信号的面积和宽度 细胞经过激光检测区时所产生的荧光信号被光电倍增管接收，形成电信号脉冲，每个信号脉冲有高度、宽度和面积三个参数。荧光信号的面积是采用对荧光光通量进行积分测量的结果，一般对DNA倍体测量时采用荧光信号的面积，较荧光脉冲高度更能准确地反映DNA含量。DNA含量相等而形状差异较大的两个细胞的荧光脉冲高度不等，可通过对荧光信号积分得到相同信号值加以校正。

荧光信号脉冲的宽度常用来区分双联体细胞或多联体细胞。由于DNA样本很容易聚集，当两个G_1期（细胞周期分G_0、G_1、S、G_2、M期）细胞粘连在一起时，所测得的DNA含量与单个G_2/M期细胞相等，这样得到的检测结果使G_2期细胞比例增高，影响检测的准确性。进行荧光信号宽度检测可以避免此现象，其原理是双联体细胞所得到的荧光信号宽度大于单个G_2期细胞。

2. 荧光信号线性测量和对数测量 荧光信号的线性测量与对数测量主要由电子线路完成。激发产生的荧光，经过滤光片分离不同波长的光分别到达不同的光电倍增管转换成电信号。微弱的电信号可被放大器线性放大或对数放大。线性放大时输出信号与输入信号呈线性关系，一般DNA含量、RNA含量、总蛋白质含量等的检测选用线性放大测量。在免疫学样本中细胞膜表面抗原的分布有时相差几十倍，甚至几万倍，如果用线性放大器，就无法在同一张图上清晰地显示出阳性细胞群和阴性细胞群。通常使用对数放大测量细胞膜表面抗原。如原来信号输出为1，当输入信号增大到原来的10倍时，输出为2，当输入信号增大到原来100倍时，输出为3。

3. 光谱重叠的校正 当细胞携带两种及以上的荧光染料时，产生不同波长的荧光，理论上可以选择滤光片使每种荧光仅被相应的检测器检测。但由于荧光具有连续光谱特性，相互间光谱可能有一定重叠。通常采用标准样品或荧光微球，合理设置荧光信号的补偿值。也可采用双激光立体光路技术减少各种荧光之间的干扰。

四、细胞分选系统

细胞分选系统能将带有某种特性的目标细胞从混杂的细胞群体中分离出来，进一步对目标细胞做细胞培养、克隆研究或观察细胞的生物学行为等研究工作。以电荷式分选装置为例说明细胞分选系统的结构和功能。

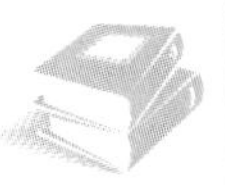

NOTE

电荷式分选装置主要包括压电晶体、喷嘴、液流充电电路和高压电极板。图 4-2 为电荷式分选装置模拟图。

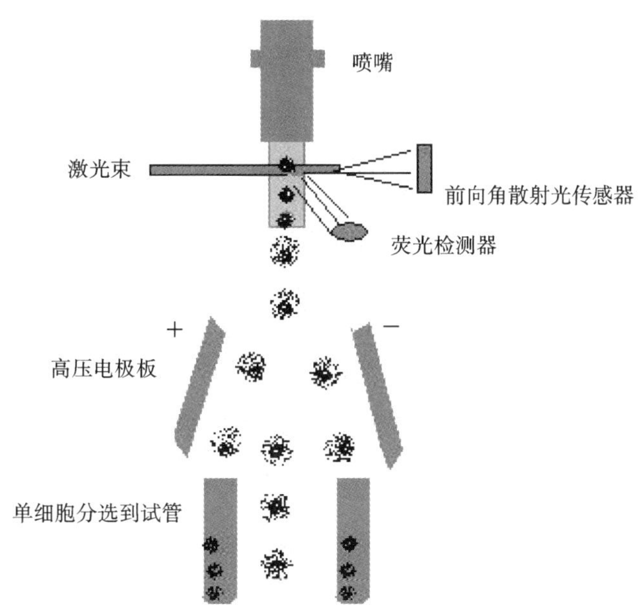

图 4-2 电荷式分选装置模拟图

1. 压电晶体 位于流动室上方，在高频电信号作用下使液流产生同频振动，并形成均匀稳定的小液滴，一般每秒产生数万个左右的液滴，液滴间距为数百微米。

2. 喷嘴 位于流动室下方，高频振动液流从此处喷射出来形成液滴。

3. 液流充电电路 给从喷嘴喷射出来的液滴充电的装置。充电电压一般选＋150 V 或－150 V。充电电路的充电脉冲发生器由逻辑电路控制，从参数测定经逻辑选择再到脉冲充电有一段延迟时间，一般为数十毫秒。精确测定延迟时间是决定分选质量的关键，仪器多采用移位寄存器数字电路来产生延迟，可根据具体要求适当调整。

4. 高压电极板 位于喷嘴下方，由两个平行高压电极板构成，两个电极板之间电压差为 2000～6000 V，高速分选时，偏转电压可达 8000 V。当带电液滴进入一对高压电极板之间的静电场时，带正电荷的液滴偏转于负电极侧被收集，带负电荷的液滴偏转于正电极侧被收集，不带电荷的液滴垂直落下，这样将目标细胞分选出来。

五、数据处理与分析系统

流式细胞仪分析分选速度可达每秒上万个细胞，每个细胞都能得到多个信息。包含 FSC 和 SSC 等基本信号，以及标记了荧光素后细胞产生的荧光信息。信号又有多种表现方式，如宽度、高度和面积等。要从众多的信息中筛选出有价值的数据，必须采取有效的数据分析方法，其中设门是流式数据分析中最常用的技术手段。设门是指在细胞分布图中指定一个范围或一片区域，对其中的细胞进行单参数或多参数分析。门的形状可以是线形门、矩形门、椭圆形门、多边形门和十字门等。流式数据分析按照实验要求的不同分为单参数分析、双参数分析和多参数分析，分析后的数据目前主要通过流式图的方式全面客观地展示，最常用的是流式直方图、流式散点图、流式等高图和雷达图等。

（一）单参数分析

单参数分析指对检测对象单个参数的统计分析，常以流式直方图表示。此图只能显示一个参数的信息，其制作原理与统计学中的直方图相似。直方图的 x 轴代表荧光信号或散射光信号的强度，用“通道数”表示，可以与光强度之间呈线性关系或对数关系；y 轴代表该通道内所出现的、具有相同光信号特征性细胞的频率。直方图一般采用设置线性门的手段进行分析，流式直方图可以用于定性和定量资料的分析。

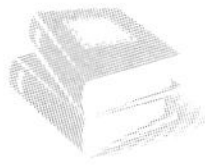

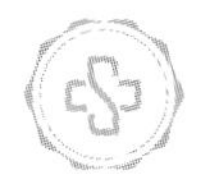

（二）双参数分析

双参数分析指结合检测对象两个参数进行分析，常用二维散点图、等高线图和二维密度图表示。使用的参数可以是前向角散射光信号、侧向角散射光信号和各种不同荧光素标记所产生的荧光信号间的两两组合。从双参数图形中可以将各细胞亚群区分开，同时可获得细胞相关的重要信息。

（三）多参数分析

多参数分析指结合检测对象三个及以上参数进行综合分析。多种荧光素标记的细胞经激发后可同时产生 FSC、SSC 及多种荧光信号，最多可达 32 色。图 4-3 是正常人外周血白细胞 FSC-SSC 散点图，通过信号间的不同组合分析，帮助研究者从更多角度分析细胞的异质性，从而提高分析的准确性。多参数分析借助于三维散点图及雷达图等形式表达更多信息，在基础研究与临床诊断中应用广泛。

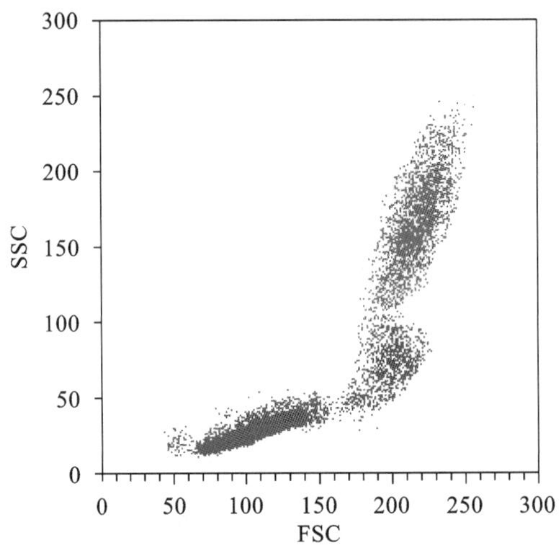

图 4-3　正常人外周血白细胞 FSC-SSC 散点图

第三节　流式细胞仪的主要性能指标

流式细胞仪分析参数多、速度快，在临床诊疗及实验室研究等领域应用日趋广泛，因此需要定期对仪器各方面性能进行验证和评价，以保障检测结果准确可靠。通常依据中国医药行业标准 YY/T 0588—2017《流式细胞仪》相关规定，对仪器的荧光检出限及线性、前向角散射光检出限、仪器分辨率、前向角散射光和侧向角散射光分辨率、倍体分析线性、表面标志物检测的准确性、表面标志物检测的重复性、携带污染率、仪器稳定性以及分选指标等进行评价。

一、荧光检出限及线性

流式细胞仪能检测到的最少荧光分子数即为仪器的荧光检出限（fluorescence detection limit），用等量可溶性荧光分子（molecules of equivalent soluble fluorochrome，MESF）表示。一般以能检测到单个微球上标有 FITC 或 PE 荧光分子的最少数目来表示。现代的 FCM 荧光检测灵敏度一般能够达到低于 600 个荧光分子。

荧光检出限的试验方法：将标准微球（standard particle，大小一致或标有强度一致、恒定不变荧光素的微球，用于流式细胞仪的校准）充分混匀后上机进行试验，收集不少于 10000 个标准微球，对试验结果进行直方图分析，得到各个峰的平均荧光强度。根据标准微球说明书提供的各个峰的等量 MESF 数，以及分析得到的各个峰的平均荧光强度，取常用对数做线性回归，空白微球处的平均荧光强度值对应的 MESF 数的反对数即为荧光检出限。

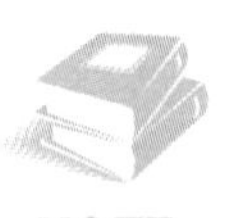
NOTE

荧光线性的试验方法：将标准微球充分混匀后上机进行试验，收集不少于 10000 个标准微球，流式细胞仪运用直方图对试验结果分析、得到各个峰的平均荧光强度。根据标准微球说明书提供的各个峰的等量 MESF 数，以及分析得到的各个峰的平均荧光强度，以 MESF 数(y)和平均荧光强度(x)的线性回归，计算相关系数(r)。

流式细胞仪的荧光检出限和线性应符合下列要求。

(1) 流式细胞仪对异硫氰酸荧光素(FITC)的荧光检出限应不大于 200 MESF；

(2) 流式细胞仪对藻红蛋白(PE)的荧光检出限应不大于 100 MESF；

(3) 流式细胞仪对其他激光器(如红激光、紫激光、紫外激光、绿激光)所对应通道荧光素(每种激光器至少选择一种荧光素)的荧光检出限应符合制造商声称的要求；

(4) 流式细胞仪荧光强度线性相关系数(r)应不低于 0.98。

二、前向角散射光检出限

前向角散射光检出限(forward scatter detection limit)是指流式细胞仪能够检测到的最小颗粒大小，以前向角散射光最小能检测到的颗粒直径表示。前向角散射光的强弱与细胞大小有关，应不大于 1 μm，目前流式细胞仪一般可检测直径为 0.2～0.5 μm 的生物颗粒。

前向角散射光检出限的试验方法：将标准微球充分混匀后上机进行检测，检查直方图上显示的峰值信号及显示峰值信号的标准微球直径。

三、仪器分辨率

仪器分辨率(resolution)是流式细胞仪在测量时所能达到的最大精度，通常用变异系数(coefficient of variation，CV)来表示。

用流式细胞仪检测一组含量完全相等的的样本，理想情况下 CV 值应该为零，用 FCM 测量曲线表示为垂直于横轴的直线。但在流式细胞仪分析测试过程中，会引入样本含量本身的误差、样本进入测量区时激光强度的微弱变化、仪器本身的测量误差等等，测得的 CV 值很难达到理想状态，实际得到的是一呈正态分布的曲线，CV 值越小则曲线分布越窄越集中，测量误差就越小，一般要求 FCM 的 CV 值小于 3%。

仪器分辨率的试验方法：将标准微球充分混匀后上机进行试验，计算出各荧光通道标准微球全峰宽的 CV 值，结果应满足表 4-1 的要求。

表 4-1 仪器分辨率要求

荧 光 素	要求(CV 值)
FSC	≤3.0%
FITC	≤3.0%
PE	≤3.0%
其他荧光素	符合制造商要求

四、前向角散射光和侧向角散射光分辨率

流式细胞仪应可以将外周血中红细胞和血小板分开，也应可以将外周血白细胞三群(淋巴细胞、单核细胞、粒细胞)分开。试验方法：①在装有 1 mL 鞘液的试管中加入 5 μL 枸橼酸钠抗凝全血，混匀后，上机检测，检查前向角散射光和侧向角散射光点图是否可以将血小板和红细胞分开。②取 100 μL EDTA 抗凝全血，溶解红细胞后上机检测，检查前向角散射光和侧向角散射光点图是否可以将白细胞三群(淋巴细胞、单核细胞、粒细胞)分开。

五、倍体分析线性

倍体(ploidy)是指生物体细胞(包括动物细胞、植物细胞、微生物)的遗传物质含量。用流式细胞仪

NOTE

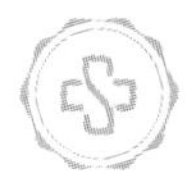

进行二倍体细胞周期分析时，G_2/M 与 G_0/G_1 的平均荧光强度比值应在 1.95～2.05 范围内。

倍体分析线性的试验方法：使用经过荧光染色的标准细胞株或标准细胞核，上机检测 G_0/G_1 期及 G_2/M 期的平均荧光强度，计算两个平均荧光强度的比值。

六、表面标志物检测的准确性

国际临床化学联合会（IFCC）将准确性（accuracy）定义为分析项目测定值与其“真值”之间的一致性。使用已标记好 CD_3、CD_4、CD_8、CD_{16}/CD_{56} 和 CD_{19} 的质控细胞上机测试，重复测定 5 次，依次记录每次检测的 CD_3、CD_4、CD_8、CD_{16}/CD_{56} 和 CD_{19} 阳性值的百分比，并分别计算平均值，应在给定范围内。

七、表面标志物检测的重复性

测量结果的重复性（repeatability）是指在相同测量条件下，对同一被测样品进行多次测量所得结果之间的一致性。表面标志物检测的重复性试验方法使用已标记好 CD_3、CD_4、CD_8、CD_{16}/CD_{56} 和 CD_{19} 的质控细胞上机测试，重复测定 10 次，按照式（4-1）分别计算 CD_3、CD_4、CD_8、CD_{16}/CD_{56} 和 CD_{19} 的变异系数（CV），CV 值应符合：

（1）阳性百分比大于等于 30%时，CV 值应不大于 8%；

（2）阳性百分比小于 30%时，CV 值应不大于 15%。

$$\mathrm{CV} = \frac{\mathrm{SD}}{\overline{x}} \times 100\% \tag{4-1}$$

式中，CV 为变异系数；SD 为标准差；$\overline{x}$ 为测量值平均值。

八、携带污染率

流式细胞仪携带污染率（carry-over rate）的试验方法：使用浓度为（5000～10000）个/μL 的标准微球上机测试，至少收集 100000 个标准微球，连续测试 3 次，计算标定区域的颗粒数，分别记为 H_{i-1}、H_{i-2}、H_{i-3}；再进行空白数量测试（收集 30 s），连续测试 3 次，计算标定区域的颗粒数，分别记为 L_{i-1}、L_{i-2}、L_{i-3}；按照此程序循环 3 次，再按式（4-2）计算携带污染率（C_i），取最大值。流式细胞仪的携带污染率应不大于 0.5%。

$$C_i = \frac{L_{i-1} - L_{i-3}}{H_{i-3} - L_{i-3}} \times 100\% \tag{4-2}$$

式中，C_i 为第 i 次循环的携带污染率，$i=1$～3。

九、仪器稳定性

流式细胞仪在环境温度变化不超过设定温度的 5%时，在 8 h 内检测前向角散射光及所有荧光通道峰值荧光道数的波动范围不超过±10%。

仪器稳定性（stability）的试验方法：将标准微球充分混匀后上机进行试验，测试完成后，利用直方图分析试验结果，计算标准微球的平均荧光强度值（FL_1）；连续开机 8 h 后，在相同流式细胞仪设置和荧光道数的条件下重复前述试验步骤，得到标准微球的平均荧光强度值（FL_2）；按式（4-3）计算 FL_1、FL_2 的偏差值（B）。

$$B = \frac{\mathrm{FL}_1 - \mathrm{FL}_2}{\mathrm{FL}_2} \times 100\% \tag{4-3}$$

式中，FL_1 为 0 h 时标准微球平均荧光强度值；FL_2 为 8 h 后标准微球平均荧光强度值。

十、分析速度

流式细胞仪的分析速度（analysis speed）以每秒采集分析的细胞个数来表示。当细胞流经过测量区的速度超过 FCM 响应速度时，细胞产生的荧光信号将不能被仪器采集分析，这段时间称为 FCM 的死时间，死时间越短，仪器处理数据的速度越快，仪器性能相对较好。一般分析速度可以达到每秒 3000～

NOTE

6000 个，大型机已达到每秒几万个细胞的分析速度。

十一、分选指标

流式细胞仪的分选指标主要包括分选速度、分选纯度和分选收获率。

1. 分选速度 分选速度是指每秒可提取所要细胞的个数，通常分选型 FCM 的分选速度为每秒数千个细胞，高性能的 FCM 最高分选速度可以达到每秒上万个细胞。分选速度与分选模式有关，在纯化模式、富集模式和单细胞模式三种方式中，分选纯度较高的纯化模式较为常用，其分选速度居中。分选速度的控制比分析速度的控制更严格，在保证分选纯度和收获率的前提下，应尽可能在最短的时间内完成分选。

2. 分选纯度 分选纯度是指分选的目的细胞占分选出细胞的百分比，一般 FCM 的分选纯度可以达到 99%左右。分选纯度与仪器的性能密切相关，是评价 FCM 分选功能的重要性能指标。

3. 分选收获率 分选收获率是指被分选出的细胞占样品溶液中该细胞的百分比，现代 FCM 的分选收获率可达 95%以上。通常情况下，分选纯度和分选收获率是互相矛盾的，纯度提高则收获率降低，反之亦然。

第四节 流式细胞仪的使用与维护

一、样品制备与标记

流式细胞分析技术在样品的制备、特定荧光染料的选择与标记等方面都应严格控制，这是保证获取正确可靠的实验分析资料的重要环节。在临床标本中制备标记上抗体的单个分散的细胞悬液是该技术的关键环节。

（一）标本制备

1. 外周血淋巴细胞样品的制备 外周血中含有单核细胞、淋巴细胞、红细胞和血小板等。为了减少检测时的干扰因素，通常在测定前将单个核细胞从血液中分离出来，制成单细胞悬液再进行标记染色。临床上测定淋巴细胞绝对值，为了避免细胞丢失，也可以全血先标记，然后加入溶血素，使红细胞完全裂解成碎片，制成单细胞悬液再上机检测，通过设门选定目的细胞后进行分析。

2. 培养细胞的样品制备 培养细胞如果是贴壁生长的细胞，要制备成单细胞悬液需先加蛋白酶消化，然后用机械吹打的方法使生长细胞从玻璃壁上脱落下来。离心去除培养液后，再加少量 PBS 液或生理盐水，应用巴氏吸管反复吹打细胞使其呈单细胞状态，但需注意吹打用力的均一性，避免使细胞损伤破裂。采用 400 目尼龙网过滤该细胞悬液以除去残留的粘连细胞。调整细胞数后，用显微镜进一步观察是否为单细胞悬液。如培养细胞是悬浮生长的，可不用胰酶消化处理，直接吹打制备单细胞悬液备用。

3. 实体组织标本的制备 实体组织来源标本在制备单个细胞悬液时，可使用机械法、酶处理法等将组织分解制备成单细胞悬液再进行标记。

（二）样品的标记

在流式细胞分析技术中，被检测样品的信号参数主要包括散射光信号和荧光信号两种，荧光信号来自细胞的自发荧光或被分析细胞经特异性荧光标记染色后，在激光束激发下产生的发射光。因此，荧光染料的选择和标记染色都是保证荧光信号产生的关键。临床中常用的荧光染料如下。

1. 异硫氰酸荧光素 FITC 是临床流式细胞学检验技术中最常用的荧光染料之一，分子量为 389，最大吸收峰在 495 nm 处，用 488 nm 的激发光照射后可以发出以 520 nm 处为最大峰值的绿色荧光。FITC 具有很高的光子产量和能量转换效率，是一种优质的免疫荧光染料。将 FITC 以共价键的方式标记到各种单克隆抗体上，在临床流式细胞检验学技术中得到广泛应用。

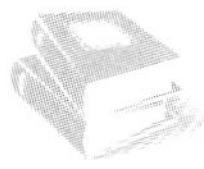
NOTE

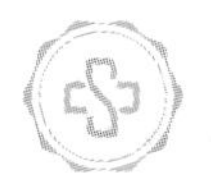

2. 藻红蛋白 PE是一种存在于红藻中的、可进行光合作用的天然荧光蛋白。每个分子含有34个藻红素色团，分子量为240000，最大吸收峰在564 nm处，用488 nm的激发光照射后可以发出以578 nm为最大峰值的黄色荧光，是一种理想的免疫荧光染料。

3. 藻红蛋白德州红偶联物 藻红蛋白德州红偶联物又称为ECD，是藻红蛋白和德州红的偶联物。PE接收488 nm的激光照射可以将能量转换给德州红，后者发出以620 nm处为最大峰值的橙色荧光。但是，EDC与PE之间光谱重叠较多，荧光补偿大，一般不用EDC与PE进行双荧光分析。

4. 多甲藻叶绿素蛋白 PerCP是在甲藻和薄甲藻的光学合成器中发现的一种蛋白复合物，分子量为35000，最大吸收峰在490 nm处，用488 nm的激发光照射后可以发出以677 nm处为最大峰值的红色荧光。PerCP的优点是与FITC、PE进行多色分析时，其荧光光谱与FITC、PE的重叠很少，因此补偿小，但是其光子产量不高，所以只能用于表达蛋白质成分的测定。

5. 藻红蛋白-花青素复合物 PC5是藻红蛋白(PE)和花青素(Cy5)的复合物，用488 nm的激发光照射后可以发出以667 nm处为最大峰值的红色荧光，且光子产量高，与PE之间的光谱重叠非常小。

免疫荧光标记最常见于表面分子标记，也可胞内标记检测细胞内的分子。表面分子标记是将待检细胞与抗体孵育，通过抗原抗体反应使荧光标记在细胞上，操作简便快捷。以T淋巴细胞亚群测定为例，在反应管中加入20 μL CD3/CD4/CD8/CD45抗体，加入50 μL全血避光孵育15～20 min，加入450 μL溶血素充分混匀避光15 min后即可上机检测。

胞内分子标记需要先固定细胞以维持其结构的完整性，后加入破膜剂，使得随后加入的抗体进入细胞内进行染色。

此外，临床上使用的抗体多选用组合抗体，一次性地加入即可完成多种抗体的标记，也可根据实验自己组合荧光标记单克隆抗体，在选择组合时需注意各荧光染料之间的相互匹配问题。

二、对照设置

流式细胞术常用的对照有：阴性对照、阳性对照、空白对照、补偿对照。

1. 阴性对照 阴性对照多用于调节各荧光探测器的参数，确定标本的非特异性荧光的强度。最常见的阴性对照是免疫球蛋白同型对照，这种免疫球蛋白同型抗体没有特异性，与荧光抗体蛋白亚型一致，反映待测标本对抗体非特异性结合的水平。

2. 阳性对照 阳性对照即用已知表达某种抗原的细胞进行平行实验，通常用于检测抗体是否有问题或确定实验方法的稳定性、准确性。

3. 空白对照 空白对照即不进行标记的细胞，主要用于确定待测标本的非特异荧光域值或检测染色方法是否成功。

4. 补偿对照 补偿对照是将用于多色标记的各种荧光抗体分别与样本反应，一一进行单色标记，以测定荧光信号的重叠并做适当调节。

三、流式细胞仪的校准

逐步发展起来的流式细胞学检验技术和流式细胞仪，已成为临床检验中的常用技术与设备。在FCM检测过程中，应对各工作环节和仪器性能进行严格的质量控制和规范化操作，保证检测数据的可靠性，为临床分析和科学研究提供准确的信息。为避免FCM在使用过程中由于仪器条件的漂移而引起的检测误差，必须每天采用参考标准品对仪器进行校准，以保证在FCM工作过程中，液流系统、光学系统和电子系统处于最佳工作状态，从而保证样品检测的准确性和特异性。

1. 光路与流路校准 为了确保激光光路与样品液流束处于正交状态，使FCM检测时的变异最小，从而控制仪器检测结果的CV值，需定期对光路与流路进行校准。校准物是一群具有标准大小的荧光微球，其物理性质、生物学特性和化学特性均经过标定。用其对FCM进行校准验证，所获得的CV值越小，说明仪器工作状态下的精度越高。通常CV值在控制在2%以下。

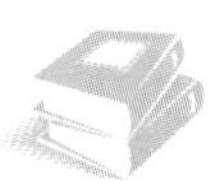

NOTE

2. 光电倍增管(PMT)校准 FCM在使用过程中，随着时间的增加，光电倍增管的放大功率会有所下降，对检测的灵敏度产生影响。为保证样品检测时FCM处于最佳工作状态，采用多色标准微球进行校准。必要时进行电压补偿，使FCM的检测灵敏度不会随PMT的放大功率的下降而降低。

3. 绝对计数的校准 在进行临床检验时，常需要对测定细胞进行绝对计数。为保证FCM在计数时的准确性，应用绝对计数标准品进行校准。该绝对计数标准品是已知标定的，如以计算5 000个微球为450 μL作为设定标准，上机测定如不是此标准，则通过计算修正绝对计数管的内参标准微球数进行校正。

四、流式细胞仪的维护保养

（一）流式细胞仪的维护常识

(1) 如果每天连续工作24 h，至少要关机一次；

(2) 重新启动激光光源必须在仪器关闭30 min之后；

(3) 每个月至少进行一次管路系统的清洗；

(4) 每月清洗鞘液桶一次；

(5) 每2～4周清洗一次空气滤膜；

(6) 分析管路要定期检查维护。

（二）使用流式细胞仪的注意事项

(1) FCM的激光电源应使用不间断电源(UPS)，并用稳压器；

(2) 实验场所注意避光，保持室温为18～24 ℃，相对湿度小于85%；

(3) 安装单独的地线；

(4) FCM应由经过培训的人员管理和操作；

(5) 如流式细胞仪出现鞘液压力、真空压力、系统压力和样品压力报警时，应及时联系维修人员进行仪器检查维修。

第五节 流式细胞仪的临床应用

流式细胞分析技术是以流式细胞仪为检测设备的一项能快速、精确对单个细胞理化特性和生物学特性进行多参数定量分析和分选的新技术。流式细胞仪目前广泛应用于免疫学、血液学、细胞生物学、肿瘤学、药物学等多学科领域，并促进了多学科的发展。

一、免疫分析中的应用

流式细胞仪广泛应用于免疫学理论研究和临床实践。可对细胞表面的抗原成分进行标记分析；区别多种细胞特性；进行细胞周期或DNA倍体与细胞表面受体及抗原表达的关系研究；进行淋巴细胞及其亚群分型、淋巴细胞功能分析、淋巴细胞亚群与疾病的关系分析；进行肿瘤细胞的免疫检测；进行机体免疫状态的监测；进行免疫缺陷病的诊断和器官移植后的免疫学监测等。

二、血液检测中的应用

FCM在淋巴瘤及血液病的发病机制、诊断、治疗和预后判断方面都具有重要的价值。在血液细胞的分类、分型，造血细胞分化的研究，血细胞中各种酶的定量分析等方面得到了广泛应用。

三、细胞生物分析中的应用

流式细胞仪在细胞生物学中的应用广泛，如细胞周期分析、DNA倍体、细胞表面受体和抗原表达等。在染色体、精子和生精细胞的研究、遗传学、微生物、病毒和高等植物等方面也有广泛的应用。

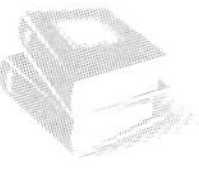
NOTE

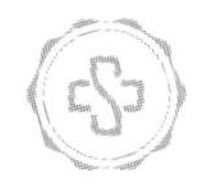

四、肿瘤检测中的应用

FCM 已成为肿瘤学的主要研究手段之一。利用 DNA 含量测定，进行癌前病变及早期癌变的检出、化疗指导以及预后评估等工作。近年来随着荧光细胞化学技术的发展和荧光标记单克隆抗体的完善，为流式细胞技术研究各种肿瘤抗原、肿瘤蛋白、致癌基因等提供了新方法，极大地提高了肿瘤学的研究水平。

五、艾滋病检测中的应用

采用三参数荧光标记计数可以对 T 淋巴细胞及其亚群进行分析，并通过动态监测 T 细胞亚群可区别 HIV 感染者和 AIDS 发病者。

六、自身免疫性疾病检测中的应用

如 FCM 可以通过 HLA-B27/HLA-B7 双标记抗体或 HLA-B27-FITC/CD3-PE 双色荧光法检测 HLA-B27 阳性细胞，同时排除交叉反应。通常 58%～97%的强直性脊柱炎患者可以被检测出这种抗原，为强直性脊柱炎的临床诊断提供了有力的帮助。

七、药物监测中的应用

FCM 不仅可以检测药物在细胞中的分布和研究药物的作用机制，也可以用于新药的筛选。不同类型的肿瘤细胞对化疗药物的敏感性不同，如利用 FCM 进行细胞周期分析，选择适当的周期特异性药物或非周期特异性药物。

八、细胞分选中的应用

流式细胞分选是对细胞（或微粒）的物理、生理、生化、免疫、遗传、分子生物学性状及功能状态等进行定性或定量检测的一种现代细胞分析技术，它可根据发射光的荧光强度和波长将发光颗粒亚群分开并可实现单克隆分选，能对复杂样本中的细胞进行鉴定、分类、定量和分离，单次可同时对其中一到四种特定细胞进行超高速分选纯化、高通量单克隆分选或细胞芯片制备。分选后的细胞能直接用于培养、移植、核酸提取、单细胞 PCR 扩增或原位杂交等，可进一步进行细胞基因、蛋白、功能水平的研究和不同细胞之间的差异化研究。

本章小结

本章简要介绍了流式细胞仪的分析和分选原理、分类和基本结构、主要性能指标、使用与维护及临床应用。

样本于流式细胞仪专用试管中经特异荧光染料染色后，经进样针吸入仪器中，并在鞘流系统的作用下，进入流动室与垂直于 90°角的光源相交，从而激发细胞表面的荧光信号及细胞的散射光信号，这些信号被周围的信号检测器接收，经过光电转换后传入计算机，通过相应的软件分析，从而得到一系列有用的医学信息，如细胞表面相应的抗原、细胞的大小、细胞内颗粒的分布情况、细胞 DNA/RNA 的含量、细胞 DNA 断裂等信息。

流式细胞仪根据功能可以分为临床型、科研型和新型流式细胞仪。主要结构为液流系统、光学系统、信号检测系统和数据处理与分析系统等；分选型 FCM 在上述四大系统基础上，增加了分选系统。

流式细胞仪的主要性能指标包括荧光检出限及线性、前向角散射光检出限、仪器分辨率、前向角散射光和侧向角散射光分辨率、倍体分析线性、表面标志物检测的准确性、表面标志物检测的重复性、携带污染率、仪器稳定性等。

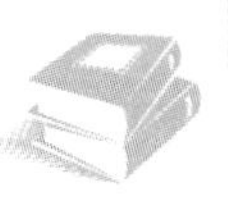

NOTE

流式细胞仪是综合运用了多学科知识的复杂精密仪器，在技术要求、质量控制以及使用和维护等方面都有严格的规定。流式细胞仪具有快速、准确、量化等特性，目前广泛应用于临床疾病的辅助诊断与鉴别、病情判断、疗效监测和预后判断，及科学研究中的免疫学、血液学、细胞生物学、肿瘤学、药物学等诸多领域。

思考题

1. 简述流式细胞仪的工作原理。
2. 简述流式细胞仪的基本结构。
3. 简述流式细胞仪的分类及特点。
4. 流式细胞仪的分析原理是什么？
5. 流式细胞仪的分选原理是什么？
6. 流式细胞仪的光学系统由哪些部件组成？滤光片的作用是什么？
7. 流式细胞仪的主要性能指标有哪些？
8. 如何对流式细胞仪进行维护保养？
9. 流式细胞仪的主要应用领域有哪些？

（李木兰　任伟宏）

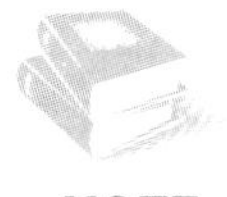
NOTE

第五章　临床尿液检验仪器

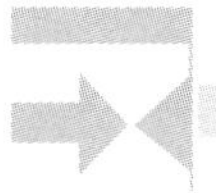

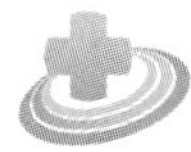

学习目标

1. 掌握：干化学尿液分析仪的检测原理；尿液有形成分分析仪的分类和各类仪器的检测原理。

2. 熟悉：干化学尿液分析仪和各类尿液有形成分分析仪的结构、功能及性能评价。

3. 了解：干化学尿液分析仪和尿液有形成分分析仪的维护保养和临床应用；尿液分析工作站的原理、仪器结构和特点。

尿液分析(urinalysis)是指运用物理、化学等方法，结合显微镜及其他仪器对尿液样本进行分析，实现对泌尿、循环、消化、内分泌等系统疾病的诊断、疗效观察及预后判断等目的。通过尿液的物理、化学和显微镜检测，可观察尿液物理性状和化学成分的变化；通过尿液有形成分的形态学检测，可观察到红细胞、白细胞、上皮细胞、管型、巨噬细胞、肿瘤细胞、细菌、精子和各种结晶等有形成分。

各种自动化尿液分析仪的出现和应用，大大提高了尿液检验的自动化水平和检验结果的可靠性；在计算机技术、显微成像和数字成像技术、流式细胞技术以及电阻抗技术等基础上发展并逐步完善的尿液有形成分全自动分析仪，可对尿液中有形成分进行全自动化检验，极大地提高了尿液有形成分的检查速度和准确度。自动化的尿液分析仪器已成为临床诊断中尿液化学成分和尿液有形成分分析的重要手段。

第一节　干化学尿液分析仪

尿液分析仪(urine analyzer)是临床检测尿酸碱度(pH)、尿亚硝酸盐、尿蛋白、尿葡萄糖等化学成分含量的常规仪器。20 世纪 70 年代，第一台尿液化学分析仪问世，成为现代尿液分析的标志。20 世纪 80 年代后，半自动、全自动干化学尿液分析仪开始逐渐应用于临床，并在迅猛发展的相关科技推动下，其性能和自动化程度得到了长足的进步。目前，我国已能生产技术先进、功能齐备的尿液分析仪。

一、干化学尿液分析仪的分类

尿液分析仪按工作方式分为湿式尿液分析仪和干式尿液分析仪。因后者采用干化学分析技术测定多联试剂带上尿液化学成分，故又称为干化学尿液分析仪，其具有结构简单、使用方便、测定迅速、易实现自动化等优点，目前在临床检验中普遍应用。依据自动化程度的不同，干化学尿液分析仪可分为半自动型和全自动型。半自动尿液分析仪需手工进样和清洗，而全自动尿液分析仪从加样、检测、结果输出到最后的清洗全部由仪器自动完成，同时实现了校对的标准化、实时质量控制以及随时插放急诊样品等功能，完全实现了尿液分析的自动化。

不同厂家和型号的干化学尿液分析仪检测项目不尽相同，通常包括尿蛋白(PRO)、尿糖(GLU)、尿pH、尿酮体(KET)、尿胆红素(BIL)、尿胆原(URO)、尿潜血(BLD)、尿亚硝酸盐(NIT)、尿白细胞(LEU)、尿比重(SG)、维生素 C(VC)、颜色或浊度(TUR)、尿微量白蛋白(mALb)及尿肌酐(UCr)等的检测。

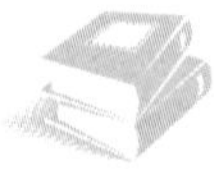

NOTE

二、干化学尿液分析仪的工作原理

干化学尿液分析仪的基本工作原理是将多联试剂带浸入尿液后，试剂带上的试剂块与尿液相应化学成分发生反应，产生颜色变化，通过仪器检测反应后各试纸块的光学信号变化计算尿液中各成分的含量。

（一）干化学尿液分析仪的试剂带

1. 试剂带的组成、结构及作用

多联试剂带是尿液分析中各成分反应和测量的载体。其采用多层膜结构，将多个检查项目的试剂块按一定规律集成在一个试剂带上，浸入一次尿液可同时检测多个项目。

单项试剂块以滤纸为载体，浸渍项目检测试剂后干燥成为试剂层，再在其表面覆盖一层纤维素膜作为反射层。多个项目的试剂块黏附于塑料条上构成多联试剂带。尿液浸入试剂带后，与试剂发生反应，可产生颜色变化，各试剂块因反应不同呈现不同的颜色。

试剂带最外层为透明尼龙纤维膜，起保护作用，防止大分子物质对反应的污染，并保证试剂带有一定的机械强度和完整性；中间部分为绒制层，包括碘酸盐层和试剂层，碘酸盐层作为氧化剂可阻断还原性物质如维生素 C 等的干扰；试剂层下面是吸水层，可使尿液均匀快速地浸入，并能抑制尿液流到相邻反应区，避免交叉污染；底层选取尿液不浸润的塑料片作为支持体，将各试剂块连成一体，组成多联试剂带。

通常多联试剂带还有一个空白块，又称补偿块，以消除尿液本底颜色及试剂块表面分布不均等所产生的测试误差。有的多联试剂带还有位置参考块，每次测定前，检测头都会移到位置参考块进行自检，以消除每次测量时试剂带放置位置偏差带来的测试误差。多联试剂带结构如图 5-1 所示。

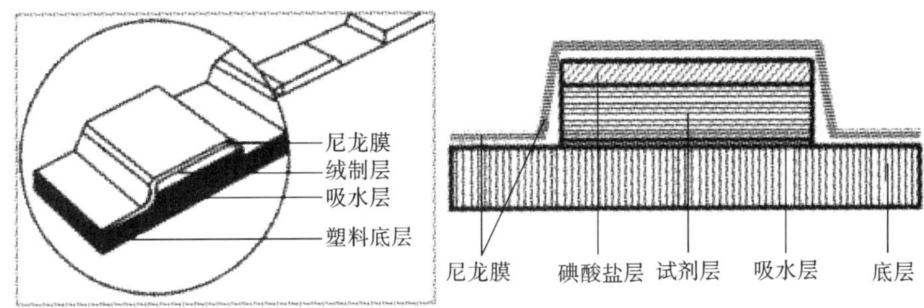

图 5-1　多联试剂带结构图

2. 试剂带的反应原理

不同厂家、不同型号的试剂带，其检测试剂块和空白块的排列顺序、试剂带的反应原理等不尽相同，因此试剂带必须与尿液分析仪配套使用。

常用试剂带各成分的反应原理见表 5-1。

表 5-1　试剂带反应原理

测试项目	试剂带反应原理
酸碱度(pH)	pH 指示剂原理。常用甲基红和溴麝香草酚蓝组成的复合型指示剂，其变色的 pH 范围为 4.5～9.0，颜色由橘黄色、绿色变为蓝色
尿蛋白质(PRO)	pH 指示剂蛋白质误差原理。在一定的条件下，蛋白质离子与带相反电荷的指示剂离子结合，引起指示剂的颜色变化，其颜色深浅与尿蛋白含量成正比
尿葡萄糖(GLU)	常采用葡萄糖氧化酶-过氧化物酶法。葡萄糖被葡萄糖氧化酶催化释放出过氧化氢，进而使色原物质显色，其颜色深浅与葡萄糖含量成正比
尿酮体(KET)	采用亚硝基铁氰化钠法。在碱性条件下，尿中酮体与亚硝基铁氰化钠反应生成紫红色化合物，其颜色深浅与酮体含量有关

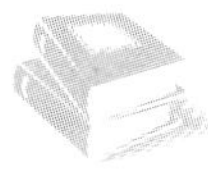
NOTE

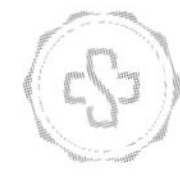

续表

测 试 项 目	试剂带反应原理
尿隐血(ELD)	血红蛋白类过氧化物酶催化反应原理。血红蛋白具有类似过氧化物酶的作用,能催化过氧化氢与色原物质反应并显色,其颜色深浅与血红蛋白含量有关
尿胆红素(BIL)	重氮反应原理。在强酸性介质中,尿胆红素与重氮盐发生偶联反应,生成紫红色产物,其颜色深浅与尿中胆红素含量有关
尿胆原(URO)	Ehrlich 醛反应法。尿胆原与对二甲氨基苯甲醛在酸性条件下反应生成樱红色缩合物。其颜色深浅与尿胆原含量有关
尿亚硝酸盐(NIT)	重氮-偶联反应原理。在酸性条件下,亚硝酸盐与芳香胺反应形成重氮盐,再与 α-萘胺反应生成红色偶氮化合物,其颜色深浅与尿中亚硝酸盐含量有关
尿白细胞(LEU)	酯酶法。中性粒细胞的脂酶能水解吲哚酚酯生成吲哚酚和有机酸,吲哚酚再引发后续的显色反应,其颜色深浅与粒细胞数量有关
尿比重(SG)	基于某种预处理过的多聚电解质的电离常数的负对数(pK_a)与尿中离子浓度按一定比例发生变化的原理进行。当尿比重高或低时,多聚电解质释放出氢离子增加或减少,发生类似酸碱指示剂的反应,通过颜色的不同判断尿比重
尿维生素 C(VC)	磷钼酸缓冲液或甲基绿与尿中维生素 C 反应,形成钼蓝,颜色深浅与尿中维生素 C 含量有关
颜色	反射法。不同类型的仪器采用不同的波长对空白块进行检测
浊度	透光指数原理。将尿液与蒸馏水的透射光和折射光相比较,计算出尿液的浊度

(二) 干化学尿液分析仪的检测原理

干化学尿液分析仪采用反射光度法进行检测。试剂带浸入尿液后,各项目试剂块与尿液相应成分发生特异反应而产生颜色变化(图 5-2)。颜色深浅通过试剂块中有色物质对光的吸收程度或反射率表现出来,与尿液中各种成分的浓度成比例关系。某成分的浓度越高,相应试剂块颜色越深,对某一波长光的吸收程度越大,反射率越小;反之,反射率越大。因此,只要测得试剂块对某一波长光的反射率,即可求出尿液中对应成分的浓度。

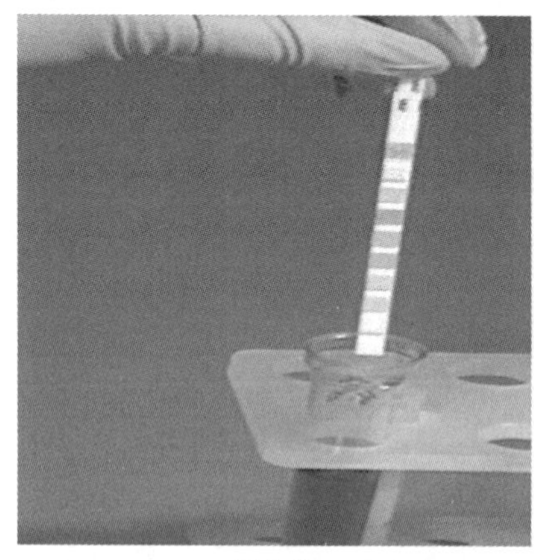

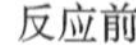

反应前

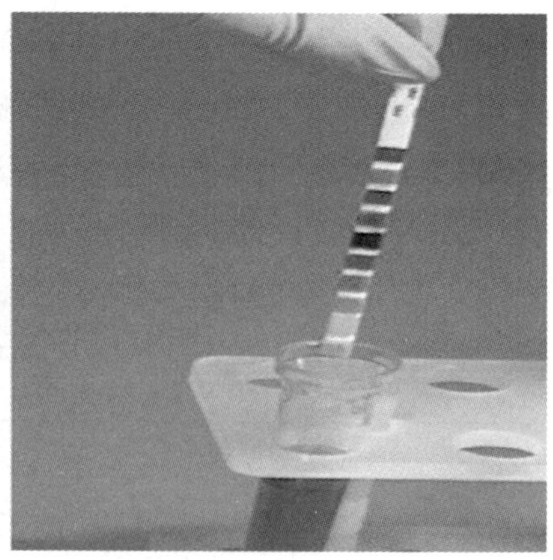

反应后

图 5-2 多联试剂带颜色变化

干化学尿液分析仪一般由微电脑控制,采用球面积分仪接收双波长反射光的方式测定试剂带上的颜色变化,进行半定量分析。双波长中一种为测定波长,是被测试剂块的敏感特征波长,通常亚硝酸盐、酮体、尿胆原和胆红素选用 550 nm 作为测定波长;尿 pH、蛋白质、葡萄糖、隐血和维生素 C 的测定波长为 620 nm。另一种为参比波长,用以消除背景光和其他杂散光的影响。各种试剂块的参比波长一般选

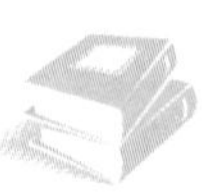

NOTE

用 720 nm。近年来许多仪器采用多波长发光二极管进行反射光检测，或者使用电荷耦合器件图像传感器(CCD)拍摄或扫描试剂块上颜色的变化，有效提高检测的灵敏度和精度。

试剂块颜色的深浅除了与被测成分的种类和浓度有关外，还与尿液本底颜色有关。而空白块的颜色与被测成分无关，只反映尿液的本底颜色，可消除尿液颜色对测定结果的影响。

试剂块对光的反射率由式(5-1)计算而得。

$$R_{试剂} = \frac{T_{m}(试剂块对测量波长的反射强度)}{T_{s}(试剂块对参考波长的反射强度)} \times 100\% \tag{5-1}$$

空白块对光的反射率由式(5-2)计算。

$$R_{空白} = \frac{C_{m}(空白块对测量波长的反射强度)}{C_{s}(空白块对参考波长的反射强度)} \times 100\% \tag{5-2}$$

总的反射率 R 为试剂块的反射率与空白块的反射率之比，由式(5-3)计算。

$$R = \frac{R_{试剂}}{R_{空白}} = \frac{T_{m}C_{s}}{T_{s}C_{m}} \times 100\% \tag{5-3}$$

三、干化学尿液分析仪的基本结构

干化学尿液分析仪一般由机械系统、光学检测系统和电路系统三部分组成。其结构如图 5-3 所示。

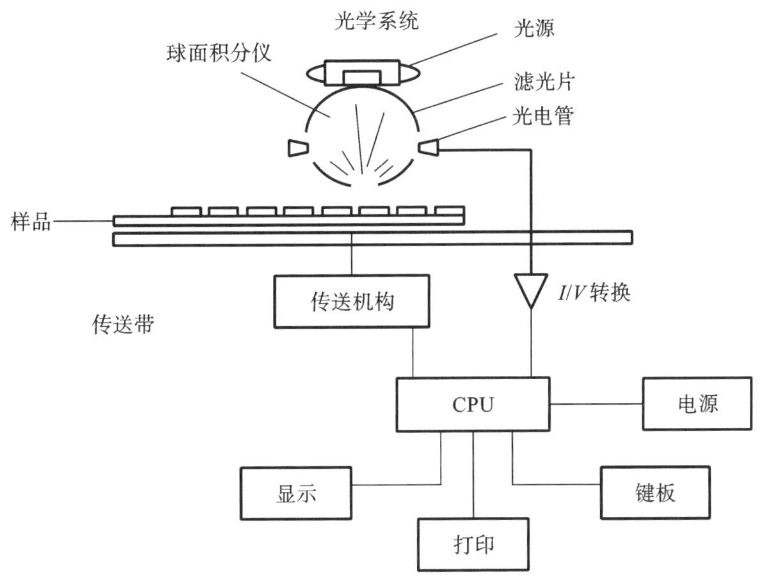

图 5-3 干化学尿液分析仪结构示意图

（一）机械系统

机械系统的主要功能是将待检的试剂带传送到测试区，测试完成后将试剂带排送到废物盒。系统包括传送装置、采样装置、加样装置和测量装置等。

全自动干化学尿液分析仪主要有浸式加样和点式加样两类不同的机械系统。浸式加样系统由试剂带传送装置、采样装置和测量装置组成，取样通过机械手将试剂带完全浸入尿液中，因此需要足够的尿液(10 mL 左右)；点式加样由自动进样传送装置、样本混匀器、定量吸样装置、试剂带传送装置和测量装置组成，加样装置吸取尿液样本的同时，试剂带传送装置将试剂带送入测量系统，定量吸样装置将尿液定量加到试剂带上，然后进行检测，此类分析仪只需 2 mL 尿液。

（二）光学检测系统

光学检测系统是尿液分析仪的核心部件，决定仪器的性能与档次。光学检测系统包括光源、单色器和光电转换器三部分。光线照射到试剂块反应区表面产生反射光，反射光的强度与各个项目的反应颜色成反比，不同强度的反射光再经光电转换器转换为电信号进行处理。

干化学尿液分析仪的光学检测系统通常有三种：滤光片分光系统、发光二极管(light emitting

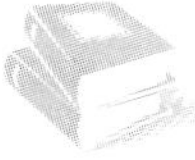
NOTE

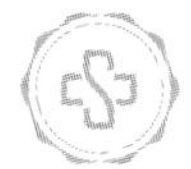

diode，LED）系统和电荷耦合器件（charge coupling device，CCD）检测系统。

1. 滤光片分光系统 滤光片分光系统为第一代分光系统。光源灯（卤钨灯）发出的混合光通过球面积分仪的通光筒照射到试剂带上，试剂带把光反射到球面积分仪上，透过滤光片，得到特定波长的单色光，再照射到光电二极管上，实现光电转换。

2. 发光二极管系统 发光二极管系统为第二代分光系统，采用可发射特定波长的发光二极管（LED）作为检测光源。检测头上有 3 个不同波长（红、绿、蓝单色光，对应波长为 610 nm、540 nm 和 460 nm；或红、黄、绿单色光，对应波长为 660 nm、620 nm 和 555 nm）的 LED，它们与检测面成 45°或 60°角照射到试剂块上，垂直安装在试剂块上方的光电转换器在检测光照射的同时接收反射光。因光路近，无信号衰减，即使光强度较小的 LED 也能得到较强的反射光信号。

3. 电荷耦合器件系统 电荷耦合器件系统为第三代分光系统，采用 CCD 技术进行光电转换。通常采用高压氙灯作为光源，当光照射到 CCD 硅片上时，反射光被分解为红、绿、蓝三原色，又将三原色中的每一种颜色分为 2592 种色素，这样整个反射光分为 7776 种色素，可精确分辨试剂块颜色由浅到深的微小变化。CCD 器件的光谱响应范围从可见光到近红外光，具有良好的光电转换特性，光电转换效率高达 99.7%。

（三）电路系统

电路系统可将光电检测器的信号进行放大和运算处理。光电检测器接受试剂块的反射光并转换成电信号，经前置放大器将微弱的电信号放大后，由电压/频率变换器进行模数转化，送往 CPU 单元进行信号运算、处理，最后将结果输出到屏幕，或由仪器的内置热敏打印机将测试结果打印出来。其中 CPU 不但负责检测数据的处理，而且控制了整个机械、光学系统的运作，并通过软件实现了多种功能。

四、干化学尿液分析仪的性能评价

（一）干化学尿液分析仪性能验证和调校

首次启用或每次大修之后，必须对仪器性能进行测试、评价与调校，以保证检验结果准确可靠。应该按照中国医药行业标准 YY/T 0475—2011《干化学尿液分析仪》的相关规定，对仪器的关键技术指标进行验证和调校。

1. 重复性

（1）要求：干化学尿液分析仪反射率测试结果的变异系数（CV）应小于 1.0%。

（2）试验方法：分析仪对一定反射率的样本试纸条进行重复测试 10 次，计算反射率的变异系数（CV），应符合要求。

2. 与适配尿液分析试纸的准确度

（1）要求：检测结果与相应溶液标示值相差同向不超过一个量级，不得出现反向相差。阳性参考溶液不得出现阴性结果，阴性参考溶液不得出现阳性结果。

（2）试验方法：在分析仪上用尿液分析试纸条对所有检测项目各浓度水平的参考溶液进行检查（参考溶液的配制方法依据制造商提供的资料进行），每个浓度水平重复测定 3 次，计算检测结果与参考溶液标示浓度的量级的差，应符合要求。

3. 稳定性

（1）要求：分析仪开机 8 h 内，分析仪反射率测试结果的变异系数（CV）应小于 1.0%。

（2）试验方法：开机预热后及 4 h、8 h 时，分别对一定反射率的样本试纸条进行重复测试 10 次，计算所有反射率的变异系数（CV），应符合要求。

4. 携带污染率

（1）要求：检测除比重和 pH 外各测试项目最高浓度结果的阳性样本，随后检测阴性样本，阴性样本不得出现阳性。

（2）试验方法：检测除比重和 pH 外各测试项目最高浓度结果的阳性样本 1 次，随后检测阴性样本 1 次，阴性样本不得出现阳性结果。

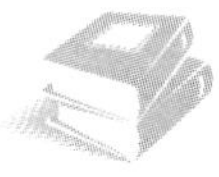
NOTE

5. 功能

(1) 要求:分析仪至少应具有下列功能:①能开机自检,识别并报告错误;②结果单位至少有国际单位制;③具备输出端口;④能存储测试数据;⑤仪器具有校正功能。

(2) 试验方法:按分析仪说明书逐项验证各项功能,应符合要求。

(二) 试剂带的调校

尿液分析试剂带(试纸条)是干化学尿液分析仪重要的附属产品,其质量与仪器的分析性能密切相关。按照中国医药行业标准 YY/T 0478—2011《尿液分析试纸条》的相关规定,应对试纸条进行测试与评价。

1. 外观

(1) 要求:外观应符合下列要求:①表面平整、边缘无毛刺;②测试块与基底片固定牢固,不能有缺损或脱落;③测试块外观整齐、色泽均匀、不能有色斑或污渍。

(2) 试验方法:以正常或矫正视力检查,应符合要求。

2. 准确度

(1) 要求:检测结果与相应参考溶液标示值相差同向不超过一个量级,不得出现反向相差。阳性参考溶液不得出现阴性结果,阴性参考溶液不得出现阳性结果。

(2) 试验方法:以尿液分析试纸条对所有检测项目各浓度水平的参考溶液进行检查(参考溶液的配制方法依据制造商提供的资料进行),每个浓度水平重复测定 3 次,计算检测结果与参考溶液标示浓度的量级的差,应符合要求。

3. 重复性

(1) 要求:检测结果的一致性不低于 90%。

(2) 试验方法:随机抽取同一批号尿液分析试纸条 20 条,分别对同一份阳性样本进行检测,计算各检测项目结果的一致程度,应符合要求。

4. 检出限

(1) 要求:对除比重和 pH 外各检测项目的第一个非阴性量级应能检出。

(2) 试验方法:随机抽取同一批号尿液分析试纸条 20 条,对各检测项目的第一个非阴性量级进行检测,所有检测结果不能为阴性,应符合要求。

5. 分析特异性

(1) 要求:干扰物浓度对测试结果不产生干扰。

(2) 试验方法:按照制造商规定的试验方法,对加入制造商声称浓度干扰物的样本进行检查,应符合要求。

6. 批间差

(1) 要求:检测结果之间相差不超过一个量级。

(2) 试验方法:随机抽取 3 个不同批号尿液分析试纸条,每批抽取 20 条,分别对同一份样本进行检测,计算批间各项目检测结果量级的差,结果不得出现阴性。应符合要求。

7. 稳定性

(1) 要求:可选用以下方法进行验证。

①效期稳定性。制造商应规定产品的有效期。取到效期后的样品检测准确度、重复性、检出限、分析特异性,分别符合相关要求。

②热稳定性试验。检测准确度、重复性、检出限、分析特异性应符合相关要求。

(2) 试验方法:可选用以下方法进行验证。

①效期稳定性。取到效期后的样品,分别做上述试验,符合相关要求。

②热稳定性试验。取有效期内样品根据制造商声称的热稳定性条件,分别做上述试验,符合相关要求。

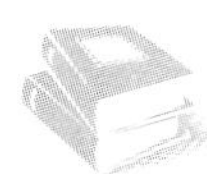

NOTE

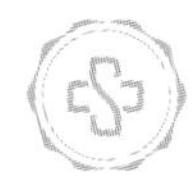

五、干化学尿液分析仪的使用和维护保养

（一）干化学尿液分析仪的使用

1. 安装　为保证仪器的良好运行和检验结果的精密准确，仪器应安装在清洁、通风、干燥的稳固水平台面上；远离电磁、热源干扰；避免阳光直射，室内温度控制在 10～30 ℃，最大相对湿度不超过 80%；仪器要配备稳压电源，并可靠接地。

2. 使用注意事项　严格按照说明书操作，一般需特别注意以下几点。

（1）保证使用清洁、防漏、防渗、一次性使用的惰性材料制成的取样杯，防止污染或尿液成分与取样杯发生反应。使用新鲜的混匀尿液，标本留取后，一般要求在 2 h 内完成检查。

（2）尿液分析仪必须使用配套的试剂带；试剂带从冷藏温度变成室温时，不要打开盛装试剂带的瓶盖；每次取用后应立即盖上瓶盖，防止试剂带受潮变质。最好根据每天的用量，分装冷藏备用。

（3）每天坚持用校正试剂带进行校正测定，结果符合要求，再检测送检标本。

（4）试剂带浸入尿样的时间要符合说明书要求（一般为 2 s 左右），过多的尿液标本用滤纸吸去；所有试剂块空白块还有位置参考块都应全部浸入尿液中。

（5）在观察检测结果时，由于各类尿液分析仪设定的阳性等级差异较大，不能单独以符号代码结果来解释，要结合半定量值和镜检结果综合分析，以免因定性结果的报告不够妥当给临床解释带来混乱。

（6）干化学尿液分析仪的应用有一定的局限性，如蛋白质测定只能检测清蛋白，对球蛋白、血红蛋白和黏蛋白等不灵敏，故“阴性”不能排除这些蛋白质的存在。另外，影响结果的干扰因素也较多，高浓度维生素 C 对葡萄糖检测和红细胞检查会造成假阴性结果，细菌污染会导致亚硝酸盐检测呈假阳性。因此，干化学尿液分析要结合临床资料综合分析，才能体现其诊断价值。

（二）干化学尿液分析仪的维护保养

干化学尿液分析仪是一种精密电子仪器，只有在日常工作中严格按照操作规程使用、细心维护保养，才能延长仪器的使用寿命，保证测试结果的准确性。

（1）建立仪器使用管理规章和使用登记制度。每台仪器均应建立操作规程，仪器要有专人负责。应建立仪器使用登记本，对每天仪器的运行情况、出现的问题以及维护、维修情况等做详细记录。

（2）按照仪器说明书的规定，制定日、周和月保养程序；按照规定对仪器进行全面检查和保养。

（3）测试时，不要将分析仪放在阳光直射的地方，以免影响测试精度；必须保持载物台清洁，载物台前端移出部位不要放置物品；测试过程中残留尿液需及时用吸水纸擦拭，以免交叉污染，影响测试结果；试剂带应随取随盖；还应避免在环境温度过高或过低情况下工作。

六、干化学尿液分析仪的临床应用

干化学尿液分析仪符合简单、快速、规范化初筛的条件要求，具有检测样本用量少、速度快、项目多、重复性好、灵敏准确等优点，极大地减轻了人工显微镜检的工作量，适用于大批量样本的筛查。

尿常规检测指标大致可分为四大类：肾病类、糖尿病类、泌尿感染类以及其他疾病类。

1. 肾病类指标　酸碱度（pH）、比重（SG）、隐血或红细胞（BLD、ERY）、蛋白质（PRO）和颜色（COL）。这些指标的改变可能提示有肾功能损害。

2. 糖尿病类指标　酸碱度（pH）、蛋白、比重、糖（GLU）和酮体（KET）。这些指标的检测有助于诊断相关并发症和机体一些器官是否受到损害，如是否出现酮血症等。正常情况下，尿糖和酮体为阴性。

3. 泌尿感染类指标　白细胞（WBC）、隐血或红细胞、亚硝酸盐（NIT）、颜色和浊度（TUR）。当泌尿系统受到细菌感染时，尿中往往出现白细胞和红细胞，尿液颜色或浊度也会发生改变，亚硝酸盐有时也会为阳性。干化学检测尿白细胞和隐血或红细胞只起过筛作用，临床诊断以镜检结果为准。

4. 其他疾病类指标　主要是酸碱度、比重、胆红素（BIL）、尿胆原（URO）、颜色及其他指标。胆红素和尿胆原两项指标反映肝脏代谢血红素的能力和数量。正常情况下，尿胆红素为阴性，尿胆原为弱阳性。以上指标增高时，往往提示黄疸，尿液颜色呈黄绿色。

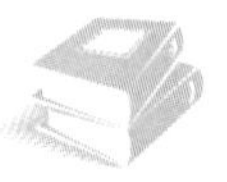

NOTE

但是，干化学尿液分析仪的检测结果受试剂带质量和试剂带干燥程度、仪器灵敏度和稳定性等因素影响，也易受尿液中各种内源性和外源性物质的影响。因此在检测过程中可能存在个别项目的假阳性、假阴性结果，不能完全取代传统的显微镜检测，只能起到初筛作用。

干化学尿液分析仪对尿液中的上皮细胞、结晶、真菌、细菌、精子、管型、毛滴虫等有形成分无法检测，这些项目的检查需要依靠尿液有形成分分析仪和显微镜共同完成。

第二节 尿液有形成分分析仪

尿液有形成分又称尿沉渣(urinary sediment)，是尿液离体后经离心沉降处理或自行沉降后的沉降物。尿液有形成分包括红细胞、白细胞、上皮细胞、类酵母细胞、管型、细菌、霉菌、结晶、药物和精子等。

尿液有形成分具有种类多、形态各异、易于破坏或发生形态改变等特点，传统的显微镜人工检查方式误差大、重复性差。1988 年，美国研制生产出世界上第一台高速摄影机式的尿液有形成分自动分析仪，开辟了尿液有形成分分析的新时代。1995 年，日本将流式细胞术和电阻抗技术结合起来，研制生产出全自动尿液有形成分分析仪，其检测快速、操作方便，能同时给出尿液有形成分的定量结果以及红细胞、白细胞的散射光分布直方图，为临床人员对疾病的诊断、治疗和科研工作提供了极大帮助。1998 年，美国研制出一种尿液有形成分显微镜检查的自动进样装置，随后，又推出尿液有形成分定量分析工作站，它和干化学尿液分析仪组合成一个完整的尿液分析系统。

2000 年前后，我国在原有真彩色显微图像分析系统的基础上，采用传统的尿液有形成分手工染色镜检的原理，开发、生产出了自动染色尿液有形成分分析仪，实现了尿液有形成分检验过程中自动吸样、自动染色和准确定量等功能。进而配合计算机图像处理技术，结合干化学分析仪数据，得出全面、客观、准确的尿液有形成分分析结果，并可打印输出彩色尿常规图文报告单。

尿液有形成分分析仪主要有两大类：一类以显微形态分析技术为工作原理；另一类以流式细胞技术为分析原理。

一、显微形态技术尿液有形成分分析仪

显微形态技术尿液有形成分分析仪是基于智能显微镜技术，以影像系统配合计算机技术的尿液有形成分自动分析仪。工作原理与人工显微镜镜检原理基本相似，都是直接观察红细胞、白细胞、上皮细胞、管型、细菌和结晶等有形成分的形态。数码摄影系统对标本摄像后，由计算机对图像进行分析，得到有形成分的大小、质地、对比度和形状特征，然后运用形态识别软件自动识别和分类。根据检测技术和影像的拍摄方式，显微形态技术尿液有形成分分析仪可分为流动式尿液有形成分分析仪和静止式尿液有形成分分析仪。

（一）流动式尿液有形成分分析仪

流动式尿液有形成分分析仪主要由检测系统和计算机操作控制系统组成，能检测的尿液有形成分包括红细胞、白细胞、上皮细胞、管型、细菌、酵母菌和结晶等。

1. 检测原理 尿液标本采用层流平板式流式细胞术，闪光灯为图像拍摄提供光源支持，显微镜物镜可将拍摄的尿中颗粒放大，尿液样本在鞘液包围的状态下通过仪器的流式细胞池，数字照相机对聚焦于显微镜头后面的呈平面流过的样本拍照，再将拍到的照片传至电脑中进行分析处理，其工作原理见图 5-4。

尿液标本在上下两层鞘液的包裹下进入系统中。仪器的流体力学系统由特别制作的薄层板构成，蠕动泵带动鞘液进入薄层板构成的流动池，双层鞘流液包裹在尿液标本外周，而尿液会以单层细胞颗粒的厚度进入薄层板。颗粒在鞘液的作用下以最大面积对准物镜镜头，被高速拍摄照片后进入废液容器，图像信息传输至计算机系统。其测定原理见图 5-5。

2. 仪器结构 一般由四个模块构成。

NOTE

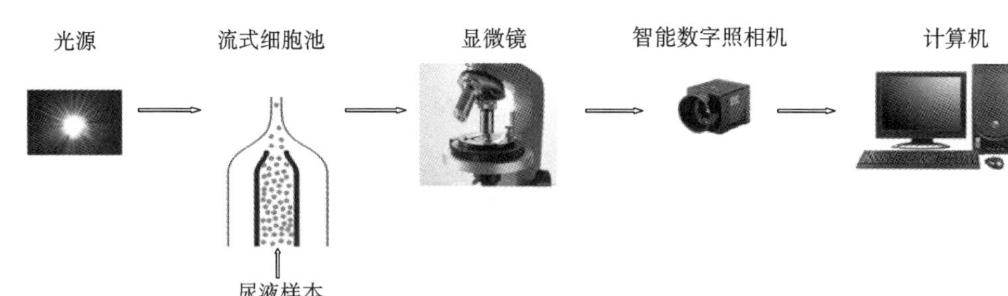

图 5-4　流动式尿液有形成分分析仪工作原理图

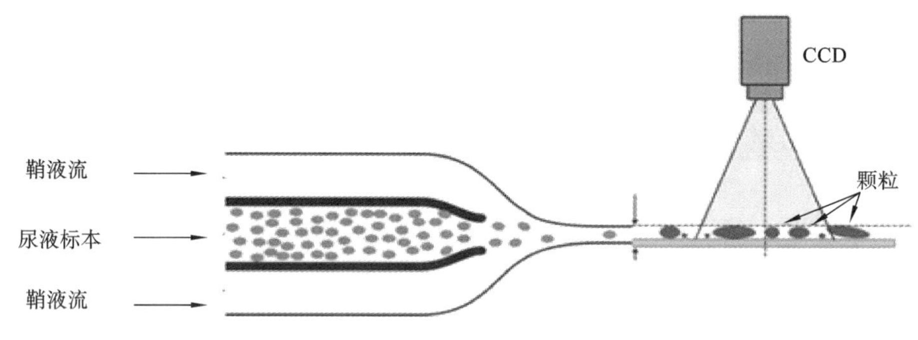

图 5-5　流动式尿液有形成分分析仪测定原理

(1) 流动式显微成像模块:采用鞘流技术,应用全自动智能显微镜摄像镜头(电荷耦合器件,CCD)高速拍摄流动过程中有形成分的照片。

(2) 计算机分析处理模块:用于对图像结果的分析、处理、显示、存储和管理,包括电脑主机、显示器、键盘和鼠标。

(3) 自动进样模块:配备有自动进样装置,在样本架上可同时容纳多个专用试管架。

(4) 干化学系统模块:根据用户要求,可以接受其他类型的干化学分析系统结果等功能。

3. 有形成分的识别　尿液标本在鞘流液包裹下进入流动池,通过固定在薄层鞘流板一侧的显微镜物镜头,当每个显微镜视野被每秒 24 次的高速频闪光源照亮后,所经过的有形成分会瞬间被拍摄下来。在显示器上看到的每个有形成分都是独立的,被分割在一个特定大小的格子内。计算机系统通过专用图像识别软件对尿液中各种颗粒进行自动识别和分类。

图像智能识别软件基于粒子的形态学特征与数据库信息比对而实现识别。仪器内部预先存储了 12 种常见有形成分的大量图像资料,并提取这些粒子的大小、灰度、几何形状、纹理特征等,通过数学模型将这些形态学特征转换为数值,建立标准模板数据库。被检测粒子的相应信号与数据库中的标准参数进行比对来初步鉴定其类型。目前可以将颗粒自动划分为 12 个类别,并可进一步扩展分为 27 个亚分类。这种分类方法能准确区分出细胞的形态,具有重复性高、灵敏度高、线性误差小等优点。对于样本中含有的明显异常或病理表现的粒子,可通过屏幕上所显示粒子的形态学特征信息进行判别而对粒子进行确认或再识别。

4. 结果报告　尿液有形成分结果用定量方式报告,因此可以用每微升含有量的方式表示,也可以换算成传统的每高倍/低倍视野表达方式报告。

(二) 静止式尿液有形成分分析仪

1. 检测原理　与人工显微镜检测原理相似。将尿液标本注入专用计数板上,经一定时间静止沉淀后,由数码照相机通过显微镜放大对计数板不同部位拍摄多个图片,经计算机处理识别红细胞、白细胞、上皮细胞、管型、酵母菌、细菌和结晶等。

2. 工作系统　工作系统主要由显微镜系统(内置数码照相机)、加样器和冲洗系统、图像显示处理系统等构成。

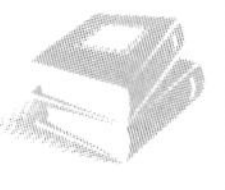
NOTE

(1) 显微镜系统:由传统光学显微镜与数码摄像头连接一体组成。系统可选配相位差显微镜,用以提高对异常有形成分的辨别分析能力。其中另一个重要部件是固定在显微镜台上的流动计数池，由经过高温、高压处理的光洁、清晰的单块光学玻璃和合金铝质底座构成，其尺寸与标准显微镜载玻片相同。

(2) 加样器和冲洗系统：可实现试管中标本的混匀、吸出、输送到显微镜上的计数池中；选择使用染色液；冲洗管道和计数池；排除计数后的样本到废液容器；选择性地对标本进行稀释等功能。

(3) 图像显示处理系统：采集显微镜系统拍摄的多张照片，并传送至计算机中进行处理和存储。

二、流式细胞术全自动尿液有形成分分析仪

(一) 工作原理

流式细胞术全自动尿液有形成分分析仪采用半导体激光、流式细胞术、荧光核酸染色和电阻抗分析等综合技术，以物理和化学分析对尿液有形成分进行测定。

测试之前，先使用菲啶与羰花青染料对尿液中的有形成分进行染色。这两种染料都有与细胞结合快、背景荧光低、细胞的荧光强度与细胞和染料的结合程度成正比等特点。菲啶使细胞核酸成分 DNA 着色，在 480 nm 光波的激发下，产生 621 nm 的橙黄色荧光，用于区分有核的细胞与无核的细胞，如白细胞与红细胞、病理管型与透明管型。羰花青的穿透能力强，与细胞质膜(细胞膜、核膜和线粒体)的脂质成分相结合，在 460 nm 光波的激发下，产生 505 nm 的绿色荧光，主要用于区别细胞的大小，如上皮细胞与白细胞。

尿液标本被稀释并染色后，从样品喷嘴进入鞘液流动室，在液压系统的作用下被无粒子颗粒的鞘液包围，使每个细胞、管形等有形成分以单个纵列的形式通过流动池的中心(竖直)轴线，在这里各种有形成分被氩激光照射，并接受电阻抗检查，得到荧光强度(fluorescence intensity，FI)、前向散射光强度(forward scattered light intensity)和电阻抗信号。仪器将荧光、散射光等光信号转变成电信号，结合电阻抗信号进行综合分析，最后得到每个尿液标本有形成分的直方图和散射图。通过分析这些图形，即可区分每个细胞并得出有关细胞的形态。其检测原理如图 5-6 所示。

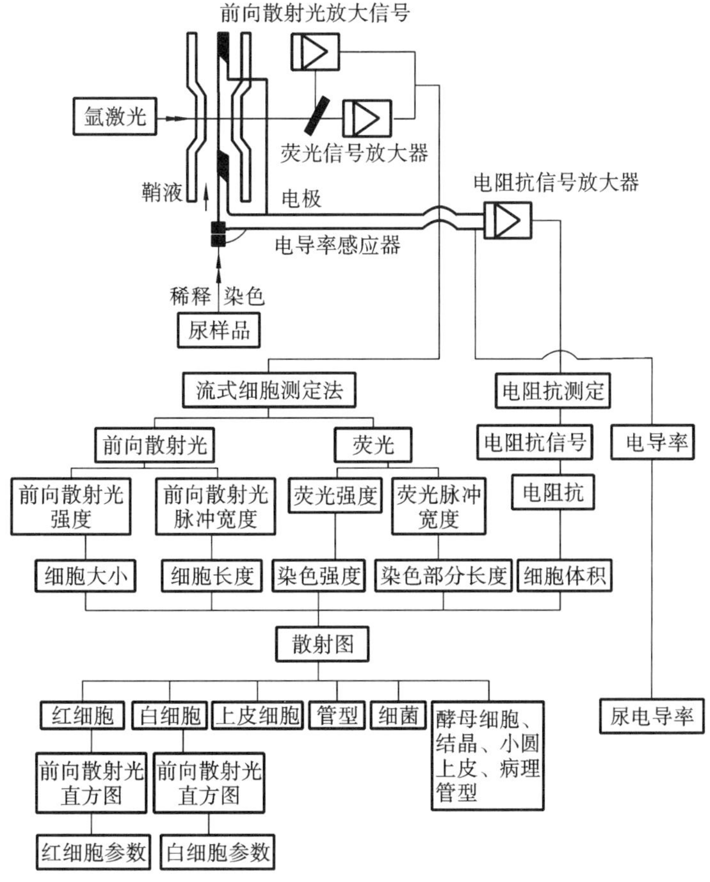

图 5-6　流式细胞术全自动尿液有形成分分析仪检测原理示意图

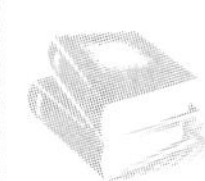

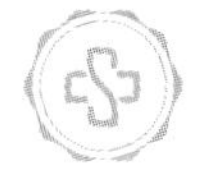

（二）仪器结构

流式细胞术全自动尿液有形成分分析仪包括光学系统、液压系统、电阻抗检测系统和电子分析系统，其结构见图 5-7。

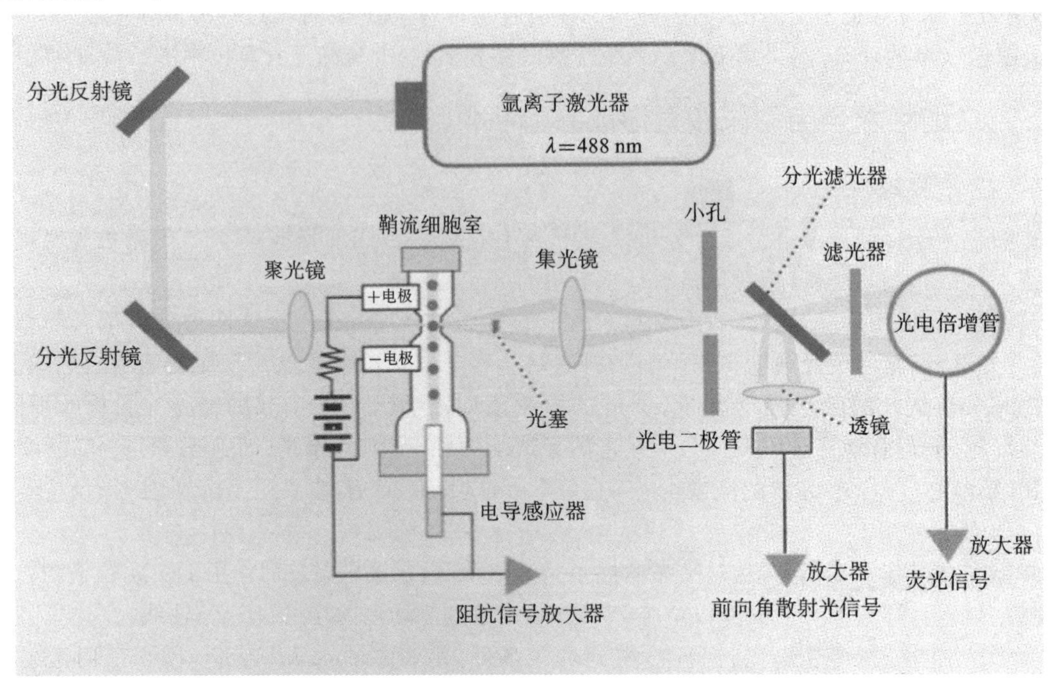

图 5-7　流式细胞术全自动尿液有形成分分析仪结构示意图

1. 光学检测系统　光学检测系统由氩激光（波长为 488 nm）光源、激光反射系统、流动池、前向光采集器和检测器组成。

氩激光作为光源被双色反射镜反射，然后被聚光器收集形成射束点而聚集于流动池的中央。染色后的细胞经过流动池，被氩激光光束照射，产生的前向散射光和荧光信号，被双色滤光器分离。散射光和指定波长的荧光分别被光电二极管/光电倍增管放大并转变成电信号后，输送至微处理器进行数据转换和处理。光的反射和散射信号主要与细胞表面特性相关；从染色尿液细胞发出的荧光主要反映细胞的特性，如细胞膜、核膜、线粒体和核酸；前向散射光强度成比例地反映细胞的大小；电阻抗信号的大小主要与细胞的体积成正比。

2. 液压（鞘液流动）系统　反应池染色标本随着真空系统进入鞘液流动池。为了使尿液中的细胞等有形成分不凝集成团，而是呈单个纵向排列通过加压的鞘液输送到流动池，使染色的细胞等通过流动池的中央。鞘液是一股涡流液，由鞘液管从四周流向喷孔，包围在尿液样本外周，这两种液体不相混合，从而保证尿液有形成分在鞘液中心通过。鞘液流动机制提高了细胞计数的准确性和重复性，防止错误的脉冲，减少流动池被尿液标本污染的可能，降低了仪器的记忆效应。

3. 电阻抗检测系统　电阻抗检测系统包括测定细胞体积的电阻抗系统和测定尿液电导率的传导系统。当尿液细胞通过流动池小孔时，尿液中细胞的电阻抗值比稀释溶液的大得多，在流动池前后的两个电极之间的阻抗便增加，而两个电极间始终维持恒定的电流，从而引起电压发生变化，出现一个脉冲信号。脉冲信号的大小反映细胞体积的大小；脉冲信号的频率反映细胞数量的多少。部分尿液标本在低温时会析出结晶，影响电阻抗测定的敏感性，使分析结果不准确。为了使尿液标本传导性稳定，通常采取下列措施：使用与仪器配套的稀释液，由于其中含有 EDTA 盐，可去除尿样中非晶型磷酸盐结晶；染色过程中，仪器将尿液与稀释液的混合液加热到 35 ℃，尿样标本中的尿酸盐结晶就会溶解，即可消除尿中尿酸盐结晶的干扰。

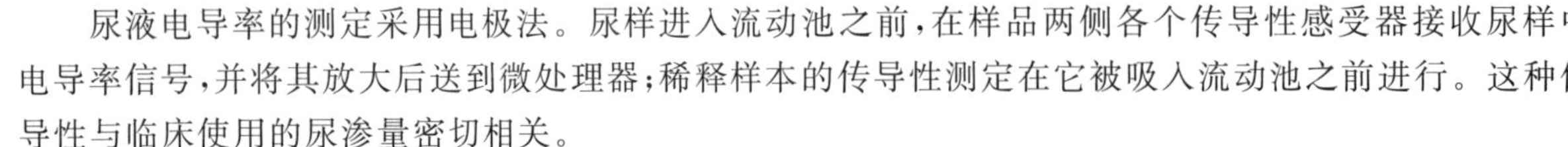

尿液电导率的测定采用电极法。尿样进入流动池之前，在样品两侧各个传导性感受器接收尿样中电导率信号，并将其放大后送到微处理器；稀释样本的传导性测定在它被吸入流动池之前进行。这种传导性与临床使用的尿渗量密切相关。

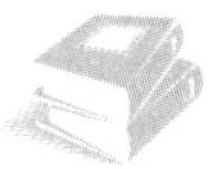
NOTE

4. 电子分析系统 从标本细胞中获得的前向散射光较强，光电二极管直接将光信号转变成电信号；微弱的前向荧光需经光电倍增管放大后转变成电信号；电阻抗信号和传导性信号被感受器接收后直接放大处理。微处理器分析汇总所有信号得出每种细胞的直方图和散点图，并计算得出单位体积（μL）尿样中各种细胞的数量和形态。

（三）尿液有形成分细胞的识别分析

仪器通过对前向散射光波形（散射光强度和散射光脉冲宽度）、前向荧光波形（荧光强度和荧光脉冲宽度）和电阻抗值大小的综合分析，得出细胞的形态、细胞横截面积、染色片段的长度、细胞容积等相关信息（图 5-8），并绘出直方图和散点图（图 5-9）。仪器通过综合分析每个细胞的多重检测参数来对其进行识别和分类。

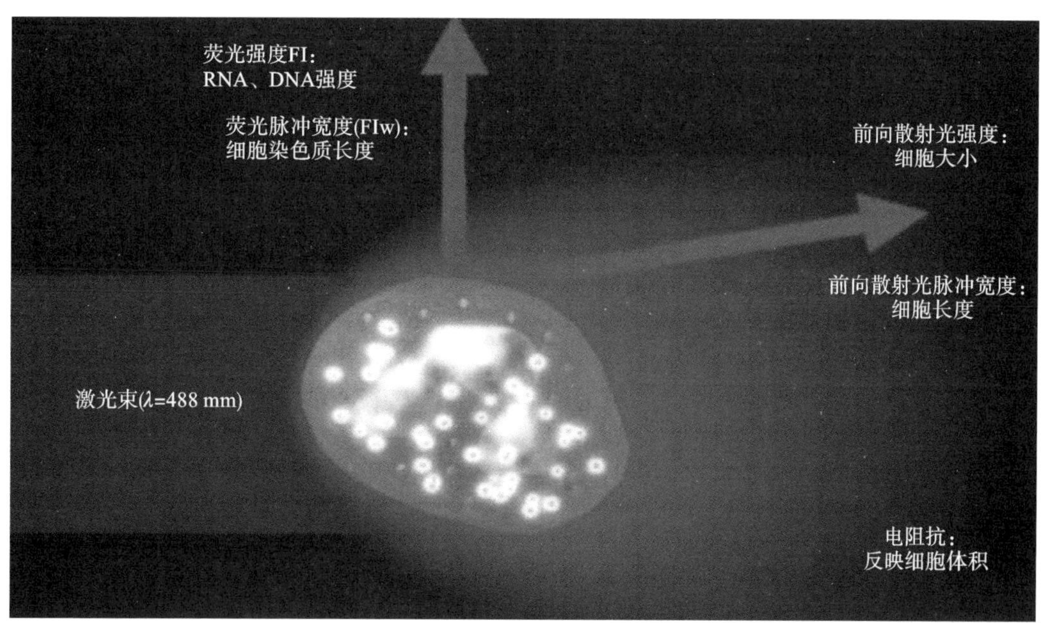

图 5-8 流式细胞术尿液有形成分细胞的识别分析

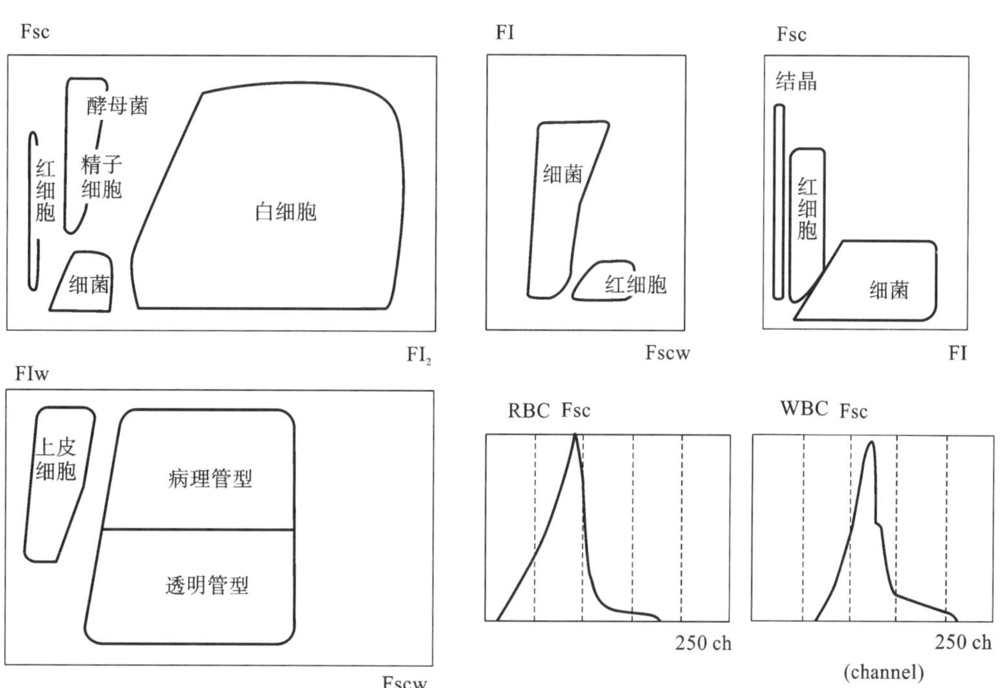

图 5-9 流式细胞术尿液有形成分细胞的直方图和散点图

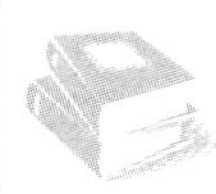
NOTE

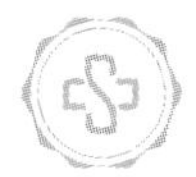

前向散射光信号主要反映细胞体积的大小。前向散射光强度(Fsc)反映细胞横截面积;前向散射光脉冲宽度(Fscw)反映细胞的长度。Fscw 可用式(5-4)计算:

$$\text{Fscw}=\frac{\text{CL}+\text{BW}}{v} \tag{5-4}$$

式中,CL 为细胞长度;BW 为激光束宽度;v 为细胞的流动速度。

荧光信号主要反映细胞染色质的长度。前向荧光强度(FI)主要反映细胞染色质的强度;前向荧光脉冲宽度(FIw)反映细胞染色质的长度。FIw 可用式(5-5)计算:

$$\text{FIw}=\frac{\text{NL}+\text{BW}}{v} \tag{5-5}$$

式中,NL 为细胞核长度;BW 为激光束宽度;v 为细胞的流动速度。

（四）检测项目和参数

1. 红细胞(RBC) 尿液中红细胞的直径约为 8.0 μm,无细胞核和线粒体,所以荧光强度很弱。由于尿液中红细胞来源不同,大小不均,部分溶解成碎片,故前向散射光强度差异较大。通常情况下,荧光强度极低和前向散射光强度大小不等的细胞都可能是红细胞。

红细胞的检测参数:单位体积(μL)尿液中的红细胞数;每高倍视野的平均红细胞数;均一性红细胞的百分比;非均一性红细胞的百分比;非溶血性红细胞的数量和百分比;平均红细胞前向荧光强度;平均红细胞前向散射光强度;红细胞荧光强度分布宽度。

2. 白细胞(WBC) 尿液中白细胞的分布直径大约为 10.0μm,比红细胞稍大,前向散射光强度也比红细胞稍大一些;白细胞有细胞核,因此,它有高强度的前向荧光,能将白细胞与红细胞区别开来。当白细胞存活时,会呈现前向散射光强和前向荧光弱的特征;当白细胞受损害或死亡时,会呈现前向散射光弱和前向荧光强的变化。

白细胞的检测参数:单位体积(μL)尿液中的白细胞数;每高倍视野的平均白细胞数;平均白细胞前向散射光强度。

3. 上皮细胞(EC) 上皮细胞是由泌尿生殖道上皮脱落而来,种类较多、大小不等、形状各异。上皮细胞体积大,散射光强,荧光强度也比较强。小圆上皮细胞包括肾小管上皮细胞、中层和底层移行上皮细胞,这些细胞散射光、荧光及电阻抗信号的变化较大,仪器一般不能完全区分其类型。当仪器标出这类细胞的数量达到一定浓度时,还需通过离心染色后人工镜检才能得出准确的结果。

上皮细胞的检测参数:单位体积(μL)尿液中上皮细胞的数量;单位体积(μL)尿液中小圆上皮细胞数。

4. 管型(CAST) 管型种类较多,形态各不相同。常呈直或微弯的圆柱状,长短不一、宽窄不同,两边平行、两端或一端圆钝等特点。仪器不能完全区分这些管型的类型,只能检测出透明管型和标出有病理管型的存在。透明管型有极高的前向散射光脉冲宽度和微弱的荧光脉冲宽度;病理性管型(包括细胞管型)有极高的前向散射光脉冲宽度和荧光脉冲宽度。当仪器标明有病理性管型时,只有通过离心人工镜检,才能确认是哪一类管型,从而有助于疾病的诊断。

5. 细菌(BACT) 由于细菌体积小并含有 DNA 和 RNA ,所以前向散射光强度要比红、白细胞弱,但荧光强度比红细胞强、比白细胞弱。

6. 其他检测 除检测上述项目外,流式细胞术全自动尿液有形成分分析仪还能标记出酵母细胞(YLC)、精子细胞(SPERM)、结晶(X-TAL),并能够给出定量值。在低浓度时,精子细胞与酵母细胞的区分有一定的难度。在高浓度时,部分酵母细胞对红细胞计数有交叉作用。当尿酸盐浓度增高时,部分结晶会对红细胞计数产生影响。因此,当仪器对酵母细胞、精子细胞和结晶有标记时,应该离心后进行人工镜检,才能真正区分。

三、尿液有形成分分析仪的性能评价

目前各种原理和型号的尿液有形成分分析仪,均是过筛性检验分析系统,对形态复杂或罕见的有形成分尚不能达到完全准确的识别。因此需要对仪器进行定期的性能评价和调校。中国医药行业标准

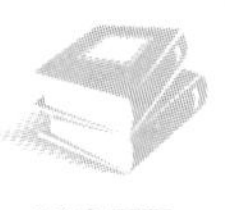

NOTE

YY/T 0996—2015《尿液有形成分分析仪(数字成像自动识别)》制订了基于自动数字成像并自动识别原理的尿液有形成分分析仪的技术指标。其主要内容如下。

1. 检出限

(1) 要求:分析仪应能检出浓度水平为5个/μL的红细胞、白细胞样本。

(2) 试验方法:分析仪对浓度水平为5个/μL的红细胞、白细胞样本重复检测20次,如18次检测结果大于0个/μL,则符合要求。

2. 重复性

(1) 要求:细胞浓度为50个/μL时,变异系数(CV)应小于25%;细胞浓度为200个/μL时,变异系数(CV)应小于15%。

(2) 试验方法:分析仪对规定浓度的样本各重复检测20次,分别计算20次检测结果的变异系数(CV),应符合要求。

3. 识别率

(1) 单项结果与镜检结果的符合率。

①分析仪至少能自动识别红细胞、白细胞、管型,其单项结果与镜检结果符合率应分别大于70%、80%、50%。

②试验方法:分析仪分别对150份临床尿液样本(至少90份为红细胞病理样本)、150份临床尿液样本(至少90份为白细胞病理样本)、150份临床尿液样本(至少30份为管型病理样本)进行检测,计算阴阳性结果与镜检阴阳性结果的符合率,应符合要求。

(2) 假阴性率。

①要求:分析仪的假阴性率应不大于3%。

②试验方法:分析仪对至少200份随机尿液进行红细胞、白细胞和管型检测,同时以显微镜镜检为金标准测试结果,计算分析仪假阴性率,应符合要求。

4. 稳定性

(1) 要求:分析仪开机8 h内,细胞计数结果的变异系数(CV)应不大于15%。

(2) 试验方法:开机预热后,分别对细胞浓度为200个/μL的样本进行重复测试10次,计算所有检测结果的变异系数(CV),应符合要求。

5. 携带污染率

(1) 要求:分析仪对细胞的携带污染率应不大于0.05%。

(2) 试验方法:取细胞浓度为5000个/μL的尿液样本和生理盐水,先对浓度为5000个/μL的尿液样本连续检测3次,紧接着对生理盐水连续检测3次,计算携带污染率,结果应符合要求。

四、尿液有形成分分析仪的使用与维护保养

1. 使用 严格按照说明书要求进行操作。开机前认真检查试剂是否充足、管路、取样器、废液装置、电源线连接、接地是否正常等。开机后仪器进入自检、自动冲洗、检查本底、质量控制等程序,合格之后方可进行样品检测。

比较严重的血尿、脓尿,单位体积(μL)尿液标本中血细胞数大于2000时,会影响下一个尿样的检测结果;尿液标本中加入了有颜色的防腐剂或荧光素,可降低分析结果的可信度;尿液标本中有较大颗粒的污染物,可导致仪器管路堵塞。因此,出现以上情况时,禁止上机检测。

2. 维护保养 全自动尿液有形成分分析仪在使用中必须精心保养,才能延长仪器的使用寿命,确保分析结果的可靠性。仪器要实现专人专管,建立仪器使用工作日志,详细记录仪器的运行状态、异常情况、解决方法和维修情况等,并按照相关规定严格进行日保养、月保养和年保养。

五、尿液有形成分分析仪的临床应用

显微镜检查能真实展现细胞、管型、结晶等有形成分形态、判断直观可靠,是尿液有形成分检查的金

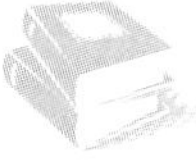
NOTE

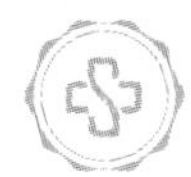

标准。但镜检法存在其无法克服的缺陷，如离心过程中细胞的溶解、丢失造成的假阴性、不同操作者之间的判断误差等。

尿液有形成分分析仪具有快速、简单、批量进样、重复性好、样本不需要离心、污染率低等优点。另外，操作规范化易于质量控制，实现了尿液有形成分检查的自动化和标准化，大大加快了尿液有形成分的分析速度，提高了工作效率。但由于目前分析技术的局限、干扰因素较多等，临床实验室需要制定复检规则，当分析结果异常时必须用人工镜检方法进行重新检测加以确认。

尿液有形成分分析仪有以下临床应用。

1. 红细胞 通过测定和动态观察尿红细胞数量，可帮助血尿有关疾病的诊断和鉴别诊断，确定疗效、判断预后。尿液有形成分分析仪提供的红细胞形态相关信息，对鉴别血尿来源具有一定的过筛作用。

2. 白细胞与细菌 白细胞、细菌组合检查对泌尿系统感染、膀胱炎、结核、肿瘤等疾病的诊断和鉴别诊断有着重要的作用和意义。可初步区分泌尿系统急性感染或慢性感染。尿液有形成分分析仪虽可定量报告细菌数量，但不能鉴别细菌种类，如果需要进一步明确感染何种细菌，还需做细菌培养和鉴定。

3. 上皮细胞和管型 通过尿液有形成分分析仪的标记参数，可发现小圆上皮细胞、病理管型，检验者可有目的的针对可疑标本进行认真的显微镜检查，提高结果准确性。

自动尿液有形成分分析仪具有尿液无需离心、标本用量少但检测项目多、分析速度快；检测总粒子范围大；对红细胞、白细胞、上皮细胞、管型、细菌能进行准确的定量计数；每一标本检测步骤模式一致，易于质量控制等优点。但是目前尚不能检出滴虫、胱氨酸、脂肪滴或药物结晶；也不能鉴别异常细胞；大量细菌、酵母菌还会干扰计数；尤其对管型检测，虽能分为病理性和非病理性，但不能给出明确分类。因此其在临床中与干化学尿液分析仪联合应用时，对于分析结果提示异常或出现结果不相符的情况应进行人工镜检确认。

第三节 尿液分析工作站

近年来国内外研制生产的一体化自动尿液分析工作站，采用一次吸样即可完成尿液干化学分析和尿液有形成分分析，用单机测试替代多机联用，大大提高了设备的工作效率。尿液分析工作站包括标本处理系统、双通道光学计数池、显微摄像系统、计算机及打印输出系统、干化学尿液分析仪等。

一、工作原理

先经干化学尿液分析仪对尿样中化学成分进行检测，分析结果传送并存储到计算机中。再对尿液有形成分进行显微形态检查，智能影像系统摄取的图像传送到计算机中，经软件识别分类，根据尿液标本的微粒数量和体积计算各有形成分的浓度。结合干化学分析数据，打印输出分析报告。

二、仪器结构

1. 标本处理系统 内置定量染色装置，按计算机指令自动提取样本，完成定量、染色、混匀、冲池、稀释、清洗等主要工作任务。

2. 双通道光学计数池 由高性能光学玻璃经特殊工艺制造，类似于血细胞计数板。池内腔高度为 0.1 mm，池底部刻有 4 个标准计数格，便于对尿液有形成分定量计数。

3. 显微摄像系统 采用标准配置，即在光学显微镜上配备专业摄像装置，将采集到的沉渣形态图像的光学信号转换为电子信号输送到计算机，进行图像的识别和分类处理。有的仪器采用流动式显微镜系统，结合层流平板流式细胞术，对单层细胞颗粒进行成像处理。

NOTE

4. 计算机及打印输出系统 系统软件对主机及显微摄像系统进行综合控制，并编辑、输出检测报告等信息。

5. 干化学尿液分析仪 尿液有形成分分析工作站的计算机主机内置有与干化学尿液分析仪连接的接口卡，接收处理相关信息。

临床中还有一种联机使用的尿液分析工作站，由干化学尿液分析仪和尿液有形成分分析仪以流水线的形式组合在一起，共同完成尿液样本的分析，并将两部分检测结果组合后显示在同一份检验报告中。

三、仪器特点

(1) 定量准确，结果具有极高的重复性。

(2) 自动化程度高，采集、进样、染色、稀释和排液、数据采集等全部自动化，可克服不染色尿液有形成分镜检误认、漏检的缺点，提高检出率。

(3) 高效快捷、能耗低，交替使用的双通道计数池省却了清洗被污染计数池所占用的时间。

(4) 安全洁净，全过程液体均在封闭管路中运行，不污染操作人员。

(5) 智能控制功能强大，提供友好界面和操作信息，实现人机对话。

(6) 选择待测样品、自动清洗、稀释、强制清洗、自动关闭电源等功能齐全。

(7) 方式灵活、使用方便，实现任选式自动控制操作，检验顺序灵活控制；只需将试管放入试管架上，仪器即可完成全部工作。

(8) 光学性能好，采用精制、专用的尿液分析定量板，可长期使用。

本章小结

尿液分析仪应用最广的有干化学尿液分析仪与尿液有形成分分析仪。干化学尿液分析仪一般由机械系统、光学系统和电路系统三部分组成，其中光学系统是尿液分析仪的核心部件。尿液干化学分析检测原理是将试剂带浸入尿液后，试剂带上的试剂块与尿液相应化学成分发生反应，产生颜色变化，试剂块颜色深浅与相应成分的浓度成比例关系，测定试剂块对某一波长光的反射率，通过计算可以求得尿液中各种成分的浓度。

尿液有形成分分析仪包括流式细胞技术全自动尿液有形成分分析仪和显微形态技术尿液有形成分分析仪。流式细胞技术全自动尿液有形成分分析仪采用流式细胞术、荧光核酸染色和电阻抗的原理对尿液有形成分进行分析，通过获取各有形成分的荧光强度、前向散射光强度和电阻抗信号三类数据，得出有关细胞等有形成分特征性的直方图和散射图，从而进行临床判别和诊断。这类仪器的结构包括光学系统、液压系统、电阻抗检测系统和电子分析系统。显微形态技术尿液有形成分分析仪根据检测技术和影像的拍摄方式，可分为流动式尿液有形成分分析仪和静止式尿液有形成分分析仪。流动式尿液有形成分分析仪由流动式显微成像模块、计算机分析处理模块、自动进样模块和干化学系统模块组成；静止式尿液有形成分分析仪由显微镜系统（具有内置数码照相机）、加样器和冲洗系统、图像显示处理系统等构成。

干化学尿液分析仪性能评价指标主要有重复性、准确度、稳定性、携带污染率、基本功能等；尿液有形成分分析仪性能指标主要有检出限、重复性、识别率、稳定性、携带污染率等。

尿液分析工作站是干化学尿液分析仪和尿液有形成分自动分析仪联合对尿液进行分析的工作平台。其结构包括标本处理系统、双通道光学计数池、显微摄像系统、计算机及打印输出系统以及干化学尿液分析仪。系统具有定量准确、自动化程度高、高效快捷、能耗低、污染少、智能控制功能强大、功能齐全、方式灵活、便于查询等特点，具有广阔的发展空间。

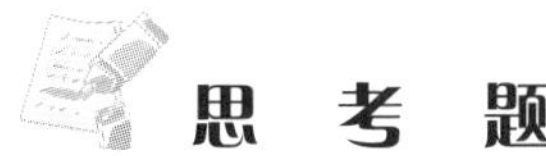

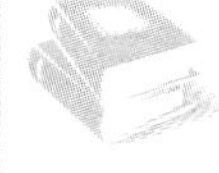

1. 简述干化学尿液分析仪的检测原理。

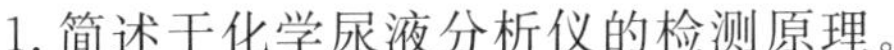

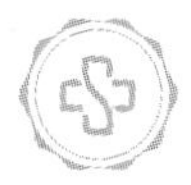

2.简述干化学尿液分析仪的基本结构与功能。

3.干化学尿液分析仪的性能评价涉及哪些指标？怎样评价？

4.简述流式细胞术尿液有形成分分析仪的结构和工作原理。

5.简述流式细胞术尿液有形成分分析仪的检查项目和参数。

6.简述显微形态技术尿液有形成分分析仪的分类，不同类型仪器的检测原理和基本结构。

7.简述尿液有形成分分析工作站的工作原理和系统结构。

（代　洪）

NOTE

第六章　临床生物化学检验仪器

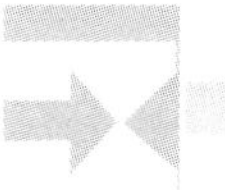

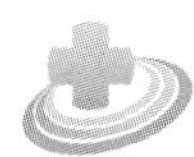

学习目标

1. 掌握：临床常用自动生化分析仪的工作原理和基本结构；自动生化分析仪的主要性能指标及分析参数。
2. 熟悉：临床常用自动生化分析仪的维护保养。
3. 了解：临床生化检验仪器的分类及临床应用。

自动生化分析仪(automatic biochemical analyzer)是由电脑控制，将生物化学检验分析中的取样、加试剂、去干扰、混合、温育反应、检测、数据处理、自动监测及可靠性判断、打印报告和试验后的清洗等步骤组合在一起进行自动化操作的仪器。它具有快速、简便、灵敏、准确、标准化、微量等特点。主要用于检测人体的血液、体液等标本中的化学物质，为临床提供疾病诊断、治疗监测、疗效观察、预后判断及健康体检等信息。有些型号的仪器除了可进行常规生化项目的检测，还可进行激素、免疫球蛋白、血药浓度等特殊化合物的测定以及酶免疫、荧光免疫分析等。自动化临床生化分析仪器的出现使检验人员从烦琐的手工劳动中解脱出来，提高了分析效率，减少了主观误差，提高了检测质量。

第一节　自动生化分析仪的分类与工作原理

自 1957 年世界上第一台单通道、连续流动式的自动生化分析仪问世以来，临床生物化学检验仪器发展迅速，不同分析原理和分析模式的仪器不断涌现。不同厂家生产的仪器种类繁多，模拟人工操作的流程相似，按照不同的标准有不同的分类。按自动化程度的不同可分为半自动型和全自动型；按同时检测项目数量的多少可分为单通道型和多通道型；按仪器的复杂程度及功能可分为小型、中型、大型及超大型；按反应装置结构和原理不同可分为连续流动式、离心式、分立式和干化学式。其中按反应装置结构和原理分类是最常用的分类方式。目前连续流动式和离心式自动生化分析仪已很少见，本章简单介绍连续流动式自动生化分析仪，重点介绍分立式和干化学式生化分析仪。

一、连续流动式自动生化分析仪

连续流动式自动生化分析仪(continuous flow automatic biochemical analyzer)是第一代自动生化分析仪，测定项目相同的各待测样品与试剂混合后的化学反应在同一流动管道中完成。仪器主要构成部件有样品盘、比例泵、混合器、透析器、恒温器、比色计和记录器(图 6-1)。工作原理是在计算机控制下，通过比例泵把样本和试剂加入连续的管道中，在一定条件下于管道中完成混合、保温、显色、检测、信号放大并运算处理等任务。由于待测样品与试剂混合后的化学反应，均在同一管道中经流动过程完成，又称管道式分析仪。这类仪器的特点是样本在连续流动的状态下进行单通道模式的分析，每次只能检测一个项目，不同样本间通过空气分段系统或试剂分段系统隔离。试剂分段系统采用空白试剂或缓冲液隔离样本。分析过程中由于使用同一流动比色杯，消除了比色杯间的吸光性差异，在 1960 年至 1970 年曾被广泛采用，后来由于其管道系统结构复杂，不能克服交叉污染，故障率高，操作烦琐，逐渐被分立式自动生化分析仪所替代。

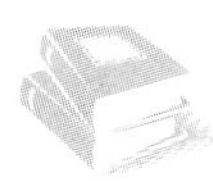

NOTE

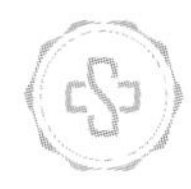

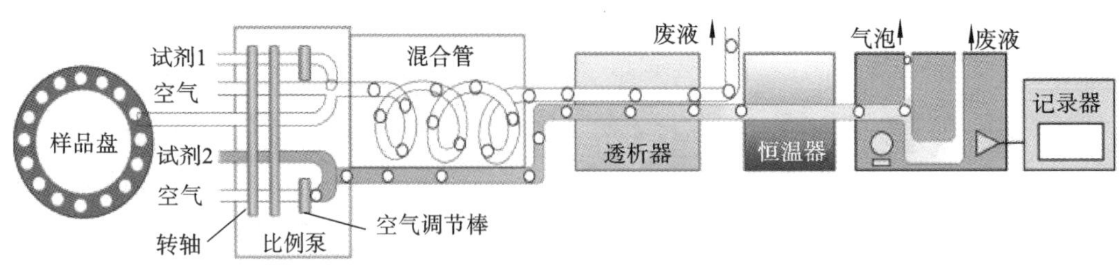

图 6-1　连续流动式自动生化分析仪结构示意图

二、分立式自动生化分析仪

分立式自动生化分析仪(discrete automatic biochemical analyzer)诞生于 20 世纪 60 年代，是目前应用最多的一类自动生化分析仪器。其工作原理是模拟手工操作的方式设计仪器并编制计算机程序，以有序的机械操作代替手工，按照程序依次进行操作，完成项目检测。样本在仪器的各部件间用传送带连接，按顺序依次操作，故也称为"顺序式"分析。分析时用加样探针和试剂探针分别将样本和试剂加入相应的反应杯中独立进行反应和检测，反应杯兼作比色杯。分立式自动生化分析仪的交叉污染率较低，分析结果的精密度和准确度较高，检测项目和顺序编排灵活。

目前分立式自动生化分析仪多采用全反应过程测光方式，也就是在 3～10 min 的反应时间中，不间断地测定反应液吸光度的方式。例如每个反应杯在 10 min 的反应时间内被测定 34 次，其检测流程如图 6-2 所示。

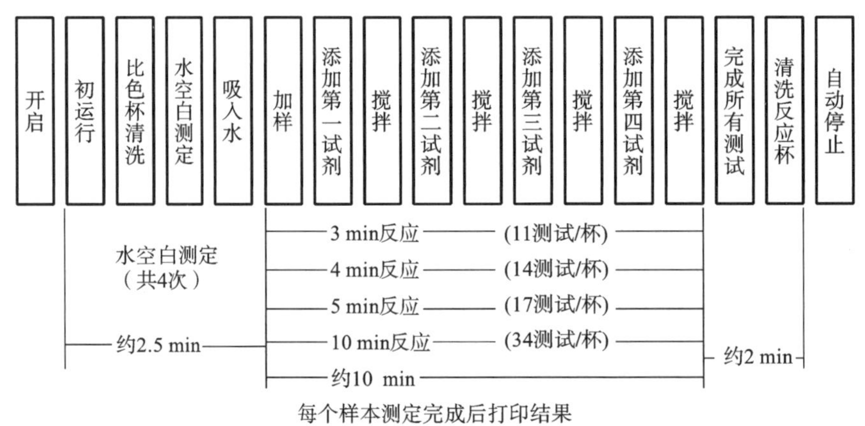

图 6-2　分立式自动生化分析仪检验流程框图

三、干化学式自动生化分析仪

干化学式自动生化分析仪(dry chemical automatic biochemical analyzer)于 20 世纪 80 年代应用于临床检验领域，是集光学、化学、酶工程学、化学计量学及计算机技术于一体的新型临床生化检验仪器，测定方法多采用反射光度法(reflectance spectroscopy)和差示电位法(differential potentiometry)。

反射光度法建立在以 Kubelka-Munk 理论为主要基础的多层薄膜固相试剂技术之上。分析时将待测液体样品(血清、血浆或全血及其他体液)直接加到已固化于特殊结构的试剂载体上，以样品中的水将固化试剂溶解，再与样品中的待测组分发生化学反应，生成的有色化合物对光信号的反射率与组分浓度呈函数关系，经数据处理得出分析结果。差示电位法是基于传统湿式化学分析的离子选择电极(ion selective electrode，ISE)原理，用以测定无机离子。由于多层薄膜是一次性使用的，故差示电位法既有离子选择电极的优点，又避免了通常条件下电极容易老化和易受样品蛋白质干扰的缺点。

(一) 仪器类型及检测原理

根据检测原理的不同，干化学式自动生化分析仪可分为反射光度技术分析仪、胶片涂层技术分析仪和袋式分析仪。

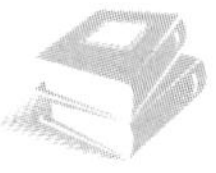
NOTE

1. 反射光度技术分析仪 仪器采用反射光度分析原理，使用干试纸条检测。每个不同的检测项目都有各自专用的试纸条，试纸条由三部分组成。①密码磁带区：位于试纸条背面，集中了该项目的全部检测程序，储存了全部方法学所必需的资料，包括英文缩写符号、测试范围、血浆分离时间、波长选择、反应时间、换算因数和误差自检等。②血浆分离区：在试纸条正面下部以红色标记，由玻璃纤维和纸层构成，用于阻截红细胞和白细胞等有形成分。③反应区：在试纸条的正面上部，血浆通过血浆分离区被转移介质运送到反应区底部，进行化学反应并检测。试纸条日常储存在密封的盒内，其表面贴有一层锡箔，使用时才可揭去。

2. 胶片涂层技术分析仪 系统采用胶片涂层技术，使用干片（多层膜片）进行检测。应用涂层技术制作胶片基础的感光乳剂，将其均匀呈层状地涂布在支持层上。在该干片中多涂层被置于一张透明聚酯片基上，然后夹在一个塑料壳中间。干片由分布层、中间层、指示剂层和支持层组成，作用分别是接收样品、改变样品的物理化学性质和对待测物进行测定。

3. 袋式分析仪 采用袋式干试剂包进行临床化学分析的一类仪器。袋式干试剂包由透明的双层塑料薄膜制成，由不同测定项目的英文缩写来标记。测定开始时首先将试剂包放入仪器，再将样品及其稀释液由探针刺孔注入包内，在反应过程中的不同阶段，试剂小袋经破裂器击碎、混合及保温，透明小袋经机械碾压形成比色杯用于测定吸光度，最后通过计算机系统进行数据处理并发出报告。

（二）干化学式自动生化分析仪的特点

干化学式自动生化分析仪与传统湿式分析模式最大的区别在于参与反应的媒介不同。随着生物传感技术、光度技术、电极技术、计算机技术、化学计量学技术及酶化学技术等的迅速发展，干化学技术也得到了长足的进步。干化学式分析完全脱离了传统的分析方法，所有的测定参数均存储于仪器的信息磁块中，当编有条形码的特定试验用试纸条、试剂片或试剂包放进测定装置后，即可进行检测。干化学式分析无需试剂准备和定标，试剂稳定时间长；可以进行全血分析；操作简单、测定速度快；无交叉污染；仪器结构简单，保养要求低；不需要使用去离子水，没有复杂的清洗系统，无废液排除，能最大限度地保护环境；使用后的试剂片、吸头等反应装置的收集和处理简单，对环境和操作者较为友好。

干化学式自动生化分析仪的灵敏度和准确度与经典的分立式自动生化分析仪相近，甚至有些项目的测定已达参考方法水平，尤其适用于急诊检测、床旁检测和微量检测。

第二节 自动生化分析仪的基本结构

以目前最常用的分立式自动生化分析仪为代表介绍自动生化分析仪器的基本结构。仪器主要由样本处理系统、检测系统、清洗系统、计算机系统四部分组成。仪器结构如图 6-3 所示。

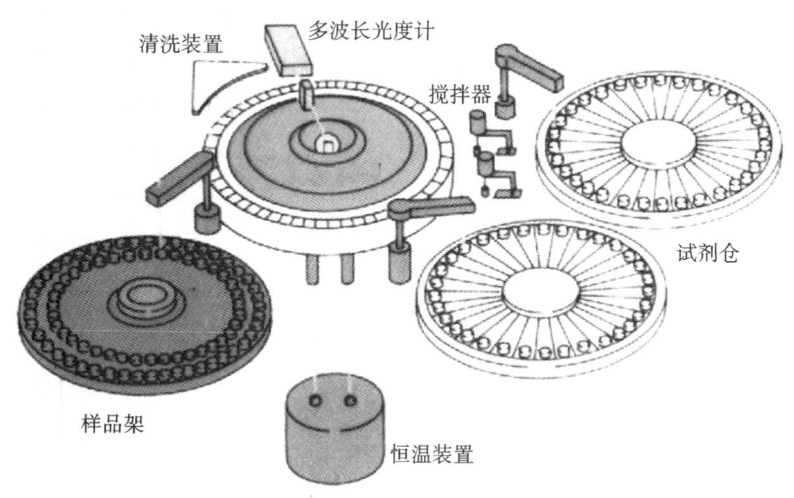

图 6-3 分立式自动生化分析仪器结构图

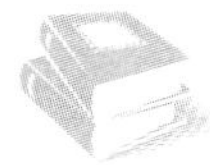

NOTE

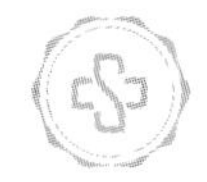

一、样本处理系统

样本处理系统是自动生化分析仪的核心部件之一，是将样本和试剂定量地加入指定反应杯以进行反应的关键装置。包括放置和传输样本及试剂的场所、样本及试剂取样单元、搅拌装置和恒温反应系统等。

1. 样本装载和输送装置 主要有样本盘、传动带或轨道、传动链三种装载和输送装置，装载样本采用样本盘或样本架。

(1) 样本盘(架)。为放置样品并可转动的圆盘状架子，通常为单圈或多圈结构。样品盘装载校准品、质控品、常规样品和急诊样品，按一定速度转动，使样本一个接一个地移动到加样针下后进行采样作业。样本盘见图 6-4。

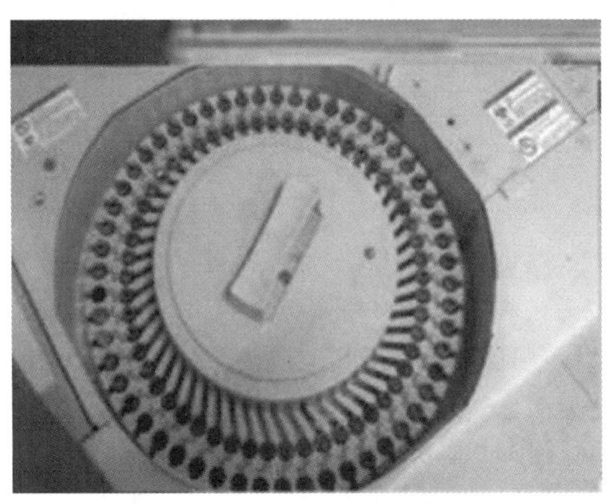

图 6-4 样本盘

(2) 传动带或轨道。使用样本架经传动带式或轨道式进样，样本架是不连续的，常为 5 个或 10 个试管作为一架。由步进马达(stepping motor)驱动传送带，将样本架依次前移，再以单架逐管横移的方式把试管移至固定位置，由样本分配臂进行采样。带条形码阅读器的仪器可直接阅读样本管上的条形码信息。样本架见图 6-5。

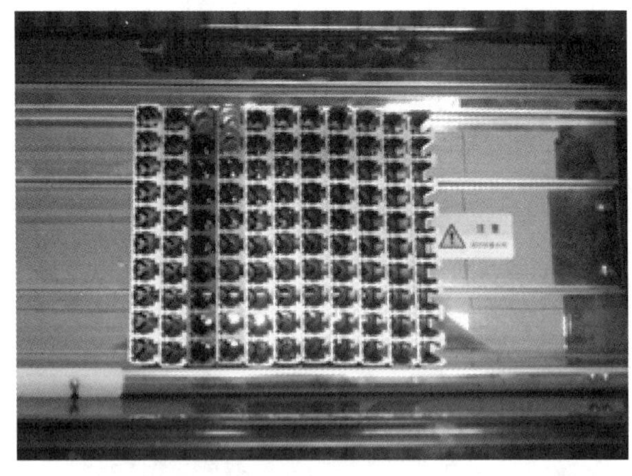

图 6-5 样本架

2. 试剂仓 通常试剂仓设置为冷藏室，温度为 4～15 ℃，以满足试剂的冷藏储存条件，保证试剂的稳定性。目前大多数全自动生化分析仪都有两个或多个试剂仓，设有多个试剂位，可同时放置几十种配套试剂盒。通常试剂位的数量决定了仪器同时可分析项目的数量。带有条形码扫描装置的生化分析仪，可以自动识别试剂的种类、批号、有效期、存量等相关信息，试剂放置位置和反应通道号无关；无条形码识别模块的分析仪，需要预先设置试剂的项目参数，注意试剂放置位置必须与反应通道号相匹配。

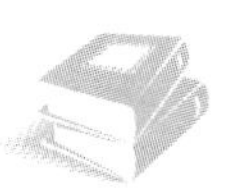
NOTE

仪器原则上可以接受不同品牌的试剂，但需要根据不同试剂的要求预先设置相应的项目参数，经校准后存入仪器，供检测样本时选择使用。

3. 加样装置 加样装置是自动生化分析仪的核心部件之一，通常包括样本加样和试剂加样装置。二者的工作原理和结构基本类似，由加样臂、加样探针、注射器、步进马达或蠕动泵等组成。样本取样单元中加样探针及注射器构成一个密封的结构，在计算机的指令下，步进马达精确控制样品的取样量，通过活塞推进或缩回达到吸取样本或将样本注入反应杯的目的。试剂取样单元结构和样本取样单元相似，只是取样臂中有加温装置，将从试剂仓吸取的试剂加热至常温或 37 ℃。目前样本和试剂吸取的最低加样量可达 0.1 μL 和 1 μL。样本探针通常配有内壁及外壁冲洗系统，以减少携带污染。

探针包括样本探针和试剂探针，与加样臂相连，通过二维运动实现定量吸取样本和试剂并注入相应的反应杯中。除了加样，探针还具有液面感应功能、堵针检测功能、随量跟踪功能、防撞功能等。液面感应和随量跟踪功能可使样品和试剂探针进入液面合适的深度，保证既可以完成可靠吸样又能减少交叉污染，同时具有气泡检出功能和预测剩余试剂量功能；堵针检测功能探测到血凝块时可通过自动报警和冲洗来避免探针损坏或错误发生；防撞功能可以检测水平方向和垂直方向的障碍物，能自动停止作业并报警，以避免探针损坏，实现探针的自我保护。

目前，先进的自动生化分析仪采用闭盖穿刺或自动开盖再闭盖的装置，样品探针可以直接刺穿真空采血管的胶盖实现取样作业，或者仪器进行样品管的自动开盖、闭盖操作，提高了仪器分析的自动化、智能化程度，降低了测试过程中潜在的生物危害，减少了仪器损伤；降低了样本交叉污染和样品蒸发引起的检测误差。

4. 搅拌混匀装置 搅拌混匀装置由电机和搅拌棒组成，通常以机械搅拌的方式，实现反应杯内样本与试剂混合溶液的混匀。搅拌棒的形状为扁平棒状或扁平螺旋状，表面涂有特殊不粘层，以避免黏附液体，减少交叉污染。目前采用新型螺旋形高速旋转搅拌的方式，旋转方向与螺旋方向相反，从而增加了搅拌的力度，并且溶液被搅拌时不起泡，可减少微泡对光的散射。也有一些全自动生化分析仪采用振动混匀和超声波混匀方式对样本与试剂进行混合。

5. 恒温反应装置

（1）反应盘：用于承载反应容器的反应盘多为圆盘形式。反应盘将反应杯依次旋转并精确定位到工作位置，包括加样本位、加试剂位、搅拌位、光电数据采集位、自动清洗位等。一般由 100 个以上的反应杯围成转盘，并置于恒温装置中。反应杯有玻璃和塑料两种材质。

（2）恒温装置：生化分析仪通过恒温控制装置来保持孵育温度的稳定，理想的孵育温度波动应小于 ±0.1 ℃。保持恒温的方式有三种。①空气浴恒温式：在反应杯与加热器之间隔有空气，其优点是方便、快速、不需要特殊材料，缺点是稳定性和均匀性较水浴稍差；②水浴循环恒温式：加热器控制反应杯周围的水温，由于液体热容大，受环境影响小，故温度恒定，温控效果好。其缺点是暴露空气的水易于滋生微生物及引起矿物质沉淀，影响光路检测，必须使用特殊的防腐剂以保证水质的洁净，并需定期更换循环水；③恒温液循环间接加热式：在反应杯周围流动着一种特殊的恒温液（具无味、无污染、惰性、不蒸发等特点），反应杯和恒温液之间有极小的空气狭缝，恒温液通过加热狭缝的空气达到保温的效果。其特点是温度稳定性优于空气恒温式，和水浴循环式相比不需要特殊保养。

二、检测系统

检测系统用以测定反应杯中反应液的吸光度，是分析仪器的核心，其性能直接影响分析结果的准确度和精密度。检测系统主要由光源、比色杯（反应杯）、分光装置和检测器组成。

1. 光源 通常采用卤素灯或脉冲式氙灯作为光源。卤素灯的工作波长为 325～800 nm，使用寿命较短，一般只有 1000～1500 h；脉冲式氙灯寿命较长，24 h 待机可工作数年，工作波长为 285～750 nm，可满足部分紫外光区检测的需要。仪器的自诊断功能可监测光源发光强度的变化，具有光强度降低自动报警功能，提示及时更换灯泡。

2. 比色杯 大多数全自动生化检验仪器的比色杯也是反应杯，比色杯的光径为 0.5～1.0 cm 不等，

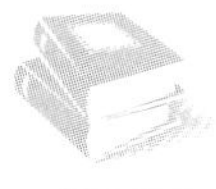

NOTE

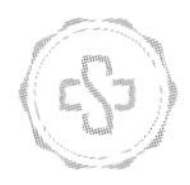

通常为石英、硬质玻璃或优质塑料，包括一次性和循环使用两种。循环使用式比色杯在仪器完成比色分析后自动反复冲洗、吸干，自动测定杯空白值，合格后继续循环使用，不合格会自动报警或停止工作。

3. 分光装置 根据分光元件的不同，分光装置有滤光片分光和光栅分光两种类型。干涉滤光片有插入式和可旋转式两种，插入式是把滤光片插入滤光片槽内，多用于半自动生化分析仪；可旋转式是把滤光片安装于一圆盘中，使用时通过圆盘旋转来选择不同波长的滤光片。全自动生化分析仪主要采用光栅分光，检测光路有前分光光路和后分光光路两种，目前大多数高速自动生化分析仪采用后分光模式。后分光的光路为光源→样品→分光组件→检测器，如图 6-6 所示。光源先照射反应杯，然后通过光栅分光，再用检测器检测任何一个波长的吸光度。后分光模式的优点是不需移动仪器分光系统中的任何部件；配合二极管阵列检测器(diode-array detector，DAD)可快速完成对一个反应杯中溶液的全波长测量，易于实现双波长或多波长分析，降低测量的噪音；提高分析的精确度并减少故障率。

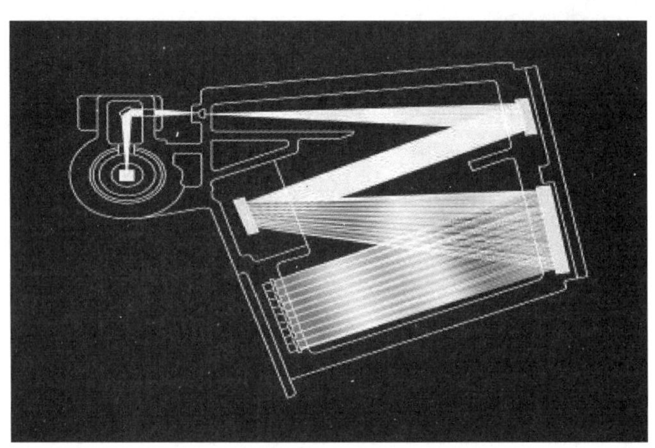

图 6-6 后分光光路示意图

4. 检测器 全自动生化分析仪的检测器一般为硅光电二极管或光电二极管阵列，信号传送方式有光电信号传送和光导纤维传送，后者更先进，传送速度更快，测试精度也更高。先进的自动生化分析仪采用光-数码信号转换技术，将光信号直接转换为数字信号，再将它们传送到数据处理单元。光-数码信号转换技术消除了环境电磁波对仪器信号的干扰，减小了检测信号传递过程中的衰减，有线性范围宽、噪音低、灵敏度高的特性。

三、清洗系统

清洗系统的功能包括探针及搅拌棒的清洗、管路系统的清洗、反应杯的清洗等。

探针和搅拌棒采用激流式或瀑布式等方式自动冲洗，水流为从上向下的单向冲洗，将探针及搅拌棒携带的污物冲向排水口。

反应杯交叉污染和残留水是评价自动清洗系统性能的主要指标，也是影响自动生化分析仪性能的关键因素之一。反应杯清洗系统通过多组清洗针对反应杯进行自动清洗，以提高工作效率。反应杯清洗装置一般由清洗针、擦拭块、升降电机和相关液路组成。清洗工作流程通常采用清洗液和去离子水对反应杯进行多步骤的自动清洗，流程大致为吸出反应液、注入清洗液，吸取清洗液、注入洁净水，吸取洁净水、擦拭块擦干等步骤。清洗液分为碱性和酸性两种。一般来说，仪器吸出反应液后，先用碱液冲洗，再用酸液冲洗，最后用去离子水冲洗三遍，有的还可进行风干。清洗系统的功能有效提高了洗涤效果，大大减少了项目间的交叉污染。

四、计算机系统

计算机系统是自动生化分析仪的控制中心，主要包括微处理器和主机电脑、显示器、系统配套软件以及与计算机或打印机连接传输数据的数据接口等。随着计算机技术的迅速发展与渗透，自动生化检验仪器的自动化程度越来越高，主要功能包括标本、试剂的加注和识别，条码的识别，恒温控制，冲洗控

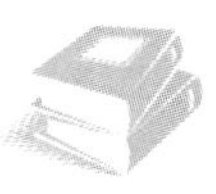

NOTE

制，结果打印，数据管理，质控监控，仪器各种故障报警等。有的仪器甚至可以完成部分日常保养工作。自动生化检验仪器数据处理功能也日趋完善，如反应进程中吸光度、各种测定方法、各种校准方法的显示，室内质控结果的绘图及统计等。通过计算机还能调看患者的数据、仪器的性能指标、仪器的运行状态等。自动生化分析仪中的质控结果和患者检测报告还可通过仪器计算机与实验室信息系统（LIS）的对接进行网络管理，具有远程操作功能。

第三节　自动生化分析仪的分析参数与性能指标

一、自动生化分析仪的分析参数

分析参数是仪器工作的指令，必须设置正确的参数来控制仪器完成复杂的操作。目前大多数自动生化分析仪为开放式，需自行设定参数；封闭式的仪器一般也会预留一些检测项目的空白通道由用户自己设定分析参数。

1. 试验代号及名称　试验代号以数字编号；试验名称常以项目的英文缩写来设置，如总蛋白设置为 TP，白蛋白设置为 ALB 等。

2. 反应温度　通常设有 25 ℃、30 ℃、37 ℃三种温度可供选择，大多选用 37 ℃，是为了使酶反应的温度与体内温度相一致。

3. 测定波长　可选择单波长、双波长、多波长测量方式，目前常用双波长或多波长测量。单波长是用一个波长检测物质的光吸收强度的方法，当测定体系中只含有一种组分或混合溶液中待测组分的吸收峰与其他共存物质的吸收峰无重叠时，可选用单波长检测。双波长包括主波长和副波长，根据特定反应产物的特异性吸收峰来设定主波长，选择有效的副波长来消除脂血、溶血、黄疸等的干扰，以提高测定结果的准确性。在实际应用中选择副波长的原则是干扰因素在主波长与副波长处有相同的吸光度或是越接近越好，但不应影响测定的灵敏度。选择双波长的主要目的：①消除噪音干扰；②减少杂散光影响；③减少样品背景吸收的干扰。当样品中存在非化学反应的干扰物质如甘油三酯、血红蛋白、胆红素等时，会产生非特异性的光吸收，双波长方式可以减少或消除这类光吸收的干扰。

例如，血红蛋白在 340 nm 和 380 nm 波长处有相同的吸光度，在以 NADH 或 NADPH 为测定底物或产物的试验项目中，常采用 340 nm 和 380 nm 双波长测量方式来消除标本溶血的干扰。

4. 分析方法　常用分析方法有一点终点法、两点终点法、两点速率法、多点速率法、免疫透射比浊法等，根据检测项目和仪器的需要选择其中适当的分析方法。

（1）终点法（end-point method）：通过测定反应开始至反应达到平衡时的产物或底物浓度的总变化量，求出待测物质浓度或活性的方法。终点法根据时间-吸光度曲线来确定，同时要考虑待测物质反应终点结合干扰物的反应情况，包括一点终点法和两点终点法。

①一点终点法即样品和试剂混合后发生反应，在时间-吸收度曲线上吸光度不再改变时，选择连续几个时间点测定吸光度，根据吸光度的平均值计算出待测物质浓度（图 6-7）。

②两点终点法即在第二试剂加入以前，选择连续几个时间点计算吸光度平均值 A_1，此吸光度为试剂本身或第一试剂与样品发生非特异反应引起的，相当于样本空白；加入第二试剂经过一定时间反应达到平衡（终点）后，选择连续几个时间点计算吸光度平均值 A_2，$\Delta A=A_2-A_1$，据此计算待测物浓度（图 6-8）。两点终点法的优点是可以消除样品自身的吸光度，包括溶血、脂血和黄疸以及一些干扰物质对测定的影响。

（2）速率法（rate method）：也称连续监测法（continuous monitoring method），是通过连续测定酶促反应过程中某一反应物质或底物的吸光度，根据吸光度随时间的变化求出待测物浓度或活性的方法。速率法可分为两点速率法和多点速率法。

①两点速率法即在酶促反应的零级反应期，观察两个时间点的吸光度变化，用两个吸光度的差值

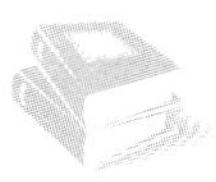
NOTE

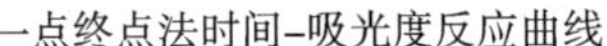

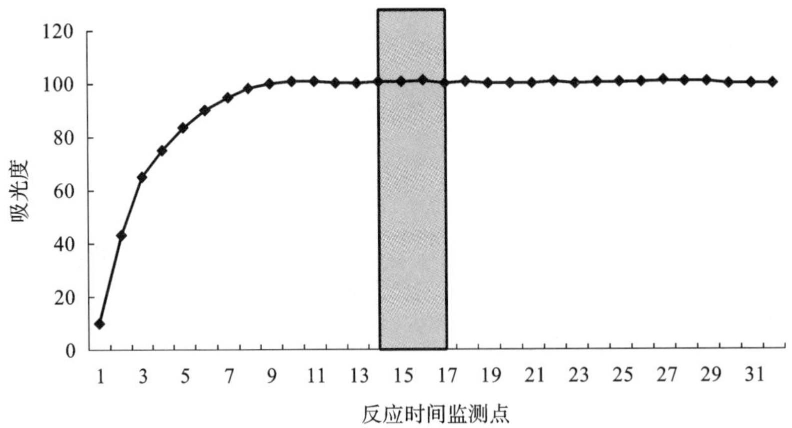

图 6-7　一点终点法反应曲线示意图

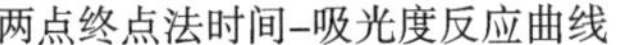

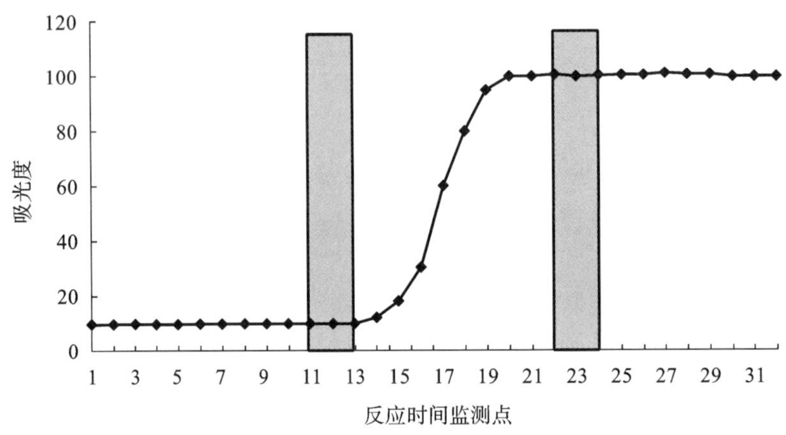

图 6-8　两点终点法反应曲线示意图

(ΔA)除以时间(min),得到每分钟的吸光度,计算酶活性或浓度。

②多点速率法即在酶促反应的零级期,每隔一定时间(2～30 s)监测一次,求出单位时间内吸光度的改变值,计算酶活力或浓度。计算方法有最小二乘法、多点 δ 法、回归法、速率时间法等,最常用的是最小二乘法,即通过最小平方法求得单位时间内吸光度值的变化,得到样品中待测物质的浓度和活性。

(3) 免疫透射比浊法(turbidimetric immunoassay):一种通过检测样品溶液对光的透射强度来反映溶液浊度进而检测特定物质浓度的方法。自动生化分析仪常用的透射比浊分析,采用终点法在光源的光路方向测量溶液的透光强度,主要用于血清特种蛋白(如载脂蛋白、微量蛋白、急性时相反应蛋白、免疫球蛋白)的测定以及某些药物浓度的测定等。

5. 样品量与试剂量　各种自动生化分析仪的最小反应液总体积为 80～500 μL 不等。样品量与试剂量的确定一般按照试剂说明书上的比例,结合仪器的特性进行设置,也可按比例缩减,但要考虑到检测灵敏度、线性范围等性能参数,尽可能使样品稀释倍数大一些,以降低样品中其他成分的影响。还应注意稀释水量、最小样品量和总反应容量的设置与仪器要求一致。设置各试验的试剂位、试剂瓶规格,必要时设定试剂批号、失效期等。

6. 试剂　有单试剂法和双试剂法两种分析方法。反应体系中只加一种试剂的方法称为单试剂法;在反应过程中试剂分开配制并分开加入反应系统的为双试剂法,此法可消除一些干扰和非特异性反应,确保检测结果的准确性。

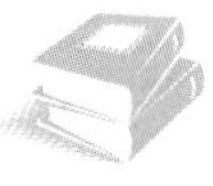
NOTE

7. 分析时间　分析时间主要包括反应时间、延迟时间、监测时间等,选择不同的分析方法应选择相应的分析时间。一点终点法的检测时间设在待测物质反应达到平衡,反应液的吸光度不再增加时,过早会由于反应未达到终点而影响测量结果的准确性，过迟则易受其他反应物质的干扰。两点终点法应选择合适的第一试剂和第二试剂加入时间，以消除样本空白和内源性物质的干扰。连续监测法用于酶活性及代谢物的测定，要求在零级反应期内测定反应速率，此时的反应速率不受底物浓度的影响，仅与酶活性大小有关；连续监测法监测时间设置有严格的要求，可从时间-反应进程曲线上选择最佳测量时间。

8. 校准的设置 对校准品的位置、浓度和校正方法及重复校标次数等进行设置。校正方法一般包含一点校正、二点校正、多点校正等。

(1) 一点校正：用一个浓度的校准品进行校正，校准曲线是指通过坐标零点和校准点的一条直线，常用于酶类项目的测定。

(2) 两点校正：用一个浓度的校准品和一个试剂空白进行校正，校准曲线是通过设定的两个校准点，但不一定通过坐标零点的一条直线。该法要求反应必须符合朗伯-比尔定律，即校准曲线呈直线，这种校正方法可用于终点法和连续监测法的校正。

(3) 多点校正：多个具有浓度梯度的标准品用非线性法进行校正，适用于标准曲线呈各种曲线形式的项目，如多数的免疫比浊法。多点校正包括对数校正、指数校正、量程法校正等，标准曲线呈对数或指数曲线特征的项目可选择所对应的方法校正，量程法则是根据标准曲线上每两点间浓度与吸光度的关系计算待测物的浓度。

9. 线性范围 当反应液吸光度处于线性范围内时，检测结果与吸光度变化成正比，能准确地反映待测物的浓度。不同试剂有不同的线性范围，应实测试剂盒的线性范围。对于全自动生化分析仪而言，需要设定吸光度的最大值和最小值，以保障测量结果的准确可靠。

此外还有试剂吸光度上限和下限、计算因子（F 值）、试剂空白速率、底物耗尽限额、质量控制的相关参数、小数点位数、计量单位、参考范围、数据传输方式等分析参数，均可按照实际情况进行设置。

二、自动生化分析仪的性能指标与评价

（一）自动生化分析仪的性能指标

近年来，随着各种高新技术与临床诊疗领域之间的相互渗透，促进了全自动生化检验仪器的快速发展，分析仪器的性能指标成为临床实验室正确评价和合理选用仪器的重要参数。自动生化分析仪器的性能指标主要包括检测准确度、自动化程度、分析效率、应用范围等。

1. 检测准确度 检测准确度是保证检验仪器测定结果准确的最重要性能指标，包括正确度和精密度，由检测仪器、配套试剂、校准品和操作流程等共同组成的检测系统决定。精密度是正确度的基础，取决于仪器各部件（加液、温控、波长、计时等相关部件）的加工精确度及其精确的工作状态。目前自动生化分析仪普遍采用先进的感应探针、最新的恒温方式和测光方式、特殊的搅拌材料和方式、高效清洗装置，不仅能准确吸取微量样品和试剂并充分混合，而且还能有效降低交叉污染率，使检测准确度得到极大的提高。

2. 自动化程度 自动化程度是指仪器独立完成生物化学测定的能力，以及软件的处理和控制能力。它包括测定全过程的操作（自动处理样品、自动加样、自动清洗、自动开关机等）、单位时间处理标本的能力、可同步分析的项目数量、故障的自我诊断和报警等。不同型号仪器的自动化程度不同，其高低取决于仪器的计算机处理功能和软件的智能化程度。仪器的自动化程度越高，功能越强大，分析效率也相应较高。

3. 分析效率 分析效率指在相同分析方法下分析速度的快慢，是仪器每小时测定样本数量及每个样本可测项目的多少。多通道分析仪相对于单通道分析仪来说可同时测定多个项目，加快分析速度；全自动生化分析仪使用样品针和试剂针能分别加样和加试剂，甚至使用多针采样方式，取样周期短，使分析效率大大提高；模块组合式分析仪使分析效率更高；含电解质测定或不含电解质测定的自动生化分析仪，应考虑其对总体分析速度的影响，用户可根据需要，灵活选择不同的模块和模块数量，来满足测试速度的需求。

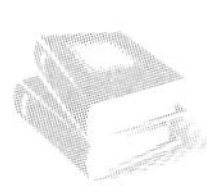
NOTE

4. 应用范围 应用范围是衡量自动生化分析仪的一个综合性能指标，与其设计原理和结构有关。

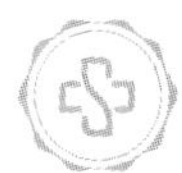

包括检测项目(生化项目、特种蛋白、微量元素、药物监测等)和分析方法(分光光度法、透射比浊法、离子选择电极法、荧光法等)。而在项目的检测上既有终点法也有连续监测法,又有双项同时检测和同工酶检测的方法;双波长和多波长光路技术的采用,消除了背景噪音,排除了溶血、脂血、胆红素等的干扰;集束式测光方式实现了微量体积测量;从单试剂到双试剂的使用,排除了试剂或样本空白的干扰;校准方法种类增多、质量控制功能加强等。以上种种使仪器应用范围达到一个相当的高度,使其在临床实验室中发挥着越来越重要的作用。

5. 其他性能 包括仪器取液量、最小反应液体积、分析时间、仪器检测的线性范围、仪器的计算机系统及性能价格比等。仪器的取液量决定样品与试剂的比例,该比例范围越宽越好,能选择更多的试剂和方法;最小反应液体积指可被光度计准确检测到的最小的反应液体积,反应液体积少能节省试剂,减少开支;还有试剂的封闭与开放,封闭试剂采用捆绑方式,成本高,不利于新工作开展,而试剂的开放程度越高,使用的灵活性就越大;有无与试剂配套的校准品,对保证检测结果的准确性至关重要;仪器操作程序是否简单、易保养、有良好的售后服务等也是评价仪器性能的指标。这些性能指标在选用时都应一并考虑,使选用的自动生化分析仪能够物尽其用、经济实惠,性能价格比达到最优状态,从而发挥仪器的最大效能。

(二)自动生化分析仪器的性能评价

自动生化分析仪器已广泛应用于临床检验工作,正确评价仪器性能对提高临床检验工作质量具有重要意义。常用性能评价指标有精密度、准确度、携带污染率、波长准确度检查、线性检查、相关性评价等。

评价方法和标准参照"临床检验方法的评价 CLSI-EP 文件"和 CNAS-CL38:2012《医学实验室质量和能力认可准则在临床化学检验领域的应用说明》等标准中的相关内容进行。

1. 精密度 包括仪器批内精密度和批间精密度两个方面,评价标准参考《美国临床实验室改进修正案 88》(CLIA'88)和中国卫生行业标准 WS/T 403—2012《临床生物化学检验常规项目分析质量指标》。

(1) 批内精密度:具体方法是取低值、高值血清各一份,分别测定 20 次,剔除离群值后计算标准差(SD)和变异系数(CV)。把实验得到的 CV 值与仪器生产商提供的预期值或相关行业标准精密度要求进行比较。

(2) 批间精密度:具体方法是取低值、高值血清各一份,每天测定选定项目两次后求平均值,连续测定 20 天得 20 个数据,剔除离群值后计算标准差(SD)和变异系数(CV),得出批间精密度值,应符合相关行业标准要求。

2. 准确度 测定室间质量评价质控品,在相同实验方法的前提下对检测结果与靶值进行比较,判断测定结果是否在 CLIA'88 规定的可接受范围内。

3. 携带污染率 携带污染率是表示各标本之间交叉污染的重要指标,携带污染率越小说明标本之间的影响越少。参照国际血液学标准化委员会(ICSH)推荐的方法来计算携带污染率。目前生化检验仪器的携带污染率一般都小于 1%,有的甚至接近于 0%。

4. 波长准确度 波长准确度的检查方法有两种:①用已知准确摩尔浓度和摩尔吸光系数(ε)的溶液在其特定波长下分光测量,计算 ε,然后与标准 ε 比较;②与已知准确波长的仪器比较,如有漂移,应进行适当的校正。

5. 线性检查 用一系列不同浓度的标准溶液在最大吸收波长(λ_{max})处读取吸光度(A),绘制 A-c 标准曲线或用回归法计算线性相关。

6. 相关性评价 对于拥有两台及以上自动生化分析仪器的实验室,需要对各仪器间的分析结果进行相关性评价;在仅有一台仪器时,为了保证不同实验室分析结果之间的一致性,也可以用参考实验室的仪器进行相关性评价。方法是相同的试验项目在不同的仪器上测定,然后用线性回归进行比较和校正,一般的全自动生化分析仪都设有仪器校正程序。

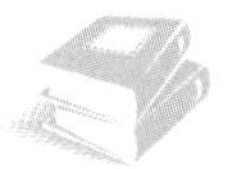

NOTE

第四节　自动生化分析仪的维护保养

自动生化分析仪器是精密的大型分析仪器，要保证仪器的正常运行，获得准确可靠的分析结果，延长仪器的使用寿命，必须有专人按照仪器的操作手册和本实验室的标准作业程序（standard operating procedure，SOP）文件要求进行严格的管理和维护保养。

自动生化分析仪的维护保养分为三级，主要涉及相关部件的清洗、检查及更换等。

一、一级维护与保养

1. 每日维护　在每日的开机和关机时进行保养。包括仪器外部的清洁和常规检查；开机前清洁样品针、试剂针、反应盘，进行开机光路检测与管道冲洗；关机后清洁样品针、试剂针、搅拌棒，清洗机构吸嘴，清空废液等。仪器一般都设有关机冲洗功能，可以自动进行反应杯的冲洗。

检查外接设备如纯水机、UPS保护电源、计算机工作站及废液排除管道是否正常等；检查实验室内环境的温度和湿度是否符合仪器的要求。

2. 每周维护　执行清洗程序对反应杯进行清洗，进行反应杯空白吸光度检查；清洁冲洗站，用专用清洗液冲洗样品针冲洗站，防止细菌滋生或沉淀物堵塞清洗站；用浸有蒸馏水的纱布清洗排废液口的结晶，防止结晶堵塞。

3. 每月维护　清洁孵育槽、透光窗、仪器风扇、空气滤网、进水管道的过滤网等；清洁废液桶及传感器；及时更换易损坏的部件等。

二、二级维护与保养

二级维护与保养是针对性保养，这种保养一般要求对仪器结构有一定了解，能够拆卸一部分仪器部件，例如加样针、反应杯等。仪器使用到一定程度，或多或少都会出现加样针堵塞（标本内蛋白凝固、黏附所致），可能会造成吸样异常或无法吸样等故障，导致分析结果错误。如果出现管道堵塞等问题，会发生仪器漏水、溢水的现象，这个时候常规的清洗程序不能达到效果，就需要拆下仪器元件手工清洗。由于堵塞的原因大多是蛋白凝集所致，可以先物理清洗疏通，再用去蛋白液浸泡清除。注意用厂家提供的清洗剂清洗管路中的橡胶管道，减缓橡胶老化。使用医用凡士林涂抹轴承元件，以消除因缺乏润滑而引起的仪器轴承阻力增大及噪音增大。

三、三级维护与保养

三级维护与保养就是更换性保养，指的是自动生化分析仪定期要进行一些易损件的更换。常见的如离子电极、光源灯泡、试剂和样品注射器活塞头等；根据密封垫磨损程度或发生泄漏与否，决定是否更换密封垫；检测杯空白和光源灯，当光源能量降低时，出现了405 nm波长的吸光度测量误差，这时应及时更换光源，以免影响检测结果。在日常使用过程中遇到问题应及时与维修工程师沟通，保证仪器的正常运行。

第五节　自动生化分析仪的临床应用

自动生化分析仪是临床检验的重要分析仪器，它通过对血液或者其他体液等的各种生化指标进行检测分析以帮助诊断疾病，提供治疗依据，以及为健康人群提供体检服务。生化检验在临床各种疾病的诊断和治疗中具有很重要的地位，根据自动生化分析仪的主要检验项目，其临床应用概括为以下几方面。

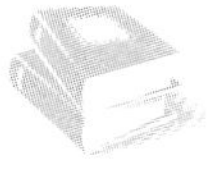

NOTE

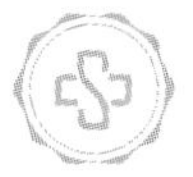

一、临床生物化学检验中的应用

大型全自动生化分析仪可进行肝功能、肾功能、血脂、血糖、激素、多种血清酶等高达几十项指标的检测。目前多数仪器配有离子选择电极，除能进行常规临床生化项目检测外，还能开展 pH 和电解质等急诊项目的测定。依据检验结果及结合临床其他检查，可对肝脏疾病、肾脏疾病、高脂血症、糖尿病、内分泌疾病、心肌损伤、水电解质代谢功能紊乱、酸碱平衡紊乱等多种疾病进行诊断、鉴别诊断、疗效观察、病情预后的判断等。

二、临床免疫学检验中的应用

多数大型全自动生化分析仪配有紫外分析、散射/透射免疫比浊功能，可进行免疫球蛋白、补体 C3 和 C4、类风湿因子、抗链球菌溶血素 O、C 反应蛋白和超敏 C 反应蛋白、尿微量白蛋白、转铁蛋白等多项特定蛋白的检测。帮助评价各种人群的免疫功能及进行自身免疫病、血液免疫病、急性心肌损伤、缺铁性贫血、糖尿病肾病等疾病的诊断或辅助诊断。

三、临床治疗药物浓度监测中的应用

用于临床疾病治疗的药物，有些由于药效学、药代动力学等原因，需要进行监测，如强心苷类药、抗癫痫药、抗情感性精神障碍药、抗心律失常药、免疫抑制剂、平喘药、氨基糖苷类抗生素等。药物滥用也日益成为危害健康的社会问题，如甲基苯丙胺、大麻、鸦片、美沙酮、酒精等的滥用。因此治疗性药物和滥用药物浓度的测定也越来越广泛地开展。药物浓度监测的最常用方法是荧光偏振免疫分析，目前很多大型全自动生化分析仪具有荧光偏振检测功能，能快速准确地监测血液中药物的浓度。

本章小结

全自动生物化学检验仪器是由电脑控制，将检验分析中的取样、加试剂、去干扰、混合、保温反应、检测、数据处理、自动监测及可靠性判断、打印报告和实验后的清洗等步骤组合在一起进行自动化操作的仪器。全自动生化检验仪器按反应装置结构原理可分为连续流动式、离心式、分立式和干化学式。目前分立式自动生化分析仪应用最为广泛。分立式自动生化分析仪是按手工操作的方式编程，并以有序的机械操作替代手工。此种仪器结构主要包括样本处理系统、检测系统、清洗系统和计算机系统。

自动生化分析仪的参数主要包括检测波长、反应温度、分析方法、校正方法、样品和试剂用量、吸光度线性范围等。自动生化分析仪器的性能指标包括检测准确度、自动化程度、分析效率、应用范围等。自动生化检验仪器的性能评价指标有精密度、准确度、携带污染率、波长准确度、线性检查及仪器相关性评价等。自动生化分析仪必须建立仪器使用规范，加强仪器日常维护。在新的仪器使用之前以及重要部件更换之后，应进行相应的性能评价与验证，以确保检测质量。

自动生化分析仪器是临床检验中经常使用的重要分析仪器之一，它通过对血液或者其他体液的分析来测定各种生化指标，包括肝功能、肾功能、心肌酶、血脂及糖尿病等相关指标的检测，从而帮助临床诊断疾病，提供治疗依据，也可为健康人群提供体检服务。

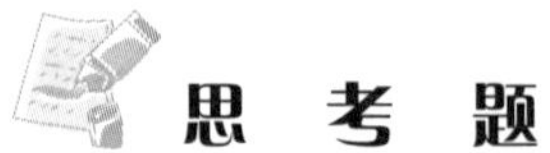

思 考 题

1. 简述自动生化分析仪的定义及特点。
2. 根据不同分类标准，可将自动生化分析仪分成哪些类别？
3. 说明干化学式自动生化分析仪的仪器类型及检测原理。
4. 简述分立式自动生化分析仪的基本结构及各部件的作用。

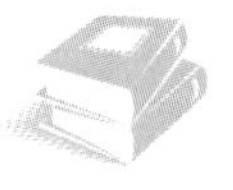

NOTE

5. 自动生化分析仪的分析参数有哪些？
6. 自动生化分析仪的性能指标有哪些？
7. 简述自动生化分析仪的临床应用。

（张丽琴）

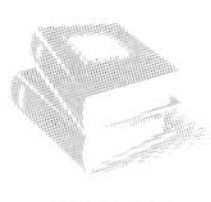
NOTE

第七章　临床微生物检验仪器

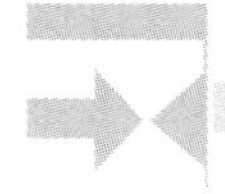

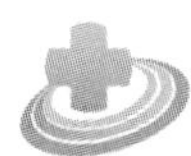

学习目标

1. 掌握：自动血培养仪的检测原理和性能特点；自动微生物鉴定及药敏分析系统的工作原理和仪器结构；自动细菌分离培养系统的工作原理。

2. 熟悉：自动血培养仪的基本结构与功能；自动微生物鉴定及药敏分析系统的性能评价；自动细菌分离培养系统的结构和性能特点。

3. 了解：自动血培养仪和自动微生物鉴定及药敏分析系统的维护保养和应用与进展；自动细菌分离培养系统的维护保养。

微生物学实验室的主要任务是探讨微生物与感染的关系，确定微生物的病原性，监测新发和突发传染病的出现，为感染性疾病的诊断和治疗提供依据。随着计算机技术、微电子技术、物理技术、化学技术等科学技术的飞速发展，微生物培养、鉴定仪器不断推陈出新，微生物检验鉴定技术也逐步向快速化、微机化、自动化方向发展。自动血培养仪和自动微生物鉴定及药敏分析系统成为临床微生物实验室的重要设备，对于准确、快速检测病原微生物，为临床提供病原学诊断依据、抗感染治疗等具有重要意义。与传统的微生物检验技术相比较，现阶段各仪器检验结果更加准确、敏感、简便、快速。

第一节　自动血培养仪

当微生物侵入正常人的血液并迅速繁殖，超出机体免疫系统清除这些微生物的能力时，可引起菌血症或败血症，此时快速和准确的血培养检测对感染性疾病的诊断、治疗和预后具有极其重要的意义。血培养的监测方式由手工、半自动化方法，发展到由计算机控制的全自动、无损伤连续监测系统，使血培养方法更简单、快速、准确。

早期的手工血培养法需要每天观察培养瓶的变化并进行盲目传代，费时、费力，阳性检出率低。20世纪70年代以后，出现了许多半自动化和全自动化的血培养检测和分析系统，不仅缩短了检测时间，同时也为无菌体液（如脑脊液、胸腹水、胆汁、关节液等）的细菌分离提供了捷径。

自动血培养仪的发展经历了观察指标从肉眼到放射性标记再到非放射性标记；操作从手工到半自动化再到全自动化；结果判断从终点判读到连续检测等阶段。目前临床已普遍采用第三代血培养仪，即连续监测血培养系统（continuous monitoring blood culture system，CMBCS），采用更敏感的荧光技术或显色技术检测血液中病原微生物的生长，具有自动、连续、封闭监测的特点和快速、灵敏、安全的优势，在临床感染性疾病的诊断中发挥了重要作用，已广泛应用于大中型医院的临床微生物实验室。

一、自动血培养仪的检测原理

自动血培养仪的检测原理主要是通过自动监测培养基（液）中的混浊度、pH、代谢终产物 CO_2 的浓度、荧光标记底物或代谢产物等的变化，定性地检测微生物的存在。根据其检测原理不同可分为如下三类。

（一）以培养基导电性和电压为基础的检测

血培养基中因含有不同电解质而具有一定导电性。微生物在生长代谢的过程中可产生质子、电子

NOTE

和各种带电荷的原子团(例如在液体培养基内 CO_2 转变成 HCO_3^-),通过电极检测培养基的导电性或电压可判断有无微生物生长。

(二)以测定压力为基础的检测

许多细菌生长过程中常伴有吸收或产生气体的现象,如很多需氧菌在胰酶消化大豆肉汤中生长时,由于消耗培养瓶中的氧气,故首先表现为吸收气体。而厌氧菌生长时最初均无吸收气体现象,仅表现为产生气体(主要为 CO_2)。因此可利用气体感应技术,由压力传感检测系统监测培养瓶内压力的改变来观察微生物的生长情况。

(三)以光电原理为基础的检测

目前国内外应用最多的自动血培养仪多采用光电原理进行检测。由于微生物在生长代谢过程中会产生终代谢产物 CO_2,其释放的 CO_2 可渗透到培养瓶底部的感应器中,经水饱和后产生 H^+,使培养基的 pH 及氧化还原电位发生改变。利用光电检测技术观察血培养瓶中某些代谢产物量的改变,可判断有无微生物生长。

根据检测手段的不同,光电检测技术型全自动血培养仪的检测原理分为比色法和荧光法两大类。

1. 比色法 培养瓶底部为 CO_2 感受器,主要由水、酸碱指示剂(如溴麝香草酚蓝)溶入硅胶构成。感受器与瓶内液体培养基之间有一层只允许 CO_2 通过的离子排斥膜,培养基中的其他物质(包括 H^+)都不能通过该膜。当有微生物在培养瓶内生长时,其释放出的 CO_2 可通过离子排斥膜渗透进入 CO_2 感受器,与指示剂上饱和的水反应释放出 H^+,引起 pH 的改变。感应器中预置的 pH 指示剂颜色也随之改变,如指示剂溴麝香草酚蓝随 pH 的降低由绿变黄,这一过程由检测组件内部的光反射检测计连续检测。CO_2 发生的反应式:

$$CO_2 + H_2O \rightleftharpoons H_2CO_3 \rightleftharpoons H^+ + HCO_3^-$$

CO_2 感受器上方的发光二极管每 10 min 照射一次感受器,光电探测器测量反射光强度。病原微生物代谢产生的 CO_2 越多,感受器黄色越深,反射光就越强。反射光强度传送至电脑系统后,会自动连续记录并绘制生长曲线图,通过复杂的数学运算(加速度、速率法、起始阈值法),由计算机分析判断阳性或阴性结果,以此确定是否有微生物生长(图 7-1)。

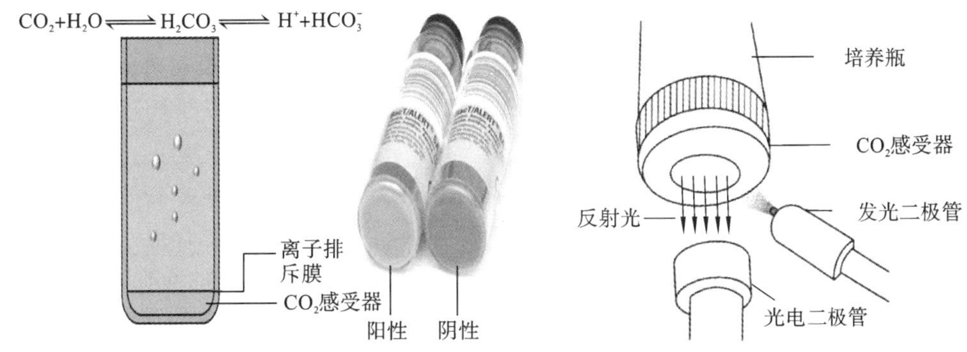

图 7-1 比色法检测原理

2. 荧光法 荧光法可分为荧光增强法和荧光衰减法两类。

(1) 荧光增强法:血培养瓶底部的 CO_2 感受器内含有荧光物质。在初始条件下荧光强度较弱或不发射荧光。当培养瓶中有微生物生长时,随时间推移释放 CO_2 使感受器 pH 逐渐下降,微生物代谢产物及 pH 的改变导致荧光物质的结构发生变化,继而发射较强的荧光被检测器连续检测。这种荧光增强检测方法中荧光强度的变化可直接反映培养瓶内 CO_2 浓度的变化,系统每 10 min 自动测定并记录荧光强度的变化,绘制微生物的生长曲线,判断培养瓶内是否有微生物的生长(图 7-2)。

(2) 荧光衰减法:该系统的液体培养基内含有发荧光的物质分子。在孵育过程时,如有病原微生物生长,其代谢过程中产生的 H^+(使培养基变酸)、电子(使培养基中某些物质还原)和(或)各种带电荷的原子团(如在培养瓶内由 CO_2 反应生成的 HCO_3^-),使荧光分子改变自身结构转变为不发光的化合物,

NOTE

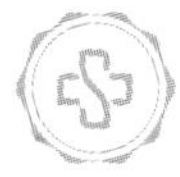

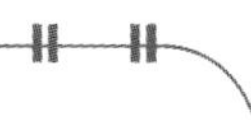

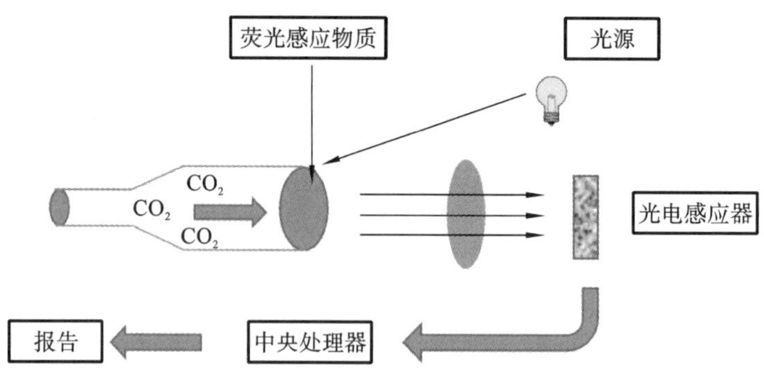

图 7-2　荧光法检测原理

其荧光发生衰减，即荧光强度随着微生物的生长而降低。仪器每隔 15 min 读取一次荧光读数，通过荧光检测器检测荧光衰减程度，并设有自动报警系统，可及时判断有无微生物生长。

二、自动血培养仪的基本结构与功能

自动血培养仪型号较多，外观也各不相同，但工作原理相似的同类仪器其结构基本相同。自动血培养仪主要由培养瓶、培养仪和数据管理系统三部分组成。

1. 培养瓶　一次性无菌培养瓶与自动血培养仪配套使用，瓶内为负压，便于标本采集时依靠负压作用将血液直接引入培养瓶。瓶内装有增菌液体培养基，以及满足不同用途的特殊成分。目前常用的培养瓶有需氧培养瓶、厌氧培养瓶、小儿专用培养瓶、分枝杆菌培养瓶、高渗培养瓶、中和抗生素培养瓶等，根据临床不同需要灵活选用，极大地提高了标本的阳性检出率。培养瓶上贴有条形码，用条形码扫描器扫描后就能将该培养瓶信息输入到微机内。

2. 培养仪　培养仪是自动血培养仪的核心，由恒温孵育系统和检测系统两部分组成。

(1) 恒温孵育系统：恒温孵育系统设有恒温装置和振荡培养装置，以及显示器、条形码阅读器、指示灯等部件。培养瓶的支架根据容量不同可放置不同数量的标本，常见的有 50、120、240 瓶等。培养瓶放入仪器后，在标本进行恒温振荡培养的同时不断连续监测分析。

(2) 检测系统：各种半自动和全自动血培养仪根据各自检测的原理设有相应的检测系统，由计算机软件控制，对每一个血培养瓶进行连续的、无损的瓶外检测。检测系统有的设在每一个培养瓶支架的底部，有的设在每个培养瓶支架的侧面，有的仪器仅有一个检测器，自动传送系统按顺序将每个培养瓶送到检测器所在的位置进行检测分析。

3. 数据管理系统　自动血培养仪均配有计算机，提供强大的控制功能和必要的数据管理功能。控制功能通过人机对话实现对培养仪中恒温孵育系统和检测系统的管理；数据管理系统由主机、监视器、键盘、条形码阅读器及打印机等组成，主要功能是收集并分析来自血培养仪的数据，判读并发出阴性或阳性结果报告。通过条形码识别样品编号，记录和打印检测结果，并进行数据的存储和分析等。数据管理系统还具有智能化质控、自动校正和自检等功能。

三、自动血培养仪的性能特点

随着自动血培养仪的不断发展，其自动化及智能化程度越来越高，功能也更加强大，目前临床上广泛使用的第三代自动血培养检测系统具有以下性能特点。

(1) 培养基营养丰富。针对不同微生物对营养和气体环境的要求不同、患者的年龄和体质差异较大及培养前是否使用过抗生素三大要素，自动血培养仪不仅提供细菌繁殖所必需的营养成分，而且瓶内还充有合理的混合气体，无需外接气体，可最大限度地检出阳性标本，防止出现假阴性结果。

(2) 采用连续、恒温、振荡的方式培养，使细菌易于生长。

(3) 采用封闭式非侵入性的瓶外监测方式，避免标本间的交叉感染，且无放射性污染。

(4) 自动连续监测，可缩短检测时间，保证阳性标本检测的快速、准确。

NOTE

(5) 培养瓶多采用不易碎的材料制成,并采用双条形码技术,既可提高使用的安全性,又可直接通过条形码阅读器查询到患者标本的生长曲线和检测结果。

(6) 阳性结果报告及时,并经打印显示或报警提示,85%以上的阳性标本能在48 h内被检出。

(7) 培养瓶可随时放入培养仪中,并进行追踪检测。

(8) 数据处理功能较强。数据管理系统随时监测感应器的读数,依据数据的变化来判定标本的阳性或阴性结果,并可进行流行病学的统计与分析。

(9) 设有内部质控系统,保证仪器的正常运转。

(10) 检测范围广泛。不仅可进行血液标本的检测,也可以用于临床上所有无菌体液,如骨髓、胸水、腹水、脑脊液、关节液、穿刺液、心包积液等的细菌培养检测。

四、自动血培养仪的应用与进展

(1) 检出的范围更广,阳性率更高。

(2) 灵敏度更高,污染率、假阳性率和假阴性率降至最低。

(3) 自动化和智能化程度更高。

(4) 体积更小,仅需极微量的血液样品即可检出所有的微生物。

(5) 检验周期更短,工作效率更高。

(6) 成本更低,结果报告更快。

(7) 使血培养检查更容易被患者接受。

第二节 自动微生物鉴定及药敏分析系统

临床上多数疾病是由病原微生物引起的。准确、快速地检测病原微生物,报告病原菌的种类及相应的药敏试验结果,能给临床提供病原学诊断依据,对抗感染治疗具有重要意义。培养法是临床微生物学检验的金标准。传统的微生物学鉴定过程包括标本中病原微生物的分离培养、鉴定及药敏试验,操作烦琐、耗时长、难以进行质量控制,在结果的判定和解释等方面易发生主观片面的情况。近20年来,随着微电子、计算机、分子生物学、物理、化学等领域先进技术的飞速发展并向微生物学的渗透,促进了微生物的鉴定技术向快速化、微机化、自动化的方向发展,出现了很多自动化微生物检验仪器。自动微生物鉴定及药敏分析系统不仅具有特异性高、敏感度强、重复性好、操作简便、检测速度快等特点,而且自动化和智能化程度高,广泛应用于临床微生物实验室、卫生防疫和商检领域。这类仪器的主要功能包括微生物鉴定(microbiological assay)、细菌药敏试验(antimicrobial susceptibility test,AST)及最低抑菌浓度(minimum inhibitory concentration,MIC)的测定等(图7-3)。

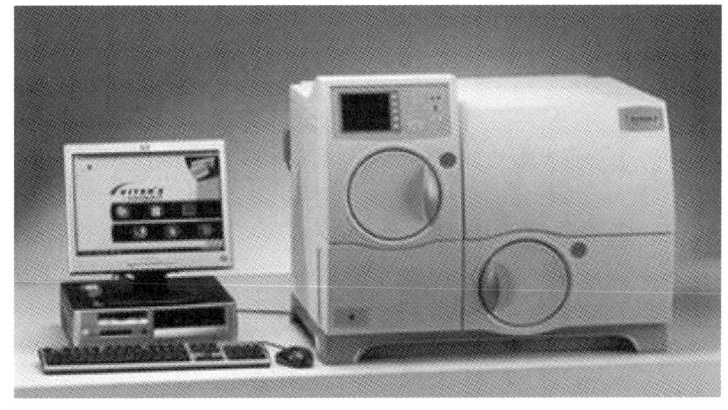

图7-3 微生物自动鉴定及药敏分析系统

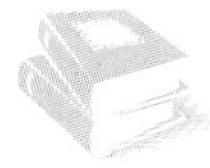

NOTE

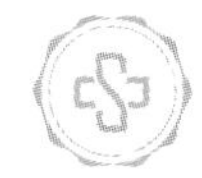

一、自动微生物鉴定及药敏分析系统的检测原理

（一）自动微生物鉴定原理

1. 微生物数码鉴定技术　自动微生物鉴定系统是光电技术、计算机技术和微生物数码鉴定技术相结合的仪器。每个鉴定卡（测试卡）内含有若干项生化反应，每三项为一组，在计算机控制下，读数器每隔一定时间对每一鉴定卡的各反应孔底物进行光扫描，动态观察反应变化。一旦鉴定卡内终点指示孔达到临界值，表示此卡检测完成，系统将最后一次判读结果，并将组内各项生化反应阳性结果分别赋值为 1、2、4，阴性结果赋值为 0，然后计算每组数值。即通过数学的编码技术将细菌的生化反应模式转换成数学模式，给每种细菌的反应模式赋予一组数码，根据所有生化反应结果即可获得生物数码。所得未知菌的生物数码与菌种资料库标准菌生物模型相比较，经矩阵分析得到鉴定值和最大相似度的鉴定结果，得到细菌名称。其实质是计算并比较数据库内每个细菌条目对系统中每个生化反应出现的频率总和。

2. 光电检测技术　自动微生物鉴定系统的鉴定卡通常包括常规革兰阳（阴）性卡（板）和快速荧光革兰阳（阴）性卡（板）两种，其检测原理有所不同。常规革兰阳（阴）性卡对各项生化反应结果（阴性或阳性）的判定是根据比色法的原理，将菌种接种到鉴定卡后进行培养，由于细菌各自的酶系统不同，新陈代谢的产物也有所不同，而这些产物又具有不同的生化特性，因此各生化反应的颜色变化各不相同。仪器自动每隔 1 小时测定每一生化反应孔的透光度，当生长孔的透光度达到终点阈值时，指示反应已完成；快速荧光革兰阳（阴）性卡则根据荧光法的检测原理，通过检测培养基中荧光底物的水解情况、荧光底物被利用后的 pH 变化、特殊代谢产物的生成和某些代谢产物的生成率来进行菌种鉴定。

（二）药敏（抗生素敏感性）试验的检测原理

1. 比浊测定法　使用常规测试卡（板）。比浊法的实质是微型化的肉汤稀释试验，每种药物设定多个浓度。根据不同的药物对待检菌最低抑菌浓度不同，应用光电比浊原理，经孵育后，每隔一定时间自动测定小孔中细菌生长状况，即可得到待检菌在各药物浓度中的生长率。待检菌生长率与阳性对照孔生长率之比值，经回归分析得到 MIC 值，并根据美国国家临床实验室标准化委员会（clinical and laboratory standards institute，CLSI）的标准获得相应敏感度：敏感“S”（sensitive）、中度敏感“MS”（middle-sensitive）和耐药“R”（resistance）。

2. 荧光测定法　使用快速荧光测试卡（板）。采用 CLSI 推荐改良的微量肉汤稀释 2～4 孔，在每一反应孔内加入荧光底物，若细菌生长，表面特异酶系统水解荧光底物，受激发产生荧光，反之无荧光。以无荧光产生的最低药物浓度为最低抑菌浓度（MIC）。

二、自动微生物鉴定及药敏分析系统的基本结构

自动微生物鉴定及药敏分析系统分为半自动型和全自动型，检测原理和仪器结构各不相同。全自动微生物鉴定及药敏分析系统主要由测试卡、培养和监测系统（主机）、数据管理系统等组成。

（一）测试卡（板）

测试卡（板）是微生物自动鉴定及药敏分析系统的工作基础，不同的测试卡（板）具有不同的功能。最基本的测试卡（板）包括革兰阳性菌鉴定卡（板）和革兰阳性菌药敏试验卡（板）、革兰阴性菌鉴定卡（板）和革兰阴性菌药敏试验卡（板）。使用时应根据涂片、革兰染色结果进行选择。此外，有些系统还配有特殊鉴定卡（板）（鉴定奈瑟菌、厌氧菌、酵母菌、需氧芽胞杆菌、嗜血杆菌、李斯特菌和弯曲菌等菌种）以及多种不同菌属的药敏试验卡（板）。

各测试卡（板）上附有条形码，上机前经条形码扫描器扫描后可被系统识别，以防标本混淆。

（二）培养和监测系统

全自动微生物鉴定及药敏分析系统的培养和监测系统包括条码扫描器、快速接种室（真空填充室）、自动封口组件、孵育箱、自动判读器、废卡接收箱以及显示器等。孵育箱或自动判读器是培养和监测系

NOTE

统中的主要构造。

鉴定卡或测试卡接种前，需要把稀释好的菌液放入仪器配有的标准麦氏比浊仪中检测，以确定菌液浓度是否合适；然后在真空填充室中快速完成接种；鉴定卡或测试卡经封口后转移至孵育箱中进行培养和定时监测。孵育箱或自动判读器对测试卡进行一次初扫描，并将各孔的检测数据自动储存起来作为后续读卡结果的对照。有些通过比色法测定的测试卡经适当的孵育后，系统会自动添加试剂，并延长孵育时间。

监测系统每隔一定时间对鉴定卡或测试卡上每个孔的透光度或荧光强度的变化进行检测。常规测试卡通过光电二极管测定通过每个测试孔的荧光所产生的相应电信号，经数据处理推断出菌种的类型及药敏试验结果；快速荧光测定系统则直接对荧光测试卡各孔中的荧光强度进行检测，并将荧光信号转换成电信号，数据管理系统将这些电信号转换成数码，与原已储存的对照值相比较，推断出菌种的类型及药敏试验结果。

（三）数据管理系统

数据管理系统始终保持与孵育箱或自动判读器、打印机等的联系，控制孵育箱温度，自动定时读数，负责数据的转换及分析处理，就像整个系统的神经中枢。当反应完成时，计算机自动打印报告，并可进行菌种发生率、菌种分离率、抗菌药物耐药率等流行病学统计。

仪器配备的专家系统是数据管理系统中的重要组成部分。专家系统是制造商根据抗生素的种类、细菌的名称条目与目前 CLSI 及其他文献数据信息，为微生物鉴定及药敏试验结果提供推论性解释说明的软件。具备比较实验结果、提示异常结果、根据规则采取进一步对策等功能；还可自动监测药敏试验结果中的异常表型和利用一种耐药表型推导部分药物的耐药性；并可提示药敏试验结果中的耐药机制；可自动对矛盾的实验结果进行处理，及时修正部分体外结果与体内结果不一致的情况，如修正天然耐药的药敏试验结果等功能，从而帮助临床正确解读药敏试验结果及选择适当抗生素进行治疗。

三、自动微生物鉴定及药敏分析系统的性能与评价

（一）性能特点

（1）自动化程度较高，可自动加样、联机孵育、定时扫描、读数、分析、打印报告等。

（2）功能范围大，包括需氧菌、厌氧菌、真菌鉴定及细菌药敏试验、最低抑菌浓度（MIC）测定等。

（3）检测速度快，绝大多数细菌的鉴定可在 4～6 h 得出结果，快速荧光测试板的鉴定时间一般为 2～4 h，常规测试板的鉴定时间一般为 6～18 h。

（4）系统具有较大的细菌资料库，鉴定细菌种类可达 100～800 种，可进行数十甚至 100 多种不同抗生素的敏感性测试。

（5）使用一次性测试卡（板），可避免由于洗刷不洁而造成人为误差。

（6）数据处理软件功能强大，可根据用户需要，自动对完成的鉴定样本及药敏试验结果做出统计和组成多种统计学报告。

（7）数据管理系统和测试卡（板）大多可不断升级更新，检测功能和数据统计功能不断增强。

（8）设有内部质控系统，保证仪器的正常运转。

（二）性能评价

关于微生物药敏分析系统的性能评价和接受标准，根据《临床实验室检测和体外诊断系统感染病原体敏感性试验与抗菌剂敏感性试验设备的性能评价》（YY/T 0688.1—2008）第 2 部分“抗菌剂敏感性试验设备的性能评价”的要求，至少在 3 家不同的实验室进行包括准确性、重现性和质控测试的评估，具体体现在以下几个方面。

1. 准确性评估 ①选择不少于 300 株（如果系统预期仅用于一个属或种，则可减少至 100 株）与被评价抗生素相关的临床分离株；尽可能选择新鲜和（或）新近分离株，尽可能涵盖设备预期使用的属/种，

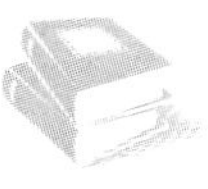
NOTE

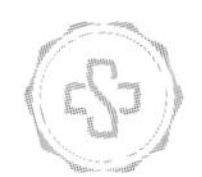

尽可能包含对抗生素不同敏感程度的菌株；为了选择不同的耐药机制，可选择一定量的储存株作为补充。②接受标准：对以上菌株，待评估系统和参考方法需同时进行测试，总符合率(EA)≥90%，且重大偏差和次要偏差均应不超过3%。

2. 重现性评估 ①选择不少于10株细菌，每次进行3次测试，时间不少于3天；②重复性≥95%。

3. 质量控制 在进行系统评价期间，需每天对质控菌株进行质控测试，至少有95%的测试结果应满足《临床实验室检测和体外诊断系统感染病原体敏感性试验与抗菌剂敏感性试验设备的性能评价》(YY/T 0688.1—2008)的第1部分"抗菌剂对感染性疾病相关的快速生长需氧菌的体外活性检测的参考方法"中有关菌株质控范围的要求。

四、自动微生物鉴定及药敏分析系统的维护保养

(1) 严格按操作手册规定进行开、关机及各种操作，防止因程序错误造成设备损伤和信息丢失。

(2) 定期清洁比浊仪、真空接种和封口组件、监测装置及各种传感器，避免由于灰尘而影响分析的正确性。

(3) 定期用标准比浊管对比浊仪进行校正，用ATCC标准菌株测试各种测试卡，并做好质控记录。

(4) 建立仪器使用以及故障和维修记录，详细记录每次使用情况和故障的时间、内容、性质、原因和解决办法。

(5) 定期由工程师做全面保养，并排除故障隐患。

五、自动微生物鉴定及药敏分析系统的应用与进展

运用生物数码鉴定技术进行微生物身份识别，并采用配套的商品化和标准化的微生物鉴定及抗生素敏感测试卡(板)，实现了微生物鉴定及药敏试验的自动化，并且鉴定速度越来越快，鉴定的微生物种类范围越来越广，促进了实验室内和实验室间的标准化。目前自动化微生物鉴定及药敏分析系统在世界范围内的临床实验室中应用普遍。

现有的微生物鉴定和药敏分析系统存在检验过程耗时较长、固定设备投入较大、试剂消耗费用较高等问题；部分样本的检测还需进行补充试验，药敏试验中药物组合固定、检测部分耐药表型还存在问题等。因此可以预见，随着生命科学和计算机技术的迅猛发展，新一代临床微生物鉴定及药敏分析系统将趋于向更自动化、智能化、快速化、微量化，费用更低、药敏种类组合更灵活等方面发展。

与此同时，也可以在分子生物学技术的基础上，通过质粒分析、核酸杂交、PCR、DNA指纹等进行微生物的鉴定。近年来色谱分析和质谱分析技术的自动化微生物鉴定系统也得到快速发展。与目前常规使用的生化鉴定原理不同，该系统利用创新的质谱技术MALDI-TOF-MS(基质辅助激光解析电离飞行时间质谱)，不同的微生物经MALDI-TOF-MS检测可以形成特异性的蛋白质组指纹图谱。建立不同微生物种/属的特定蛋白指纹图谱数据库，将待检微生物的质谱图与之进行比较即可确定微生物的种属。该技术操作简单快速，微生物鉴定可在数分钟内完成，大大提高了对微生物的鉴定效率。期望质谱技术在细菌的耐药性检测中的应用有望进一步突破。

第三节 自动细菌分离培养系统

在临床微生物实验室中，对粪便、尿液、痰液及拭子等样本中的致病细菌进行分离培养是基本工作，在疾病诊断、治疗中发挥着重要作用。随着科技的发展，临床检验、免疫学检验以及生物化学检验等检测方法均已实现全自动化样本前处理，而微生物检验却一直延续传统的手工划线接种方式。近年来，全自动细菌分离培养系统(图7-4)的成功研制和应用于临床，全面提高了微生物实验室细菌培养质量，降低了差错率，降低了工作强度，增加了实验室生物安全度，为样本的接种、培养和分离提供了标准化的操

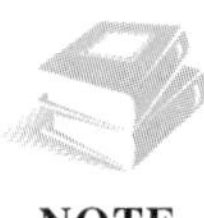
NOTE

作平台。

一、自动细菌分离培养系统的工作原理

用采集管采集样本后，将其置于培养装置的特定位置。然后将其置于仪器样本盘上的样本位。开始运行后，仪器会自动阅读培养装置上的条形码，识别出插入的培养装置的类别，不同类型的样本有不同的前处理时间和不同的划线方式。不需要进行特殊前处理的样本(如尿液样本)，则直接移送至特定位置；需要进行增菌的样本(如拭子样本等)则进入增菌阶段。此时采集管内的磁性搅拌块按照一定规律上下运动，样本与增菌液充分混合，以达到理想的增菌效果；需要进行均质化的样本(如痰液样本)则进入均质化阶段，磁性搅拌块的规律运动使样本与消化液充分接触，使样本充分均质化。前处理结束后，培养装置将被移送至特定位置。仪器机械手通过对采集管顶部施压，采集管底部被刺破，样本通过特定通道流入培养板底端的样本池，样本池中的接种环会自动接触样本，然后仪器机械手将自动抓取接种器手柄，按事先设定好的程序驱动标准接种环将样本划线接种于两侧的培养板上。全自动细菌分离培养系统的工作原理见图 7-5。

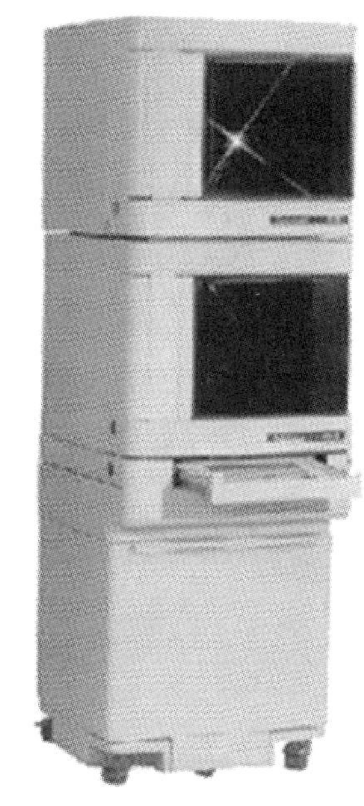

图 7-4 全自动细菌分离培养系统

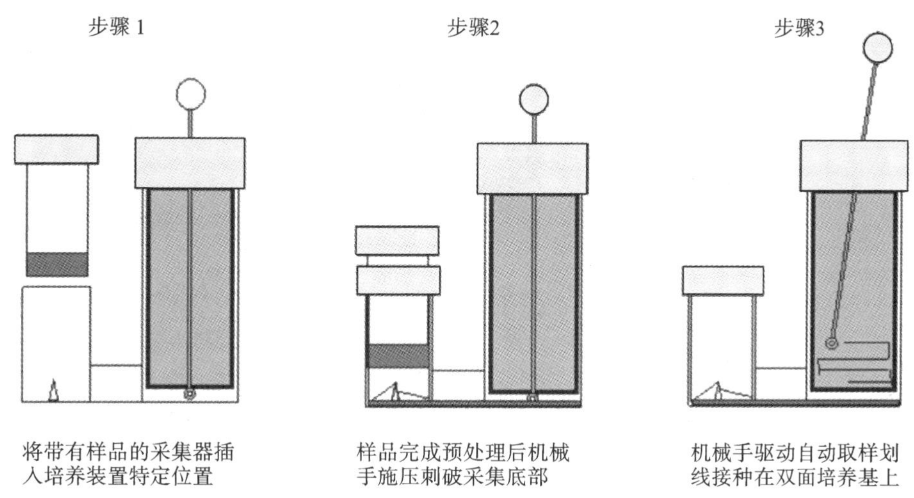

图 7-5 全自动细菌分离培养系统工作原理示意图

二、自动细菌分离培养系统的基本结构

自动细菌分离培养系统由专用样本采集管、分离培养(基)装置和自动化分离培养仪三部分组成。

1. 样本采集管 用于采集粪便、尿液、拭子、痰液等生物标本。粪便采集管、拭子采集管内还有不同类别的增菌液，内有磁性搅拌块用于混合样本与增菌液，使样本与增菌液充分接触，以达到理想的增菌效果；痰液采集管内有一定量的消化液，用于对痰液标本进行均质化。样本采集管见图 7-6。

2. 分离培养(基)装置 其作用是为样本提供分离培养用培养基，见图 7-7。将样本按照一定方式接种于此培养基上，这些培养基固定于分离培养装置内的一块长方形的培养板上，培养板的两侧灌装有不同种类的培养基以利于细菌生长。分离培养装置上有一个放置样本采集管的位置，与采集管接触的部位有若干个突出的尖头钉，用于刺破样本管的底部，使样本流出，经过特定通道进入培养板底端的样本池，样本池中有两个接种环，用于划线接种。接种环经一连杆与接种手柄相连，此手柄由仪器机械手控制，用于自动划线接种。

工作时，对样本采集管和分离培养(基)装置进行编号后放入自动化分离培养仪对应的位置。

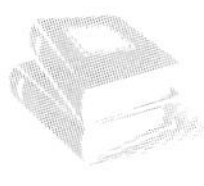
NOTE

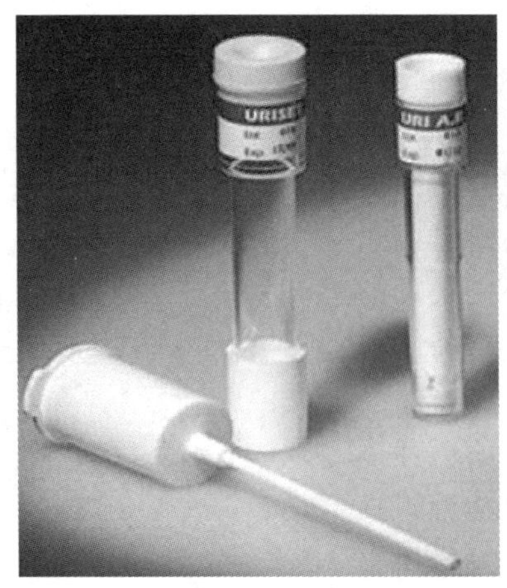

用于尿液、各种体液等液体样本

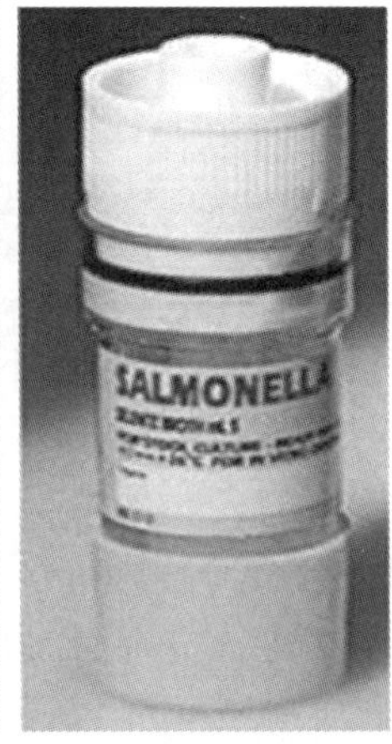

用于粪便、痰、排泄物等固态样本

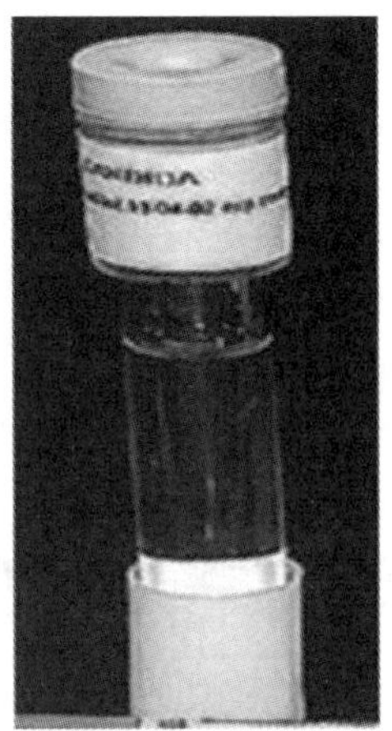

用于鼻咽、直肠、阴道等部位拭子样本

图 7-6　全自动细菌分离培养系统样本采集管

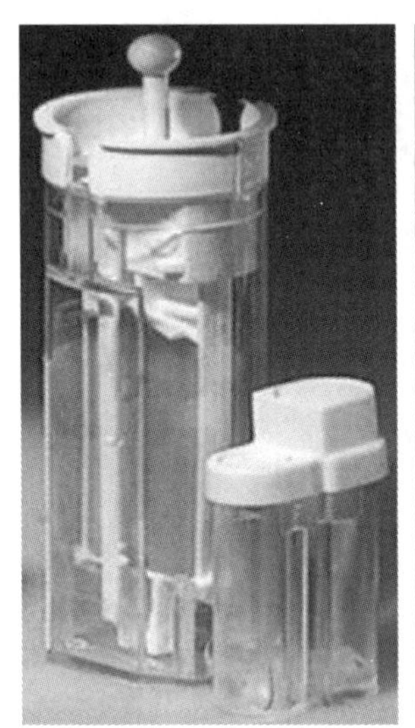

用于尿液、各种体液等液体样本

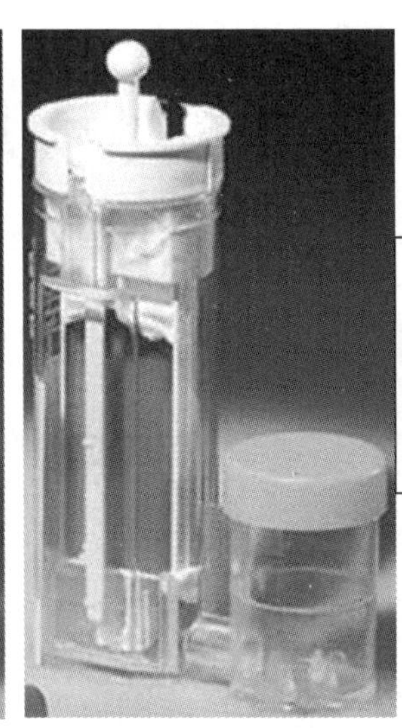

用于粪便、痰、排泄物等固态样本

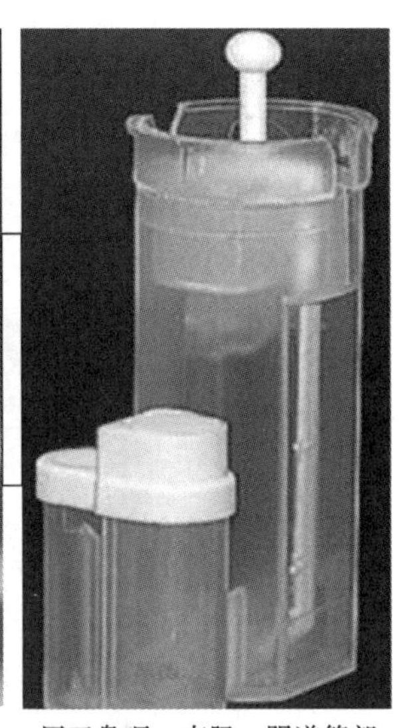

用于鼻咽、直肠、阴道等部位拭子样本

图 7-7　全自动细菌分离培养系统分离培养装置

3. 自动化分离培养仪　自动化分离培养仪配套专用微生物分离培养(基)装置使用，用于对微生物标本的自动化分离培养。自动化分离培养仪由以下模块组成：①普通模块，尿液、粪便、痰及拭子等样本在普通环境中进行分离培养；②特殊模块，在特殊环境中进行细菌分离培养(普通型无此模块)；③供气模块，配有氮气发生器及二氧化碳气瓶(普通型无气体供应装置)；④操作系统，由计算机与整个系统相连，可同时管理四个培养模块。

三、自动细菌分离培养系统的性能特点

传统的细菌学检验标本接种和分离培养难以实现快速、标准和安全操作。自动细菌分离培养系统特别适合大量样本的前处理及分离培养，可提高检验工作的效率、准确性和安全性。

(1) 实现对所有非血类样本进行自动划线接种、分离培养的目标。可以处理多种生物样本，包括尿液、粪便、痰、拭子(鼻咽/阴道/直肠分泌物等)、体液(胸水/腹水/心包液/脑脊液等所有体液)以及食品、环保等领域的样品。

(2) 实现自动化、规范化、标准化细菌分离培养，提高阳性率，保障生物安全。

①自动化：自动化预处理，增菌/均质化—取样—划线—接种—分离—培养全过程实现自动化。

②规范化：增菌/均质化—取样—划线—接种—分离—培养全过程电脑控制规范化。

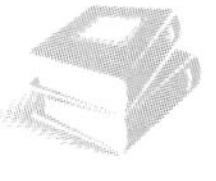

NOTE

③标准化:全过程在电脑监控下机械手按程序操作,不受人为、环境因素影响。

④提高阳性率:使用磁性搅拌器混合,达到高效增菌/均质化的目的;机械手自动化操作,克服人为因素的影响,在全密闭的仪器中由机械手操作,排除环境因素的影响;仪器提供细菌生长的最佳温度、湿度、气体浓度环境。

⑤确保生物安全:全过程在密闭的仪器内由机械手自动操作取代人工,不污染空间、空气;不在空气中暴露,不与检验人员直接接触。

(3) 配套消耗品。

①分离培养装置——以专用采集管、双面培养板、接种环为整套组设计。

②双面培养板含两种选择的双面培养基,可根据需要组合双面培养基(如血平板与巧克力相组合的双面培养板,或麦康凯、中国蓝相组合的双面培养板)。

四、自动细菌分离培养系统的维护保养

1. 日保养 清洁保养仪器外表;检查气瓶压力、环境温度、湿度,确保仪器处于正常工作状态。

2. 月保养 清洁样品盘,确保样本盘中无异物;检查电脑连接线是否处于连接状态。

3. 年保养 由厂家进行一次全面保养与维护。

本章小结

全自动血培养仪通过自动监测培养基(液)中的混浊度、pH 值、代谢终产物 CO_2 的浓度、荧光标记底物或其他代谢产物等的变化,定性地检测微生物的存在。全自动血培养仪根据检测原理可分为三类:检测培养基导电性和电压的血培养系统、应用测压原理的血培养系统和采用光电比色原理检测的血培养系统。目前国内外广泛应用的自动血培养仪多利用光电原理进行检测。全自动血培养系统主要由培养瓶、培养仪和数据管理系统三部分组成。

自动微生物鉴定及药敏分析系统采用光电检测技术和数码鉴定原理对微生物进行自动鉴定。通过数学的编码技术将细菌的生化反应模式转换成数学模式,赋予每种细菌的生化反应模式一组数码,与仪器内设的数据库或检索本进行比对,得出最大相似度的鉴定结果;抗生素敏感试验实质是应用光电比浊原理和快速荧光检测原理,对含有抗生素的微型肉汤增菌液中微生物的生长状况进行监测,得出药敏试验结果。全自动微生物鉴定及药敏分析系统主要由测试卡、培养和监测系统、数据管理系统等组成。

自动细菌分离培养系统对痰、尿液、粪便及拭子标本进行自动化的前处理、自动划线接种,并根据要求进行普通细菌、厌氧菌和微需氧菌的分离培养。整个过程实现了自动化和标准化操作,大大降低了生物危害,提高了标本的分离培养质量。

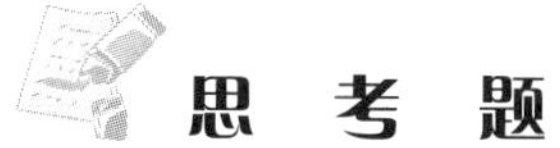

思考题

1. 全自动血培养仪的检测原理有哪些?

2. 简述全自动血培养仪的基本结构和性能特点。

3. 简述全自动血培养仪的应用与进展。

4. 简述自动微生物鉴定及药敏分析系统的工作原理。

5. 简述质谱技术 MALDI-TOF-MS 的工作原理。现阶段 MALDI-TOF-MS 能不能取代自动微生物鉴定及药敏分析系统?为什么?

6. 自动细菌分离培养系统由哪些部分组成?各部件的功能是什么?

(黄凤霞　费嫦)

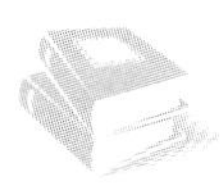

NOTE

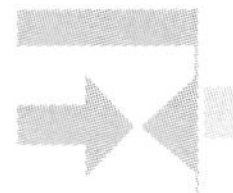

第八章　临床免疫检验仪器

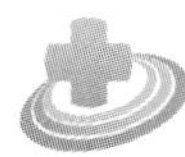

学习目标

1. 掌握：酶免疫分析仪的工作原理及主要结构；化学发光免疫分析仪和免疫比浊分析仪的基本原理和结构。

2. 熟悉：酶标仪的性能评价和维护；全自动酶免疫分析系统的组成；发光免疫分析仪和免疫比浊分析仪的分类及检测特点；时间分辨免疫分析仪的基本原理、基本结构和检测特点。

3. 了解：各种免疫分析仪的临床应用。

免疫检验技术(immunoassay technique)是利用抗原抗体特异性反应的原理，借助于各种免疫分析技术对抗体、抗原或相关物质进行检测的一种分析手段。现代免疫分析技术主要分为非标记免疫分析和标记免疫分析两大类，前者以免疫比浊分析为代表，通过对待测溶液混浊度的测定，特异地定量分析免疫复合物；后者将免疫反应和标记技术相结合，逐渐发展成为酶免疫分析、放射免疫分析、发光免疫分析、时间分辨荧光免疫分析等技术。其中酶免疫分析和发光免疫分析以其高特异性、高灵敏度、快速、无污染等优势，成为临床免疫学检验的主流应用技术。伴随着计算机技术和电子制造业的飞速发展，实验室的免疫全自动化分析逐渐成为现实，以各种免疫分析技术为分析原理的免疫分析仪器也不断问世并广泛应用，在临床疾病的发病机制研究、感染性疾病和肿瘤的诊断中发挥着越来越重要的作用。

本章主要介绍临床检验中使用较多的酶免疫分析仪、化学发光免疫分析仪、免疫比浊分析仪和荧光免疫分析仪。

第一节　酶免疫分析仪

酶免疫分析(enzyme immunoassay，EIA)以酶标记抗原或抗体作为示踪物，发生免疫反应后，由免疫复合物上高活性的酶催化底物显色来达到定性、定量分析的目的。这种酶标记免疫分析技术最早于1966年由美国和法国学者同时报道建立，成为将酶催化的放大作用与特异性免疫反应相结合的微量分析技术，具有特异性强、灵敏度高、操作简便、检测快速、试剂稳定、应用广泛等优点，成为目前诊断感染性疾病、肿瘤和内分泌紊乱等疾病的主导检测技术。

一、酶免疫分析仪的分类

酶免疫分析根据抗原抗体反应是否需要分离结合的与游离的酶标记物，分为均相酶免疫分析(homogeneous enzyme immunoassay，HEI)和非均相酶免疫分析(heterogeneous enzyme immunoassay)；根据固相支持物的类型可分为微孔板固相酶免疫分析仪(简称酶免疫分析仪、酶标仪)、管式固相酶免疫分析仪、小珠固相酶免疫分析仪和磁微粒固相酶免疫分析仪等；根据自动化程度不同可分为半自动酶免疫分析仪和全自动酶免疫分析仪；根据检测通道数量分为单通道型酶免疫分析仪和多通道型酶免疫分析仪。

二、酶免疫分析仪的工作原理及结构

近年来随着医学和生物技术的高速发展，已有各种高自动化、高智能型、分体组合式的酶联免疫检

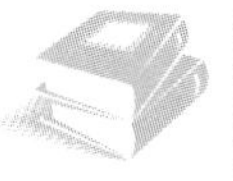

NOTE

测仪器用于临床，以满足临床检验领域对提高工作效率和质量控制的要求。仪器的种类、型号繁多，但大多数酶免疫分析仪器的工作原理都是基于ELISA技术。分析时标记的酶水解底物呈色，利用分光光度法，在特定波长下检测反应溶液的吸光度，经数据处理后报告定性和定量分析结果。

（一）酶标仪

酶标仪也称ELISA测读仪，其工作原理和主要结构与光电比色计或分光光度计相似，检测原理遵循朗伯-比尔定律。其结构主要包括光电检测单元、机械控制单元、数据处理单元等部分。酶标仪的工作原理见图8-1。

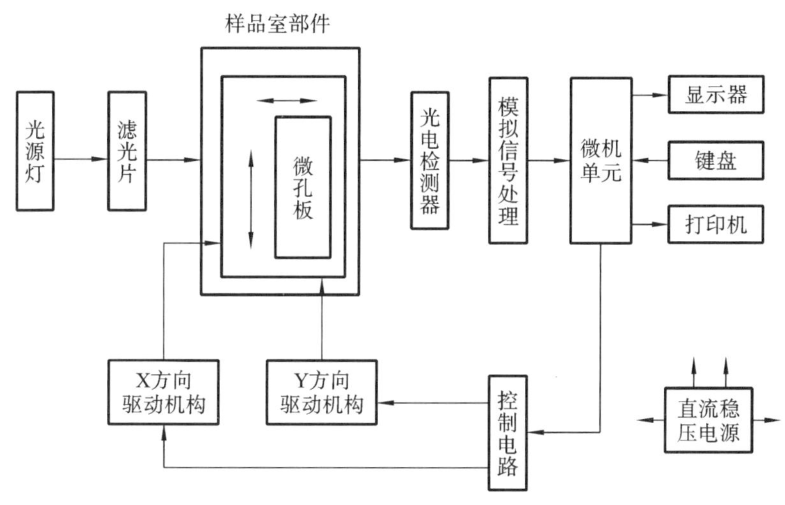

图8-1 酶标仪工作原理框图

光源发出的复合光，经过单色器（滤光片或光栅）分离得到所需波长的单色光，垂直通过微孔板，最终到达光电检测器（也有部分酶标仪采用后分光光路，光源发出的复合光直接垂直通过微孔板后，再通过单色器分光到达光电检测器）。光电检测器将待测溶液透过的光信号转变成电信号，经前置放大、对数放大、模数转换等处理后，送入微处理器进行数据处理和计算，最后将测试结果显示、打印出来。现在大部分的酶标仪还加上了判读系统和软件操作分析系统等，可进行资料录入、结果计算、信息储存和质控管理等操作分析。

酶标仪与普通光电比色计或分光光度计的不同之处在于：酶标仪中待测溶液的容器不是吸收池，而是聚乙烯微孔板上的塑料微孔；测量时光束垂直透过微孔中的待测溶液；通常用吸光度来表示反应液对光的吸收程度。

酶标仪使用滤光片或光栅获取单色光，可以采用单波长或双波长测量方式，光栅式酶标仪还可进行全波长扫描，获知样本的吸收光谱。通常首选双波长测量以提高分析的抗干扰能力和检测的精密度与正确度。单通道型酶标仪的机械控制单元通过X、Y轴方向的平面移动将微孔板的小孔依次送到检测通道下逐一被测量；临床常用的多通道型酶标仪利用光导纤维实现8个或12个平行检测通道，通过步进电机驱动，每一次对酶标板一排微孔进行检测。酶标仪配置多通道的洗板机，可大大提高标本处理能力和分析速度。酶标仪的光路结构见图8-2。

随着标记免疫技术的不断发展，酶标仪的功能也在扩展。除经典的光吸收酶标仪外，荧光酶标仪、化学发光酶标仪等相继出现，以及集成了两种或以上功能的多功能酶标仪也投入临床和科研工作中。同时免疫反应的固相吸附介质也在发生变化，从经典的微孔板延伸出聚苯乙烯微粒（球）、磁性微粒（球）等，诞生了微粒固相酶免疫测定仪和磁微粒固相酶免疫测定仪。微粒固相与液相的分离较为困难，一般需经过复杂的离心步骤；磁微粒可用磁铁吸引与液相分离，是免疫测定中较为理想的固相载体。分析流程的优化，使磁微粒的标记免疫分析技术更易于实现全自动化，在各种固相免疫测定中应用广泛。

（二）全自动酶免疫分析系统

全自动酶免疫分析系统于20世纪90年代末问世，在大批量标本的检测中，可大大提高工作效率和

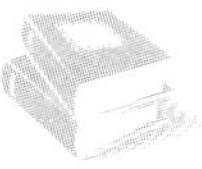
NOTE

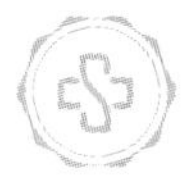

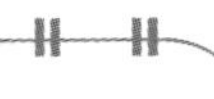
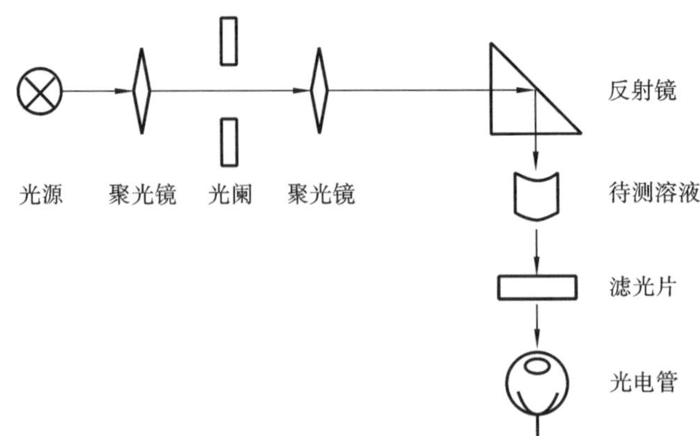

图 8-2　酶标仪光路结构简图

检测的精密度、准确度、线性和稳定性等。现代新型的全自动酶免疫分析系统已经实现了多任务、多通道的完全平行过程处理，成为全自动、开放式、连续进样、流水线、多批次分析系统，大大提高了临床实验室的工作效率和分析质量。有的仪器在硬件上采用了综合模块化设计，广泛采用液体水平检测技术、体积与重量传感、光学位置传感等，实现了真正全过程控制。特别是使用了洗板液体传感器，确保了最佳洗板效果。各个厂家生产的板式 ELISA 试剂种类繁多，但均采用规格统一的 96(8×12)孔微孔板，因此板式 ELISA 自动分析仪均为“开放式”的，即各厂家的试剂产品均可通用，给临床检验使用带来很大方便。

微孔板式全自动酶免疫分析仪是在酶标仪的基础上，加上加样系统、温育系统、洗板系统、机械臂系统、液路动力系统、软件控制系统等组成，这些系统既独立又紧密联系。加样系统负责样品和试剂的分配，具有自动液面感应、自动清洗功能。温育系统温度可控、振荡孵育模式可调，可同时孵育多块微孔板；洗板系统采用 8 针或 12 针洗板头，工作中注液量自动检测、注液速度与位置可调、堵针自动报警、洗板参数可调、残液量小；机械臂系统可实现酶标板在各系统间传递，保证前、后处理无缝连接；软件控制系统支持分析结果的综合判断、结果汇总及有实验室管理功能等。

三、酶免疫分析仪的性能评价

根据《中华人民共和国计量法》相关文件规定，需定期对酶免疫分析仪的性能进行检定校准。评价指标主要包括波长准确性、吸光度准确性、示值稳定性、通道差与孔间差检测等。酶免疫分析仪的性能评价为提高分析质量、实验室选购合适的仪器及试剂提供科学的数据。

1. 滤光片波长精度检查　滤光片波长精度是衡量酶标仪的重要参数之一。用高精度紫外-可见分光光度计(波长精度±0.3 nm)对不同波长的滤光片或光栅进行光谱扫描，检测值与标定值之差即为波长精度，其差值越接近于零且峰值越大，表示单色元件的质量越好。通常要求波长示值误差不大于 3 nm。

2. 灵敏度和准确度　影响仪器灵敏度和准确度的主要因素是单色元件的波长精度和检测器的质量。在对滤光片或光栅进行检定后，还应定期采用标准物质溶液对仪器检测器的质量进行监测。在一定条件下评价仪器的灵敏度，测定微孔中的重铬酸钾标准溶液，其吸光度(A)≥0.01；评价准确度，测定微孔中的对硝基苯酚标准溶液，其吸光度应为 0.4 左右。

3. 通道差与孔间差检测　多通道型仪器需要进行通道差检测，以考察 8 个检测通道的一致性，评价源自仪器内部的系统误差。通道差的大小可用极差值或通道间差异率来表示，极差值与通道间差异率越小，同一样品于不同通道检测结果的一致性越好。一般要求通道间差异率不大于 1.5%。

酶标仪的垂直光路测量模式，受被测样本液面是否水平、酶标板透光性、孔底是否平整等试剂质量的影响较大。孔间差用以评价 ELISA 分析试剂的质量，特别是不同厂家、不同批号的酶标板之间的质量差异，这对于试剂的选择和质量控制管理具有指导意义。操作时在同一通道上，对同批次酶标板条(8 条共 96 孔)分别加入甲基橙溶液进行双波长检测，其误差大小用±1.96 s 衡量。

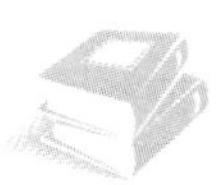
NOTE

4. 精密度评价 为使酶免疫分析仪检测结果准确、可靠，应定期考察仪器的精密度。每个通道用三种不同浓度的甲基橙溶液进行双波长测定，每个浓度做双份平行检测。分别考察批内精密度、日内批间精密度、日间精密度和总精密度及相应的变异系数值，综合评价酶免疫分析仪及分析方法的质量。

5. 双波长评价 取同一厂家、同一批号酶标板条进行检测，计算单波长和双波长测定结果的均值、离散度，比较各组之间是否具有统计学差异，以考察双波长清除干扰因素的效果。

此外，还有仪器的零点飘移、线性测定等指标。

四、酶免疫分析仪的维护保养

酶免疫分析仪是精密分析仪器，为了保证仪器具有持续的稳定性和准确性，应按照要求做好仪器的清洁、易损部件的检查和及时更换、光学性能的检查和校正等常规维护保养工作。

1. 日常维护 ①保持仪器工作环境和仪器表面的清洁，可用中性清洁剂和柔软的湿布擦拭仪器外壳和内部样品盘、微孔板托架；②保持光学系统的清洁，避免任何液体流入仪器内部，不要用手触摸透镜表面、滤光片和光电检测器；③执行加样针清洁程序，如加样针外壁有蛋白质沉积，需手动清洁加样针；④清洁洗液管路及洗板机头；⑤处理废液桶中的废液及仪器垃圾箱内的一次性吸头，丢弃托盘内已使用过的微孔板。

2. 易损部件的更换 ①酶免疫分析仪在临床上使用频率高，一些易损部件的损坏率也较高，如放微孔板的卡夹、滑槽、滤光片轮和光源灯等，均应定期检查和及时更换；②定期检查管路有无泄漏或破损，及时更换老化的管道。

3. 光学性能的维持 酶免疫分析仪光学性能的维持是维护保养的重点。注意防潮、防止滤光片霉变；定期进行有关光学性能指标的检查，或者委托有资质的计量测试单位检定并出具合格证书。

五、酶免疫分析仪的临床应用

酶免疫分析技术具有高度的敏感性和特异性，几乎所有的可溶性抗原和抗体均可以测定，在临床中广泛应用。

1. 病原体抗原及其抗体的检测 各型肝炎病毒、乙型脑炎病毒、艾滋病病毒、疱疹病毒、轮状病毒、各型流感病毒等血清学标志物的检测；链球菌、布鲁氏菌、结核杆菌、幽门螺杆菌等细菌感染和梅毒支原体、肺炎支原体、沙眼支原体、血吸虫、肺吸虫、弓形虫、阿米巴等寄生虫感染的抗原或抗体血清学标志物的检测。

2. 肿瘤标志物检测 甲胎蛋白、癌胚抗原、前列腺特异性抗原等的检测。

3. 自身抗体的检测 抗双链 DNA 抗体、抗环瓜氨酸肽抗体、抗心磷脂抗体、抗肾小球基底膜抗体等的检测。

4. 细胞因子及激素的检测 血小板相关抗体、D-二聚体、血清纤维蛋白降解产物、T3、T4 等的检测；干扰素、白细胞介素、肿瘤坏死因子等的检测；人免疫反应性生长激素、促肾上腺皮质激素、雌激素受体等的检测。

5. 特定蛋白的检测 C 反应蛋白、免疫球蛋白、循环免疫复合物、类风湿因子、抗甲状腺球蛋白抗体、微粒体抗体等的检测。

第二节 化学发光免疫分析仪

化学发光免疫分析法（chemiluminescent immunoassay，CLIA）是一种将化学发光反应和免疫反应相结合的标记免疫分析方法，即通过检测反应体系发光信号的强度来进行微量抗原或抗体的定性和定量分析。相对于酶免疫分析技术和荧光免疫分析技术，化学发光免疫分析技术不需要外部光源和单色器，背景干扰低、信噪比高、特异性强；融合微量倍增技术，具有极高的灵敏度和很宽的线性范围，成为目

NOTE

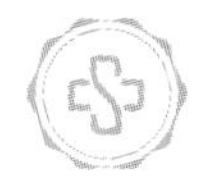

前临床免疫学检验领域中广泛应用的分析仪器。

一、化学发光免疫分析技术的检测原理

化学发光免疫分析技术始于 19 世纪 80 年代；1990 年又诞生了电化学发光免疫分析技术（electrical chemiluminescent immunoassay，ECLIA）。根据发光反应体系的不同，可将化学发光免疫分析法分为化学发光酶免疫分析、化学发光免疫分析和电化学发光免疫分析三种方法。

（一）化学发光酶免疫分析技术原理

将酶标记在抗原或抗体上，完成免疫反应后，再以酶催化底物进行化学发光反应。常用的酶有辣根过氧化物酶（HRP）和碱性磷酸酶（ALP）。

HRP 的发光底物主要有鲁米诺（luminol，化学名 3-氨基邻苯二甲酰肼）或其衍生物异鲁米诺（isoluminol）。发光剂鲁米诺在 NaOH 碱性水溶液中经 HRP 催化与 H_2O_2 反应后，氧化生成不稳定的激发态（桥式六元环过氧化物中间体），进一步被 H_2O_2 氧化分解为 3-氨基邻苯二甲酸根离子，并产生波长为 425 nm 的化学发光。仪器检测系统记录单位时间内发光体系所产生的光子能量，其积分值与待测物质的量成正比，可从标准曲线上计算出待测物质的含量。鲁米诺发光反应如图 8-3 所示。

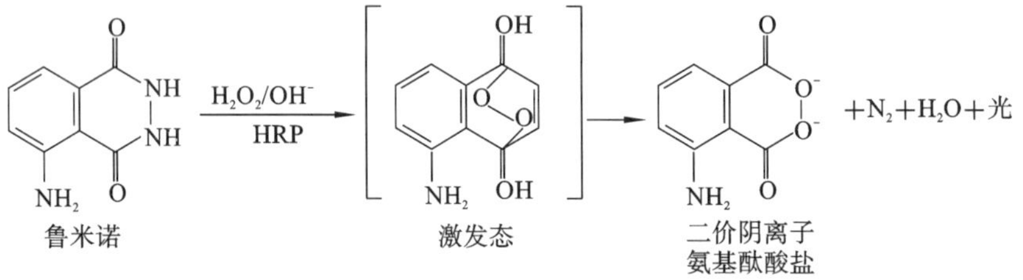

图 8-3　辣根过氧化物酶标记的鲁米诺发光系统

ALP 常用的底物是 3-（2-螺旋金刚烷）-4-甲氧基-4-（3- 磷酰氧基）-苯基-1，2-二氧环乙烷二钠盐（AMPPD）。在 ALP 的作用下，AMPPD 裂解生成中间体，并发出 425 nm 的辉光，可持续几十分钟。AMPPD 化学发光反应如图 8-4 所示。

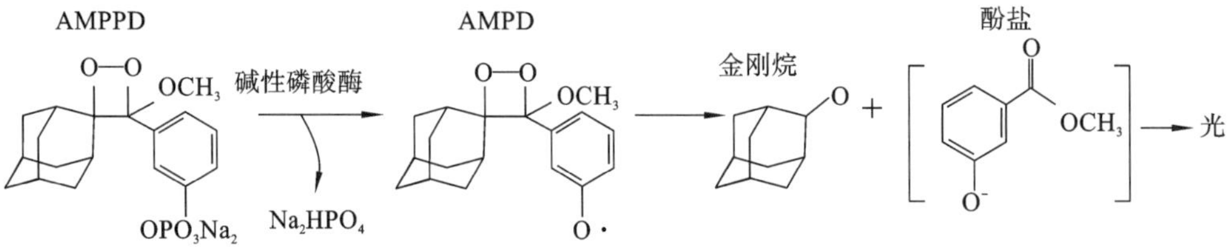

图 8-4　碱性磷酸酶标记的 AMPPD 发光系统

（二）化学发光免疫分析技术原理

化学发光免疫分析技术将化学发光剂直接标记在抗原或抗体上，待免疫反应结束后，常温下化学发光剂与氧化剂反应，生成激发态中间体，返回基态时将高能量以光辐射的形式释放出来，产生化学发光。利用发光信号检测装置对反应系统的发光强度进行检测，待测物质的浓度与发光强度呈线性关系而实现检测目的。

常用的发光剂吖啶酯（acridinium，AE）类化合物在有 H_2O_2 的稀碱溶液中被氧化生成激发态 N-甲基吖啶酮，同时产生快速的闪烁发光。吖啶酯发光不需要催化剂；发光反应简单；加入发光启动试剂后 0.4 s 左右发射光强度即达到最大，半衰期为 0.9 s 左右；分析灵敏度高。吖啶酯发光原理见图 8-5。

（三）电化学发光免疫分析技术原理

电化学发光免疫分析技术是以电化学发光剂三联吡啶钌标记抗体（或抗原），以三丙胺（TPA）为电

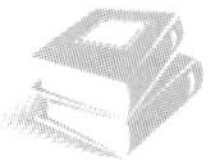

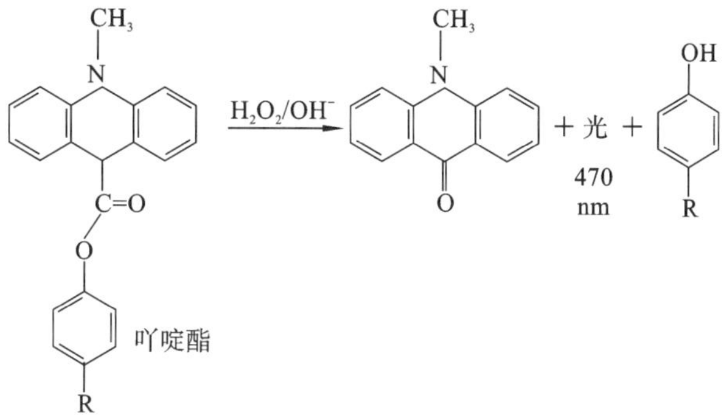

图 8-5　吖啶酯发光原理示意图

子供体，在电场中因电子转移而发生特异性化学发光反应，由光电倍增管检测光强度，可计算待测抗体（或抗原）的含量，进而完成微量定量分析。电化学发光包括电化学反应和化学发光反应两个过程，其工作原理见图 8-6。

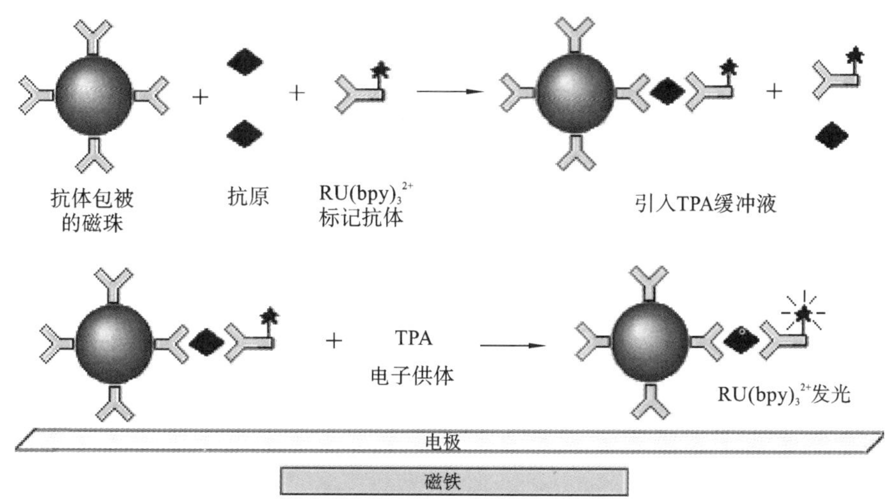

图 8-6　电化学发光免疫分析示意图

仪器将待测标本、包被有特异性抗体的顺磁性微粒，以及发光剂标记的抗体加入反应杯中共同温育，形成磁性微粒包被抗体-抗原-发光剂标记抗体复合物。复合物被吸入流动室，同时用三丙胺（TPA）缓冲液进行洗涤。当磁性微粒流经电极表面时，被电极下的磁铁吸引住，与游离的发光剂标记抗体分离。给电极加电压，启动电化学发光反应，使发光剂标记物三联吡啶钌$[Ru(bpy)_3]^{2+}$和 TPA 在电极表面进行电子转移，将二价钌氧化成三价，成为一种强氧化剂。同时 TPA 被氧化成为强还原剂，可将一个电子转移给三价的钌，使其生成激发态的三联吡啶钌，发射出 620 nm 的光子后返回到基态。

电化学发光与普通化学发光的主要差异在于前者是由电化学反应启动的发光，反应可循环并多次发光，使光信号增强，提高检测灵敏度。电化学发光稳定、持续时间长，易于控制与测定。

（四）固相分离技术

化学发光免疫分析通常为非均相固相免疫分析，免疫反应完成后，需要通过洗涤、离心等方法将固相载体上的免疫复合物与液相中的其他物质分离。常用的固相载体有微孔板、高分子微粒（球）、磁微粒（球），目前化学发光免疫分析仪多采用磁微粒分离技术。

1. 微孔板分离技术　微孔板是 ELISA 操作中最常用的固相载体。免疫复合物固化在微孔内壁，与液相中其他物质的分离通过仪器清洗装置完成。其特点是成本低廉，可以同时进行大量标本的检测，并在检测单元上迅速读出结果。微孔板为聚苯乙烯（polystyrene，PS）高分子材料，在多种标记免疫分析技术中均有应用。

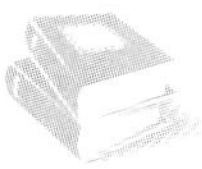
NOTE

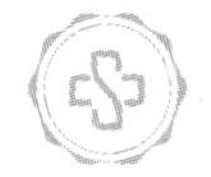

2. 高分子微粒（球）分离技术　高分子微粒是指直径在微米到纳米尺度的高分子聚集体，在生物技术、医药卫生及色谱分离等科技领域得到越来越广泛的应用。用微粒作为固相，与液相的分离较为困难，一般需经过复杂的离心步骤。有的自动酶免疫分析仪应用聚苯乙烯微粒（颗粒直径为 0.47 μm）作为固相，特异抗体或抗原包被在微粒上。第一次抗原抗体反应后，将反应液通过特制的玻璃纤维膜，聚苯乙烯微粒吸附在玻璃纤维膜上，液体则通过膜滤出。以后的反应在膜上进行，用过滤方式洗涤。标记酶为碱性磷酸酶，底物为 4-甲基伞形酮磷酸酯，反应后进行荧光测定。

3. 磁微粒（球）分离技术　磁微球是应用 Fe、Co、Ni 等金属元素及氧化物制作而成的球形粒子，直径为 1 μm 左右，常为顺磁性颗粒。对其进行外部修饰后，如用聚苯乙烯包裹磁微球表面，可通过共价交联或物理吸附的方式结合抗原抗体等反应物分子。磁微粒比表面积大，能结合更多的蛋白质分子，可提高检测灵敏度和线性范围；生物相容性好，可与多数生物大分子如多聚糖、蛋白质、核酸及药物结合，固化的生物活性物质稳定性好，应用广泛；磁性微球与高分子微球一样，悬浮于反应系统中迅速捕获抗原、抗体，在异相反应时类似液相状态，加快免疫反应速度；当外加磁场作用时，磁微粒可迅速吸附于反应管壁上，易于实现全自动化快速清洗分离。

二、化学发光免疫分析仪的基本结构

（一）全自动化学发光免疫分析仪的结构

全自动化学发光免疫分析仪主要由加样系统、温育反应系统、检测系统、耗材与废物处理系统及计算机控制系统组成。

1. 加样系统　主要是完成样本的识别、转运以及样品和试剂的加注功能，包括样品输送器、试管探测器、条形码阅读器、试剂仓、样品探针和试剂探针、冲洗站等。

2. 温育反应系统　主要通过孵育带加热，让免疫反应充分进行。应用软件可自动控制育温时间和温育系统温度。一般温育温度控制在（37±0.5）℃。此区域主要包括恒温器和孵育池等。

3. 检测系统　通过高灵敏度的光电倍增管在测量室内进行化学发光光量子的捕获，并将光信号转换成电信号，传送给电脑。测量室密闭不透光。此系统主要包括流动检测池、光学元件和光电倍增管检测组件。

4. 耗材与废物处理系统　储存和装载实验耗材，清空废物。

5. 计算机控制系统　系统主要负责控制机械运转和数据处理。

（二）全自动电化学发光免疫分析仪的结构

仪器主要由加样与加液系统、温育反应系统、电化学检测系统及计算机控制系统组成。

1. 加样与加液系统　主要执行样品与试剂的装载与加注，包括样品盘、试剂仓、S/R 针（样品/试剂针）、磁微球混匀器、清洗站。

2. 温育反应系统　负责反应杯的转移和温育，包括移液台、机械抓手、恒温器、孵育池等。

3. 电化学检测系统　负责电化学发光信号的检测，包括流动检测池、光学系统、电极板以及光电检测器。

4. 计算机控制系统　负责数据处理、质量控制工作，执行系统维护和诊断操作等。

三、化学发光免疫分析仪的性能要求

实验室根据预期用途、项目要求等选购相应的自动化学发光免疫分析仪。仪器使用前应按照国家相关法规及行业规范对各项性能进行验证。各类发光免疫分析仪的主要性能指标及要求如下。

1. 温度控制　反应区温度控制的准确性设定值为±0.5 ℃，波动度不超过 1 ℃。

2. 仪器稳定性　分析仪开机处于稳定的工作状态后 4 h、8 h 的测试结果与处于稳定工作状态初始时的测试结果的相对偏倚不超过±10%。

3. 仪器重复性　批内测试的重复性（CV%）不大于 8%。

4. 线性相关性　在不小于 2 个数量级的浓度范围内，线性相关系数 $r \geqslant 0.99$。

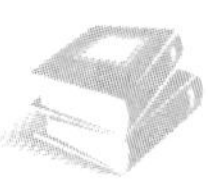

NOTE

5. 携带污染率 不大于 10^{-5}。

四、化学发光免疫分析仪的维护与保养

自动化学发光免疫分析仪同其他自动化临床检验分析仪器一样，对工作环境、保养时限和保养内容、保养程序等都有严格要求。其保养也分为预防性保养、针对性保养、更换性保养以及按需保养。通常按照厂商提供的说明书和实验室有关 SOP 文件执行维护与保养任务。

1. 每日维护保养 做好开机前的维护保养，检查、清洁加样系统；检查及补充试剂与耗材；检查系统温度、废液罐状态；做好关机前的维护保养。

2. 其他时限维护保养 清洁仪器外表；清洁仪器内部各组件和管路；重要仪器部件的检查等。

五、化学发光免疫分析仪的临床应用

化学发光免疫分析法特异性好、灵敏度高、线性范围宽、分析速度快、操作简便，除了常规的免疫学指标以外，还可实现其他超微量物质的检测，在临床上的应用越来越广泛。

1. 肿瘤标志物 如 AFP、CEA、PSA、SCC、β_2-微球蛋白(β_2-M)等的检测。

2. 感染标志物 各型肝炎病毒抗原或抗体、HIV 抗原和抗体、梅毒抗体、各型 EBV 抗原和抗体、TORCH 五项等的检测。

3. 内分泌激素 如甲状腺激素、性腺激素、胰岛素、皮质醇、生长激素等的检测。

4. 心肌损伤标志物 如 CK-MB、肌钙蛋白、肌红蛋白、LDH 等的检测。

5. 贫血指标 如维生素 B_1、维生素 B_2、铁蛋白等的检测。

6. 骨代谢相关标志物 如骨胶原酶、β 胶原降解产物、骨钙蛋白、PTH 及 PINP 等的检测。

7. 自身抗体 如 TGAb、TPO、TMAb、TRAb、抗 DNA 抗体、抗胰岛素抗体等的检测。

8. 药物浓度 如地高辛、卡马西平等多种药物的监测。

第三节 免疫比浊分析仪

免疫浊度分析技术由经典的免疫沉淀反应与比浊分析相结合发展而来。当可溶性抗原和相应抗体在适宜条件下特异性结合，形成免疫复合物沉淀，利用比浊分析仪测定反应体系浊度的变化，从而对抗原、抗体进行定性或定量分析。免疫浊度分析技术具有校正曲线稳定、分析简便快速、易于自动化等优点，已常规运用于各级医院临床实验室内血液、尿液等体液中特种微量蛋白质的检测，成为临床免疫检验的重要分析技术，相应的免疫比浊分析仪也称为特定蛋白分析仪。

一、免疫浊度分析的基本原理

反应体系中生成的难溶性大分子免疫复合物(immune complex，IC)，使溶液产生浊度。比浊测定时，当光线通过待测溶液发生光的反射、折射、散射现象，使透射光强度降低，或不同角度散射光强度增加，由此定量检测抗原或抗体的含量。

免疫浊度分析技术利用光电检测器在光路的不同位置检测反应体系的透射光和散射光强度，因此该技术分为透射比浊技术和散射比浊技术。通常可以利用分光光度计和自动生化分析仪做透射比浊分析，完成样本中微量蛋白质的检测；一些先进的特定蛋白分析仪采用组合分析模式，即透射比浊技术和散射比浊技术相结合，以实现高灵敏度、高特异性、快速准确的分析目标。

(一) 透射比浊技术

免疫透射比浊技术的原理基于抗原抗体反应形成的免疫复合物颗粒，使反应液出现浊度、透光性能

NOTE

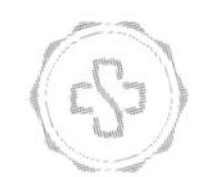

下降，用光电检测器接收反应体系对平行光的透光强度（或吸光度），利用朗伯-比尔定律对免疫复合物浓度进行定量分析。这也是自动生化分析仪中免疫复合物检测的原理。受免疫复合物分子生成速度、颗粒大小、数量、标本基质效应、检测仪器的灵敏度等因素的影响，早期的免疫透射比浊分析灵敏度和准确度等不尽如人意。

近年来发展的胶乳增强免疫透射比浊法（particle-enhanced turbidimetric assay，PETIA），利用微小的胶乳颗粒（直径为 1 μm 左右）交联抗体，在样本溶液中获得大小适中、直径均一的抗原-抗体-乳胶颗粒复合物，提高了免疫比浊分析的灵敏度，并可减小非特异性反应的干扰。这种胶乳增强比浊技术在透射比浊分析与散射比浊分析中均有良好的应用。随后，在此基础上又诞生了双胶乳颗粒连接的双抗体技术（dual radius latex-enhanced technology，DuREL），其中大胶乳颗粒包被了高反应性抗体，在免疫反应初期，抗原低浓度时就可迅速产生较大颗粒的复合物，得到较强的光信号以提高分析的敏感性；小胶乳颗粒包被了低反应性抗体，在高浓度抗原反应进入后半期时，生成灵敏度较小的复合物，以此来扩展测量范围。以 C 反应蛋白（CRP）为例，第一代试剂的传统免疫透射比浊技术，其检测范围为 3～250 mg/L；第二代试剂采用胶乳增强免疫透射比浊法，检测范围为 1.3～250 mg /L；而第三代试剂则采用双胶乳颗粒连接的双抗体技术，其检测范围为 0.3～350 mg /L，分析灵敏度与测量范围均大大增加。

胶乳可作为多克隆抗体和单克隆抗体的载体，使免疫透射比浊技术的敏感性及检测范围大大改善，其在自动生化分析仪上得到广泛的应用，成为精密度高、抗干扰能力强、稳定性好、检测速度快的分析技术。

（二）散射比浊技术

散射比浊技术原理基于瑞利（Rayleigh）光散射理论和米-德拜（Mie-Debye）散射理论，免疫复合物的浓度及分子大小会影响测量光束的反射、折射和散射信号强度。散射光强度与复合物微粒的大小、数量（浓度）、入射光的波长与强度、光测量角度等因素有关。收集不同角度散射光的强度，可以对免疫复合物的浓度进行分析。

按测量方式不同，可将散射比浊技术分为终点散射比浊法、定时散射比浊法、速率散射比浊法以及胶乳增强散射比浊法。

1. 终点散射比浊法（end point nephelometry） 当抗原和抗体的反应达到平衡时，免疫复合物生成的量不再增加，反应体系的浊度不再变化，反应达到终点。在反应复合物聚合产生絮状沉淀之前进行浊度测定，从而计算样本中的抗原浓度，称为终点散射比浊法。

终点法的反应时间长，一般需要 30～120 min。免疫反应终点受温度、溶液离子强度及 pH 等因素的影响，而且随时间的延长，免疫复合物的再次聚合形成更大的颗粒沉淀，降低散射光强度导致检测结果偏低。

2. 定时散射比浊法（timing nephelometry） 定时散射比浊法是由终点散射比浊法改进而来的。抗原与抗体接触即启动免疫反应，体系中快速生成的免疫复合物不稳定，此时检测的散射光信号变化很大，会给测量结果带来误差。因此测量散射光强度不与反应开始时间同步，而是延迟几秒，降低或避免反应初始阶段不稳定带来的影响。

定时散射比浊反应可分为预反应阶段和反应阶段。已知免疫比浊法的最佳测量条件是抗体处于稍过量状态，所形成的免疫复合物分子大且稳定；反之如抗原过量，则会造成所测目标蛋白质含量假性降低，这种现象称为钩状效应（hook effect）（图 8-7）。为确保反应体系中待测抗原不过量，需要对抗原过剩进行阈值限定（厂家在试剂上有标注）。分析过程进入预反应阶段（一般设定为 2 min）时，当抗原与抗体在反应缓冲液中混合即开始结合，在反应启动后的 7.5 s～2 min，对待测溶液进行第一次峰值散射光信号的读数，在第 2 min 时进行第二次读数。第二次测量值与第一次测量值的差即为待测抗原的信号值。差值若在预设阈值内，提示样本中抗原浓度合适，抗体处于过量状态，可进行全样本测定；反之差值

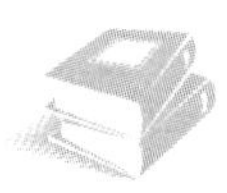

NOTE

超出预设阈值，说明样本中抗原过剩，需将样本定量稀释后再进行测定。反应阶段为抗原抗体反应的最佳时段（反应 2 min 后），过量的抗体可以保证免疫复合物为适当大小的不溶性分子颗粒，这种颗粒的散射光信号强度与被测抗原的浓度成正比，消除钩状效应带来的测量误差。

3. 速率散射比浊法（rate nephelometry） 速率散射比浊法是一种抗原抗体结合形成免疫复合物的动力学测定方法。速率是指单位时间内抗原抗体形成免疫复合物的速度。当仪器测定到某一时间内免疫复合物形成速率下降时，即出现速率峰。在保证抗体过量的前提下，速率峰的高低与抗原含量成正比，峰值出现的时间和抗体浓度、抗原抗体的亲和力直接相关。

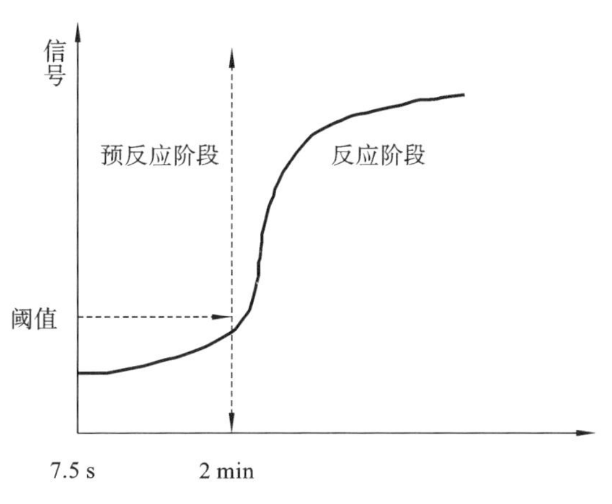

图 8-7 抗原抗体反应钩状效应示意图

在整个动态的过程中，选择散射光信号变化最快的速率值（速率峰值）进行监测的方法称为速率散射比浊法。这种方法的优点是检测速度快、灵敏度高、重复性好、抗干扰能力强等。速率散射比浊法的敏感性和准确性都优于定时散射比浊法，广泛应用于各种类型的自动化免疫比浊分析仪中。

对于小分子的药物等抗原，免疫反应形成的复合物颗粒太小，难以准确测定，故又设计了速率抑制免疫比浊法（rate nephelometry inhibition immunoassay），对半抗原进行定性定量分析。半抗原通过化学法耦联到载体上，构建载体半抗原，既可以用来制备血清，也可在反应体系中形成有效的免疫复合物浊度。当样本中含有半抗原时，则可抑制特异性抗体与载体半抗原形成免疫复合物，因此免疫复合物的峰值降低，且这种降低与样本中的相应半抗原成反比，由此可计算半抗原的含量。此法主要用于中小分子量物质的浓度测定，如苯巴比妥、苯妥英钠、庆大霉素等药物浓度的测定。

此外，胶乳增强散射比浊法可用于终点、定时或速率散射比浊法测定，可提高检测的灵敏度、准确度和重复性，大大减少了非特异反应的干扰。

二、免疫散射比浊分析仪的基本结构与性能

（一）定时散射比浊分析仪的基本结构与性能

临床应用中有一些自动化的特定蛋白分析仪采用定时散射比浊分析技术。这类仪器具有测试范围广、重复测试少、节约时间和节省费用、重复性好、准确度高等特点。检测项目涉及有关免疫功能、肾脏功能、风湿病、过敏性疾病等 60 多项指标。分析采用预反应模式，优化反应过程，节省时间、减少试剂和物品消耗。结合新一代胶乳增强技术，可将检测灵敏度提高十倍以上。

1. 基本结构 这类仪器由主机、计算机、条形码扫描仪等组成。分析仪主机具有加样、孵育、检测、清洗等功能，主要功能模块包括加样系统、孵育转盘、光路系统和液路系统等。比浊检测器（硅光二极管）与光路成 13°～24°角测量散射光强度，使用胶乳增强技术（此类乳胶颗粒能使免疫复合物的直径保持在 1000 nm 以上），而红外线高性能发光二极管产生的入射光波长为（840±25）nm，从而使得免疫复合物的直径大于波长，产生光信号较高的米氏散射，可提高检测的灵敏度。

2. 性能特点

（1）抗原过量的监测：采用预反应程序，防止抗原过剩。预反应程序首先加入少量样品与抗体试剂混合，然后在短时间内检测反应信号，若反应信号处于阈值范围内，则可进行正常样品量的反应和检测；若反应信号超出阈值范围，说明抗原过量，仪器自动稀释样品进行分析。这种预反应程序可达到监测抗原过量和减少试剂消耗的目的。

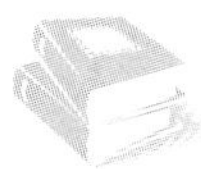

NOTE

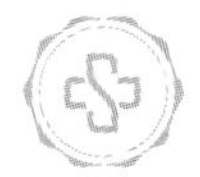

(2) 排除非特异性反应干扰:在免疫反应中经常会遇到非特异性免疫反应的干扰。通过测定反应管起始值和空白值之间的差异,可排除样本由于内源性浊度(如脂血)或其他快速反应特性(如单克隆免疫球蛋白)所带来的非特异性干扰。系统会自动监测起始值(7.5 s后测得的第一个值)和反应管空白值的差异情况,以排除非特异性浊度或非典型性反应的干扰。

非特异性反应通过测定未添加试剂的情况下出现的测定信号改变来监测。此时检测信号没有超过阈值,系统才会继续测定。如果发生非特异性反应,则系统会提示将样品从分析仪中取出,在消除非特异性因素后再将样品放回仪器上重新进行测定。

样本低稀释度下可能出现基质效应,可信度检查模式可以防止相应干扰。若在低稀释度条件下得到的结果小于测定阈值范围,仪器会在1∶20的稀释度下重新测定,系统会围绕规定阈值自动检查并判断重新测定的结果是否可信。

(二) 速率散射比浊分析仪的基本结构与性能

这一类特定蛋白分析仪采用组合式速率散射比浊分析技术,结合乳胶增强技术,实现了生物体液组分和治疗药物的体外定量分析。

1. 基本结构 仪器由分析仪、计算机和输出设备3部分组成。其中分析仪是系统的主要部分,包括浊度仪、加样系统、试剂、样品转盘和清洁工作站等(图8-8)。

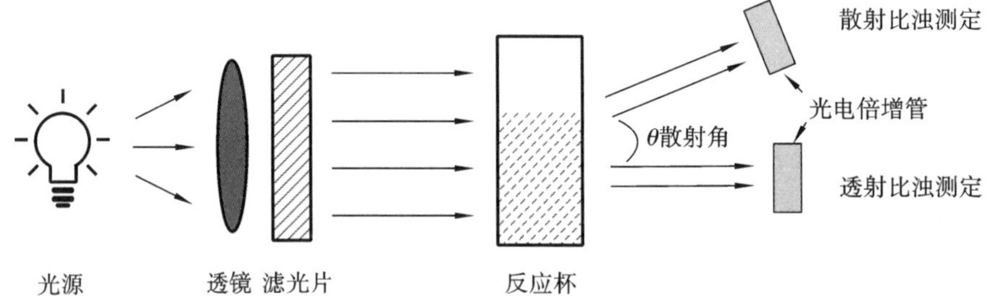

图8-8 速率散射比浊分析仪测定原理示意图

先进的速率散射比浊分析仪采用双光径系统设计,组合应用散射比浊法(速率散射比浊法、速率抑制散射比浊法)、透射比浊法(近红外颗粒速率透射法、近红外颗粒速率抑制透射法)两种技术检测大、中、小分子。

速率散射比浊分析技术的光源采用670 nm激光,检测仪置于激光光束的90°角来测量光散射强度,主要用于中、小分子的检测;速率透射比浊分析技术由发光二极管提供波长为940 nm的近红外光,光源与检测器的检测角为180°,两者呈直线,主要测定大分子。

2. 性能特点

(1) 速率检测法实现动态分析:仪器在反应开始的90 s内,每隔5 s就记录一次,每次记录中进行200次读数,合计共3600次读数。检测相对时间的信号变动,记录特异的信号变化,排除因污染颗粒、气泡及非特异性沉淀物引起的干扰性信号,提高了准确度。

(2) 抗原过量自动监测:有些仪器在某些易于出现抗原过量的项目实验中增加了抗原过剩监测功能。在这些项目反应结束(即首次反应出现速率峰)后,在反应杯中加入标准抗原(试剂),若出现第二个速率峰,则表示首次反应处于抗体过量状态,首次速率峰值可准确反映待测物质的浓度;若加入标准抗原后未再次出现速率峰值,说明首次反应处于抗原过剩区,仪器自动选择一个高比例的稀释梯度对样本进行稀释后重新检测,直至首次反应处于抗体过剩状态。抗原过量自动监测功能可确保首次速率峰值代表真实的待测物质浓度。

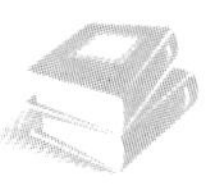

NOTE

(3) 动态空白对照:设立独立的一个空白对照杯,全程跟踪反应过程,自动扣减空白对照杯中得到的信号,可排除本底噪声,如脂血、黄疸、溶血等形成的浊度,特别是在测定低稀释度的样本时,排除非特异性的干扰，确保检测结果准确可靠。

三、免疫散射比浊分析仪的性能要求

仪器从安装启用后就要进行性能指标的定期监测，以保证仪器的正常运行及分析结果准确精密。我国目前尚未出台关于免疫散射比浊分析仪的性能评价标准，通常从以下方面对比浊仪器的性能进行评价。

1. 灵敏度 定义为可以区分95%可信区间的最低检测浓度。该指标必须低于所测项目的正常参考值范围下限。

2. 精密度 应至少不低于检测同一项目的生化分析仪的精密度。

3. 准确度 待测物的测定值与其真值的一致性程度。真值是不可知的，通常以靶值代替，测定值与其参考值之间的差值即偏差或偏倚，也可用回收率计算，应在95%～105%的范围内。

4. 携带污染 由测量系统将一个检测样品反应携带到另一个检测样品反应的分析物不连续量，由此错误地影响了另一个检测样品的表现量。高值样本的携带污染率要尽可能小。

5. 温度准确度与波动度 自动化的散射比浊分析仪都有恒温的样品孵育系统和试剂储存系统，这些系统对于温度的正确与恒定有一定的要求（温度值准确度范围和波动度要尽可能小）。通常对于孵育模块温度要求控制在(37±0.5)℃。

6. 样品和试剂加样准确度与重复性 核实仪器说明书标称的样品和试剂最小、最大加样量的加样准确度和重复性，要求准确度偏差和精密度变异系数要小。

第四节 荧光免疫分析仪

荧光免疫分析法（fluorescence immunoassay，FIA）是以荧光物质为标记物的标记免疫分析技术，属于三大经典标记免疫分析技术之一。1979年芬兰的Soini和Hemmila首先报道将镧系金属离子标记物与时间分辨荧光测量相结合，建立了时间分辨荧光免疫分析技术，大大提高了荧光免疫分析技术的灵敏度和特异性，成为目前最灵敏的微量分析技术，并逐渐应用于临床检验领域。荧光免疫分析技术包括荧光免疫显微分析（immunofluorescence microscopy）、荧光偏振免疫分析（fluorescence polarization immunoassay，FPIA）、时间分辨荧光免疫分析（time-resolved fluoroimmunoassay，TRFIA）、液相芯片技术（liquid chip technology）等。下面主要介绍荧光偏振免疫分析仪和时间分辨荧光免疫分析仪。

一、荧光偏振免疫分析仪

1926年Perrin首次描述了荧光偏振现象。正常光是各个方向电磁波的混合物，当光线通过偏振滤光片后，形成只有一个方向的电磁波，称为偏振光。荧光物质在溶液中被单一平面的偏振光照射后，可吸收光能而发射偏振荧光，该荧光强度与荧光标记物质受激发时分子旋转的速度成反比，与荧光物质分子的大小成正比。荧光偏振免疫分析（FPIA）是一种定量免疫分析技术，依据荧光标记抗原和其免疫复合物之间荧光偏振光强度的差异，用竞争性方法直接测量溶液中小分子的含量。

在反应体系中加入未标记抗原（待测抗原）和一定量的荧光物质标记的同种抗原，使二者与特异性大分子抗体竞争结合。当待测抗原浓度较高时，大部分抗体被其结合，荧光标记的抗原多呈游离的小分子状态。小分子在液相中转动速度较快，发射的荧光偏振程度也较低。反之，大部分荧光标记抗原与抗体结合，形成大分子的免疫复合物，检测到的荧光偏振程度也较高。荧光偏振程度（或荧光偏振光强度）与待测抗原浓度成反比，利用这一原理，可以精确地测量样品中待测抗原的相应含量。荧光偏振免疫分析技术常用来监测小分子物质如药物、激素等，也可以对抗体进行检测。该技术特异性强、敏感性高、分

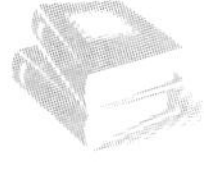
NOTE

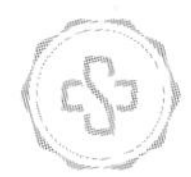

析速度快。

以药物检测为例，将待测药物与荧光物质标记的相应药物混合，使二者与限量的抗体进行竞争性结合。荧光标记药物免疫复合物相对分子质量大，旋转慢，发出的偏振荧光强；游离的荧光标记药物抗原相对分子质量小，旋转速度快，其偏振荧光弱（去偏振现象）。因此，在竞争性结合过程中，样本中待测药物越多，与抗体结合的荧光标记抗原就越少，产生的偏振荧光越弱；反之待测药物越少，体系产生的偏振荧光强度越大。根据偏振荧光强度（P）与待测药物浓度（C）成反比，以药物浓度为横坐标，偏振荧光强度为纵坐标，绘制竞争结合抑制标准曲线。通过测量样本反应系统的 P 值，可以从标准曲线上得出样本中待测药物的浓度（C）。

荧光偏振免疫分析法具有样品用量少、前处理简单；免疫反应后体系不需要洗涤分离，分析速度快；荧光偏振光强度测定在有颜色或者混浊的溶液中也能很好地完成等优点。但是仪器昂贵、试剂盒专属性强，限制了其在临床中的应用与普及。

二、时间分辨荧光免疫分析仪

用镧系三价稀土离子（如 Eu^{3+}）及其螯合物作为示踪物标记抗原、抗体、核酸探针等物质，当免疫反应发生后，根据稀土离子螯合物的荧光光谱的特点（特异性强、斯托克斯（Stokes）位移大、荧光寿命长），延迟测量时间，排除标本中非特异性荧光的干扰，所得信号完全是稀土元素螯合物发射的特异荧光的信号。测定免疫反应最后产物的特异性荧光信号，根据荧光强度判断反应体系中待测物质的浓度，达到定量分析的目的。这种技术称为时间分辨荧光免疫分析（TRFIA）法。

（一）时间分辨荧光免疫分析仪的检测原理

生物标本中一些蛋白质、氨基酸、维生素、药物等，能在紫外光的激发下产生荧光，这些不同波长的非特异性荧光寿命很短，以纳秒（ns）计时。非特异荧光会降低荧光免疫分析的灵敏度与特异性。镧系金属离子如铕（Eu^{3+}）、钐（Sm^{3+}）、铽（Tb^{3+}）、镝（Dy^{3+}）等，发射的荧光寿命可达 10～900 μs。将镧系金属离子作为标记物进行荧光免疫分析，采用脉冲光源（每秒闪烁 1000 次以上的氙灯），照射样品溶液后即短暂熄灭，待反应体系中血清、溶剂及其他成分的短寿命荧光完全衰减后，电子设备控制延缓时间测量体系中镧系金属离子的特异性长寿命荧光强度，可以有效减少样品的本底干扰。此外，镧系金属离子荧光的斯托克斯位移大，如 Eu^{3+} 的激发光与荧光的波长转变达 280 nm，荧光检测时易于消除杂散光的影响，提高分辨率。

被镧系金属元素标记的抗原或抗体与标本中相应抗体或抗原生成的复合物，在弱碱性反应液中的荧光信号较弱，因此加入一种酸性增强剂，在 pH 3.0 时使 Eu^{3+} 从复合物上解离下来。自由的 Eu^{3+} 与增强剂（β-二酮、TritonX100 等）形成新型胶状螯合物。这种胶状螯合物在紫外光的激发下能发出很强的荧光，使信号增强百万倍，显著提高了检测的灵敏度。这是目前在 TRFIA 中应用最多的一种解离增强技术，构建了成熟的解离-增强-镧系荧光免疫分析（dissociation enhanced lanthanide fluoroimmunoassay，DELFIA）系统。

全自动时间分辨荧光免疫分析仪灵敏度高、测量范围广、标记物稳定、标准曲线范围宽，同时可实现多标记物检测，克服了酶标记物的不稳定、化学发光仅能一次发光且易受环境干扰和电化学发光的非直接标记的缺点，成为现代临床微量分析、基础医学研究中最有发展前景的技术手段。

（二）时间分辨荧光免疫分析仪的基本结构

全自动时间分辨荧光免疫分析仪是采用现代光学、机械、计算机等先进技术，集加样、孵育、洗板、检测于一体的微孔板式全自动检测系统。检测系统由光源系统、样本处理系统、微孔板处理系统以及微机组成。

时间分辨荧光免疫分析仪的结构（以 DELFIA1230 为例）见图 8-9。

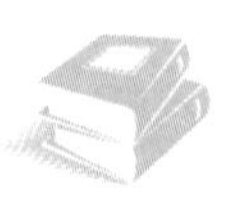

NOTE

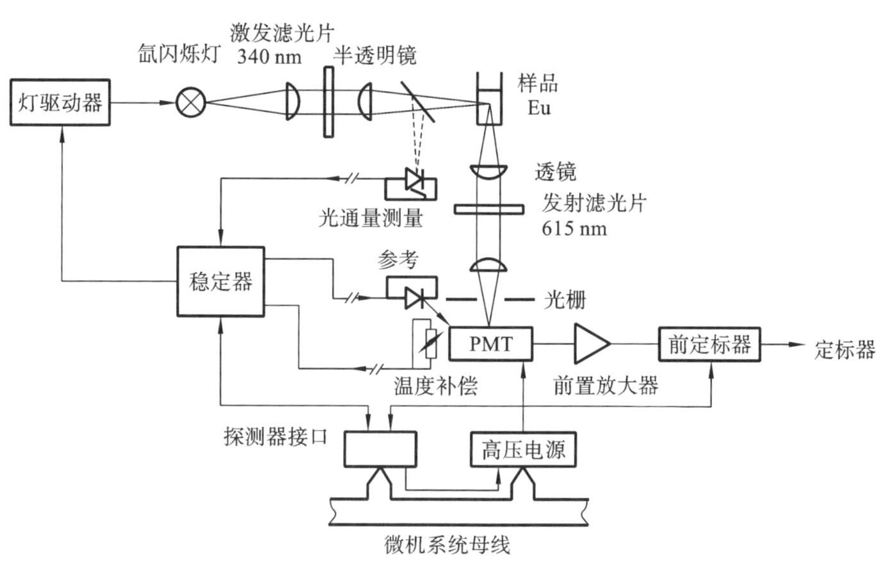

图 8-9　DELFIA1230 时间分辨荧光免疫分析仪结构图

1. 光源系统　常以氙闪烁灯作为激发光源，还包括滤光片、反光镜、同步信号发生器等，提供激发荧光信号产生的光路。

在系统中，氙闪烁灯作为脉冲激发光源，脉冲宽度为 10 ps，频率为每秒 1000 次。激发光经两个石英透镜和一个滤光片聚焦到被测样品上，激发光波长为 340 nm。每一个样品检测是由约 1000 次激发-测量循环组成的，每个循环的持续时间是 1 ms。由定标器累积记录荧光强度，完成高灵敏度的测量。

2. 样本处理系统　包括样品架、样品条形码识别器、吸样针、液面传感器、传送装置，执行血清样本的自动稀释和移液。

3. 微孔板处理系统　包括洗板机、孵育器、荧光信号处理单元，进行试剂处理和荧光信号的检测。

4. 微机　主要进行程序编制、数据处理等。

（三）时间分辨荧光免疫分析仪的使用注意事项和维护保养

1. 使用注意事项　①自然界中稀土离子广泛存在，如空气、烟雾中均有不同的含量，因此应确保实验室无尘，防止器材、试剂等被污染；②受标记方法、抗体浓度、稀土元素和螯合物质量等的影响，每批次标记物质量都有一定的差异，因此不同批号的试剂敏感性不一，不能混用，且每次测定都需要制作标准曲线；③时间分辨荧光免疫分析易受测量体系 pH、温度、时间等因素的影响，因此应严格控制测量条件。

2. 维护保养　①每日维护，在检测项目前或完成项目测试后进行，主要包括清洁仪器外壳；倾倒实验废弃物；倒空废液桶，冲洗管路等。②每周一次，进行较为全面的维护检查，包括清洗废液桶；检测仪器性能；清洗试剂管路、底物管路等。③必要时，请专业工程师进行光路等重要部件的检查。

（四）时间分辨荧光免疫分析仪的应用

1. 蛋白质和多肽激素分析　一般多使用双位点“夹心”法测定免疫球蛋白 E、人绒毛膜促性腺激素、磷脂酶 A2、胰岛素、C 反应蛋白、促黄体生成素、催乳素、髓磷脂碱性蛋白、铁蛋白、促卵泡激素、促甲状腺素。

2. 半抗原分析　用竞争结合荧光免疫分析法测定皮质醇、睾丸酮、地高辛、前列腺素 F、甲状腺素、三碘甲状腺原氨酸、孕酮、孕烷二醇、雌二醇、雌三醇、雌酮、葡萄糖醛酸等。

3. 病原体抗原/抗体分析　如肝炎病毒表面抗原抗体、蜱致脑炎复合病毒抗原、免疫缺陷病毒抗体、粪便中腺病毒和轮状病毒、流感病毒、鼻病毒、衣原体、肠病毒、梅毒螺旋体、乳头瘤病毒和呼吸道合胞病毒等分析。

4. 肿瘤标志物分析　如甲胎蛋白、癌胚抗原、前列腺特异性抗原、神经元特异性烯醇化酶、CA50、CA242、CA19-9 等的分析。

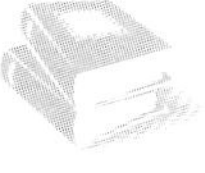
NOTE

5. 干血斑样品分析　把沾有血液样品的滤纸片放在装有分析缓冲液的孔中，振荡，使抗原溶于缓冲液中。本法特别适用于新生儿和远离分析中心的病人。

6. 核酸分析 应用于核酸分析领域主要有两个方面：一是应用镧系元素标记的 DNA 探针技术进行杂交分析；二是将镧系元素标记技术引入聚合酶链反应(PCR)中，简单、快速地鉴定 PCR 产物。

7. 天然杀伤细胞的活力 用 Eu^{3+}-DTPA(Eu^{3+}-二乙撑三胺五乙酸盐)标记肿瘤细胞，作为 NK 细胞的靶细胞。当靶细胞受到 NK 细胞毒害时会释放 Eu^{3+}-DTPA 标记物。用时间分辨荧光免疫分析仪测量所释放的标记物的荧光，即可测量 NK 细胞的活力。本法温育时间短，测量快速，灵敏度高，可测至单个细胞。

本章小结

免疫分析技术分为非标记免疫分析和标记免疫分析两大类。前者以免疫比浊分析为主要代表，通过比浊测定对免疫复合物进行定量分析；后者将免疫反应和标记技术相结合，逐渐发展成为酶免疫分析、放射免疫分析、发光免疫分析、时间分辨荧光免疫分析等技术。其中酶免疫分析和发光免疫分析以其高特异性、高灵敏度、快速、无污染等优势，成为临床免疫学检验的主流应用技术。

酶免疫分析仪分为微孔板固相酶免疫分析仪(简称酶标仪)、全自动微孔板 ELISA 分析仪器、管式固相酶免疫分析仪、小珠固相酶免疫分析仪和磁微粒固相酶免疫分析仪等。这些仪器的基本原理和检测系统的结构与光电比色计或分光光度计相似，有单通道型和多通道型分析模式。除常见的性能指标，多通道型分析仪还需要定期评价仪器的通道差和试剂的孔间差，确保仪器分析结果的准确可靠。

化学发光免疫分析技术相对于酶免疫分析和放射免疫分析技术具有明显的优越性，具有敏感度高、精密度和准确性与放射免疫分析相当、试剂稳定性好、无放射性污染、检测快速等特点。临床上常用化学发光免疫分析系统和电化学发光免疫分析系统。化学发光免疫分析技术不需要外部光源和单色器，背景干扰低、信噪比高、特异性强；融合微量倍增技术，具有极高的灵敏度和很宽的线性范围，成为目前临床免疫学检验领域中广泛应用的分析仪器。

免疫浊度分析技术利用光电检测器在光路的不同位置检测反应体系的透射光和散射光强度，该技术分为透射比浊技术和散射比浊技术。以速率散射比浊技术为主要分析原理的比浊分析仪以其快速、灵敏、准确等特点在临床应用较为广泛。

时间分辨荧光免疫分析仪的基本原理是利用镧系三价稀土离子(如 Eu^{3+})及其螯合物作为示踪剂标记抗原、抗体、核酸探针等。当免疫反应发生后，根据稀土离子螯合物的长寿命荧光特性，延缓测量时间，待非特异性荧光信号消失后测定，所得特异性荧光信号强度与反应体系中被分析物质的浓度成正比，达到准确定量分析的目的。

免疫检验仪器的自动化，要求更加注重仪器的合理选择，检验人员的标准化操作培训，仪器的维护、保养等；以及规范仪器的校准，室内、室间质控，不断提高免疫检验的分析质量，促进免疫检验技术的不断发展，使其在临床的诊断、治疗、评估及预后监测方面发挥更重要的作用。

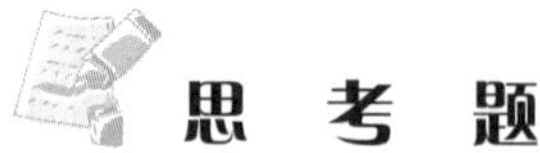

思考题

1. 简述免疫分析技术的分类。
2. 简述酶标记免疫分析技术的基本原理和分类。
3. 简述酶标仪工作原理和基本结构。
4. 如何评价酶免疫分析仪的性能？
5. 全自动酶免疫分析系统是由哪些系统组成的？
6. 什么是化学发光？简述化学发光免疫分析技术的基本原理及分类。
7. 简述全自动微粒子化学发光酶免疫分析系统的工作原理和基本结构。
8. 简述电化学发光免疫分析系统的工作原理和基本结构。

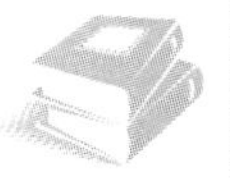

NOTE

9. 简述免疫浊度分析技术的基本原理和分类。

10. 免疫浊度分析中应注意哪些问题?

11. 简述速率散射比浊分析仪的工作原理和基本结构。

12. 简述时间分辨荧光免疫分析技术的基本原理和特点。

(江永青　朱中元)

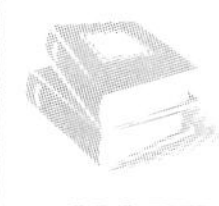

NOTE

第九章 常用电泳仪器

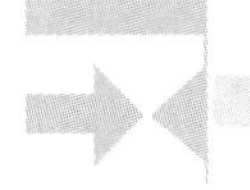

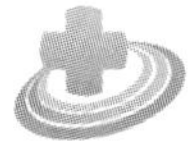

学习目标

1. 掌握：电泳的基本原理；毛细管电泳的特点和分离模式；常用电泳仪的基本结构。
2. 熟悉：常用的电泳技术；电泳方法的分类；毛细管电泳仪的基本结构。
3. 了解：电泳仪的维护保养及故障排除；电泳仪在临床中的应用。

分散介质中带电粒子在电场作用下向着与其电性相反的电极移动，这一行为称为电泳(electrophoresis，EP)。利用电泳现象将生物样品中各组分分离的技术，称为电泳技术(electrophoresis technique)。可以实现电泳分离技术的仪器称为电泳仪(electrophoresis apparatus)。

1809 年俄国物理学家 Ferdinand Frederic Reuss 首先发现了电泳现象，但直到 1937 年瑞典的 Arne Tiselius 利用 U 形管建立了分离蛋白质的移界电泳法，成功地将血清蛋白质分离成 5 种主要成分(白蛋白、α_1-球蛋白、α_2-球蛋白、β-球蛋白和 γ-球蛋白)，才开创了电泳技术的新纪元，并因此获得 1948 年的诺贝尔化学奖。20 世纪 50 年代后，纸上电泳和聚丙烯酰胺凝胶电泳在生物学研究中普遍使用。20 世纪 80 年代后，许多自动化电泳仪器相继被临床实验室所采用，电泳技术已成为临床诊断和基础理论研究的重要工具之一。目前，电泳技术广泛用于蛋白质、多肽、氨基酸、核酸、酶等成分的分离和鉴定，还可用于细胞与病毒的研究。

临床常用的电泳分析方法主要有醋酸纤维素薄膜电泳、凝胶电泳、等电聚焦电泳、双向电泳和毛细管电泳等。特别是毛细管电泳(capillary electrophoresis，CE)技术，以其高效、快速、灵敏、应用范围广、所需样品少和自动化程度高等特点，正逐渐被广大临床实验室所接受，在医学检验领域的应用也日趋广泛和深入。

本章主要介绍电泳的基本原理，常用的电泳技术和方法，常用电泳仪的基本结构，毛细管电泳仪的基本结构、特点和分离模式，电泳技术在临床中的应用等内容。

第一节 电泳技术的基本原理和影响因素

一、电泳技术的基本原理

物质分子在一般情况下不显示电性(所带正、负电荷量相等)。在一定的物理作用或化学作用等特定条件下，某些物质分子会成为带电的离子(或粒子)。在同一电场中，不同的带电粒子因所带电荷、荷质比、分子形状不同，电泳一段时间后，由于移动速度不同而相互分离。分开的距离与外加电场的电压及电泳时间有关。

设溶液中带电粒子的电量为 Q，在电场强度为 E 的电场中以速度 v 移动，则它所受到的电场力 F 应为：

$$F=QE \tag{9-1}$$

根据斯托克斯定律，在液体中泳动的球状粒子所受到的阻力 F' 为：

$$F'=6\pi r\eta v \tag{9-2}$$

式中，η 为介质的黏度系数；r 为粒子半径。

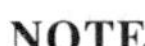

NOTE

当两力平衡,即 $F=F'$ 时,粒子做匀速泳动,则有如下关系:

$$v=\frac{QE}{6\pi r\eta} \tag{9-3}$$

由式(9-3)可以看出,粒子的移动速度(v)与电场强度(E)和粒子所带电荷量(Q)成正比,而与粒子的半径(r)及溶液的黏度(η)成反比。式(9-3)仅适用于球形粒子。许多生物大分子在溶液中形成的离子并非球形,实际测得的速度要比式(9-3)的计算值要小一些。

二、电泳技术的影响因素

荷电粒子在电场中的移动速度受其本身性质和外界因素的影响。粒子的电泳速度与其本身所带电荷的正负、净电荷的数量、粒子的大小和形状等内在因素有关;外界因素如电场强度、溶液的性质、电渗和吸附现象等也影响粒子的电泳速度。

(一) 粒子性质

带电粒子的迁移率为其在单位电场强度下的移动速度,常用 μ 表示,主要与颗粒直径、形状以及所带的净电荷量等有关。通常颗粒带净电荷量越大,其直径越小,形状越接近球形,其在电场中的泳动速度就越快;反之越慢。结构相似的不同物质,其各种特性也相似,因此它们在泳动时,趋向于紧密形成一条带。例如,血清蛋白中含有白蛋白,α_1、α_2、β、γ-球蛋白等各种蛋白质,经过一段时间电泳后,迁移率最大的白蛋白移动的距离最长,迁移率最小的 γ-球蛋白移动的距离最短,其余依次排在二者之间,如图 9-1 所示。

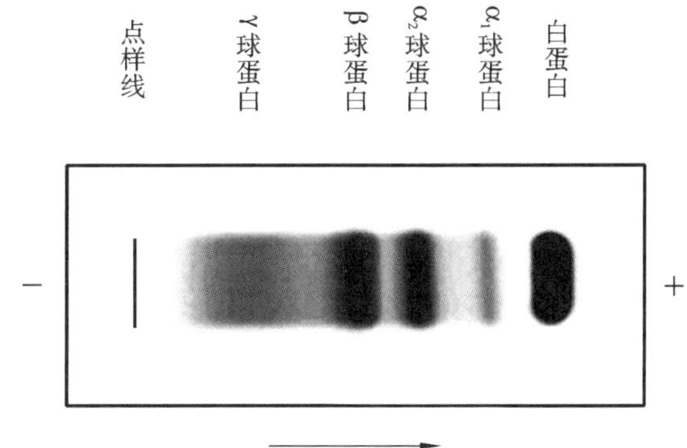

图 9-1 血清蛋白的电泳图谱

(二) 外界因素

1. 电场强度 电场强度是指单位长度的电位降,亦即电位梯度或电势梯度,与所加电压的高低成正比。电场强度是用来表示电场的强弱和方向的物理量,对电泳速度起着重要作用。电场强度越大,带电颗粒的泳动速度越快,反之越慢。根据电场强度的大小,可将电泳分为常压(100~500 V)电泳和高压(500~10000 V)电泳。常压电泳电场强度一般为 2~10 V/cm,分离样品的时间长,需数小时到数天,主要用于分离蛋白质等大分子物质;高压电泳电场强度一般为 50~200 V/cm,分离样品的时间短,有的样品仅需数分钟,常用于分离氨基酸、寡肽、核苷酸等小分子物质。高电压会产生高热量引起蛋白质变性而不能分离等发热效应,故高压电泳系统中通常装有冷却装置。

2. 溶液的性质

(1) 溶液的 pH:溶液的 pH 决定了带电粒子的解离程度,也决定其带净电荷的量。在某一特定 pH 条件下,蛋白质所带的正电荷数恰好等于负电荷数(即净电荷为零),蛋白质分子在电场中不会移动,此特定的 pH 被称为该蛋白质的等电点(isoelectric point,pI)。不同结构的蛋白质,其等电点有显著的差别。当溶液 pH<pI 时,蛋白质带正电,向电场的负极方向移动;当溶液 pH>pI 时,蛋白质带负电,向电场的正极方向移动。对蛋白质、氨基酸等两性电解质而言,pH 离等电点越远,颗粒所带的电荷越多,电泳速度也越快。因此,当分离蛋白质混合物时,应选择合适的 pH 缓冲液,以利于各种蛋白质的有效分

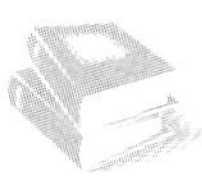
NOTE

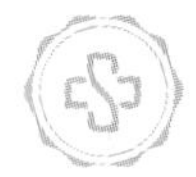

离,并保持溶液 pH 在电泳过程中恒定。

(2) 溶液的离子强度:溶液的离子强度与溶液中各离子的物质的量浓度及离子电荷数的平方成正比,是衡量溶液导电能力的指标。溶液的离子强度对带电粒子的电动电位有影响,离子强度越高,电动电位越低,带电颗粒的迁移率越小,区带分离越清晰。但离子强度过高,会降低蛋白质的带电量,使电泳速度变慢,同时当大电流通过时产生高热量导致水分大量蒸发,严重时可使琼脂板断裂而导致电泳中断。如离子强度太低,缓冲液的缓冲容量变小,不容易维持 pH 恒定。一般溶液的离子强度维持在 0.02～0.2 mol/L。

(3) 溶液的黏度:粒子的电泳迁移率与溶液的黏度成反比。介质的黏度过大或过小,都会对带电粒子的电泳速度产生影响。

3. 电渗作用　电渗(electroosmosis)是电场作用下液体对于固体支持物的相对移动,如图 9-2 所示。产生电渗现象的原因通常是载体中含有可电离的基团,当支持物不是绝对惰性物质时,常常会有一些离子基团如羧基、磺酸基、羟基等吸附溶液中的正离子,使靠近支持物的溶液带电,在电场作用下,此液层会向负极移动。反之,若支持物的离子基团吸附溶液中的负离子,则液层会向正极移动。因此,当颗粒的泳动方向与电渗方向一致时,则加快颗粒的泳动速度;当颗粒的泳动方向与电渗方向相反时,则降低颗粒的泳动速度。在常规电泳中选择支持物时应尽量避免使用具有高电渗作用的介质。

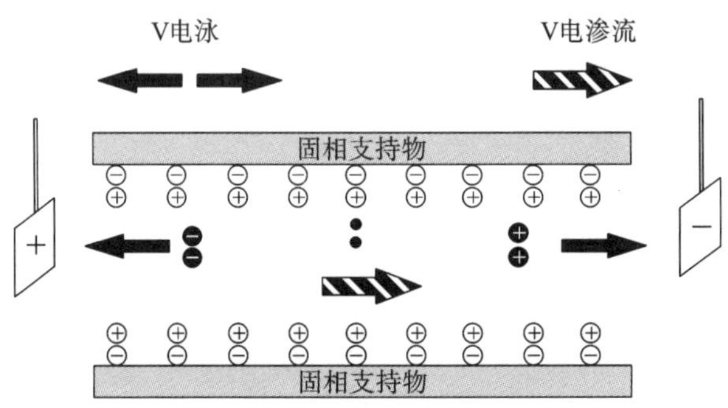

图 9-2　电渗作用示意图

4. 吸附作用　吸附作用即介质对样品的滞留作用。吸附作用导致样品的拖尾现象而降低了分辨率。滤纸的吸附作用最大,醋酸纤维素薄膜的吸附作用较小甚至没有。

5. 焦耳热　电泳过程中产生的热量又称为焦耳热,焦耳热的量值与电流强度的平方成正比。焦耳热可致溶液的温度升高,影响电泳分离效果。温度升高除了使热敏感组分易变性,还可使样本粒子和缓冲液离子的扩散速度增大,引起样本分离带加宽,并可能导致介质的黏度下降,降低分辨率。

焦耳热过高时,还会烧毁滤纸等固体支持物,融化或烧焦凝胶类支持介质。可通过控制电压或电流、加装冷却或散热装置,降低热效应对电泳的影响。

三、电泳技术的主要分离模式

按分离原理可将电泳分为移动界面电泳、区带电泳和稳态电泳三种模式。

(一) 移动界面电泳

移动界面电泳是指带电粒子的移动速率通过观察界面的移动来测定的电泳。将被分离的离子(如阴离子)混合物置于电泳槽的一端(如负极),在电泳开始前,样品与载体电解质有清晰的界面。电泳开始后,带电粒子向另一极(正极)移动,泳动速度最快的离子走在最前面,其他离子依电泳速度快慢顺序排列,形成不同的区带。只有第一个区带的界面是清晰的,达到完全分离,其中含有电泳速度最快的离子,其他大部分区带重叠。该方法已被带支持介质的区带电泳所取代。

(二) 区带电泳

区带电泳是临床检验领域中应用最广泛的电泳技术。将样品加在支持物的一端,置于均一的缓冲溶液中,在电场作用下,样品中带正电荷或负电荷的离子分别向负极或正极以不同速率移动,分离成彼

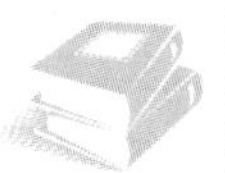

NOTE

此独立的区带，通过染色等方式显示。区带电泳因所用支持物的种类、粒子直径大小和电泳方式等不同，其临床应用的价值也各有差异。固体支持介质可分为两类：一类是滤纸、醋酸纤维素薄膜、硅胶、纤维素等；另一类是淀粉、琼脂糖和聚丙烯酰胺凝胶。第一类支持介质现已被第二类支持介质所替代。

（三）稳态电泳

稳态电泳（或称置换电泳）是带电颗粒在电场作用下电迁移一定时间后达到一个稳定状态的电泳，此后，电泳条带的宽度不再随时间变化而变化，如等电聚焦和等速电泳等。

第二节 常用的电泳方法

电泳技术日新月异，但其主要的检测流程大致相同。其主要步骤：①制胶；②点样；③电泳；④染色；⑤结果分析。很多待测物是无色的，需要染色后才能确定电泳后的位置及含量。有些蛋白质检测物需要以丽春红、氨基黑等染料染色后，将染色的条带剪下，用溶剂洗脱后，再采用比色法测定各组分的含量；或者将支持介质透明化处理后，用扫描仪等直接测定，准确报告各组分的含量。下面介绍临床常用的电泳方法。

一、醋酸纤维素薄膜电泳

以醋酸纤维素薄膜为支持物的电泳法，称为醋酸纤维素薄膜电泳（cellulose acetate membrane electrophoresis），分离原理属于区带电泳。醋酸纤维素是由纤维素的羟基经乙酰化形成的纤维素醋酸酯。醋酸纤维素溶于丙酮等有机溶剂中，即可涂布成均一细密的微孔薄膜。这种薄膜对蛋白质样品吸附性小，能几乎完全消除纸电泳中出现的“拖尾”现象，又因为膜的亲水性较弱，所容纳的缓冲液也少，电泳时经过膜的预处理、加样、电泳、染色、脱色与透明即可得到满意的分离效果。电泳时电流的大部分由样品传导，因此具有分离速度快、分离清晰、操作简便、样品用量少等优点，广泛用于血清蛋白、血红蛋白、脂蛋白、同工酶的分离和鉴定。

二、凝胶电泳

凝胶电泳是从区带电泳中派生出来的一种用凝胶物质作为支持物进行电泳的方式。普通的凝胶电泳在板上进行，以凝胶作为介质。常用的凝胶有交联聚丙烯酰胺凝胶（polyacrylamide gel）、琼脂糖凝胶（agarose gel）等。凝胶介质具有多孔性，可起到分子筛的作用，对不同相对分子质量的蛋白质、核酸等进行电泳分离。凝胶孔径大小与其浓度成反比。

1. 琼脂糖凝胶电泳 以琼脂糖为支持介质，其特点如下：分离区带整齐、易于染色；分辨率高、重复性好；可直接用紫外分光光度法测定；样品易于洗脱，有利于制备。琼脂糖凝胶电泳广泛用于蛋白质和核酸分离，如血红蛋白、血清脂蛋白的分离，另外常用于临床生化检验中乳酸脱氢酶（LDH）、肌酸激酶（CK）等同工酶的检测。

2. 聚丙烯酰胺凝胶电泳 聚丙烯酰胺凝胶是由丙烯酰胺单体（acrylamide，Acr）与交联剂 N，N′-甲叉双丙烯酰胺（methylene-diacrylamide），在过硫酸铵（ammonium persulfate，APS）和 N，N，N′，N′-四甲基乙二胺（tetramethyl ethylenediamine，TEMED）的催化作用下通过游离基聚合而成的三维网状凝胶。以聚丙烯酰胺凝胶为支持物的电泳方法，称为聚丙烯酰胺凝胶电泳（polyacrylamide gel electrophoresis，PAGE）。在制备凝胶时，改变单体浓度或单体与交联剂的比例，可以得到不同孔径的凝胶。而分离不同相对分子质量的蛋白质，需要合适浓度（孔径）的凝胶。PAGE 多采用不连续的缓冲系统，具有浓缩效应（concentration effect）、分子筛效应（molecular sieve effect）和电荷效应（charge effect）。这三种效应的综合就是不连续 PAGE 的基本原理。

（1）浓缩效应：在凝胶装置中制备三种不同的凝胶，第一层为样品胶，内含有待分离的样品和 pH 6.7的 Tris-HCl 缓冲液。第二层为浓缩胶，缓冲液与第一层相同，这两层均为交联度比较小的大孔

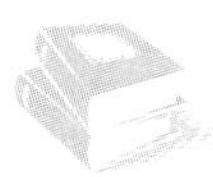
NOTE

凝胶。第三层为分离胶，含 pH 8.8 的 Tris-HCl 缓冲液，此层为小孔的凝胶。在电泳槽中充满 pH8.8 的 Tris-HCl 缓冲液，因此在凝胶中形成了孔径和 pH 的不连续性。电泳开始后，凝胶中的氯离子、甘氨酸负离子和样品中的蛋白质阴离子都向正极移动。它们有效迁移率的大小顺序：氯离子＞蛋白质阴离子＞甘氨酸阴离子。浓缩胶中的氯离子泳动最快，称为快离子。它原来停留的地方形成了低离子浓度区，即低电导区。因为电势梯度(E)与电导率成反比，所以低电导区具有较高的电势梯度，形成了电势梯度的突变。这种高电势梯度又使蛋白质阴离子和甘氨酸阴离子（称为慢离子）在此区域加速前进，追赶快离子。当快、慢离子泳动速度相等的稳定状态建立后，快、慢离子之间形成一个不断向正极移动的界面。蛋白质样品夹在快、慢离子之间被浓缩成极窄区带，这种浓缩效应可使蛋白质浓缩数百倍。pH 不连续电泳的浓缩效应如图 9-3 所示。

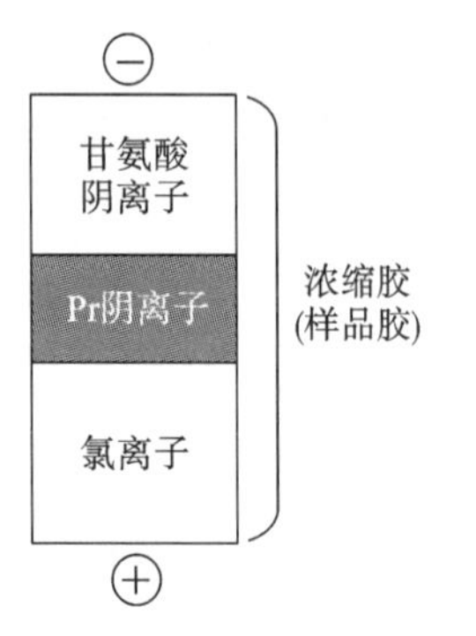

图 9-3　pH 不连续电泳浓缩效应的示意图

（2）电荷效应：在浓缩胶中由于各种蛋白质所携带的电荷不同，迁移率不同，所以蛋白质按照有效迁移率（离解度乘以迁移率即为有效迁移率）大小顺序形成不同的区带。当蛋白质阴离子进入分离胶时，电荷效应仍起作用。

（3）分子筛效应：当各种离子进入分离胶后，凝胶孔径突然变小，其 pH 由 6.7 变成 8.8，使慢离子的解离度增加，提高了有效迁移率，以致赶上并超过蛋白质阴离子，最终与快离子的有效迁移率相等。这样不连续的电势梯度区域将不再存在。在相同的电势梯度和 pH 条件下，相对分子质量、大小和形状不同的组分离子，在分离胶中受阻滞程度不同而表现出不同的迁移率而分离，称为分子筛效应。

在 PAGE 系统中加入十二烷基硫酸钠（sodium dodecyl sulfate，SDS）和还原剂后进行的电泳，称为 SDS-PAGE。SDS 是一种阴离子去污剂，可以断裂分子内和分子间的氢键，使蛋白质分子去折叠，从而破坏其分子的二级和三级结构；β-巯基乙醇和二硫苏糖醇等强还原剂，能使半胱氨酸残基之间的二硫键断裂。在蛋白质样品和凝胶中加入 SDS 和强还原剂后，蛋白质分子被解聚成多肽链，与 SDS 结合成 SDS-蛋白质复合物。由于 SDS 上带有的大量负电荷远远超过了天然蛋白质分子原有的电荷，因而消除了不同种类的蛋白质分子间原有的电荷差异，又因为形成的复合物在水溶液中呈椭圆棒状，进一步消除了蛋白质形状对电泳迁移率的影响，使得在 SDS-PAGE 时，电泳迁移率仅与分子大小相关，由此使不同相对分子质量的蛋白质得以分离。SDS-PAGE 具有样品用量小、操作简便、分辨率高、重复性好等优点，被广泛应用于测定蛋白质的相对分子质量。

三、等电聚焦电泳

等电聚焦电泳（isoelectric focusing electrophoresis，IFE）是 20 世纪 60 年代发展起来的、在稳定 pH 梯度的介质中分离等电点不同蛋白质的电泳技术。如图 9-4 所示，将两性电解质加入带有 pH 梯度缓冲液的电泳槽中，当其处在低于其本身等电点的环境中时则带正电荷，向负极移动；若其处在高于其本身等电点的环境中，则带负电荷向正极移动。当泳动到其自身特有的等电点时，其净电荷为零，不再泳动。具有不同等电点的物质最后聚焦在各自等电点位置，形成一个个清晰的区带。IFE 分辨率极高（可达0.01 pH单位），特别适合于分离相对分子质量相近而等电点不同的蛋白质组分。

对于与蛋白质类似的两性电解质分子而言，其荷电状况视介质的 pH 而异。不同的蛋白质等电点不同，如果分子处于 pH 和等电点一致的溶液中，泳动就停止。如果溶液内的 pH 是位置的函数，或者说有一个 pH 的位置梯度，则在一个稳定连续的线性 pH 梯度的溶液（两性载体电解质）中进行分离，每一种被分离的两性物质都移向与它的等电点相一致的 pH 位置并不再移动（称为聚焦）。由于在等电点所在 pH 位置，两性物质的净电荷（正负电荷抵消）为零，因而又称等电聚焦。

等电聚焦电泳的特点：①具有浓缩效应，样品分离产生稳定而不扩散的狭区带，对于一步分离、纯化和鉴别蛋白质很有用；②使用两性载体电解质，在电极之间形成稳定、连续、线性的 pH 梯度；③由于“聚

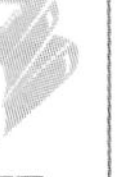
NOTE

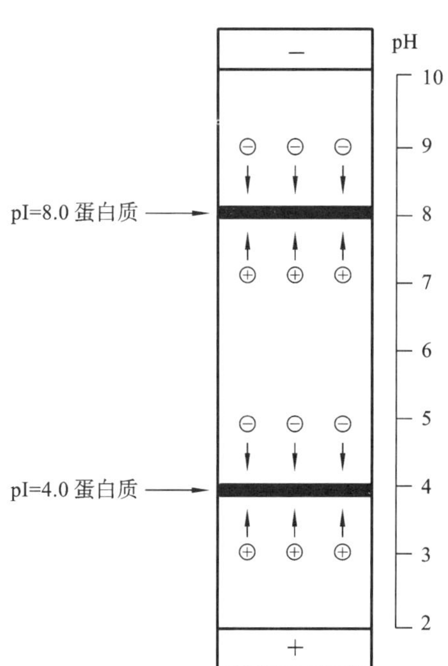

图 9-4 等电聚焦电泳原理示意图

焦效应”，即使很小的样品也能获得清晰、鲜明的区带界面；④电泳速度快、分辨率高；⑤加入样品的位置可任意选择；⑥可用于测定蛋白质类物质的等电点和分离相对分子质量相近而等电点不同的蛋白质组分；⑦适用于中、大相对分子质量（如蛋白质、肽类、同工酶等）生物组分的分离。

高分辨率的 IFE 和 SDS-PAGE 联合组成双向凝胶电泳，后者是蛋白质组学的重要研究技术。

四、等速电泳

等速电泳（isotachophoresis，ITP）是电泳中唯一的分离组分与电解质一起向前移动，同时进行分离的“移动界面”的电泳方法，其在毛细管中的电渗流为零。它采用两种不同浓度的电解质，一种为前导电解质，充满整个毛细管柱；另一种为尾随电解质，置于一端的电泳槽中。前导电解质的迁移率高于任何样品组分，尾随电解质则低于任何样品组分，被分离的组分按其不同的迁移率夹在中间，在强电场的作用下，各被分离组分在前导电解质与尾随电解质之间的空隙中移动，实现分离。一旦分离完毕，达到平衡，各区带都以与前导电解质中离子相同的速度向前移动，此时若有任何两个区带脱节，其间阻抗趋于无穷大，在恒流源的作用下电场强度迅速增加，迫使后一区带迅速赶上，保持恒定。

等速电泳的特点一是所有谱带以同一速度移动；二是区带锐化，即在平衡状态下，若有离子改变速度扩散进入相邻区带，由于它的速度和这一区带上主体组分离子的速度不同，迫使它立即返回自己的区带，因此，界面清晰，显示出很高的分离能力；三是区带浓缩，即组分区带的浓度由前导缓冲液决定，一旦前导缓冲液浓度确定，各区带内的离子浓度即为定值。

五、双向凝胶电泳

双向凝胶电泳（two-dimensional gel electrophoresis，2-DE）技术又称二维凝胶电泳技术，是由 O′Farrell 于 1975 年建立的，用于分离混合蛋白质组分，是目前唯一的能够连续地在一块胶上分离数千种蛋白质的分析技术，广泛应用于生物学研究的各个领域。其原理是将高分辨率的等电聚集电泳和 SDS-PAGE 联合组成双向电泳。

第一向采用等电聚焦电泳（IFE）。IFE 原理如前所述，主要根据复杂的蛋白质成分中各个蛋白质的 pI 不同，将蛋白质进行分离。第二向采用 SDS-PAGE 电泳，按蛋白质相对分子质量的大小进行分离。蛋白质样品经过双向凝胶电泳两次分离后，其结果不再是条带状，而呈现为斑点状，在一个方向上是按照 pI 的大小排列，在与之垂直的另一个方向按照相对分子质量的大小排列。细胞提取液的二维电泳可

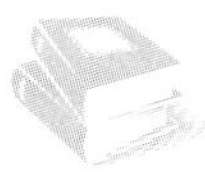
NOTE

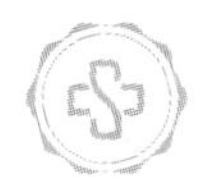

以分辨出 1 000～2 000 个蛋白质分子，可以分辨出 5 000～10000 个斑点，这与细胞中可能存在的蛋白质数量接近。IFE/SDS-PAGE 双向电泳对蛋白质的分离是极为精细的。因此，特别适合于分离细菌或细胞中复杂的蛋白质组分。

第三节　常用电泳仪的基本结构和主要技术指标

一、常用电泳仪的基本结构

目前临床检验常用的自动化电泳仪分为两个部分：主要设备（分离系统，含电源和电泳槽）和辅助设备（恒温循环冷却装置、伏时积分器、凝胶烘干器等）。有的仪器带有染色和扫描检测装置；有的仪器电泳过程（点样、固定、染色和脱色等）全部由微机自动化控制。自动化电泳仪操作简便、快速，保证了检测结果的准确性和可重复性。

（一）主要设备

1. 电泳电源　电源是建立电泳电场的装置，通常为稳定（输出电压、输出电流或输出功率稳定）的直流电源，并要求能方便地控制电泳过程中所需的电压、电流或功率。为了克服交流电网电压或负载电流变化对输出直流电压的影响，常采用直流稳压电源。

电泳过程中，除保持电泳的电压不变外，还要注意减小温度的波动（如温度升高造成支持介质上溶剂的加速蒸发）对电泳结果重复性的影响。稳压电源和稳流电源结合起来，组成稳压和稳流的电泳电源，即双稳电源。如果增加稳定输出电压、电流乘积的功能，就构成稳定输出功率的电源，组成三恒电源，使电泳结果有良好的重复性，提高测量和计算的精确度。目前国内外的电泳仪都趋向于使用控制电压、电流、功率和时间四个参数的三恒电源。由于电泳在恒功率输出状态时效率最高，因此在电泳过程中恒流和恒压状态较短，恒功率状态的时间最长。

2. 电泳槽　电泳槽是样品分离的场所，是电泳仪的主要部件。槽内装有电极、缓冲液槽、电泳介质支架等。电泳槽的种类很多，如单垂直电泳槽、双垂直电泳槽、卧式多用途电泳槽、圆盘电泳槽、管板两用电泳槽、薄层等电聚焦电泳槽、琼脂糖水平电泳槽、盒式电泳槽、垂直可升降电泳槽、垂直夹心电泳槽、U 形管电泳槽、DNA 序列分析电泳槽、转移电泳槽等。

电泳所采用的电极多为耐腐蚀的金属细丝，贯穿于整个电泳槽。电极材料有不锈钢丝、镍铬合金丝和铂金丝等，以铂金丝性能最好，应用广泛，但其价格也最昂贵，使用中要加倍小心，万一电极丝断了，也应绕接而不能焊接，因不同金属在缓冲液中会产生电池效应，影响测量。

缓冲液槽可有一组或多组，每组有两个缓冲液槽，有的又各分成两个部分（如电极隔间和介质桥隔间），利用两个隔间壁上的小孔或狭缝（或用疏松的滤纸桥）来沟通两个隔间中缓冲液之间的电联系。支持介质架于两槽之间，其两端分别浸入槽内的缓冲液中，然后滴上样品溶液进行电泳。一般要求支持物不溶于溶液，不导电，吸液量多而稳定，不带电荷，没有电渗，不吸附蛋白质等其他电泳物质，热传导度大，结构均一而稳定，分离后的成分易析出等。由于电泳槽结构比较简单，也可以根据电泳实验的要求来自行设计电泳槽。图 9-5 是垂直式电泳槽装置示意图。

（二）辅助设备

电泳仪的辅助设备包括恒温循环冷却装置、伏时积分器、凝胶烘干器等。恒温循环冷却装置可控制电泳槽的温度在一定范围内；伏时积分器又称电压时间积分器，保证电泳时间的准确控制；凝胶烘干器常配套在多种电泳系统中。

有的电泳仪还有分析检测装置，如光密度扫描仪、紫外透射反射仪等。扫描仪有多种扫描方式可供选择，如可见、紫外、荧光、激光等扫描模式。可见光扫描仪可对染色后电泳条带直接扫描，得出相对百分比，绘制曲线图，计算相对面积等；荧光扫描的灵敏度最高，可用于 DNA 测序；紫外扫描仪可对未经染色的凝胶进行电泳条带的分析。由计算机控制的自动电泳仪所带的光密度扫描装置，可分析多达 30

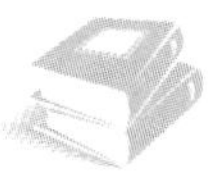
NOTE

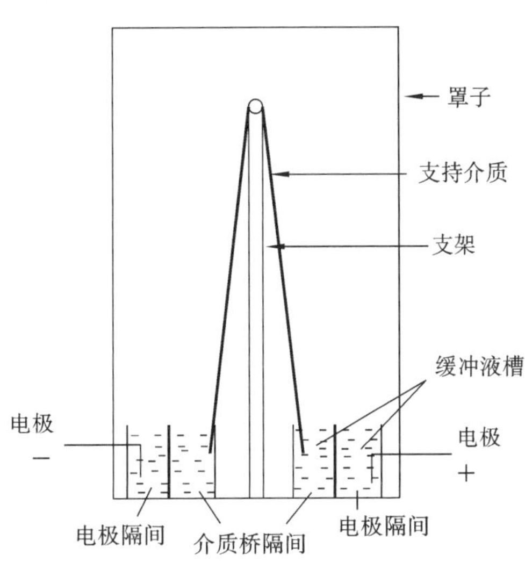

图 9-5　垂直式电泳槽装置示意图

种不同的电泳条带，其结果可储存、传输和打印，并有质量控制和统计功能。

二、电泳仪的主要技术指标

电泳仪的主要技术指标体现在以下几方面。

(1) 输出电压：电泳仪输出的直流电压范围(0～6 000 V)，有的还同时给出精度。

(2) 输出电流：电泳仪输出的直流电流范围(1～400 mA)，有的还同时给出精度。

(3) 输出功率：电泳仪输出的直流功率范围(0～400 W)，有的还同时给出精度。

(4) 电压、电流、功率稳定度：电泳仪输出变化量与输出本身的比值，稳定度越小，性能越高。

(5) 连续工作时间：电泳仪可连续正常工作的时间(0～24 h)。

(6) 显示方式：有指针式仪表和数字式显示两种。

(7) 定时方式：电泳时间控制方式，常由电子石英钟控制，还有的用预设的功率值控制，当电泳功率达到预定值时即可断电。

对于复杂的电泳仪还有温度控制、制冷和加热等相应指标。

第四节　毛细管电泳

毛细管电泳(capillary electrophoresis，CE)又称高效毛细管电泳(high performance capillary electrophoresis，HPCE)或毛细管分离法，是一类以柔性毛细管为分离通道、以高压直流电场为驱动力，根据样品中各组分之间迁移速度(淌度)和分配行为上的差异而实现分离的一类液相分离技术。实际上包含电泳技术和色谱分析技术及其交叉内容，是分析科学中继高效液相色谱法之后的又一重大进展，它使细胞分析乃至单分子分析成为可能。毛细管电泳技术不但能分析中、小相对分子质量样品，更适合于分析扩散系数小的生物大分子样品，这是高效液相色谱技术不能达到的。毛细管电泳在临床检验中的应用十分广泛，所检测样品的来源有尿液、血浆、血清、脑脊液、红细胞、其他体液或组织，以及实验动物活体等。分离对象包括蛋白质、多肽、氨基酸、糖、酶、DNA、寡核苷酸、病毒、离子、药物及其代谢产物等。由于它具有无可比拟的高效率和快速性，在临床疾病辅助诊断、临床蛋白质分析、临床药物分析、代谢研究、病理研究、同工酶分析、PCR 产物分析、DNA 片段及序列分析等方面广泛应用。

一、毛细管电泳的工作原理

CE 所用的石英毛细管柱(内径多为 20～100 μm)的表面含有大量的硅醇基，在 pH＞3 的缓冲液

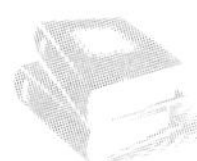
NOTE

中，由于硅醇基解离使其内表面带负电荷，与缓冲液接触时吸附其中的阳离子而形成双电层。在高压电场的作用下，双电层中的水合阳离子带动管内液体朝负极方向移动，形成电渗流（electroosmotic flow，EOF），如图 9-6 所示。同时，带电粒子在电场的作用下，以不同的速度向其所带电荷极性相反的方向移动，形成电泳，电泳速度即电泳淌度。一般情况下，电渗流速度是电泳速度的 5～7 倍。带电粒子在毛细管内电解质中的迁移速度等于电泳和电渗流两种速度的矢量和。正离子的运动方向和电渗流一致，故最先流出；中性粒子的电泳速度为“零”，故其迁移速度相当于电渗流速度；负离子的运动方向和电渗流方向相反，但因电渗流速度一般都大于电泳速度，故它将在中性粒子之后流出，从而因各种粒子迁移速度不同而实现分离。

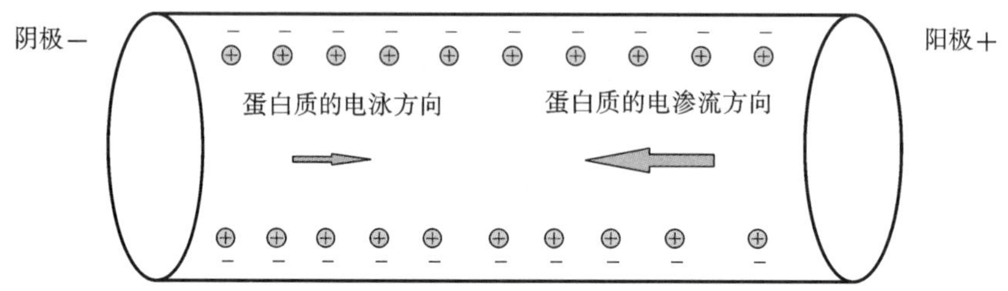

图 9-6　毛细管电渗流示意图

CE 具有高灵敏度、高分辨率、热效应低、所用样品少、分析速度快、自动化程度高等特点。

二、毛细管电泳的分离模式

（一）毛细管区带电泳

毛细管区带电泳（capillary zone electrophoresis，CZE）也称为毛细管自由溶液区带电泳，是毛细管电泳中使用最为广泛的一种技术。通常把它看作其他各种操作模式的母体。在充满电解质溶液的毛细管中，不同质荷比大小的组分，在电场的作用下，依迁移速度的不同而进行分离。根据组分的迁移时间进行定性，根据电泳峰的峰面积或峰高进行定量分析。它适用于小离子、小分子、肽类、蛋白质的分离，临床中常用于血药浓度分析和人血清蛋白质分析。

（二）毛细管凝胶电泳

毛细管凝胶电泳（capillary gel electrophoresis，CGE）是将凝胶填充到毛细管中作为支持物而进行的电泳。凝胶具有多孔性，与分子筛的作用类似，能根据待测组分的荷质比和分子体积的不同而进行分离。常用聚丙烯酰胺在毛细管内交联制成凝胶柱，依据分离支持物的分离作用不同，CGE 又分为非变性 CGE 和变性 CGE，前者以分子筛、荷质比的作用进行分离；后者则以质量、分子筛的作用进行分离。CGE 适用于分离和测定肽类、蛋白质、DNA 类物质。CGE 技术已应用于第二代 DNA 序列测定仪中，并在人类基因组计划中起重要作用。

（三）毛细管胶束电动色谱

毛细管胶束电动色谱（micellar electrokinetic capillary chromatography，MECC）又称为毛细管胶束电泳。将 SDS 等离子型表面活性剂加入缓冲液中，其浓度达到临界胶束浓度时，离子型表面活性剂单体就结合在一起，形成疏水内核、外部带负电的球体，称为胶束，使 MECC 系统中存在流动的水相和起固定相作用的胶束相。虽然带负电胶束的电泳方向是朝着电场的正极，但一般情况下，电渗流的速度大于胶束的电泳速度，故胶束实际上是以较低的速度向负极移动。在含有胶束的流动相中，溶质在“水相”和“胶束相”（准固定相）之间进行分配，即使是中性溶质，因其本身疏水性不同，在二者之间的分配也会有差异，疏水性强的溶质在“胶束相”中停留时间长，迁移速度就慢。反之，亲水性强的溶质迁移速度就快，最终中性溶质将依其疏水性不同而得以分离。为取得良好的分离度，可通过选择胶束的种类和浓度，改变缓冲液的种类、组分、pH、离子强度和添加有机改性剂等手段进行优化，提高选择性和分离度。

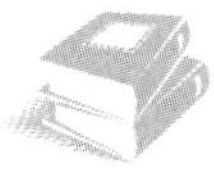
NOTE

MECC 最大的特点是使毛细管电泳有可能在用于离子型化合物分离的同时，进行中性物质的分离，扩展了毛细管电泳的应用范围，弥补了中性分子分离手段的不足，因此在各个领域特别是生物药物领域中显示出广阔的应用前景。

（四）毛细管等电聚焦电泳

毛细管等电聚焦电泳（capillary isoelectric focusing，CIEF）是在毛细管内实现的等电聚焦过程。将含有两性电解质载体的凝胶填充在毛细管内，在电场作用下，毛细管内的电解质逐渐形成 pH 梯度，样品中各分子迁移至各自的等电点形成聚焦的区带而被分离。毛细管等电聚焦电泳具有极高的分辨率，通常可以分离等电点差异小于 0.01 pH 单位的两种蛋白质，如用于肽类、蛋白质的分离。

（五）毛细管等速电泳

毛细管等速电泳（capillary isotachorphoresis，CITP）是一种较早采用的模式，是电泳中唯一的分离组分与电解质一起向前移动的同时进行分离的电泳方法。毛细管等速电泳在毛细管中的电渗流为零，缓冲系统由前后两种不同浓度的电解质组成。毛细管内首先导入具有比被分离各组分电泳淌度高的前导电解质，然后进样，随后再导入比各分离组分电泳淌度低的尾随电解质。在强电场的作用下，各被分离组分在前导电解质与尾随电解质之间的空隙中发生分离。达到平衡时，各组分区带上电场强度的自调节作用，使各组分区带具有相同的迁移速率，故而得名。CITP 常用于分离小离子、小分子、肽类及蛋白质，目前应用并不很多。

（六）毛细管电色谱

毛细管电色谱（capillary electrochromatography，CEC）是在毛细管电泳技术的不断发展和液相色谱理论的日益完善的基础上逐步兴起的。它包含了电泳和色谱两种机制，通过在毛细管中填充或在毛细管壁上键合（或涂布）固定相，构成毛细管色谱柱，依靠电渗流推动流动相，携带样品迁移，根据样品分子的质荷比、分子尺寸及分配系数的差别而分离。CEC 与色谱法的不同在于，流动相通过色谱柱的推动力是电场力，而不是压力。CEC 与区带毛细管电泳法的区别是具有电泳与色谱两种作用力，因此适用范围更广泛。

（七）毛细管电泳芯片

毛细管电泳芯片（microchip capillary electrophoresis）是在常规毛细管电泳的原理和技术基础上，利用微加工技术在平方厘米级大小的芯片上加工出各种微细结构，如通道和其他功能单元，通过不同的通道、反应器、检测单元等的设计和布局，实现样品的进样、反应、分离和检测。毛细管电泳芯片是一种高通量、多功能化的快速、高效和低耗的微型实验装置。到目前为止，毛细管电泳芯片已用于糖类化合物的分离检测、氨基酸对映体的拆分、蛋白质和多肽分析、神经递质类物质的分离检测、寡核苷酸的分离、DNA 测序和 DNA 限制性片段分离等研究。利用该项技术可建成“缩微芯片实验室”（lab-on-a-chip）。

三、毛细管电泳仪的基本结构

毛细管电泳仪主要包括高压电源、毛细管柱、检测器，以及两个供毛细管两端插入而又可和电源相连的缓冲液槽。输出信号和记录装置相连，记录装置可以是一个普通的记录仪、积分仪，也可以是有控制功能的计算机工作站。毛细管电泳仪装置见图 9-7。

（一）毛细管柱

毛细管柱是毛细管电泳仪的核心部件，毛细管电泳的分离过程在毛细管柱内完成。理想的毛细管柱应是化学和电惰性的，紫外光和可见光可以透过，易于弯曲，有一定的柔性，耐用且价低。其材料可以是聚四氟乙烯、玻璃和弹性石英等，其中聚四氟乙烯可以透过紫外光，可不用另开窗口，它有电渗，但很弱。聚四氟乙烯柱的主要缺点是很难得到内径均匀的管子，对样品有吸附作用，热传导性差，在使用过程中有变性现象，因此，应用范围受限；玻璃柱的电渗最强，但有杂质。目前常采用的石英材料，分为天然和人造两大类。天然石英要在真空焰或高温石墨炉中加热熔化制成融熔石英，人造石英则是由四氯

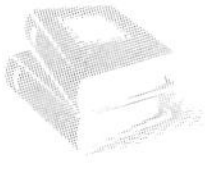
NOTE

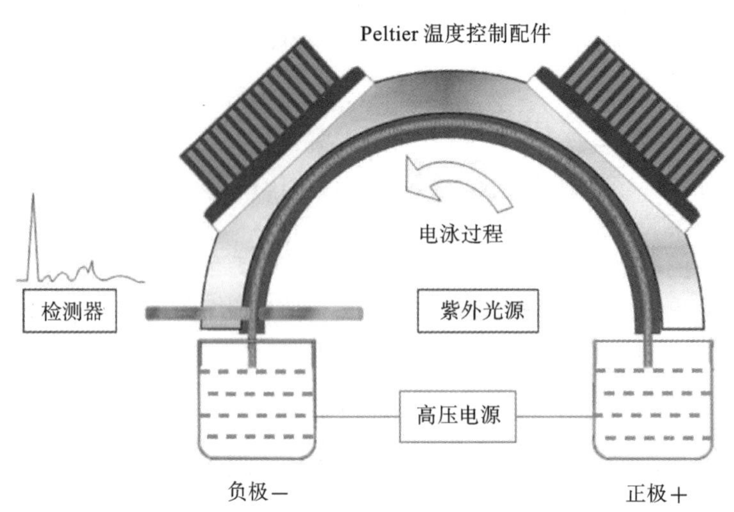

图 9-7　毛细管电泳仪装置示意图

化硅燃烧水解而成，基本成分是二氧化硅。与玻璃相比，石英表面的金属杂质极少，不会对有一定电子密度的化合物产生非氢键型吸附。但石英和玻璃一样有硅醇基团，后者是构成氢键吸附并导致毛细管内电介质产生电渗流的重要原因。

此外，影响毛细管柱性能的参数还有管内径、柱长度和管壁的厚度。目前商品毛细管柱大体采用内径为 25～75 μm 的原料管；毛细管柱的长短和管壁的厚度需根据实际情况加以权衡。

（二）检测器

毛细管电泳的更新发展需要有灵敏的检测器与之相适应。毛细管的直径极小，产生的溶质谱带体积也极小，既要对溶质做灵敏的检测，又不使微小的区带展宽，所以通常采用在电泳的柱上直接检测。紫外检测器和荧光检测器是目前使用最广的两种检测手段，二者相比，紫外检测器的灵敏度相对低一些，但它的通用性好，尤其是对蛋白质的适用性很强，在毛细管电泳中显示出很大的用途。用激光诱导的荧光检测，灵敏度高，但对大多数样品来说，需要衍生后方能测量。质谱检测器，特别是电喷雾质谱检测器，与毛细管电泳联用，已显示出极其重要的应用前景。其他还有电化学检测器、拉曼光谱检测器等，每一种检测器都有其优点和不足。各种检测器检测方法比较见表 9-1。

表 9-1　各种检测器检测方法比较

检测方法	质量检测极限 /mol	浓度检测极限 /(mol·L^{-1})	备注
紫外	10^{-16}～10^{-13}	10^{-8}～10^{-5}	通用性强，扫描迅速，应用广泛
荧光	10^{-17}～10^{-15}	—	灵敏，但样品通常需衍生
激光诱导荧光	10^{-20}～10^{-15}	10^{-16}～10^{-14}	极其灵敏，但样品通常需衍生，费用高
安培	10^{-19}～10^{-18}	10^{-11}～10^{-10}	常用，灵敏，检测简单，提供信息少
电导	10^{-18}～10^{-15}	10^{-8}～10^{-7}	通用，需要专门元件和毛细管改性柱
质谱	10^{-17}～10^{-16}	10^{-9}～10^{-8}	灵敏，鉴别能力强，提供结构信息
拉曼光谱	2×10^{-15}	10^{-8}～10^{-5}	提供结构信息，可直接检测水溶液样品

（三）毛细管电泳法的进样方式

大多数毛细管电泳系统具有自动加样的能力，能连续处理批量的标本。常用的自动加样方式有电动进样和气动进样。

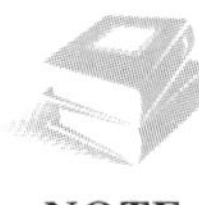
NOTE

1. 电动进样（电迁移进样）　毛细管的阳极端（假设电渗流朝接地端移动）直接置于样品溶液中，然后在很短时间内施加进样电压，使样品通过电迁移进入毛细管，此时，电迁移是溶质的电泳迁移和毛细管电渗流的综合结果。其装置简单，不需要附加设备，在介质黏度很高时使用更加有利。它还是凝胶电泳进样的唯一方式（因为在凝胶电泳中，压力进样困难并有可能把凝胶压出，使系统受到破坏）。

2. 气动进样（压差进样） 气动进样是最常用的进样方法。实施中可在进样端加压；可在出口端减压；也可调节进样槽和出口槽之间的相对高度使之产生虹吸作用，将样品引入。

进样注意事项如下。

（1）毛细管一旦插入样品溶液，应立即进行进样操作，并在操作完成后迅速将其从样品槽移至运行缓冲液中，立即开始运行，否则将会产生毛细作用及虹吸现象，引起误差并使谱带展宽。

（2）如果电极和毛细管接触，毛细作用可能导致进样时样品区带出现间断现象，使定量精度降低，区带展宽，甚至使峰分裂。另外，样品和缓冲液液面的高度不一致所产生的虹吸现象也会造成进样精度的下降。

（3）只要检测器的灵敏性能提供足够的信号强度，则进样区带越小越好，加大进样区带会使分离度降低。从这个意义上说，进样时间以短为宜。但是，时间太短常会使精度变差，特别是在柱子较短、较粗或样品浓度较高时更是如此。

（4）温度也是影响进样体积的一个重要的因素，因为温度直接影响溶液黏度，由于样品区带只占整个体积的极小部分，所以这种影响不很严重。

（5）样品溶液和运行缓冲液不同，样品溶液中的溶剂必须能和运行缓冲液互溶，并不引起后者沉淀。另外，前者离子强度要低于后者离子强度。

（6）样品溶液和缓冲液的损耗和蒸发，会影响分析质量。毛细管和电极都相对较细，需要用合适的封闭装置，防止蒸发；通常应视测定蒸发的程度并根据运行时间的长短加以校正。此外，离子的电泳会使缓冲液从一个槽流到另一槽中而造成损失。这个过程中水不断地电离，以使电中性得以保持，但最终会造成从一个槽到另一个槽时离子无法保持平衡，而使其中的缓冲液 pH 改变，通常采用大体积的缓冲液或频繁地更换缓冲液来解决这一问题。

第五节　电泳仪的维护保养

电泳仪是精密仪器，需要严格的维护保养，保证仪器长期处于良好的工作状态，才能使电泳分析结果准确可靠。应该按照电泳仪的相关要求进行每日维护、每周维护、每月维护以及按需进行维护。

每天维护包括清洗电泳槽，清洗电极，维护性清洗等，其重点是电极的维护，每天电泳工作结束后，应当用干滤纸擦净电极，避免缓冲盐、蛋白等沉积于电极上或残留的酸碱试剂对电极的腐蚀。

每周维护包括清洗电泳槽及其液面探测器，其重点应是维护扫描系统的单色滤镜及光源，只有这样才能获得较高正确度和精密度的电泳分析结果。

每月维护包括清洗过滤器及废液桶液面探测器等。

按需维护就是按照实际需要进行维护，如更换保险丝，更换电泳槽绝缘接触片等。

第六节　电泳的临床应用

电泳技术很早就应用于医学研究和临床检验中，其中区带电泳应用最为广泛。随着新的电泳技术的出现，各种自动化电泳分析仪问世并相继被引入临床实验室，电泳仪在临床疾病的诊断中发挥越来越重要的作用。

一、血清蛋白电泳

人血清含有 100 多种可识别的蛋白质，这些蛋白质执行着许多功能。血清中的蛋白质构成了血清

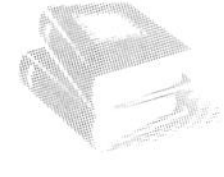

NOTE

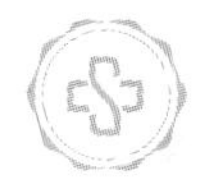

溶解物的绝大部分，其中有载体蛋白质、抗体、酶、酶抑制剂、凝血因子等。新鲜血清经醋酸纤维素薄膜或琼脂糖电泳、染色后，通常可见 5 条带，即白蛋白、α_1-球蛋白、α_2-球蛋白、β-球蛋白和 γ-球蛋白。许多疾病血清总蛋白浓度和各蛋白组分的比例有所改变，通过血清蛋白电泳能辅助对某些疾病进行诊断及鉴别诊断。急性炎症或急性时相反应时常以 α_1、α_2 区带加深为特征；妊娠时 α_1 区带峰增高，伴有 β 区带峰增高；肾病综合征、慢性肾小球肾炎时呈现白蛋白下降，α_1、β-球蛋白升高；缺铁性贫血时可由于转铁蛋白的升高而呈现 β-球蛋白带峰增高，而慢性肝病或肝硬化时白蛋白显著降低。对于一些特殊图谱，可结合临床资料，拟订进一步分析方案。

二、尿蛋白电泳

临床进行尿蛋白电泳的主要目的：①确定尿蛋白的来源；②了解肾脏病变的严重程度（选择性蛋白尿与非选择性蛋白尿），从而有助于诊断和预后判断。当不能进行肾活检时，尿蛋白电泳结果能很好地协助临床判断肾脏的主要损害。尿蛋白电泳后出现中、高分子蛋白区带主要反映肾小球病变，出现低分子蛋白区带可见于肾小管病变或溢出性蛋白尿，混合性蛋白尿可见到各种相对分子质量区带，提示肾小球和肾小管均受累及。对临床症状不典型或微量蛋白尿患者的诊断以及各种肾脏疾病治疗过程中，动态观察 24 h 尿蛋白排出量也具有很大价值。

三、血红蛋白及糖化血红蛋白电泳

应用电泳法鉴别患者血液中血红蛋白的类型及含量，对于贫血类型的临床诊断及治疗具有重要意义。血红蛋白电泳结果应根据不同年龄人群进行分析。血红蛋白 A_2（HbA_2）增高是 β-地中海贫血的一个重要特征，HbA_2 降低常见于缺铁性贫血及其他血红蛋白合成障碍性疾病（如 α-地中海贫血）。电泳发现异常血红蛋白如血红蛋白 C（HbC）、血红蛋白 D（HbD）、血红蛋白 E（HbE）、血红蛋白 K（HbK）和血红蛋白 S（HbS）等则可诊断为相应的血红蛋白分子病。在酸性条件下电泳，可将糖化血红蛋白的不同组分 HbA_{1a}、HbA_{1b} 和 HbA_{1c} 分离，HbA_{1c} 的形成与 RBC 内葡萄糖浓度有关，可特异性反映测定前 6～8 周体内葡萄糖水平。此外，糖化血红蛋白可对某些患者因 HbF 增高所造成 HbA_{1c} 假性升高做出解释。

四、免疫固定电泳

可对各类免疫球蛋白（Ig）及其轻链进行分型，最常用于临床常规 M 蛋白的分型与鉴定。一般用于单克隆 Ig 增殖病、单克隆 Ig 病、本周蛋白和游离轻链病、多组分单克隆 Ig 病、重链病、脑脊液（CSF）寡克隆蛋白鉴别、多克隆 Ig 病的诊断和鉴别诊断。目前，已在医学研究、法医学、基因诊断和临床实验室中得到了广泛的应用。

五、同工酶电泳

用于临床上常见的同工酶或同工酶亚型分析。

1. 乳酸脱氢酶（LD/LDH）同工酶 用琼脂糖凝胶电泳（AGE）可分离出 5 种同工酶区带（LDH_1～LDH_5），主要用于急性心肌梗死（AMI）（$LDH_1 > LDH_2$）及骨骼肌疾病（LDH_5 升高）的诊断和鉴别诊断。肝病患者 LDH 同工酶变化有其典型图形，如急性肝炎患者 LDH_1 和 LDH_2 相对下降，LDH_5 升高；肝硬化患者仅表现为 LDH_2 下降和 LDH_5 升高；肝癌患者可见 LDH_5 明显升高。

2. 肌酸激酶（CK）同工酶 采用 AGE 法可分离出 3 种 CK 同工酶。当出现异常同工酶如巨 CK_1、巨 CK_2 等时，从电泳图谱上很容易发现。测定 CK 和 CK-MB 仍是目前用于证实心肌损伤的重要指标。CK-MB 在心肌梗死早期增加和短时间内达峰值，也是心肌再灌注的指征。CK-BB 增高见于脑胶质细胞瘤、小细胞肺癌和胃肠道恶性肿瘤。

3. CK 同工酶亚型 CK 同工酶亚型指 CK-MM 亚型（$CK\text{-}MM_1$、$CK\text{-}MM_2$、$CK\text{-}MM_3$）和 CK-MB 亚型（$CK\text{-}MB_1$、$CK\text{-}MB_2$），常采用琼脂糖凝胶 IEF 或高压电泳。采用琼脂糖凝胶高压电泳可进行 CK 同工酶亚型的常规快速分析，用于临床早期心肌损伤的诊断与鉴别诊断。CK 同工酶亚型主要用于 AMI

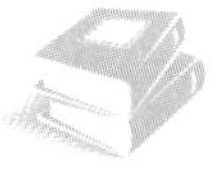

NOTE

的早期诊断，也可用于确定心肌再灌注、溶栓治疗后的病情观察。

六、脂蛋白电泳

脂蛋白电泳检测各种脂蛋白(包括胆固醇和甘油三酯)主要用于高脂血症的分型、冠心病危险性估计，以及动脉粥样硬化及相关疾病的发生、发展、诊断和治疗(包括治疗性生活方式改变、饮食及调脂药物治疗)效果观察的研究等。

七、高效毛细管电泳

高效毛细管电泳广泛应用于化学、生物学、医学、环境卫生等各个方面，尤其是用于生物医学，如甄别人类遗传性基因缺陷、对基因进行定量分析、微生物学和病毒学分析、法医分析、基因治疗等。目前，在临床检验中 HPCE 主要用于检测糖化组分、蛋白质、核酸等。如 HPCE 可以快速测定 HbA_{1c} 及鉴定 HbA_1 的异构体，对糖尿病的监控具有重要意义。又如 HPCE 可以分离 HDL 及 LDL，并可以将其快速定量。

本章小结

电泳是分散介质中带电粒子在电场作用下向着与其电性相反的电极移动的现象。利用电泳仪将多组分物质基于电泳原理进行分离、分析的技术称为电泳技术。影响电泳的主要因素有电场强度、溶液的pH、溶液的离子强度、电渗作用、粒子的迁移率和吸附作用等。

电泳分离的主要模式有移动界面电泳、区带电泳和稳态电泳等。电泳方法种类繁多，如醋酸纤维素薄膜电泳、凝胶电泳、等电聚焦电泳、等速电泳及双向凝胶电泳。电泳设备可分为主要设备(分离系统)和辅助设备(检测系统)。

毛细管电泳技术又称高效毛细管电泳(HPCE)或毛细管分离法，是一类以柔性毛细管为分离通道、以高压直流电场为驱动力，根据样品中各组分之间迁移速度和分配行为上的差异而实现分离的一类液相分离技术。毛细管电泳具有高灵敏度、高速度、高分辨率、所用样品少、成本低、自动化程度高和应用范围广等特点。毛细管电泳仪的结构主要有高压电源、毛细管柱、检测器，以及两个供毛细管两端插入而又可和电源相连的缓冲液槽。毛细管电泳有毛细管区带电泳、毛细管胶束电动色谱、毛细管凝胶电泳、毛细管等电聚焦电泳、毛细管等速电泳和毛细管电色谱等多种分离模式。

电泳技术在临床检验领域中应用非常广泛，常用电泳主要有血清蛋白电泳、血红蛋白电泳、糖化血红蛋白电泳、血清脂蛋白电泳、尿蛋白电泳、脑脊液蛋白电泳等。HPCE 应用研究中最活跃的方面是蛋白质分离、糖分析、DNA 测序、手性分离、单细胞分析等。

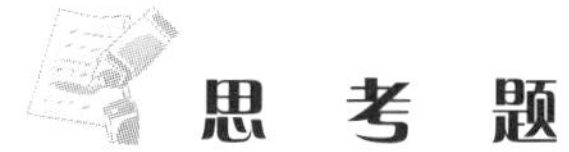

思考题

1. 简述电泳的基本原理。
2. 影响电泳的因素有哪些?
3. 常用的电泳分析方法有哪些?
4. 简述电泳仪的基本结构和主要技术指标。
5. 简述等电聚焦电泳的原理和特点。
6. 简述毛细管电泳的基本工作原理和特点。
7. 毛细管电泳分离模式有哪些?
8. 简述毛细管电泳仪的基本结构。
9. 怎样进行电泳仪的保养?
10. 简述电泳的临床应用。

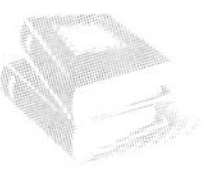

(何振辉)

NOTE

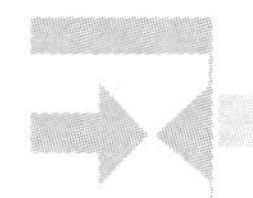

第十章 电化学检验仪器

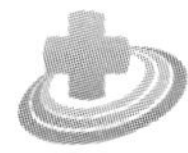

学习目标

1. 掌握：电解质分析仪的工作原理和基本结构；血气分析仪的工作原理和基本结构；PCO_2、PO_2电极的工作原理与结构。

2. 熟悉：电化学检验仪器的定标方法；电解质分析仪电极性能的评价。

3. 了解：电化学检验仪器的维护保养；仪器校准方法；电化学检验仪器在临床中的常见应用。

根据物质在溶液中的电化学性质及其变化来进行分析的方法称为电化学分析法（electrochemical analysis）。其以溶液电导、电位、电流和电量等参数与被测物质含量之间的关系作为检测基础。电化学分析种类有很多，主要有电位分析法、电导分析法、电解分析法、库仑分析法、极谱法和伏安法等。临床常用的电解质分析仪和血气分析仪，就是直接电位分析技术在医学检验中的实际应用。

本章主要介绍电解质分析仪和血气分析仪的工作原理、基本结构、维护保养和性能评价等内容。

第一节 电解质分析仪

临床检验中主要测定体液钾（K^+）、钠（Na^+）、氯（Cl^-）、钙（Ca^{2+}）等电解质的浓度，作为判断和纠正电解质紊乱（electrolyte disorder）的指标。电解质分析仪（electrolyte analyzer）是 20 世纪 60 年代发展起来的、利用离子选择电极（ion selective electrode，ISE）法测定体液标本中离子浓度的仪器。这类仪器具有操作简单、灵敏度高、选择性好；标本用量少、无需预处理、不破坏被测试样；可与血气分析仪、全自动生化分析仪联用提供多种参数等优点，取代了火焰光度仪、原子吸收分光光度计，成为临床检验常规仪器。

一、电解质分析仪的工作原理及分类

（一）电解质分析仪的工作原理

电解质分析仪利用 ISE 作为指示电极、甘汞电极作为参比电极，与测量毛细管通路中的待测样品接触，共同组成电化学电池。仪器的工作原理见图 10-1。

溶液中待测离子在对应的 ISE 敏感膜上产生特异性响应，膜上发生离子交换或扩散，形成膜电位被测量。膜电位的大小与待测离子浓度之间的关系符合能斯特方程。

$$\varphi_{膜} = k \pm \frac{2.303RT}{nF}\lg C_X f_X \tag{10-1}$$

式中，k 与 ISE 的固有性质有关，在测定条件恒定时为常数；＋、－分别对应阳离子和阴离子；n 为离子电荷数；C_X为待测离子浓度；f_X为待测离子活度系数。在一定条件下，稀溶液时 ISE 的电极电位与待测离子浓度的对数呈线性关系。

单个电极的电极电位绝对值不能直接测定，通过组成的电化学电池，仪器测定电池的电动势 E，最后测得待测离子的活度或浓度。

$$E = \varphi_{ISE} - \varphi_{参比} = (k - \varphi_{参比}) \pm \frac{2.303RT}{nF}\lg C_X f_X \tag{10-2}$$

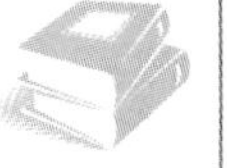

NOTE

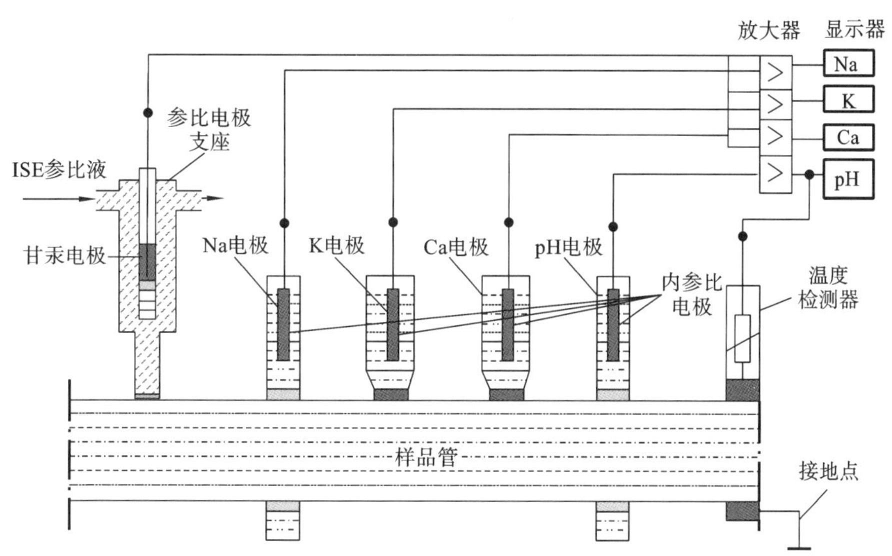

图 10-1　电解质分析仪工作原理图

电解质分析仪通过仪器的电路系统，把各电极产生的电位放大、模数转换为相应的检测信号，再与仪器内微处理器储存的标准曲线相比较，求出标本中各离子的浓度，并显示或打印分析结果。

（二）电解质分析仪的分类

1. 按测定项目分类　可分为 3 个项目（Na^+、K^+、Cl^-）、4 个项目（Na^+、K^+、Cl^-、Ca^{2+}）、5 个项目（Na^+、K^+、Cl^-、Ca^{2+}、Mg^{2+}）和 6 个项目（Na^+、K^+、Cl^-、Ca^{2+}、Li^+ 或 Mg^{2+}、pH）等型号的电解质分析仪。

2. 按自动化程度分类　可分为半自动、全自动电解质分析仪。

3. 按工作方式分类　可分为湿式电解质分析仪和干式电解质分析仪。目前临床常用湿式电解质分析仪；干式电解质分析仪常设计为便携式仪器。

4. 按测量方法分类　有直接测量法和间接测量法。直接测量法指样品和标准液不经稀释，直接进入电极管道进行测定；而间接测量法需先将样品和标准液用一定离子强度和 pH 的稀释液进行高比例稀释后，再行测量。

此外有些型号的血气分析仪含电解质分析模块；一些自动生化分析仪可以分析电解质；临床中也有测定电解质、血气及部分生化指标的多参数分析仪的应用。部分全自动电解质分析仪可以分析血清、血浆及尿液，或者直接对全血进行分析。

二、电解质分析仪的基本结构

电解质分析仪主要由电极系统、液路系统、电路系统和软件系统组成。

（一）电极系统

电极系统是电解质分析仪的核心部件，也是日常维护保养的重点。它包括指示电极和参比电极，二者的性能决定了测定结果的准确度和灵敏度。

指示电极中 pH、Na^+、Li^+ 电极属于 ISE 电极中的玻璃电极，因玻璃敏感膜的成分不同而对不同的离子有选择性响应；K^+、Ca^{2+}、Mg^{2+} 电极均为流动载体电极（又称液膜电极），电极膜内含特异性的液体敏感物质；Cl^- 电极是晶体膜电极，其敏感膜由 AgCl 难溶盐构成。参比电极常用甘汞电极。

玻璃电极的工作原理是溶液（包括内充液和待测外部溶液）中的 H^+、Na^+、Li^+ 等与硅酸钠玻璃膜上的 Na^+ 发生交换，由于内外离子浓度差产生跨膜电位，其电位值大小与待测离子活度（或浓度）符合能斯特方程，从而进行定量分析。pH 电极的敏感膜对[H^+]有选择性响应，由 Na_2O、CaO、SiO_2 组成，其物质的量之比为 22∶6∶72。改变玻璃敏感膜中各氧化物的配比，可以获得对 Na^+ 和 Li^+ 等高度选择性的玻璃膜，构成相应的玻璃电极。玻璃电极的性能取决于玻璃膜的完整性、干净程度、内充液离子活

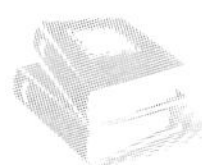
NOTE

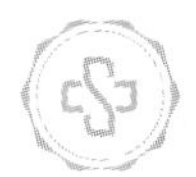

度的稳定以及膜内外各项性质的一致性。

流动载体电极的工作原理是液膜内外待测离子顺浓度差被膜中特异性离子交换剂(液体敏感物质)转运产生跨膜电位,其电位值大小与待测离子活度(或浓度)符合能斯特方程。常用的 K^+ 液膜电极的敏感物质为缬氨霉素或冠醚,Ca^{2+} 液膜电极的敏感物质为二癸基磷酸根。液体敏感物质在有机相的PVC 膜中具有一定的流动性,故其响应时间相对较短。流动载体电极的性能取决于液膜的完整性、洁净程度、内充液离子活度的稳定以及离子交换剂的活性。

晶体膜电极是利用膜内外待测离子顺浓度差经膜中晶穴传递产生跨膜电位,其电位值大小与待测离子活度(或浓度)符合能斯特方程。晶体膜电极的性能取决于晶体膜的完整性、洁净程度、电极内充液离子活度的稳定程度等。

参比电极的电极电位由于氧化还原反应产生,电位值的大小用于电动势测量的标准对照。要求参比电极的电极电位在温度、压力一定的条件下准确已知,并保持不变。参比电极的性能主要与测量温度、电极内盐桥液中 KCl 浓度恒定与否直接相关。常用饱和型及不同浓度 KCl 溶液的甘汞电极(saturated calomel electrode,SCE)。通常电解质分析仪会设置一个流路,通过蠕动泵向甘汞电极内添加 KCl 溶液以维持参比电极的稳定。

新型的电解质分析仪将各个指示电极按规律排列,并与测量毛细管做成一体化的结构,使各电极对接在一起时自然形成完整的测量毛细管通路。这种结构的主要优点是使各 ISE 的敏感膜面积最大化,有效缩短电极响应时间和检测项目的分析周期。电极一体化结构见图 10-2 和图 10-3。

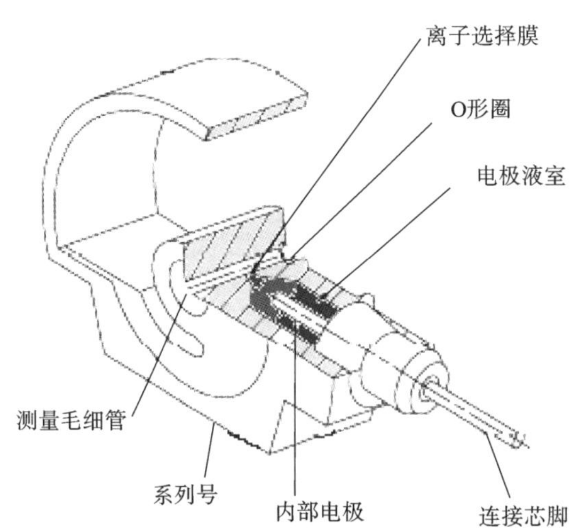

图 10-2　指示电极结构示意图

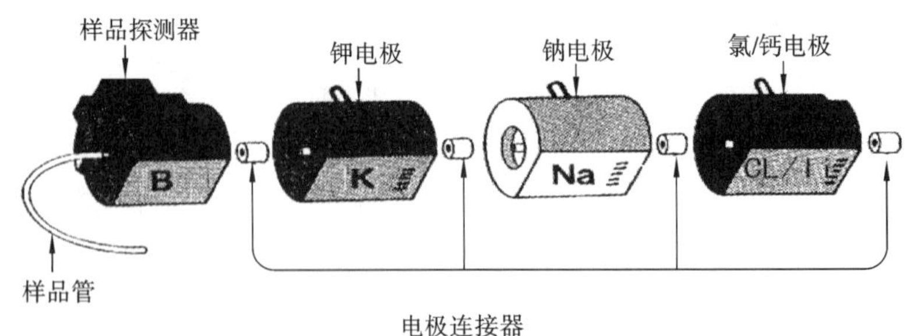

图 10-3　指示电极连接示意图

一体化电极整体透明、腔体清晰,容易观察液流路径,便于维护保养(图 10-4)。结构中,通常只设置一个参比电极,既可以减少样品用量,又避免了使用多个参比电极的差异。先进的仪器采用免维护电极,使日常的维护变得极其简单。仪器设有自动电极维护系统,不需要人工保养,极大地延长了电极寿命。

注意不同厂家、不同型号的电极形状不同,往往不能通用。

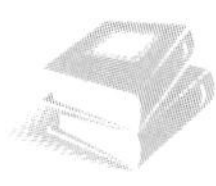

NOTE

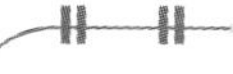

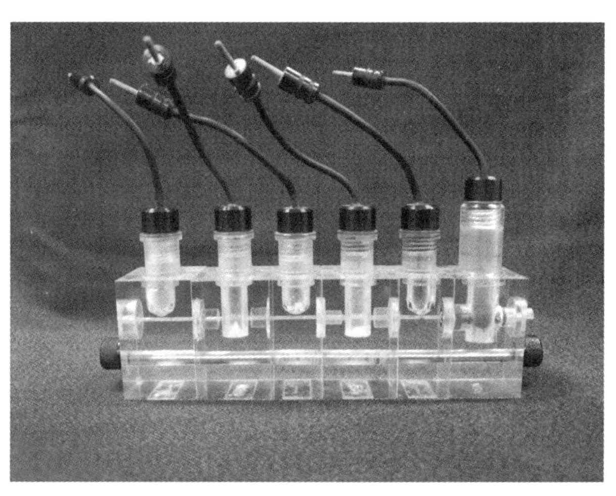

图 10-4 国产一体化电极连接实物图

（二）液路系统

通常由标本盘、试剂瓶（定标液 A、B）、采样针、进样感应器、液路管道、蠕动泵、多通阀等组成。其中进样感应器利用光电感应的原理控制合适的进样量及异常进样警报；蠕动泵提供吸液动力；多通阀控制样品、定标液、清洗液、废液的通向。液路系统是电解质分析仪中结构最复杂，也是最容易出现故障的部分，同时也是日常维护保养中需要重点注意的地方。

标本盘、多通阀和蠕动泵的转动、转换均由仪器内置微处理器自动控制。

液路系统的通路由定标液（calibration solutions）/冲洗液（rinse solution）通路、标本通路、废液通路、回水通路、电磁阀通路等组成。

液路系统的性能直接影响样品浓度测定的准确性和稳定性，包括仪器吸样量的准确性、管路与电极表面黏附蛋白的清除能力、管路系统的畅通保障等。

（三）电路系统

电路系统包括电源电路模块、输入输出模块、控制电路模块、信号放大及数据采集模块、微处理器模块等。

电源电路模块主要提供仪器的打印机接口电路、蠕动泵控制电路、多通阀控制电路及其他各种部件所需的电源；输入输出模块通过仪器面板的人机对话操作键完成测定程序输入、参数设置、结果查询等工作，操作者可以通过按键操作控制分析检测过程；控制电路模块控制各部件运行；信号放大及数据采集模块是主信号放大器变换器（电极、标本检测器）和其他电子系统间的界面，它除了钠、钾、氯等测量通道外，其余模拟信号也在放大系统上处理，所有这些信号被传输到 CPU 板上的主 A/D 变换器上；微处理器模块包括主机 CPU 芯片，通过地址总线、数据总线与显示板、打印机、触摸控制板相连，通过系统总线与模拟通道液压系统相连。

（四）软件系统

软件系统是控制仪器运行的核心。它提供仪器微处理系统操作、仪器设定程序操作、仪器测定程序操作和自动清洗操作等程序。分析中微处理系统会不断监察分析仪的稳定性和调校自动定标频率，自动测定质控标本并自动将结果与预期的数据做比较评估，也能指导操作者日常维护保养和帮助解决故障问题。软件系统通过人机对话方式设定测定质控范围、质控时间、选择自动或手动定标方式及间隔程序；控制运行过程包括启动运作、吸取样本、自动分析检测、数据处理及结果打印、自动清洗吸样针及液路等测量组件、复位等待下次检测分析等操作。

三、电解质分析仪的性能指标

电极系统作为仪器的重要部件，其性能的优劣直接影响分析质量。为使仪器处于良好的工作状态，

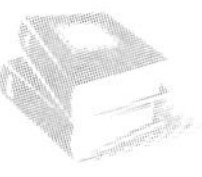

NOTE

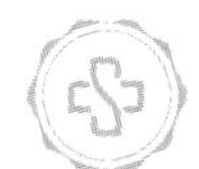

取得灵敏、准确的分析结果，需要定期评价电极的性能和全面评价仪器的性能，做好校准及维护保养工作，也为更换电极及易损部件提供依据。

根据我国医药行业标准 YY/T 0589—2016《电解质分析仪》及标准文件 JJG1051—2009《电解质分析仪国家计量检定规程》的相关规定，主要从准确度、精密度、线性、稳定性、携带污染率五个方面对电解质分析仪进行性能评价。通常用离子选择性电极的实际斜率评价电极的性能。相关评价指标分别见表10-1 和表 10-2。

表 10-1 常用电极的斜率参考范围

电　极	电极斜率值参考范围/mV
K^+	40～70
Na^+	40～70
Cl^-	>35
Ca^{2+}	20～40
Li^+	40～70

表 10-2 电解质分析仪的性能要求

参数	准确度（偏差）	精密度（CV）	线性			稳定性（R）	交叉污染率（C）
			区间/(mmol/L)	偏差	相关系数（r）		
K^+	不超过±3.0%	≤1.5%	1.5～7.5	≤3.0%	≥0.995	≤2.0%	≤1.5%
Na^+	不超过±3.0%	≤1.5%	100.0～180.0	≤3.0%		≤2.0%	≤1.5%
Cl^-	不超过±3.0%	≤1.5%	80.0～160.0	≤3.0%		≤2.0%	≤1.5%
Ca^{2+}	不超过±5%或±0.05 mmol/L	≤1.5%	0.5～2.5	≤5.0%或≤0.05 mmol/L		≤3.0%	≤2.0%
Li^+	不超过±5%或±0.05 mmol/L	≤1.5%	0.4～2.0	≤5.0%或≤0.05 mmol/L		≤3.0%	≤2.0%

四、电解质分析仪的定标

根据式(10-2)，电解质分析仪依据仪器配合方程式 $Y=bX+a$ 定量，因此需要利用定标液校正实际斜率(b)和截距(a)。电解质分析仪厂家一般配备含 Na^+、K^+、Cl^-、Ca^{2+}、pH 的混合定标液两瓶（A 标液和 B 标液）进行两点定标，不同厂家定标液浓度不同，但不超过表 10-2 的线性区间。开机时仪器自动进行多次两点定标，计算出平均斜率，并将平均斜率与参考范围（表 10-1）进行比较，若在允许范围内则正常工作，反之报警需要进行维护保养。随着电极的使用，敏感膜内外一致性受到破坏形成不对称电位，需要重新定标（校准）截距。校准的频率和时间间隔主要依据各制造商电极的稳定性。一般采取仪器自动校准的方式。

另外，高钾和低钾血症的特殊情况（大于 8 mmol/L 或低于 2 mmol/L）超出了常规定标液的浓度上下限，有些厂家还配备了 K^+ 人工定标补正液，用于计算高钾和低钾浓度的仪器配合方程式 $Y=bX+a$。

五、电解质分析仪的维护保养

（一）电极的保养

在工作过程中，电极的内充液与样品溶液之间存在着不同程度的离子交换，使电极内充液的浓度逐渐降低，从而使膜电位下降，导致测量结果偏低。日常维护时需定期对全部电极的内充液中离子浓度进行调整或者更换新鲜的电极内充液。不同类型的 ISE 的维护保养要求不尽相同。

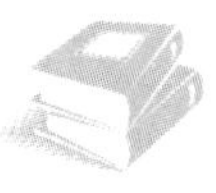

NOTE

1. 钠电极 钠电极内充液的浓度降低比较明显，需经常检查并调整内充液浓度。许多仪器的程序设计中已包含每日保养一项，坚持每日用厂家提供的清洁液清洗测量毛细管及电极膜。根据经验，清洗后最好不要立即定标，要让电极平衡 10 min 左右再进行定标，这样仪器更稳定。当钠电极斜率值较低报警时按照如下顺序进行处理：①使用去蛋白清洗液（厂家提供）清洗；②使用钠电极调整液（含有玻璃腐蚀剂氟化钠）进行清洗和调整；③更换电极内充液。

2. 钾电极和钙电极 钾电极和钙电极同属流动载体电极，使用过程中会吸附标本中的蛋白质，减小电极的斜率和灵敏度，延长响应时间。其维护保养原则是坚持每日用厂家提供的清洁液清洗；每月至少更换一次电极内充液。

3. 氯电极 氯电极为晶体膜电极，使用过程中亦易吸附蛋白质，影响电极的响应灵敏度。坚持每日用厂家提供的清洁液清洗；建议每月至少更换一次内充液。

4. 参比电极 应经常检查电极内是否有足够的氯化钾溶液，如果不够或没有，则需及时添加。有的仪器设置有自动氯化钾溶液补充通道，无须每日检查电极，但也要确保试剂瓶中氯化钾溶液充沛。定期清洗电极套，保持毛细管通透，使盐桥导通，电极芯无须保养。

（二）流路的保养

由于标本中含有纤维蛋白，测量过程中蛋白将附着在液流通道的泵、管路和电极系统毛细管的内壁上。当标本检测量较大时，内壁黏附的蛋白增厚，造成携带污染率升高、管路阻塞和电极敏感膜性能下降，影响正常工作和测试结果的准确性。

流路清洗是为了保证仪器流路中没有蛋白质、脂类沉积和盐类结晶。要求每天工作结束关机前，都要进行管路的清洗。仪器进入流路保养程序进行清洗，吸入或注射清洗液，或用去蛋白液冲洗/浸泡流路，执行清洗操作 2～3 次。冲洗完毕，应当对仪器进行重新定标。如果发现多通阀、管路、电极系统内有异物而导致管路不通畅，可以采用随机配备的工具手动清洁。

（三）日常维护保养

应按照使用说明书上的要求，进行每日保养、每周保养、每月保养、半年保养和停机维护等。

1. 每日保养 在每日测定前按照仪器说明书要求做好清洗及检查工作，包括冲洗液路通道、擦拭仪器表面及吸样针、检查电极内充液是否淹没内参比电极、定标液是否充足等，并在每日工作结束前重复一次每日维护。

2. 每周保养 使用随机配备的蛋白清洗液清洗管道；针对不同电极的特点采用有效的清洗或活化电极的方法。同时注意及时添加电极内充液。

3. 每月保养 除日常保养项目外，每月还需要使用家用漂白剂清洁参比电极套；擦拭电极内、外表面。

4. 半年保养 通常每隔 6 个月更换蠕动泵管、液路塑胶管。

除此之外，还需要检查试剂包/试剂瓶内试剂液面水平；及时清空废液瓶。智能化仪器会自动监测试剂包的试剂水平，并显示剩余量。

第二节 血气分析仪

血气分析仪（blood gas analyzer）是利用 ISE 作为电化学传感器，实现对人体血液中的酸碱度（pH）、二氧化碳分压（PCO_2）和氧分压（PO_2）定量分析的仪器。根据所测得的参数及输入的血红蛋白（Hb）含量，血气分析仪还可计算求出血液中的其他参数，如实际碳酸氢根浓度（AB）、标准碳酸氢根浓度（SB）、缓冲碱（BB）、血浆二氧化碳总量（TCO_2）、碱剩余（BE_{blood}）、细胞外液碱剩余（BE_{ECF}）、血氧饱和度（SO_2）等。血气分析仪广泛应用于呼吸系统和循环系统疾病、能量物质代谢紊乱、昏迷、休克、严重外伤等危急病人的临床抢救，外科大手术的监控，临床效果的观察和研究等。

自 20 世纪 50 年代丹麦 Radiometer 公司发明第一台商品化的血气分析仪，随着机械制造水平的提

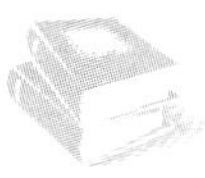
NOTE

高和电子技术、计算机技术的发展，数据处理速度加快，样品使用量减少，血气分析仪正向着智能化、多功能、小型化、连续测量等方面发展。

一、血气分析仪的工作原理

pH、PCO_2 和 PO_2 三支指示电极和一支 pH 参比电极与样品室内的测量毛细管相通，组成血气分析仪最重要的恒温测量室。仪器测量过程中，被测全血样品在管路系统的抽吸下，进入测量毛细管中，停留并被各电极感应和检测。电极分别产生对应于 pH、PCO_2 和 PO_2 三项参数的电信号，这些电信号分别经放大、模数转换后送到微型计算机处理系统。经微型计算机处理、运算后，显示单元显示测量结果，并打印出检验报告。

测量电极系统对温度非常敏感，分析时样品室始终保持 37 ℃恒温。测量系统的所有部件包括温度控制、管路系统动作等均由微型计算机或计算机芯片控制。

血气分析仪的工作原理如图 10-5 所示。

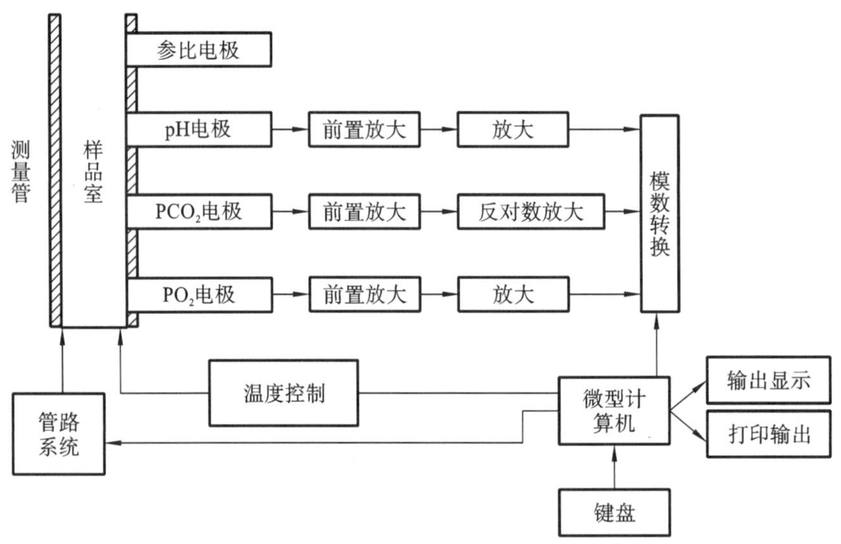

图 10-5　血气分析仪工作原理图

二、血气分析仪的基本结构

血气分析仪主要由电极系统、管路系统、电路系统及软件系统四大部分组成。

（一）电极系统

血气分析仪通常使用四支电极，分别是 pH、PCO_2、PO_2 电极和 pH 参比电极。其中，pH 电极和 pH 参比电极共同组成 pH 的测量系统，而 PCO_2 和 PO_2 测量电极是复合电极，无须再与参比电极配对。

1. pH 电极和 pH 参比电极　pH 电极是玻璃电极，其核心为极薄（约 0.1 mm）的玻璃敏感薄膜，敏感薄膜对溶液中 H^+ 具有选择性响应。pH 参比电极为甘汞电极，因内充的 KCl 溶液浓度不同，甘汞电极有饱和型和非饱和型之分。分析时 pH 电极为负极，甘汞电极为正极，与待测血液样品组成电化学电池。电池的电动势大小与样品溶液的 pH 大小之间的关系符合能斯特方程。

2. PCO_2 电极　PCO_2 电极是气敏电极，实质上是 pH 玻璃电极和银-氯化银参比电极组成的复合电极。两个电极整合在有机材料的电极套中，内装 $NaHCO_3$-NaCl 缓冲溶液。电极头最前端有一层半透膜，只允许血液样品中 CO_2 等中性小分子通过，从而引起缓冲溶液 pH 的改变。由玻璃电极测得 pH 的变化量，经反对数放大器转换为 PCO_2 测量值。

PCO_2 电极结构见图 10-6。

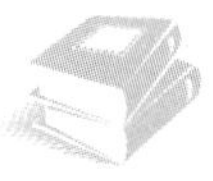
NOTE

3. PO_2 电极　PO_2 电极是极谱电极，又称 Clark 电极。对氧的测定是基于电解氧的原理实现的。电极套内铂丝阴极和 Ag-AgCl 阳极浸在含 KCl 的磷酸盐缓冲液中，电极前端有一层半透膜。当血液样品

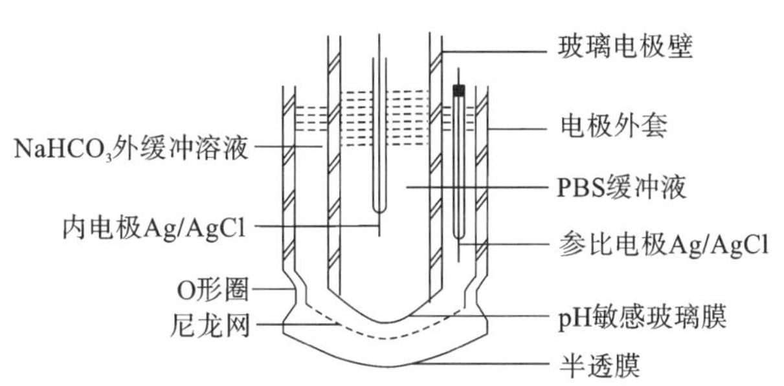

图 10-6 PCO_2电极示意图

中的 O_2 分子透过半透膜进入电极，到达铂丝阴极表面时，在极化电压的催化下 O_2 分子不断被还原，产生氧化还原反应，导致阴、阳极之间产生电流。此电解电流的大小与 PO_2 成正比。仪器将电流信号经过放大、转换等数据处理，报告 PO_2 测量结果。

PO_2 电极结构见图 10-7。

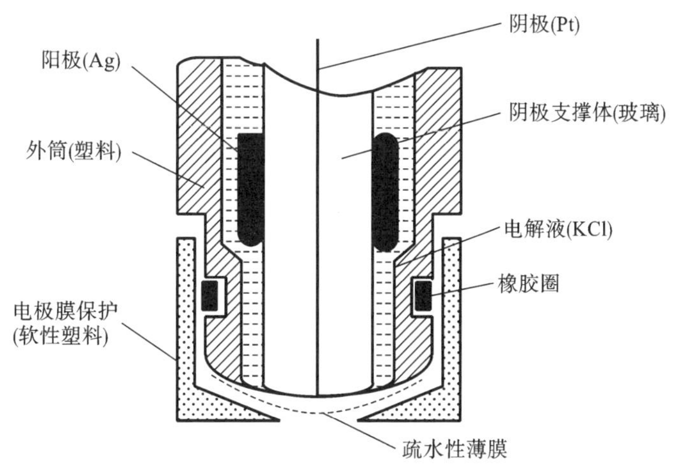

图 10-7 PO_2 电极示意图

分析中为保证仪器性能稳定、测量结果准确，应严格控制样品室温度，并维持 pH 参比电极内充液中 Cl^- 浓度的恒定。仪器控制系统通过温度传感器控制样品室的温度恒定在(37±0.1) ℃。为方便补充、更换甘汞电极中 KCl 内充液，有的仪器为参比电极配有专用的蠕动泵和两个管道，下管道排出旧内充液，上管道加入新的内充液，所需操作由计算机控制。

PCO_2 电极和 PO_2 电极前端的半透膜常用聚丙烯膜或聚四氟乙烯薄膜(厚约 20 μm)，它将样品室的血液与测量电极内缓冲溶液分隔开，只容许 CO_2 和 O_2 分子通过而被测量。

(二) 管路系统

为了完成样品的自动定标、自动测量和自动冲洗等功能，一般血气分析仪装有一套比较复杂的管路系统以及配合管路工作的泵体和电磁阀。泵和电磁阀的转、停、开、闭；温度的控制；定标气与定标液的有、无、供、停等均由计算机来进行控制或监测。管路系统比较复杂，是血气分析仪中的重要组成部分，通常由气瓶、溶液瓶、连接管道、电磁阀、正压泵、负压泵和转换装置等部分组成。在工作过程中，该系统出现的故障最多。管路系统的结构见图 10-8。

1. 气路 用来提供 PCO_2 和 PO_2 两种电极定标时所用的两种气体。每种气体中含有不同比例的氧和二氧化碳。血气分析仪的气路分为压缩气瓶供气方式(外配气方式)和气体混合器供气方式(内配气方式)两种类型。

压缩气瓶供气方式由两个压缩气瓶供气。不同浓度的气体在配气站按比例精确配好后装入气瓶中。气瓶上装有减压阀，使用气压表显示压力，经过减压后输出的气体，首先经过湿化器饱和湿化后，再经阀或转换装置送到测量室中，对 PCO_2 和 PO_2 电极进行定标。

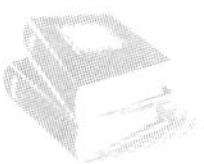
NOTE

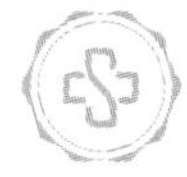

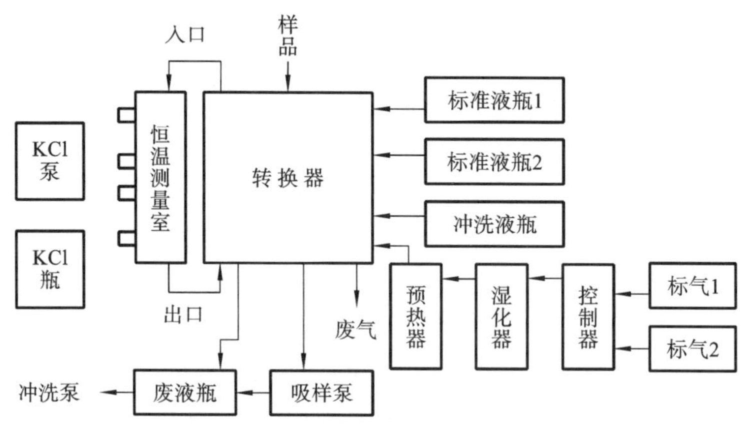

图 10-8　血气分析仪的管路系统示意图

气体混合器供气方式用仪器本身的气体混合器产生定标气。空气压缩机产生的压缩空气和气瓶送来的纯二氧化碳气体，经气体混合器进行配比、混合，最后产生两种不同浓度的气体。同气瓶预混的供气方式一样，这两种气体也要经湿化器后，才输送给测量毛细管。

2. 液路　液路具有两种功能：一是提供 pH 电极系统定标用的两种缓冲液；二是采集样品进行测定、自动将定标和测量时停留在测量毛细管中的缓冲液或血液冲洗干净。有的仪器还配有专用的清洗液，在每次两点定标之前，先要用清洗液对样品室进行一次清洗。

液路由盛装各种试剂和液体的容器、连接管道、电磁阀以及真空泵、蠕动泵组成。

真空泵用来产生负压，以吸引冲洗液和干燥空气，用于冲洗和干燥测量毛细管，真空泵还用于湿化器的快速充液；用蠕动泵抽吸样品或定标液；利用电磁阀控制流体的流动速度，控制样品、定标液、清洗液、废液通向。

（三）电路系统

电路系统的工作是将仪器测量信号进行放大和模数转换，经微型计算机处理、运算后得出分析数据，显示并打印测量结果；通过键盘输入指令，对仪器的定标、温度恒定、检测等实行有效控制。

（四）软件系统

除与电解质分析仪类似，执行定标、测定、质控、清洗等程序外，由于血气分析仪报告数据还包括计算 AB、SB、BB 等结果；同时 PCO_2、PO_2 结果还受到病人体温及输氧情况的影响，因此为保证结果的准确性，软件系统中还包括病人血红蛋白含量、氯离子浓度、体温、输氧情况的输入选项。

三、血气分析仪的定标

与电解质分析仪一样，血气分析仪主要检测项目利用能斯特方程进行的定量分析，是一种相对测量方法。由于电极性能的变化、测量内外环境因素的波动，仪器开机后测量样品之前，需用两种不同浓度和分压的标准液及标准气体确定每个测量电极的工作曲线，仪器自动进行两点定标或校准；为消除分析过程中噪声的干扰和信号的漂移，检查电极偏离工作曲线的情况，仪器每隔一定时间就应进行一点定标或校准。

pH 系统使用 7.383 和 6.840 两种标准缓冲液来进行定标；PO_2 和 PCO_2 系统用两种混合气体进行定标。第一种混合气中含 5%的 CO_2 和 20%的 O_2；第二种只含 10%的 CO_2，不含 O_2。常将上述两种气体湿化后混合到两种 pH 缓冲液内，然后对三种电极同时进行定标。

四、血气分析仪的维护保养

血气分析仪是精密的分析仪器，操作比较简单，关键要做好日常维护保养工作，才能保证检验结果的准确可靠。

为保持血气分析仪始终处于稳定的工作状态，建议仪器 24 h 运转。由于全血标本的复杂性，使得

NOTE

血气分析仪的维护保养工作较为困难，应严格按照技术手册执行常规保养程序。

（一）电极保养

电极有一定的使用期限。电极的检测灵敏度、响应时间及稳定性随使用时间的延长而下降，应注意其日常维护保养。不同类型电极的保养不同，主要有以下三种类型。

1. 可换膜电极 按照仪器使用说明书，这类电极通过定期更换电极膜或清洗电极测量头部来维持电极的稳定性，延长电极的使用寿命。更换电极膜套快速简便，可节约人力和时间。

2. 免换膜电极 采用清洁或活化电极敏感膜的方式对这类电极进行维护保养。常规的 pH 电极和 pH 参比电极、PCO_2电极和 PO_2电极都属于这类电极。

pH 电极的使用寿命一般为 1～2 年，不管是否使用，其寿命都相同，因此在购买时应注意其生产日期，以免因过期或一次购买太多备用电极而造成浪费；新的 pH 电极或者电极在空气中暴露 2 h 以上，应在缓冲液中浸泡 6～24 h 才能使用；血液中的蛋白质容易黏附在电极表面，必须经常按血液→缓冲液（或生理盐水）→水→空气的顺序进行清洗。亦可用随机附送的含蛋白水解酶的清洗液或自配的 0.1% 胃蛋白酶盐酸溶液浸泡 30 min 以上，用生理缓冲液洗净后浸泡备用；若清洗后仍不能正常工作，应更换电极。

注意补充、更换参比电极内的 KCl 溶液；定期更换参比电极膜套，视样品量调整更换的频率；防止参比电极液中存在气泡，否则会严重影响电极的功能；保持电极头清洁，及时清除黏附的蛋白。

PCO_2电极由内电极、半透膜、尼龙网和外缓冲液组成，多数缓冲液密封在电极内，但有些型号电极需要更换缓冲液，可用特殊针头从电极孔中吸出，然后注入新的缓冲液，注意要留一小气泡，以免温度升高时缓冲液溢出；电极要经常用专用清洁剂清洗，如果经清洗、更换缓冲液后仍不能正常工作时，应更换半透膜。

PO_2电极用久后，应定期清洗电极内的沉积物、更换半透膜、保持铂丝阴极和 Ag/AgCl 阳极表面的洁净，可用电极膏对铂丝阴极进行研磨保养。

PCO_2电极和 PO_2电极在保养后，均需重新进行两点定标，才能使用。

3. 微电极（传感器）测试卡 将多个微电极整合在一张测试卡中，与有关试剂、溶液、废液袋等组合成为一次性使用的分析包。其性能由仪器的质量管理程序检查和校正，无须维护保养。当这种传感器测试卡中一个或多个微电极出现故障时，仪器拒绝相关指标的检测，或者提示更换新的分析包。

（二）仪器日常保养

血气分析仪的正常运行和寿命取决于操作人员对仪器的熟悉程度、使用水平和日常的精心保养和维护。

（1）每天检查大气压力、钢瓶气体压力；检查定标液、冲洗液是否失效；排空废液瓶。

（2）每周至少冲洗一次管道系统，擦洗分析室。

（3）定期检查和更换泵管；更换进样口及预热管道。

（4）保持环境温度恒定，避免高温的影响；远离强磁场干扰，保证仪器稳定、可靠。

本章小结

电化学检验仪器是基于电化学分析技术发展的临床检验仪器。电化学分析技术利用 ISE 这种电子传感器将样品中离子浓度转变成电学信号，并与校准后的标准曲线相比较，计算样品溶液中待测成分的浓度。临床上常用的电化学检验仪器主要是电解质分析仪和血气分析仪两种。

电解质分析仪利用 ISE 对体液中的 Na^+、K^+、Cl^-、Ca^{2+}、Li^+、Mg^{2+}、pH 进行测定。现代电解质分析仪结构简单、操作方便、选择性好、检测速度快、样品用量小且检测前后样品性质不发生改变，适用于全血、血清、血浆、尿液等体液样品的测定。为保障分析结果具有良好的灵敏度、准确度和精密度，需要对各电极的性能进行评价；做好电极的保养和流路的保养。

血气分析仪是利用 pH 电极和 pH 参比电极、PCO_2、PO_2电极对血液中酸碱度（pH）、二氧化碳分压

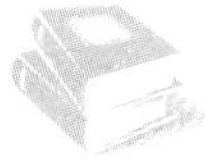

NOTE

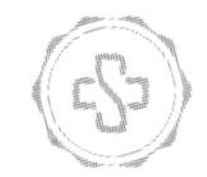

(PCO_2)和氧分压(PO_2)进行测定的仪器。血气分析仪由电极系统、管路系统、电路系统组成，利用 pH 标准液和 CO_2、O_2标准气体制作标准曲线进行相对测量。血气分析仪测定的结果常作为临床上对危急病人诊断、治疗的依据，为了保证结果的准确度应进行日常维护，保证 24 h 开机。

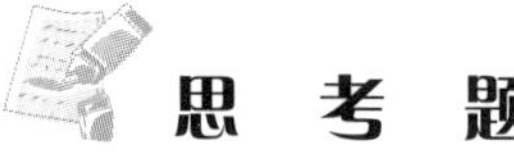

思 考 题

1. 说明电解质分析仪的工作原理和基本结构。
2. 说明 pH、PCO_2、PO_2电极的结构。
3. 电解质分析仪的日常维护有哪些?
4. 血气分析仪的基本结构有哪些?
5. 血气分析仪的日常维护有哪些?
6. 电解质分析仪为什么要进行两点定标? 为什么要频繁定标?
7. 钠电极定标报警的原因及常规处理方法有哪些?

(王旭东)

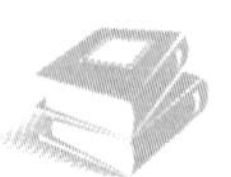

NOTE

第十一章　色谱分析仪器

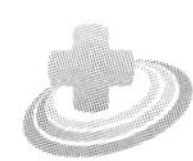

学习目标

1. 掌握:色谱分析法的基本工作原理、分类及特点;高效液相色谱仪的基本结构;高效液相色谱仪常用检测器的基本原理和应用范围。

2. 熟悉:气相色谱仪的基本结构及其对主要系统的要求;糖化血红蛋白分析仪的检测原理和基本结构。

3. 了解:色谱工作站的功能;高效液相色谱仪操作参数的选择。

色谱分析法(chromatography),又称色谱法、层析法,是一种集物理和化学分离分析技术于一体的方法,包括多种操作形式和分离机制。色谱法起源于1906年,俄国植物学家米哈伊尔·茨维特用碳酸钙填充竖立的玻璃管,以石油醚洗脱植物色素的提取液,经过一段时间洗脱之后,植物色素在碳酸钙柱中实现分离,由一条色带分散为数条平行的色带。由于这一实验将混合的植物色素分离为不同的色带,因此茨维特将这种方法命名为chromatography。第一次世界大战的爆发使得此后的20多年无人问津这一技术。到了1931年,德国科学家Kuhn等用同样的方法成功地分离了胡萝卜素和叶黄素,从此色谱法开始为人们所重视,并相继出现了各种色谱分析技术,各种色谱分析仪器也层出不穷。

色谱分析仪器(chromatograph)是一类对复杂混合物中各组分进行定性、定量分析的分离检测仪器。色谱分析仪器经历了经典液相色谱仪、气相色谱仪和高效液相色谱仪等发展过程,已成为现代仪器分析领域中最重要的分离分析技术。随着材料学、光谱技术、质谱技术的飞速发展和电子、计算机技术的广泛渗透应用,色谱分析仪器在性能、结构和技术等各发面都有了极大的提高。色谱-光谱分析技术,特别是色谱-质谱分析技术的联用,大大提高了分析方法的灵敏度、分辨率及分析效率,在未知物的定性及痕量组分的定量分析中发挥着巨大的作用,已成为分析实验室常用设备。目前色谱分析仪器广泛用于医药、石油、化工、食品等工业生产和科学研究中。

第一节　概　　述

一、色谱法的基本原理

色谱法的分离原理基于试样中各待分离组分在固定相、流动相间的分配差异或其他亲和性质的差异而实现分离。流动相带着试样进入色谱柱,在固定相表面流动,由于试样各组分的结构和性质不同,与流动相及固定相之间的作用力也不同。组分在相对运动的两相间经过反复多次的分配平衡,产生差速迁移现象,经过一定的距离后,各组分相互分离,被流动相分别带出固定相,检测器分别对试样中的各个组分进行定性、定量测定。色谱法工作原理如图11-1所示。

所谓固定相(stationary phase),就是在色谱分离中固定不动、对样品产生保留的一相;而流动相(mobile phase)是与固定相处于平衡状态,带动样品向前移动的另一相。色谱法所涉及的流动相可以是气体或液体,固定相可以是固体或以某种方法被固定的液体。

试样中各组分经色谱柱分离后,从柱后流出,进入检测器,检测器将各组分浓度(或质量)的变化转化为电压(或电流)信号,再记录下来,即得到电信号随时间变化的曲线,称为色谱流出曲线,又称为色谱

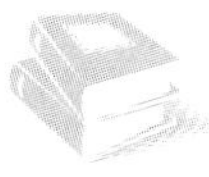

NOTE

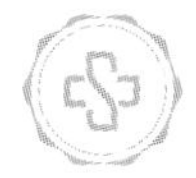

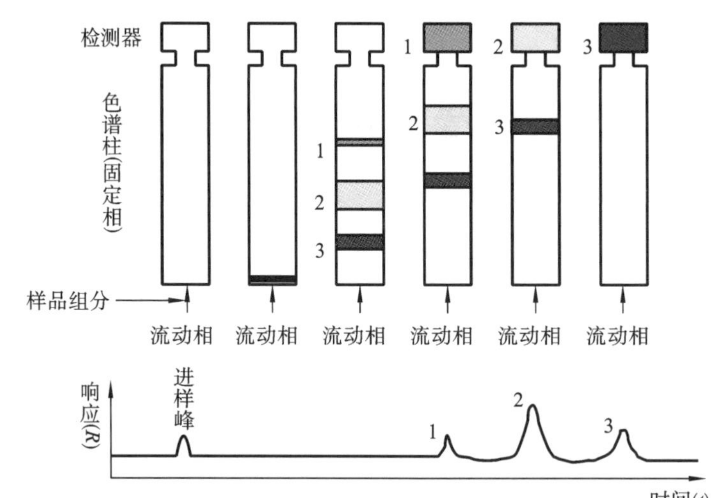

图 11-1 色谱分离原理示意图

图(chromatogram)。从色谱流出曲线上可以得到许多重要信息,如根据色谱峰的个数,可以判断样品中所含组分的最少个数;根据色谱峰的保留值(或位置),可以进行定性分析;根据色谱峰的面积或峰高,可以进行定量分析;色谱峰的保留值及其区域宽度,是评价色谱柱分离效能的依据;色谱峰两峰间的距离,是评价固定相(或流动相)选择是否合适的依据等。

色谱分离的核心是试样中各组分在两相间平衡分配的差异,可用分配系数或分配比来表征。

1. 分配系数 分配系数 K 是指在一定温度和压力下,组分在固定相和流动相之间分配达到平衡时的浓度之比,即

$$K=\frac{\text{溶质在固定相中的浓度}(C_s)}{\text{溶质在流动相中的浓度}(C_m)} \tag{11-1}$$

分配系数是由组分和固定相的热力学性质决定的,它是每一个溶质的特征参数。K 除与温度和压力有关外,还与组分的性质、固定相和流动相的性质有关;与两相体积、柱管的特性以及所使用的仪器无关。K 值大的组分在色谱柱中移动的速度慢,保留时间长;反之,K 值小的组分保留时间短,先出柱。不同组分分配系数的差异,是实现色谱分离的先决条件。不同的组分间 K 差异越大,越容易分开。

2. 分配比 分配比 k 又称容量因子,指在一定温度和压力下,组分在两相间分配达平衡时,分配在固定相和流动相中的质量比。即

$$k=\frac{\text{组分在固定相中的质量}(M_s)}{\text{组分在流动相中的质量}(M_m)} \tag{11-2}$$

k 值越大,说明组分在固定相中的量越多,相当于柱的容量越大,因此又称分配容量或容量因子。实际工作中常用分配比 k 来表征分配平衡过程,它是衡量色谱柱对被分离组分保留能力的重要参数。k 值也取决于组分及固定相的热力学性质,它不仅随柱温、柱压变化而变化,而且还与流动相及固定相的体积有关。

$$k=\frac{M_s}{M_m}=\frac{C_sV_s}{C_mV_m} \tag{11-3}$$

式中,C_s 和 C_m 分别为组分在固定相和流动相中的浓度;M_s 和 M_m 分别为组分在固定相和流动相中的质量;V_m 为柱中流动相的体积,近似等于死体积,V_s 为柱中固定相的体积。

K 与 k 是两个不同的参数,但在表征组分在色谱过程中的分离行为时,二者是完全等效的。

二、色谱法的分类及特点

(一) 色谱法的分类

色谱法的分类方法很多,不同的角度分类不同。

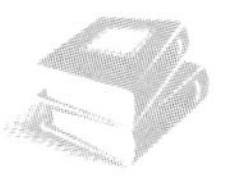

NOTE

1. 按流动相的状态分类 主要分为气相色谱法和液相色谱法。详细分类方法见表 11-1。

表 11-1 色谱法按流动相状态的分类

色谱类型	流动相	主要分析对象
气相色谱法 (gas chromatography)	气体	挥发性有机物
液相色谱法 (liquid chromatography)	液体	可溶于水或有机溶剂的各种物质
超临界流体色谱法 (supercritical fluid chromatography)	超临界流体	各种有机化合物
电色谱法 (electrochromatography)	缓冲溶液、电场	离子和各种有机化合物

2. 按分离原理分类 ①吸附色谱法(adsorption chromatography),利用吸附剂表面对不同组分的物理吸附性能的差异进行分离;②分配色谱法(partition chromatography),利用不同组分在两相中分配系数的差异进行分离;③离子交换色谱法(ion-exchange chromatography),利用不同组分的离子交换能力不同进行分离;④空间排阻色谱法(steric exclusion chromatography),按分子大小顺序进行分离的一种色谱方法,广泛应用于大分子的分级,即用来分析大分子物质相对分子质量的分布;⑤亲和色谱法(affinity chromatography),将相互间具有高度特异亲和性的两种物质之一作为固定相,利用与固定相不同程度的亲和性,使成分与杂质分离。

3. 按操作形式分类 ①柱色谱(column chromatography),固定相装载在称为色谱分离柱的柱管内,这类色谱又可分为填充柱色谱和空心毛细管柱色谱;②纸色谱(paper chromatography),以滤纸及其吸附的液体作为固定相,让样品溶液在纸上展开分离;③薄层色谱(thin layer chromatography),将吸附剂研成细末,再制成薄膜作为固定相。

4. 按动力学过程分类 又可分为冲洗色谱法、顶替色谱法、迎头色谱法等。

目前广泛使用的色谱技术主要有气相色谱法(gas chromatography,GC)和高效液相色谱法(high performance liquid chromatography,HPLC)两大类。各类色谱仪器的主体结构相似,主要包括流动相控制系统、进样系统、分离系统、检测系统、记录和数据处理系统、温度控制系统等部分。常用分离方法有吸附色谱法和分配色谱法。

(二) 色谱法的特点

1. 功能多 具有多种进样器、色谱柱(如 GC 分析用填充柱、毛细管柱、制备柱等)和检测器,可以根据样品性质和分析要求进行变换组合,以分别适应多种分析方法及多种混合组分的分析,还能进行制备色谱分离。

2. 速度快 一般而言,色谱法可在几分钟至几十分钟的时间内完成一个复杂样品的分析。

3. 重现性好 精密控制色谱操作参数,如流动相的组成和流速、色谱柱温、检测器工作条件等,使色谱分析有很高的重现性。

4. 灵敏度高 随着信号处理能力和检测器性能的不断进步,色谱法可不经过预浓缩直接检测纳克级的微量物质。如采用预浓缩技术,检测下限可达到皮克数量级。

5. 样品用量少 一次分析通常只需数微升的溶液样品。

6. 易于自动化 电子技术和计算机技术的快速发展,以及在色谱分析法中的深入应用,使得色谱仪实现了从进样到数据处理的全自动化分析过程。

7. 选择性好 通过选择合适的分离模式、不同种类的固定相和流动相,以及不同分析原理的检测器,可以分离分析多种混合体系,特别是对结构和性质相似的同分异构体、同系物等,均有良好的分离分析效果;或可从复杂的混合样品中检测目标组分。

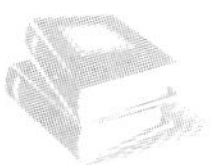

NOTE

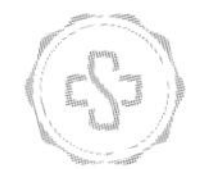

三、色谱法的基本术语

1. 色谱图 色谱分离分析过程中，所记录的检测器响应信号随时间变化的曲线称为色谱图(chromatogram)。色谱图如图 11-2 所示。

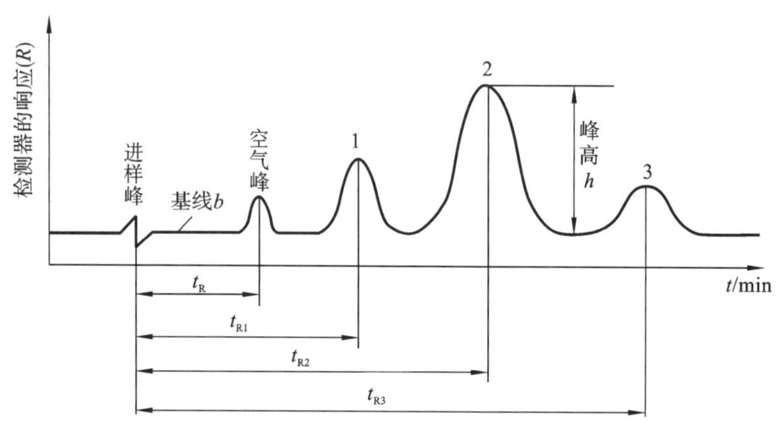

图 11-2 色谱图

2. 基线 图 11-2 中与时间轴平行的记录线 b 即为基线(baseline)。它记录纯流动相流过检测器时所产生的响应，基线反映了检测器噪声随时间变化的情况。基线稳定性的判断是依据基线 b 与时间轴 t 平行或偏离的程度，稳定的基线应该是一条直线。

3. 色谱峰 混合物中分离出的各组分进入检测器，检测器的输出信号随流入组分的浓度或质量的变化呈现一个个的峰形曲线，即为色谱峰(chromatographic peak)。色谱峰所包围的面积称为峰面积，是色谱定量分析的基础，常用符号 A 表示。色谱峰最高点至峰底的垂直距离称为峰高(peak height)，常用符号 h 表示。

4. 进样峰和空气峰 进样峰(injection peak)是进样时操作条件被干扰造成的，也可在进样时通过连动装置进行标记，是色谱分离分析过程中时间的起点。空气峰(air peak)是由于空气等物质不被固定相吸收，最先被流动相冲洗出来到达检测器而形成的峰形。

5. 保留参数

(1) 保留时间(retention time)：从进样开始到出现色谱峰最大值所需的时间，常用 $t_{R(组分名)}$(或简写为 t_R)表示，如 t_{R1}、t_{R2} 等，单位为分钟(min)。保留时间是组分在色谱柱内的总滞留时间。与保留时间有关的其他参数，如保留体积(V_R)、校正保留时间(t'_R)等，统称保留参数。

(2) 死时间(dead time)：惰性物质组分从注入到出现色谱峰的最高点所需的时间。若组分是空气，用符号 t_M表示，单位为分(min)。

(3) 死体积(dead volume)：色谱柱内流动相的体积，在实际中包括从进样系统到检测器的体积。用符号 V_M表示。

6. 峰宽参数 峰宽参数有三种表达方式。

(1) 峰底宽(peak base width)：通过色谱峰两侧拐点所做的切线与基线交点之间的距离。

(2) 半峰宽(half peak width)：峰高一半处色谱峰的宽度。一般用半峰宽表示峰的宽度。

(3) 标准偏差(standard deviation)：0.607 倍峰高处色谱峰宽度的一半。

四、色谱分析技术中的数据处理系统

色谱数据处理系统在数据采集时能对进样器、泵及阀进行实时控制，可实现自动进样，数据采集、泵及阀控制、数据处理、定性定量分析、数据存储、报告输出、设备监控等分析过程的完全自动化。其中色谱数据的处理由积分仪或色谱数据工作站完成，其他的则由计算机系统完成。

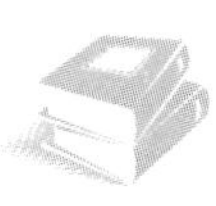

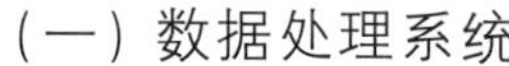
(一) 数据处理系统

NOTE

传统的色谱数据处理使用球面积分析仪来完成，现代广泛使用色谱数据工作站。色谱数据工作站包括色谱积分和定量计算；保存色谱运行中及谱图再处理过程中所产生的结果数据和其他信息；方便将色谱图、积分结果、定量计算结果及其他信息输出报告；为进一步处理和管理实验数据，提供和其他应用软件或信息管理系统对接的数据接口；用户管理功能等。

色谱数据工作站主要由硬件和软件两部分组成。硬件是指信号采集单元，将由检测器产生的电压、电流信号经过滤波、放大、采集，转变为电脑能够接受的离散数字信号，起着色谱仪与电脑之间的接口转换作用；硬件部分除普通或专用的微型计算机外，还通过接口电路将色谱仪与微型计算机连为一体。软件部分包括系统软件、控制软件、采样软件和各种数据处理软件包，是接受色谱信号数据，并提供人机对话窗口，对色谱图进行各种处理的电脑程序集。此外，软件的另一功能是参与仪器的自动控制。

（二）计算机在色谱仪中的功能

色谱仪中计算机系统的功能很多，主要体现在以下几个方面。

1. 分析信息处理功能 主要包括：①峰的处理，如波形处理、基线校正、不完全分离色谱峰的识别与分离、拖尾峰上峰的分析和线性化处理；②计算峰高；③峰面积积分；④斜率检测；⑤电平检测；⑥保留时间测定等。

2. 数据演算功能 可以进行总和校正、成分比率、移动平均、线性多项式演算等数据计算，采用的定量计算方法有归一化法、校正归一化法、内标法、外标法等。

3. 程序控制功能 可以实现程序升温、程序变流速、梯度洗脱、程序变压、阀门切换、流路切换、衰减程序、大气压平衡等一系列程序操作，还可以按照预先的设定，自动控制色谱工作过程中的操作条件。

4. 存储保存功能 包括数据的输入、输出、存储、浏览、查询等。

5. 自动标定功能 自动标定保留时间、死时间、峰高等基本参数。

6. 外部输出功能 ①记录器输出各种图谱；②输出并打印记录；③报警输出并自动停机。

7. 异常检出功能 对信息处理器进行自检，包括分析器是否异常、信息处理器的自检、浓度上限监视等，以保证数据处理的准确性。一旦检出各种异常情况，微型计算机即给出提示信息，报警并自动关闭仪器。

第二节 气相色谱仪

气相色谱仪以气体为流动相，通过对待检测混合物中组分有不同保留性能的色谱柱，使各组分分离，依次导入检测器，得到各组分的检测信号。

一、气相色谱仪的主要结构

气相色谱仪由气路系统、进样系统、分离系统（色谱柱）、温度控制系统、检测系统和数据处理及显示系统等组成，分离系统和检测系统是仪器的核心。气相色谱仪方框图见图 11-3。

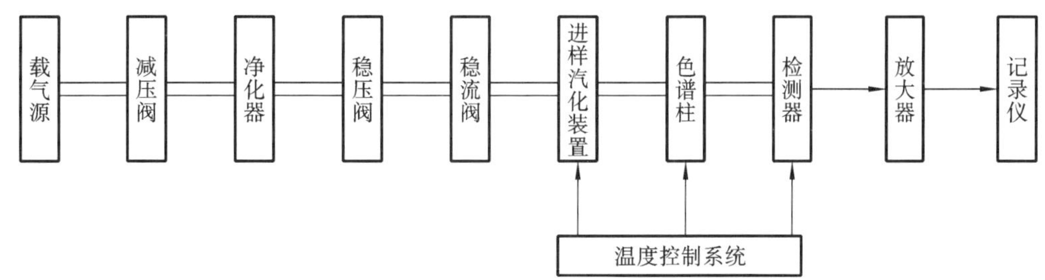

图 11-3 气相色谱仪方框图

（一）气路系统

气相色谱仪的气路系统通常是由载气源、减压阀、净化器、稳压阀、稳流阀、色谱柱及全部连接管道构成的一个载气连续运行的密闭管路系统。整个载气系统要求载气纯净、密闭性好、流速稳定及流速测

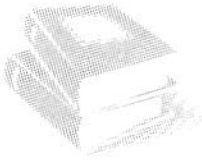
NOTE

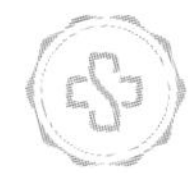

量准确。载气通常为氮、氦和氢气，由高压气瓶供给。由高压气瓶出来的载气需经过装有活性炭或分子筛的净化器，以除去载气中的水、氧等有害物质。由于载气流速的变化会引起保留值和检测灵敏度的变化，因此，一般采用稳压阀、稳流阀或自动流量控制装置，以确保流量恒定。载气气路有单柱单气路和双柱双气路两种。前者比较简单，后者可以补偿因固定液流失、温度波动所造成的影响，因而基线比较稳定。

（二）进样系统

进样系统一般由载气预热器、取样器和进样汽化装置（汽化室）等组成。取样器进样后，进样汽化装置瞬间使液体样品在高温下汽化，被预热器加热了的载气送入色谱柱进行分离。当用毛细管柱分析时，在进样系统之后需用样品分流器。进样系统要求准确定量，迅速注入；同时气态或经汽化的样品能在载气中形成一个窄带集中地进入色谱柱，否则测量结果将毫无意义。

当试样为液体时，使用进样器将一定量的液体试样注射到汽化室，试样在此快速汽化后由载气携带进入分离柱。如果试样在室温下为气体，通常采用六通阀气体进样器进样，有推拉式和旋转式两种。准备状态时，试样首先充满定量管，切入流路后进入进样状态，载气携带定量管中的试样气体进入分离柱完成一次进样过程。

（三）气相色谱柱

整个气相色谱系统的核心是色谱分析柱，它决定了色谱的分离性能。填充分离柱的材质通常为不锈钢管。柱内固定相填料、装填密度、色谱柱内径及长度均对分离效果产生很大影响。

1. 色谱柱 色谱柱（简称柱子）形状、柱内径、柱长均可影响柱效率。柱形不同，柱效率不一样，一般螺旋形和盘形柱的柱效率较高，而且体积较小，较为常用。

填充柱的内径过小，易造成填充困难和柱压降增加，给操作带来麻烦，一般选择内径为 3～4 mm 的柱子。柱长的选择通常以使组分能完全分离，可达到所期望的效果为原则，常用的填充柱长度为 1～2 m。在一定长度内，色谱柱越长，其柱效越高。但柱子太长，柱压降也增大，保留时间延长，甚至出现峰扩张、拖尾等现象，使柱效下降。毛细管柱多为盘形柱，柱内径常为 0.1～0.5 mm，柱长可达几十至上百米。毛细管柱与填充柱相比，分离效率高、色谱峰形窄、分析速度快、样品用量少、性质相近的组分之间容易分开、适合复杂混合物的分析。其缺点是样品负荷量小；对微小组分的分析不利，常需采用分流技术加以弥补；定量分析的重现性也不如填充柱好。在进行色谱分析时，可根据样品的情况选择色谱柱类型。

2. 固定相 固定相分为固体固定相和液体固定相两种。固体固定相一般采用固体吸附剂，其特点是吸附容量大、热稳定性好、价格便宜，但柱效低，吸附活性中心易中毒，因此使用前进行活化处理后，方可装柱待用。固体固定相主要用于永久性气体、气态烃类和低沸点有机物的分析。液体固定相是将固定液均匀地涂在担体上制成的。担体（载体）的表面和孔结构决定了固定液在载体上的分布和样品分子在载体孔中的扩散。担体的作用是提供一个具有较大表面积的惰性表面，以保证固定液在担体表面均匀涂布。要求担体比表面积大、化学稳定性和热稳定性好、粒度均匀。固定液往往是高沸点有机物，蒸气压低、挥发性小；黏度低；稳定性好、不易分解；能溶解被分离混合物中的各组分，对复杂组分有足够的分离能力。担体的粒度直径一般为柱内径的 1/25～1/20 为宜。分析柱常用 60～80 目、80～100 目或 100～120 目的担体，当需用长柱或制备色谱柱时，为了减小柱压降，选用 60～80 目或 40～60 目的担体。选择固定液的一般规律为首先根据样品沸点范围，选择合适温度、适用范围的固定液；其次根据相似相容的原则选择固定液的种类。

（四）温度控制系统

温度是色谱分析的重要选择参数，汽化室、分离室、检测器三部分在色谱仪操作时均需控制温度。汽化室温度的控制是为了保证液体试样在瞬间汽化而不发生热分解；控制检测器温度是为了保证被分离后的组分通过时不在此冷凝，同时检测器温度变化将影响检测灵敏度和基线的稳定；分离过程中也需要准确控制分离需要的温度。当分析复杂试样时，需要先设定分离室温度变化程序，在分析过程中分离温度按程序改变，使各组分在最佳温度下分离。新型仪器多采用计算机控制各部分温度并完成数据处理。

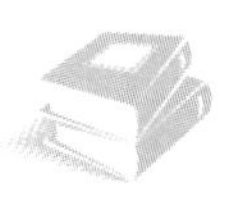
NOTE

选择柱温的一般原则：以低柱温、保留时间适宜、峰形不拖尾为准。提高柱温可使气相、液相传质速率加快，但分子扩散加剧导致的峰扩张使柱效下降。若柱温较低，传质阻力的增加及分析时间的延长，也会降低柱效。因此，一般柱温选在试样各组分的平均沸点左右或比平均沸点略低一些。

（五）检测系统

检测系统是将样品组分的浓度或质量（含量）转换为电信号并进行一系列数据处理的传感装置。气相色谱仪可以选择配置多种检测器，利用样品组分与载气的物理化学性质之间的差异，当流经检测器的组分及浓度发生改变时，检测器立即产生相应的信号。气相色谱仪常用的检测器有热导检测器、氢火焰离子化检测器、电子捕获检测器、火焰光度检测器、热离子检测器和光离子化检测器等。另外还有超声波检测器、电化学检测器、质谱检测器等。下面主要介绍与生物医学关系较为密切的检测器。

1. 常用检测器的类型

（1）热导检测器（thermal conductivity detector，TCD）：由热导池、测量桥路、热敏元件、稳压电路、信号衰减及基线调节等部分组成，其检测原理是基于载气和样品各组分具有不同的导热系数而实现测量的。热导检测器（图 11-4）几乎对所有的组分都敏感，由于色谱工作过程中样品量都很小，样品组分变化带来的温度变化必然很小，虽可通过选择温度系数较大的材料作热敏元件来提高灵敏度，但也有限度。同时电桥电压也不可能太大，一般在 20～50 V 的范围之内。因而热导检测器的灵敏度不太高，可达 10000 $mV\cdot mL\cdot mg^{-1}$，最小检测量一般在 10^{-8}～10^{-6} g，线性范围为 10^4。热导检测器属于非选择性检测器，可用于检测所有有机化合物，应用范围最广泛。由于它在检测过程中不破坏样品，因而可与其他检测器配合使用。热导检测器具有结构简单、线性、稳定性好、适用面广等特点。

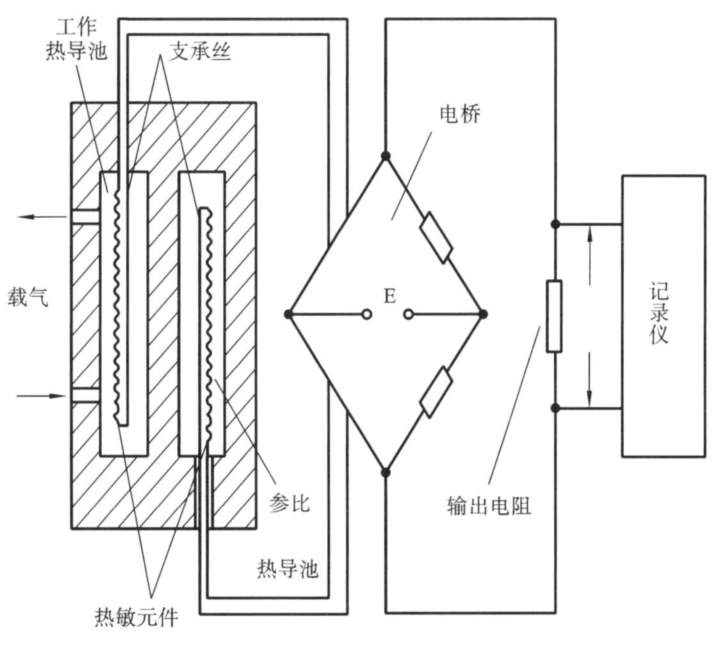

图 11-4　热导检测器基本原理图

（2）氢火焰离子化检测器（flame ionization detector，FID）：以氢气和空气燃烧生成的火焰为能源，是电离检测器的一种，使样品中有机物分子在高温下裂解生成离子而被测定。其对含碳有机化合物较敏感，通过电离的方式检测离子流，灵敏度高，死体积小，稳定性好，响应时间快，线性范围广，结构简单。除用于常规分析外，还常配合毛细管柱做痕量、快速分析，已成为气相色谱仪中用途广泛的检测器之一。但使用该检测器时对样品的状态有一定的破坏，在多机联用时要特别注意；且不能检测永久性气体、水、一氧化碳、二氧化碳、氮的氧化物、硫化氢等物质。

氢火焰离子化检测器中燃烧用的氢气与柱出口流出物混合经喷嘴一道流出，在喷嘴上燃烧，助燃用的空气（氧气）均匀分布于火焰周围。由于在火焰附近存在着由收集极（正极）和极化极（负极）间所形成的静电场，当被测样品分子进入氢-氧火焰时，燃烧过程中生成的离子，在电场作用下做定向移动而形成离子流，通过高电阻采集信号，经微电流放大器放大，产生电信号。其工作原理见图 11-5。

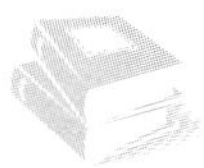

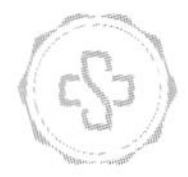

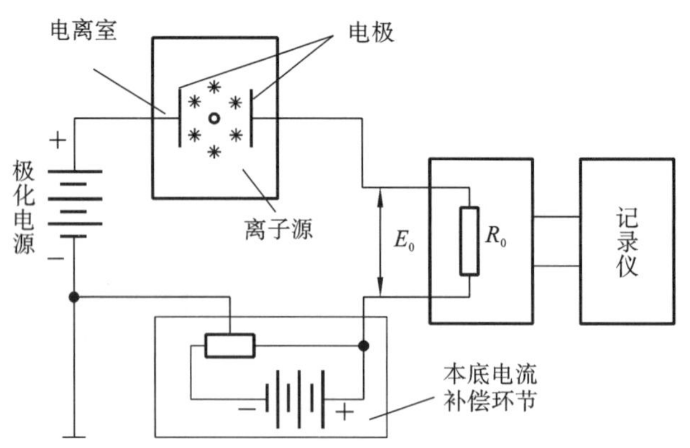

图 11-5　氢火焰离子化检测器工作原理示意

(3) 电子捕获检测器(electron capture detector,ECD):属于专用型微分检测器,也是一种离子化检测器,是一个有选择性的高灵敏度检测器,只对具有电负性的物质,如含卤素、硫、磷、氮的物质有信号,物质的电负性越强,也就是电子吸收系数越大,检测器的灵敏度越高,而对电中性(无电负性)的物质,如烷烃等则无信号。ECD 的最小检出量为 10^{-13} g,线性范围约为 10^4。

ECD 内有一个放射源(^{63}Ni 放射源)负极,以及金属正极。两极间加适当电压。当载气(N_2)进入检测器时,受放射源不断放出的 β 粒子射线的辐照而发生电离,生成的正离子和电子分别向负极和正极移动,形成恒定的基流。当含有电负性元素的样品分子进入检测器后,就会捕获电子而生成稳定的负离子,生成的负离子又与载气正离子复合,结果导致基流下降而形成色谱峰。其工作原理见图 11-6。

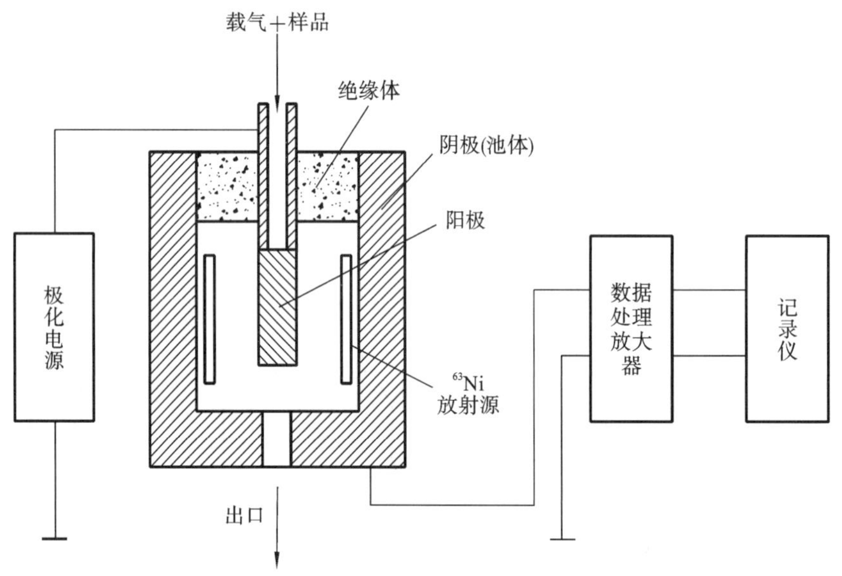

图 11-6　电子捕获检测器基本原理图

2. 检测器的主要性能指标　在气相色谱分析中,对检测器的要求是灵敏度高、检出限低、线性范围宽、稳定性好、响应速度快,一般用以下几个指标评价。

(1) 灵敏度:当一定浓度或一定质量的试样组分进入检测器后,就产生一定的响应信号,如果以检测器响应信号值(R)对进样量(Q)作图可得到一条直线。直线的斜率即为检测器的灵敏度,可表示如下:

$$S = \frac{\Delta R}{\Delta Q} \tag{11-4}$$

灵敏度与试样组分及所用检测器的种类有关。相同量的不同组分在同一检测器上的灵敏度不一定相同,而相同量的同一物质在不同检测器上的灵敏度可能不同。因此,报道灵敏度时,应标明检测器的种类及被检测物质。此外,灵敏度还与仪器操作条件有关。

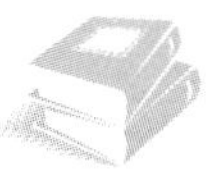
NOTE

(2) 噪声：当只有载气通过检测器时，色谱图上的基线波动称为噪声，用 R_N 表示(图 11-7)。

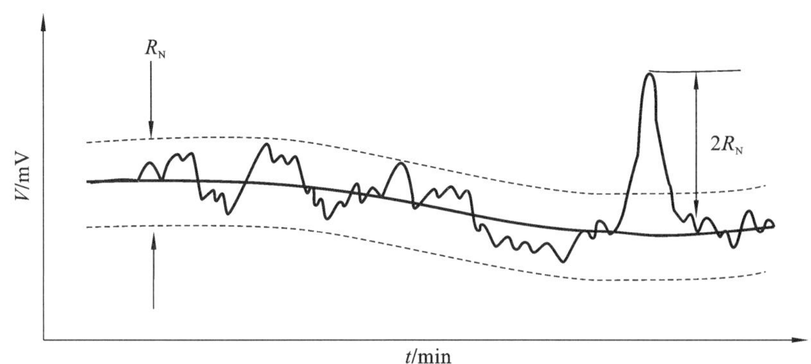

图 11-7 检测器的噪声和检出限示意图

噪声是一种背景信号，无论是否有组分流出，这种起伏都存在，表现为基线的无规则毛刺状。其来源可能是载气流速的波动、柱温波动、固定液流失等。测量时，一般取基线段基础信号起伏的平均值。

(3)检出限：指检测器恰好能产生 2 倍于噪声(R_N)的信号时(图 11-7)，每秒进入检测器的组分的量(质量型检测器)或每毫升载气中所含组分的量(浓度型检测器)。即：

$$D_m = 2R_N/S_m \quad 或 \quad D_c = 2R_N/S_c \tag{11-5}$$

式中，D_m 和 D_c 分别是质量型检测器的检出限和浓度型检测器的检出限。

检出限是检测器的重要性能指标，表示检测器所能输出的最小组分量，主要受灵敏度和噪声的影响。检出限越小检测器越敏感，痕量分析的性能越高。

(4) 最小检出量：指恰能产生 2 倍于噪声信号时所需要的最小进样量，用 Q_D 表示。Q_D 和 D 是完全不同的两个量，D 是衡量检测器的性能指标；而 Q_D 不仅与检测器的性能有关，还与柱效和操作条件有关。

(5) 线性范围：指检测器响应信号值与被测组分的量呈线性关系的范围。线性范围越宽越好。通常用最大允许进样量 Q_{max} 和最小检出量 Q_D 的比值来表示。不同组分、不同检测器的线性范围不同，决定了定量分析时可测定的浓度或质量范围不同。

(6) 响应时间：指待测组分进入检测器后产生检测信号所需的时间。响应时间越短越好。由于色谱分析是一种连续流动的实时分析，检测器必须要有足够短的响应时间来记录已分离组分的瞬间变化情况，否则会造成信号的失真，影响分析结果的准确性。

气相色谱仪常用检测器的性能比较见表 11-2。

表 11-2 气相色谱仪常用检测器的性能比较

检测器	响应特性	灵敏度/(g/mL)	响应时间/s	最小检测量/g
热导检测器	浓度型	$10^{-6} \sim 10^{-10}$	<1	10^{-6}
氢火焰离子化检测器	质量型	2×10^{-12}	<0.1	$<5\times10^{-13}$
电子捕获检测器	浓度型	10^{-14}	<1	10^{-14}
火焰光度检测器	P 质量；S 浓度	P：10^{-12}；S：10^{-11}	<0.1	$<10^{-10}$
热离子检测器	质量型	N：10^{-13}；P：10^{-14}	<1	10^{-13}
光离子化检测器	质量型	10^{-13}	<0.1	10^{-11}

(六) 数据处理及显示系统

数据处理及显示系统主要包括数据采集装置和色谱工作站。其作用是采集并处理检测系统输出的信号，提供试样的定性、定量分析结果；对气相色谱操作条件进行选择、控制和优化；以及对结果进行智能化处理。

NOTE

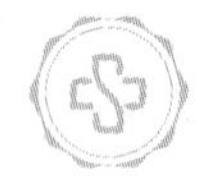

二、气相色谱仪的工作流程和参数选择

(一) 气相色谱仪的工作流程

气相色谱仪的工作流程：打开气源(高压气瓶)开关，载气减压后，经净化、稳压和稳流后通过汽化室、色谱柱和检测器，然后放空。待载气流量、控温温度和基线稳定后，即可进样。样品经进样器或进样阀从进样口注入汽化室，瞬间汽化为气体，并被载气携带进入色谱柱进行分离，分离后的各组分依次从色谱柱中流出，进入检测器，检测器将载气中各组分的浓度或质量随时间的变化转变为电信号随时间的变化，放大后经色谱工作站进行数据采集、处理、显示分析结果。

使用前应注意色谱柱的安装，检查气体过滤器、载气、进样垫和衬管等，保证辅助气和检测器的用气畅通有效。将螺母和密封垫装在色谱柱上，并将色谱柱两端小心切平，再将色谱柱连接于进样口上(根据所使用的气相色谱仪决定色谱柱在进样口中插入深度)。通常色谱柱的入口应保持在进样口的中下部，当进样针穿过隔垫完全插入进样口后如果针尖与色谱柱入口相差 1～2 cm，此为较理想的状态。

(二) 气相色谱仪的参数选择

在气相色谱仪的操作过程中，要特别注意关键参数的合理选择，它对色谱的分离效果会产生很大的影响。

1. 色谱柱和填料(固定相) ①根据试样特性和分析要求选择使用填充柱或毛细管柱；②根据试样性质选择色谱柱材料(玻璃或不锈钢)及口径；③按照相似性原则选择固定相(或固定液)；④选择固定相时主要注意固定相的极性和最高使用温度；⑤载体(或固体固定相)颗粒应较小而且均匀，以提高柱效。新的色谱柱使用前须经老化处理，即在比操作温度高 20 ℃的条件下，将色谱柱“烘烤”12 h 以上，将有助于除去填料中的污染物和减轻对检测器的污染。

2. 色谱柱长 根据分离度和保留时间选择柱长。基本要求是在保证样品中待测组分完全分离的条件下，尽量缩短柱长，以提高分析速度。填充柱则以 1～3 m 为宜。

3. 载气种类 常用氢气、氮气、氦气和氩气等作载气。载气选择原则：①需适应所用检测器的特点；②载气流速较大时，宜选用相对分子质量较大的载气，降低组分分子扩散的影响；反之，选用相对分子质量较小的载气，减小气相传质阻力，提高柱效。

4. 载气流速 应兼顾灵敏度和分辨率。外径为 3.175 mm 的柱子，载气流速可在 15～30 $mL \cdot min^{-1}$ 的范围内选择；外径为 6.35 mm 的柱子，流速可选择 40～100 $mL \cdot min^{-1}$。载气流速应保持恒定，以免影响样品的保留时间和峰高。

5. 温度控制 气相色谱仪温度选择与控制：包括柱温、汽化室温度和检测器温度三个部分，其中柱温是影响分离效能和分离时间的重要参数。①柱温不能高于固定相的最高使用温度，通常低 20～50 ℃，否则会导致固定液挥发流失，影响色谱柱寿命，甚至污染检测器；②汽化室温度应控制在等于或稍高于待测组分沸点，通常设置为比柱温高 20～50 ℃，以保证试样迅速完全汽化；③检测器温度可高于柱温 30～50 ℃，或者等于汽化室温度，以保证色谱流出物不因冷凝而污染检测器。

6. 进样方式 气相色谱仪进样分为手动进样和自动进样两种方式。手动进样对操作者技术要求较高，重现性不理想；自动进样可以避免手动进样时的不稳定操作因素，重现性好，适合于大批量试样的分析。进样要求稳而快，以保证样品完全汽化。

7. 程序操作 在样品沸点分布范围较宽、用恒温操作的方法很难有效地分离样品时，可用程序升温技术，保证在恰当的范围内分离出低沸点和高沸点相差甚远的样品组分。具体操作中可根据组分沸点分布情况选择适当的升温方式，如线性升温等。

第三节 高效液相色谱仪

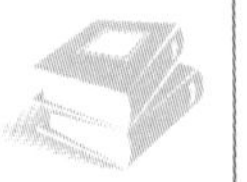

NOTE

高效液相色谱仪(high performance liquid chromatograph)也称高压液相色谱仪，是在经典液相色

谱法的基础上采用高压输液泵、高效的化学键合固定相和高灵敏度检测器，实现了对样品高速、高效和高灵敏度的分离测定，适合于分析高沸点、不易挥发、相对分子质量大、不同极性的有机化合物。20世纪70年代至80年代，高效液相色谱法（high performance liquid chromatography，HPLC）获得快速发展，由于吸取了气相色谱仪的研制经验，并引入计算机及微电子技术，极大地提高了仪器自动化程度和分析精度，是目前应用最多的色谱分析仪器。

一、高效液相色谱仪的主要结构

高效液相色谱仪由高压输液系统、进样系统、色谱分离系统、检测系统和数据记录与处理系统五大部件组成。通常仪器还有在线脱气、梯度洗脱、自动进样器、预柱（保护柱）、柱温控制等辅助装置。高效液相色谱仪的分离原理有液-固吸附色谱、液-液分配色谱、离子色谱、化学键合相色谱、凝胶色谱等，其中液-液分配色谱法最为常用。仪器结构见图11-8。

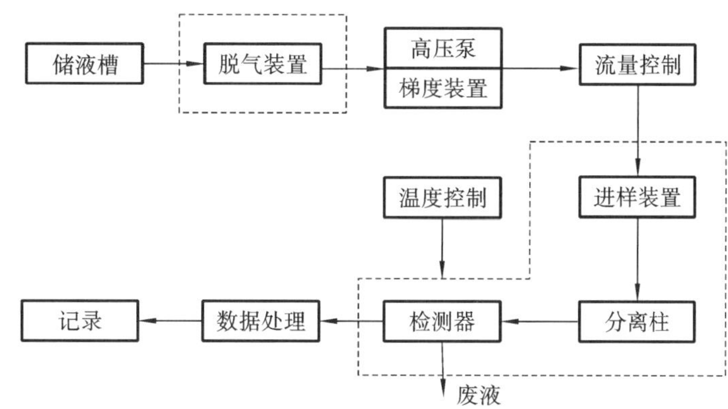

图11-8 高效液相色谱仪结构框图

（一）高压输液系统

高压输液系统一般由储液瓶、脱气装置、高压输液泵、溶剂过滤器、梯度洗脱装置等构成，其中高压输液泵是核心部件。

1. 储液瓶 存放溶剂（流动相）的装置。储液瓶中的溶剂通常为色谱纯；储液瓶材料要求耐腐蚀，对溶剂呈惰性；一般采用1～2 L的大容量玻璃瓶，也可采用不锈钢制成的容器；储液瓶应配有溶剂过滤器，以防止流动相中的颗粒进入泵内，溶剂过滤器用耐腐蚀的镍合金制成，孔隙大小一般为2 μm。

2. 脱气装置 脱气的目的是防止流动相从高压柱内流出时释放出气泡进入检测器而使噪声剧增，致使不能正常检测。通常采用氦气鼓泡来驱除流动相中溶解的气体，因为氦气在各种液体中的溶解度极低，所以必须先用氦气快速清扫溶剂数分钟，然后再使氦气以极小流量不断流过此溶剂。

3. 高压输液泵 驱动液体流动相和样品通过色谱分离柱和检测系统的高压源，其性能好坏直接影响整个仪器的性能和分析结果的可靠性，是高效液相色谱仪中关键的部件之一。除要求泵能提供高压，耐腐蚀、密封性好之外，还要求输出流量精确度高。高压输液泵应可重复性好，输入液体流量的周期短，精密度高，泵噪声小，漂移小和准确度高；无脉动或脉动极小，以保证输出的流动相具有恒定的流速（采用脉动阻尼装置可将产生的脉动除去，使流动相的流量变动范围不超过3%）。高压输液泵主要分为恒压泵、恒流泵和螺旋传动注射泵三类。

4. 梯度洗脱装置 HPLC有等度洗脱和梯度洗脱两种方式。等度洗脱是在同一分析周期内流动相组成保持恒定，适合于组分数目较少、性质差别不大的样品分离。梯度洗脱是在一个分析周期内程序控制流动相的组成，如溶剂的极性、离子强度和pH等，用于分析组分数目多、性质差异较大的复杂样品。采用梯度洗脱可以缩短分析时间，提高分离度，改善峰形，提高检测灵敏度，但是常常引起基线漂移和降低重现性。根据溶剂混合时所处的压力，一般分为两种类型，即低压梯度和高压梯度洗脱方式。

（二）进样系统

高效液相色谱仪进样器普遍使用高压进样阀，用微量注射器将样品注入样品环管，使用的样品环管

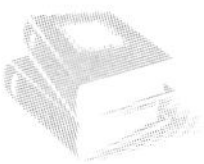

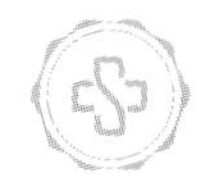

根据分析要求选用不同的尺寸。当进样阀手柄放在装液(或者装载)位置时,流动相直接通过孔的通路流向色谱柱,样品通过注射器从另外的通道进入样品环管,如果有过量的样品则会从出口孔排出,然后将手柄转到进样位置,此时流动相便将样品带进柱子。

进样装置要求密封性好,死体积小,重复性好;保证中心进样;进样时对色谱系统的压力、流量影响小;不破坏在色谱柱和检测器里所建立的流量平衡。高效液相色谱仪的进样装置一般采用注射进样器或高压进样来完成进样操作,进样量是恒定的。

(三)色谱分离系统

色谱分离系统包括色谱柱、柱温箱及连接管。

1. 色谱柱 用以分离样品中的各个组分,包括柱管与固定相两部分,是液相色谱仪最重要的心脏部件,它的质量优劣直接影响到分离的效果。色谱柱应具备耐高压、耐腐蚀、抗氧化、密封不漏液和柱内死体积小、柱效高、柱容量大、分析速度快、柱寿命长的要求。色谱柱通常以不锈钢材料制作。

2. 固定相 高效液相色谱仪常用化学键合固定相分离组分。化学键合相(chemical bonded phase, CBP)是利用化学反应,通过共价键将含不同官能团的有机分子结合到载体表面,形成均一、牢固的单分子薄层而构成的固定相,如常用的非极性键合相 C_{18}、C_8,为反相分配色谱固定相;中等极性的醚基、二羟基键合相;极性的氨基、氰基键合相,为正相分配色谱固定相。CBP 具有分离效率高、固定液不流失、重复性和稳定性好、寿命长、适合梯度洗脱等优点。高效液相色谱仪的固定相颗粒直径通常不大于 10 μm,分离效率非常高。

商品色谱柱内固定相的填充采用高压匀浆技术。分析前、使用期间及放置一段时间后,应对色谱柱进行柱效评价。评价指标包括一定实验条件下的柱压、理论塔板高度、塔板数、分离度、对称因子、容量因子及选择性因子等。

(四)检测系统

检测器是高效液相色谱仪的三大关键部件(高压输液泵、色谱柱、检测器)之一。其作用是把洗脱液中组分的浓度或质量转变为电信号并由记录仪绘出谱图,进行定性、定量分析。

高效液相色谱仪常见的检测器有紫外检测器、荧光检测器、示差折光检测器、蒸发光散射检测器、电化学检测器以及高效液相色谱-质谱联用仪的质谱检测器等。这些检测器的工作原理各不相同,其适用对象、分析性能也有所差异,下面主要介绍在临床医学领域中应用较多的四种检测器。

(1) 紫外检测器(ultraviolet detector, UVD):紫外检测器在液相色谱中应用最广,是几乎所有的液相色谱仪必备的检测器。大多数的有机化合物都可以使用紫外检测器进行分析。常用的紫外检测器有固定波长型检测器、可调波长型检测器和光电二极管阵列检测器(photodiode array detector, PDAD)三种类型。①固定波长型检测器的检测波长通常为 254 nm,常用低压汞灯作为光源,光强度大,灵敏度高,对于在 254 nm 处没有明显吸收的物质,分析的灵敏度较低,目前这种检测器应用较少;②可调波长型检测器是最常见的紫外检测器,波长范围为 190～400 nm,它相当于一台连续流动式的紫外分光光度计,以氘灯为光源,光强度大,波长任意可调,能满足不同组分的最大吸收波长测量,灵敏度高;③光电二极管阵列检测器是近代发展起来的新型多通道检测器,采用并行数据采集方式,能在数毫秒的瞬间,获得流通池中组分在 200～800 nm 波长范围内的吸收光谱,通过数据处理系统,绘制各个组分的色谱图(A-t)及吸收光谱(A-λ),并可将两个图谱合成在一张三维坐标图上,获得三维光谱-色谱图,同时获得定性、定量的信息,还可以定性鉴别某色谱峰中是否包埋有杂质。光电二极管阵列检测器大大拓展了紫外检测器的定性功能,成为液相色谱分析中最有发展前途的检测器。

(2) 荧光检测器(fluorescence detector, FLD):多为含流通池的荧光分光光度计。检测被分离组分自身发射的荧光或者通过衍生的方法使原来不发射荧光的化合物发射荧光。很多生物活性物质、药物制品、环境污染物等自身能发射荧光。荧光检测器的显著特点是具有很高的灵敏度,其最小检测浓度可达 10^{-12} g·L^{-1}。由于许多生物体内代谢产物不能产生荧光,因此分析方法的选择性非常高,但同时也限制了荧光检测器在临床检验工作中的应用。若能利用荧光试剂在柱前或柱后进行衍生化反应,则可扩大荧光检测器的应用范围。

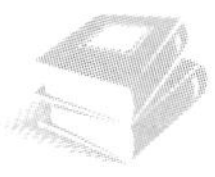
NOTE

(3) 电化学检测器(electrochemical detector,ECD):电化学检测器是一种选择性的检测器,仅适合于测定具有电化学活性的物质。电化学检测器主要有两种类型:一是根据溶液的导电性质,通过测定离子溶液电导率的大小来测量离子浓度;另一类是根据化合物在电解池中工作电极上所发生的氧化-还原反应,通过电位、电流和电量的测量,确定化合物在溶液中的浓度。其中安培检测器最为常用,以测量电解电流的大小为定量分析的基础。安培检测器灵敏度高、线性范围宽,特别适合痕量组分的测定。

(4) 示差折光检测器(differential refractive index detector,RID):主要由光源系统、光路系统和接收、放大、记录系统构成。RID 是一种通用非选择性检测器,它对样品-洗脱液系统总的折光指数产生响应,因此基本上对所有被测对象都响应。但其灵敏度低,不适合做痕量分析,也不能用于梯度洗脱的检测。

高效液相色谱仪的性能要求:灵敏度高、噪声低、基线漂移小、死体积小、线性范围宽、重复性好和通用性强。

(五) 数据处理系统

在高效液相色谱仪中广泛使用的色谱工作站功能强大,除能自动采集、分析和储存数据外,还能在分析过程中实现仪器全系统的自动控制,如有自我诊断功能、智能控制功能、数据实时采集和图像处理功能、计量认证功能、多台仪器控制功能、网络运行功能等。

二、高效液相色谱仪分析参数的选择

高效液相色谱仪的基本操作很简单,通常按照仪器使用说明书逐步完成操作步骤。对于高效液相色谱分析而言,由于分离原理多、固定相和流动相选择范围广、分析条件的波动对分离效率和分析结果的影响较大等,建立和优化一个样品的高效液相色谱仪分析方法,需要考虑诸多因素。

首先应了解样品中各组分的理化性质,如相对分子质量、化学结构和官能团、酸碱性和适宜的溶剂及其溶解度等信息;其次,明确分析的目的和要求,确定高效液相色谱仪的分离模式、选择合适的色谱柱(固定相)、流动相以及检测器;选择并优化色谱操作条件,如流动相的组成和配比、流动相的流速、洗脱方式、柱温等。下面就高效液相色谱分析主要参数的选择做简单介绍。

1. 流动相的流速选择 因柱效是柱中流动相线性流速的函数,使用不同的流速可得到不同的柱效。对于一根特定的色谱柱,要追求最佳柱效,最好使用最佳流速。对内径为 4.6 mm 的色谱柱,流速一般选择 1 $mL \cdot min^{-1}$,对于内径为 4.0 mm 的色谱柱,流速一般选择 0.8 $mL \cdot min^{-1}$。

当选用最佳流速时,分析时间可能延长。可采用改变流动相洗脱强度的方法以缩短分析时间(如使用反相分析柱时,可适当增加甲醇或乙腈的含量)。

2. 进样量的选择 极小的进样量有助于提高分析速度和分离能力,手动进样时,进样量应尽量小,进样量常为 1~25 μg。

3. 溶剂的选择 溶剂的极性为选择的重要依据。采用反相分配色谱法分离时首先应选择极性较强的溶剂,若组分保留时间太短,则降低溶剂极性,反之则增加。

高效液相色谱仪对流动相的要求较高,除要求溶剂与固定相不互溶、溶剂的纯度高、黏度小等,还应特别注意使用前需进行脱气和过滤处理。脱气可以消除溶剂中微量溶解的气体对色谱分离系统和检测系统的干扰。用滤膜过滤溶剂可去除微生物、不溶性颗粒对高压泵、色谱柱等部件的影响,亦可去掉流动相中的气泡。

4. 压力 高效液相色谱仪分析速度提高的原因之一是流动相采用了高压,因此也称高压液相色谱仪。一般可在 3.43~34.32 MPa 之间选取,最高不能超过 49.03 MPa。高压可增加分离速度,但会带来密封、固定相的强度等问题。除高压技术外,还可通过采用高效固定相、缩短柱长来提高分离速度。

5. 柱温 通常高效液相色谱分析在室温下进行。等度洗脱时,温度对组分的保留时间影响较大,对色谱柱的选择性也有一定的影响。随着柱温的升高,各组分的保留时间逐渐减小,相应的各组分容量因子 k 也减小。而梯度洗脱时,温度的影响没有那么显著。

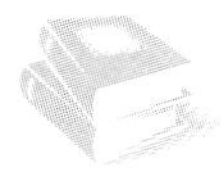

NOTE

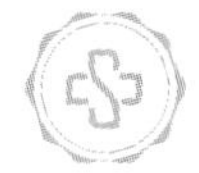

第四节　自动糖化血红蛋白分析仪

糖化血红蛋白(glycated hemoglobin,GHb)的浓度与红细胞寿命(120天)与该段时期内血糖的平均水平密切相关,而不受短期血糖浓度波动的影响,因此糖化血红蛋白检测可为前2～3个月血糖浓度提供回顾性评估。临床上常以HbA1c代表总的糖化血红蛋白水平。2010年美国糖尿病协会(ADA)在新修订的《糖尿病治疗指南》中将HbA1c作为糖尿病的诊断指标。HbA1c的测定方法很多,有高效液相色谱法、电泳法、免疫法、亲和层析法和酶法等。自动糖化血红蛋白分析仪是基于离子交换-高效液相色谱原理的专门检测仪器,具有标本用量少、速度快、重复性好、准确度高、交叉污染小、故障少等优点,已成为临床实验室测定HbA1c的参考方法。

一、糖化血红蛋白分析仪的检测原理

大部分的自动化糖化血红蛋白分析仪(glycated hemoglobin analyzer,GBA)采用高效液相色谱法离子交换色谱分离原理测定血液中GHb各组分。一定量的全血样品被溶血、稀释后,由高压泵注入离子交换柱,经缓冲液洗脱而向下移动。此时溶液中各组分即与固定相上可游离的离子基团进行可逆的吸附-解吸交换过程。因结构和离子强度的不同,血红蛋白各亚组分在柱子上的离子交换能力不同而致迁移速度不同被分离,通过双波长(415 nm及500 nm)可见光度检测器测定HbA1c、HbF、HbA1三个组分的吸光度,与标准品吸光度比较,分析计算以百分率表示的血红蛋白各组分的检测结果。

柱内的固定相是新型的、可多次使用的交联高聚物离子交换剂;流动相为3～4种不同浓度的盐洗脱缓冲液,其离子浓度依次增高;采用线性梯度洗脱方式。这种梯度洗脱方式中流动相离子浓度的改变对分离效果的影响非常明显,前期洗脱出来的组分分离效果好,色谱峰很窄,后面的组分也能在很短时间内洗脱出来,大大缩短了分离时间。全自动血红蛋白分析仪能在1 min内有效、精确地分离HbA1c、HbF和HbA1。目前已在临床应用的糖化血红蛋白分析仪的检测原理各异,均参考美国糖尿病控制和并发症调查试验(Diabetes Control and Complications Trial,DCCT)协会指定的比较方法,说明该仪器已符合DCCT要求且具有溯源试验,适用于不同测试量的医院临床使用。

二、自动糖化血红蛋白分析仪的基本结构

自动糖化血红蛋白分析仪由储液装置、脱气装置、高压泵、自动进样器(样品溶血与稀释)、色谱柱、梯度洗脱装置和检测器、记录仪等组成。

三、自动糖化血红蛋白分析仪的性能特点

按照国家YY/T 1246—2014《糖化血红蛋白分析仪》、WST 461—2015《糖化血红蛋白检测》等标准文件,应定期对自动糖化血红蛋白分析仪的性能进行评价,保证分析质量。

自动糖化血红蛋白分析仪具有以下特点。

1. 检测原理多　目前临床实验室普遍采用的糖化血红蛋白测定方法主要分为两大类:一是基于糖化与非糖化血红蛋白所带的电荷不同,利用离子交换色谱分析技术或电泳技术进行检测;另一类是基于糖化和非糖化血红蛋白的结构不同,采用免疫法、亲和色谱法及酶法测定。离子交换高效液相色谱法是全血直接测定HbA1c的"金标准"方法,得到国际临床化学与实验室医学联盟(International Federation of Clinical Chemistry and laboratory medicine,IFCC)、美国国家糖化血红蛋白标准化计划(National Glycohemoglobin Standardization Program,NGSP)认证。

2. 检测速度快　常规每个标本测试时间在2 min内。

3. 操作简便　自动添加和运送试管;带条形码的采血管与不带条形码的原始样本管均可直接上机检测;几十到上百个样本自动进样器,无须分析人员看护;仪器日常维护自动进行等。

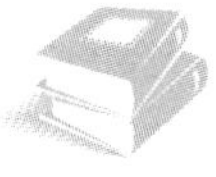

NOTE

4. 结果精确 其批内和批间变异系数 CV<1%，结果精确；HbA1c 检测结果不受存在的变异型血红蛋白及其衍生物的影响，特别适合评价糖尿病病人的长期血糖控制效果。

四、自动糖化血红蛋白分析仪的维护保养

自动糖化血红蛋白分析仪的维护保养一般包括废液的处理、消耗品的更换、流路的清洗、导管的更换等内容。不同生产厂家，不同型号离子交换-高效液相色谱法自动糖化血红蛋白分析仪的维护保养项目及周期大同小异，可参考表 11-3 执行。维护保养的具体操作，请参照仪器说明书或 SOP 进行，必要时请维护工程师协助完成。定期进行维护保养，对于延长仪器的使用寿命，提高仪器的使用效率，获得准确可靠的分析结果都是十分重要的。

表 11-3 自动糖化血红蛋白分析仪的维护保养项目及周期

维护项目	维护时间
废液的处理	每日
溶离液 A 袋的更换	约 200 次测试后
溶离液 B 袋的更换	约 440 次测试后
溶血·洗净液瓶的更换	约 180 次测试后
热敏打印纸的更换	约 230 次测试后
穿刺针的清洗	每周
流路的自动清洗	每周
采血管搅拌机构的清扫	每月
稀释槽和清洗槽的清扫	每月
层析柱的更换	每 2500 次测试后
穿刺针清洗块的维护	每 3000 次测试后
溶离液/溶血·洗净液用的网状滤过网的更换	每 6000 次测试后
排污箍泵的导管更换	每 6 个月
稀释槽/清洗槽的分解清洗	每年
穿刺针的更换	每 6000 次测试后
层析柱的导管更换	破损时

五、自动糖化血红蛋白分析仪的临床应用

GHb 是反映血液中葡萄糖水平的一个中长期指标，对预示微小血管病变、评估糖尿病并发症的发生与发展有着重要的临床意义。

1. 糖尿病诊断中的应用 GHb 是糖尿病筛选的辅助诊断指标，是评价治疗是否达标的“金标准”，其敏感性高于空腹血糖，且不受饮食和用药的影响。健康人 HbA1c 为 4.0%～7.7%，未控制的糖尿病病人 HbA1c 可高达 10%～20%；随机检测 HbA1c，若低于 8%，多不考虑糖尿病。若 HbA1c 高于 9%，预报糖尿病的标准度约为 78%，灵敏度为 68%，特异性为 94%；若 HbA1c 高于 10%，则有 80%以上为糖尿病，灵敏度为 43%，特异性为 99%，有效率为 86%。故目前并不主张单独用 HbA1c 来诊断糖尿病，原因是精确度不高，有时造成临床解释困难。

2. 血糖控制的评价指标 HbA1c 的测定目的在于消除波动的血糖对病情的控制观察的影响，因而对血糖波动较大的 1 型糖尿病患者，测定 HbA1c 是一个有价值的血糖控制指标。对于 2 型糖尿病患者，血糖和尿糖测定方法简单而经济，且能较可靠地反映病情的控制，故测定 HbA1c 的意义低于 1 型糖尿病患者，但可作为辅助检查，用于判定口服药是否失效而需用胰岛素治疗。

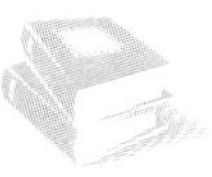

NOTE

3. 有助于对糖尿病慢性并发症的认识和预防 糖化血红蛋白增高对于预测糖尿病并发症，尤其是

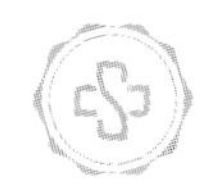

早期糖尿病肾病和视网膜微血管病变有重要意义。

4. 在应激性高血糖的鉴别诊断(非糖尿病性高血糖的鉴别诊断)中的应用 各种应激如心肌梗死和正在输注葡萄糖的昏迷病人,血糖都可升高,但HbA1c正常,若为糖尿病,HbA1c升高。

5. 在妊娠期高血糖中的应用 胚胎发育前3个月,孕妇HbA1c水平对胎儿的健康发育极为重要。随着HbA1c水平升高,妊娠期糖尿病多种常见母婴并发症发生率随之增高,尤以妊娠高血压综合征和高胆红素血症为著,HbA1c可作为妊娠期糖尿病筛查诊断和监测母婴并发症的良好指标。

第五节　色谱分析仪器的临床应用

色谱分析仪在临床实验室的应用已很广泛,可检测多种生化指标,如:①糖化血红蛋白的测定。②高效液相色谱法测定血浆总胆固醇、脂蛋白能有效地避免其他甾醇的干扰。③高效液相色谱法分析红细胞膜磷脂成分的变化,为预防糖尿病血管并发症、糖尿病的治疗监测提供必要的辅助诊断参考。④用反相高效液相色谱法可分离白血病细胞和慢性粒细胞性白血病中的差异蛋白,对白血病的诊断有一定帮助。高效液相色谱法还可测定恶性血液病患者血液中的假尿嘧啶核苷,对恶性血液病的诊断有一定价值。⑤气相色谱仪常用于人体微量元素的测定、血与尿等体液中各种化合物的测定、人体代谢产物的分析、药物的组成和含量分析与鉴定等。气相色谱仪与质谱仪的联合应用可以分析百余种违禁药品。另外,色谱分析法还在如下领域越来越受到重视。

一、激素水平测定

高效液相色谱-紫外检测法可以区分内源性胰岛素和外源性胰岛素,研究各种来源胰岛素的构型变化。

二、治疗药物监测

体内治疗药物疗效的高低主要取决于血液中药物的浓度,而非单纯地取决于给药剂量。因此通过测定血液中相应药物的浓度更能客观评价药物的治疗效果,并避免或减少因药物剂量过大而带来的毒、副作用,这对治疗浓度范围较窄的药物尤为重要。需要进行浓度监测的药物主要是抗癫痫类药物、抗抑郁类药物、治疗心血管病的某些药物、巴比妥类药物、抗肿瘤药物、免疫抑制剂等。色谱分析法如HPLC、GC、HPLC-MS和GC-MS技术等已成为常用的治疗药物浓度监测分析方法。

三、生物胺的检测

生物胺是一类有生物活性的含氮有机物的总称,根据其组成分为两类:单胺和多胺。单胺中的儿茶酚胺、5-羟色胺(5-HT)在神经系统信号传导中起着重要作用。采用HPLC-MS联用技术检测血浆、尿液和组织中儿茶酚胺类物质代谢浓度的变化,由于其高灵敏度、高特异性、样品用量少、干扰因素少、可同时测定5-HT及其分解代谢物等特点,成为单胺类物质分析最常用的方法。临床上可用于协助诊断高血压、嗜铬细胞瘤等疾病。

组胺是组氨酸脱羧基后产生的胺类物质,当血液中的组胺浓度达到一定水平时,会导致过敏性休克甚至死亡。因此,HPLC对组胺进行定量检测,可作为过敏性疾病诊断的一项辅助指标,具有显著指导意义。

四、新生儿出生缺陷筛查

基于色谱-质谱联用技术的出生缺陷相关疾病的尿液、血清及羊水的代谢组学和金属组学研究,发现了孕育神经管缺陷(NTDs)和胚胎停育胎儿孕妇以及正常孕妇尿液和血清代谢物谱和金属微量元素的差异。如采用气相色谱质谱联用(GC-MS)和气相色谱飞行时间质谱联用(GC-TOFMS)分析方法鉴

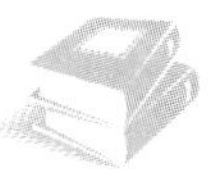
NOTE

定出多个尿样和血清差异代谢物。这些差异代谢物参与蛋氨酸循环、同型半胱氨酸代谢、叶酸循环、甲基丙二酸代谢、一碳基团及必需氨基酸代谢等与 NTDs 及胚胎停育密切相关的代谢通路，在小分子代谢物层次帮助我们认识 NTDs 和胚胎停育等出生缺陷的生化机制。研究还发现了一些与出生缺陷相关的弱极性和大分子代谢物如叶酸、维生素 B_6 和维生素 B_{12} 等，它们在 NTDs 孕妇血中明显低于正常孕妇，这在 GC-MS 分析的差异代谢物基础之上，为出生缺陷的发病机制的认识提供了更为全面的科学依据。另外发现 NTDs 胎儿孕母与正常孕母血清中金属（微量）元素组的差异，这些差异与铅（Pb）、汞（Hg）、铬（Cr）等有毒重金属及微量元素钴（Co）在 NTDs 胎儿孕母体内的代谢异常密切相关。

还有学者采用聚合酶链式反应-变性高效液相色谱法（polymerase chain reaction-denaturing high performance liquidchromatography，PCR-DHPLC）在唐氏综合征筛查方面进行了探索。

本章小结

色谱分离技术是一种利用不同物质在由固定相和流动相构成的体系中具有不同的分配系数，当两相做相对运动时，这些物质随流动相一起运动，并在两相间进行反复多次的分配，从而使各物质达到分离。色谱仪是进行色谱分析的装置，具有功能多、灵敏度高，速度快、重现性好、自动化程度高的特点，广泛应用于临床实验室。色谱仪主要分为气相色谱仪和高效液相色谱仪两种。

气相色谱仪利用试样中各组分在气相和固定相间的分配系数不同，当汽化后的试样被载气（流动相）带入色谱柱中运行时，组分就在两相间进行反复多次分配，由于固定相对各组分的吸附或溶解能力不同，因此各组分在色谱柱中差速迁移而被分离，按顺序离开色谱柱进入检测器，产生的电信号经放大后，在记录器上描绘出各组分的色谱峰。气相色谱仪由气路系统、进样系统、分离系统、温控系统、检测系统和数据处理及显示系统组成。气相色谱仪常用的检测器有氢火焰离子化检测器、电子捕获检测器、火焰光度检测器等。

高效液相色谱仪由高压输液系统、进样系统、色谱分离系统、检测系统和数据处理及显示系统组成。HPLC 常用的分离方法是分配色谱法和吸附色谱法。高效液相色谱仪常用的检测器有紫外检测器、荧光检测器和电化学检测器等。高效液相色谱法具有高压、高速、高效、高灵敏度和适应范围宽等特点，因而被广泛应用。

糖化血红蛋白分析仪采用离子交换-高效液相色谱法测定糖化血红蛋白。仪器使用阳离子交换柱进行糖化血红蛋白各亚组分的百分比测定。当一定量的全血样品经进样装置被溶血、稀释后，由高压泵注入离子交换柱，其中的 HbA1c、HbF、HbA1 被有效、精确地分离测定。离子交换-高效液相色谱法是测定 HbA1c 的“金标准”方法，HbA1c 作为糖尿病筛选、诊断、血糖控制、疗效考核的有效检测指标，在临床中得到广泛应用。

思考题

1. 简述色谱法的工作原理。
2. 常用的色谱仪器有哪两大类？各自有何特点？
3. 气相色谱仪常用的检测器有哪些？可以分别检测什么样的样品？
4. 高效液相色谱仪的基本结构是什么？
5. 高效液相色谱仪常用的检测器有哪些？
6. 简述对高效液相色谱仪进样系统的主要要求和实现方式。
7. 色谱仪检测器的主要性能指标有哪些？各有什么意义？
8. 简述糖化血红蛋白分析仪的检测原理。

（宫心鹏）

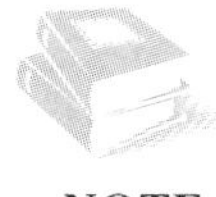

第十二章　生物质谱仪

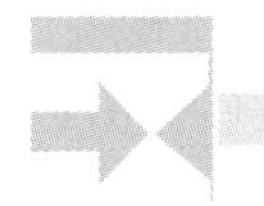

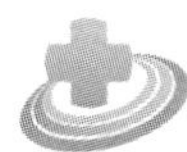

学习目标

1. 掌握：质谱仪的工作原理；质谱仪的主要结构；质谱仪的主要性能指标。

2. 熟悉：质谱仪中离子源和质量分析器主要类型和各自的特点；MALDI-TOF-MS 的组成和临床应用。

3. 了解：质谱联用仪的技术特点及在生物医学领域中的应用。

质谱(mass spectrum，MS)是样品分子或原子在外部能量作用下电离或电离后进一步分解而生成碎片离子，且这些离子在质量分析器(通常是电场或磁场)作用下按照带电粒子的质量对所带电荷之比值的不同而分离排列的图谱。在质谱基础上可进行各种有机物、无机物的定性、定量分析及结构分析。以离子的质荷比(m/z)为序排列的图谱称为质谱或质谱图。将分析物形成离子后按质荷比分开进行成分和结构分析的方法称为质谱法(mass spectrometry，MS)，或称为质谱技术，通常简称为质谱。

1886 年 Goldstein 用磁场偏转法测量带电粒子的质量，奠定了质谱分析的基础；1910 年 Thomson 研制出世界上第一台质谱仪；1919 年 Aston 借鉴了光学理论，研制出聚焦性能较高的质谱仪，证实了放射性同位素的存在；1934 年诞生的双聚焦质谱仪使质谱技术进入了实际应用领域；之后至 1940 年，无机质谱发展迅速；1940 年至 1970 年，随着分析技术的不断革新、联用技术的逐渐成熟，开拓了有机质谱分析的新领域；20 世纪 80 年代，随着技术的不断发展、研究领域的迅速拓宽，质谱法开始分析研究极性大、热不稳定的多肽和小蛋白质等；1988 年诞生的电喷雾电离质谱(electrospray ionization mass spectrometry，ESI-MS)和基质辅助激光解析电离飞行时间质谱(matrix-asisted laser desorption ionization time of flight mass spectrometry，MALDI-TOF-MS)开创了质谱分析研究生物大分子的新领域；2002 年 Penn 和田中耕一因发明了生物大分子的质谱分析法而获得了诺贝尔化学奖。随着科技的发展，高性能的商品化质谱仪不断推出，如离子探针质谱仪、三重四极串联质谱仪、四极杆飞行时间串联质谱仪、磁场四极杆串联质谱仪、磁场飞行时间串联质谱仪、离子回旋共振-傅里叶变换质谱仪等。质谱法及其各种联用技术在生命科学研究和临床疾病诊断中开创了新的应用领域，形成了独特的生物质谱技术，在蛋白组学和基因组学的研究、微生物鉴定及治疗药物检测等方面的应用越来越深入广泛。

第一节　质　谱　仪

实现质谱技术的仪器称为质谱仪(mass spectrograph)。下面简要介绍质谱仪的工作原理、结构、分类及主要性能指标。

一、质谱仪的工作原理

质谱分析是一种测量离子荷质比(电荷-质量比)的分析方法，其基本原理是使试样中各组分在离子源中发生电离，生成不同荷质比的带正电荷的离子，经加速电场的作用，形成离子束，进入质量分析器。在质量分析器中，利用电场和磁场将它们分别聚焦而得到质谱图，从而确定其质量。

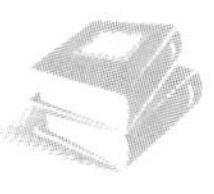

NOTE

样品通过导入系统进入离子源，在极高的真空状态下，通过电离、加热和激光等方式使样品分子汽化并电离成正离子束，经加速和聚焦导入质量分析器中，利用离子在电场、磁场中运动的性质，由质量分析器分离后按离子质荷比的大小顺序依次进入检测器，产生的响应信号经放大、记录得到质谱图（图12-1）。质谱图纵坐标一般为离子相对强度，即以离子强度最大的峰定为基峰，并规定其相对强度为100%，其他的峰则以此为标准，得到各个峰的相对强度百分数，又称相对丰度或相对离子强度；横坐标为质荷比（m/z）。也可以根据使用者的需要，按质荷比（m/z）-相对强度或离子强度列表，得到质谱表。

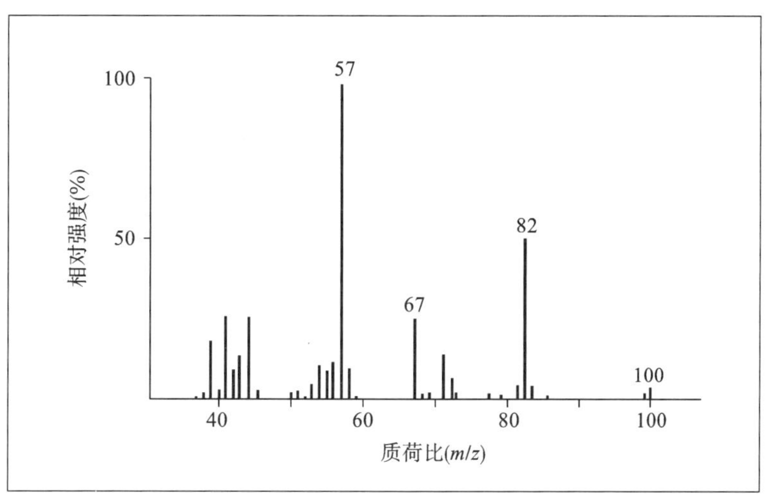

图 12-1　质谱图

质谱法用于物质的定性分析，包括对已知物质的结构鉴定和未知物的结构推导等。一张质谱图包含了丰富的物质结构信息，通过对质谱图的解析，可用来确定物质的相对分子质量、分子式和分子结构等。质谱法与色谱法或其他分析技术联用时，可用于混合物的含量测定。在用质谱法进行定量分析时，需要满足以下条件：①样品中每一种组分至少有一个特征质谱峰，它不受其他组分的影响；②每种组分对相同质荷比的碎片离子峰峰高的贡献具有线性加和性；③每种组分的特征峰及灵敏度与这个组分的纯品所得结果相同。在满足上述条件的基础上，才可以合理地计算混合物中各组分的含量。在适当条件下，质谱峰强度与组分的浓度成正比，即

$$I_i = S_i C_i \tag{12-1}$$

式中，I_i为 i 组分某一特征峰的离子流强度；S_i为 i 组分某一特征峰的浓度灵敏度，即单位浓度所产生的离子流强度；C_i为 i 组分的浓度。

灵敏度与仪器的操作条件，如离子化电流、磁场强度及温度等有密切关系。所以定量分析样品的操作条件，一定要与测定 S_i的操作条件保持一致。

若用峰高 h_i代替 I_i，则

$$h_i = A_i S_i C_i \tag{12-2}$$

式中，A_i为 i 组分某一特征峰的相对丰度。

二、质谱仪的基本结构

质谱仪主要由样品导入系统、离子源、加速器、质量分析器、离子检测器、真空系统和数据收集与处理系统。其中离子源和质量分析器是其核心部件。质谱仪基本结构见图 12-2。

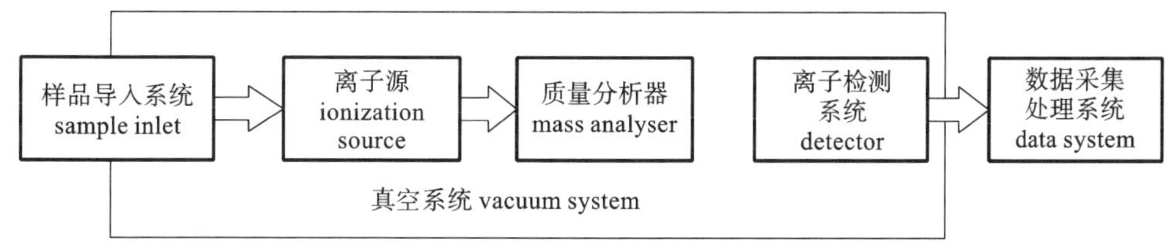

图 12-2　质谱仪基本结构示意图

待测样品通过样品导入系统进入离子源被电离成离子，再通过离子引导系统进入加速器，利用电场

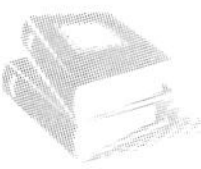

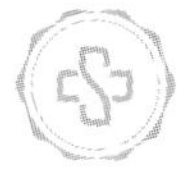

或磁场使不同质荷比的离子在空间上和时间上分离，由质量分析器进行质荷比分析，并聚焦到检测器上而得到质谱图。

（一）真空系统

质谱仪中生成的离子需要在真空中存在、运动并按预定路径到达检测器。在真空状态下，单位体积中气体分子数很少，气体分子之间、气体分子与其他粒子之间的相互碰撞也随之减少。若没有真空环境，样品离子会与周围气体分子碰撞导致飞行路径改变，或碰撞活化后碎裂，无法获得良好的分析结果。离子源、加速器、质量分析器和离子检测器均需在真空系统中工作。

质谱仪中凡是有样品分子和离子存在的区域都必须处于高真空状态。质谱仪通过真空系统来达到一定的真空度。对真空度的要求与仪器类型、仪器部件和工作模式等有关。真空度是指在给定的空间内，压强低于一个标准大气压强（1.0133×10^{5} Pa）的气体状态，通常用气体的压力值来表示。压力值越小，真空度越高。质谱仪中离子源的真空度一般为 $1.3\times10^{-5}\sim1.3\times10^{-4}$ Pa，质量分析器中应达1.3×10^{-6} Pa。

（二）样品导入系统

样品导入系统的作用是高效重复地将样品引入离子源，并且不造成系统真空度的降低。根据分析要求，可从下面四个样品导入方法中选择合适的进样方式。

1. 直接导入　又称直接探针进样。利用一个金属探针将样品送到离子源内，然后快速加热推杆（探针）使样品汽化，并被离子源电离。探针为一根直径为几毫米长的不锈钢杆，其末端有盛放样品的石英毛细管、细金属丝或微小坩埚，内置加热器。直接导入法所需样品量少，一般只需几纳克；可测定的相对分子质量可达 2000 左右；适合于单组分、挥发性低或热稳定性差的液体样品。

2. 储气器导入　主要包括储气器、加热器、接口及真空连接系统。通过可拆卸式样品管将少量样品引入样品储气器中，样品被加热汽化，通过分子漏孔，以分子流形式渗入高真空的离子源中。该法可在较长时间给离子源提供较稳定的样品源，常用于仪器质量标定用标准样品的进样。

3. 色谱联用导入　又称间接导入法。将色谱柱已分离的组分，经接口（interface）装置引入离子源进行质谱分析。接口的作用是除去色谱流出的大量流动相，并将待测组分导入高真空的质谱仪中。该方法适合于多组分复杂混合物的分析。

色谱法是公认的快速、高效分离的技术，气相色谱和高效液相色谱与质谱联用可进一步拓展质谱仪的应用范围。液相色谱与质谱联用的接口，一般采用传动带式、喷射式、薄膜式和导入式四种模式实现二者的连接。喷射式导入法流程见图 12-3。

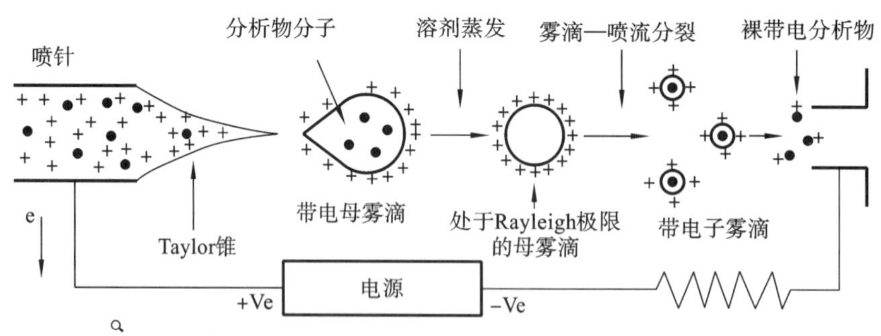

图 12-3　喷射式导入离子源过程示意图

4. 微流控芯片进样　微流控芯片（microfluidic chip）又称微全分析系统或芯片实验室，是新型的、可以在微小尺寸芯片上集成化学和生物等领域所涉及的样品制备、反应、分离、检测等基本操作单元，以微通道形成网络，贯穿整个系统，用以取代常规化学或生物实验室的各种功能的一种技术平台。微流控芯片可以实现小体积样品的电泳分析、拉曼光谱分析等，通过对微流控芯片前端出样口的处理，使出样口大小满足电喷雾要求后，将样品置于高压电场中，完成样品的电喷雾电离，实现了微流控和质谱仪联用。微流控芯片-质谱分析在细胞代谢物、分泌物等的分析中具有良好的前景。

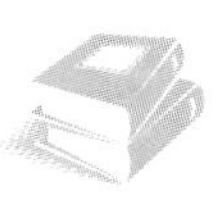
NOTE

（三）离子源

离子源(ion source)又称电离源，其作用是提供能量，使汽化样品中的原子、分子或分子碎片电离成离子，并形成具有一定能量的离子束。离子源作为质谱中产生离子的重要装置，也被称为质谱的“心脏”，它的性能直接反映质谱仪的性能。任何一个离子如果经过进一步电离产生某离子，那么前者称为母离子，后者称为子离子。一般也将除分子离子以外的所有离子泛称为碎片离子。

几种常见的离子源电离方式的基本原理和主要特点如下：

1. 电子轰击源(electronic ionization，EI) EI是开发最早、应用最广泛的一种电离源，也是有机质谱离子源中唯一的硬电离源。EI的基本原理是利用高能电子与中性气态分子发生作用，使后者电离，产生带正电荷的分子离子或碎片离子。通过提高电离电压达70 V，使相当多的分子离子发生碎裂产生大量的碎片离子，得到丰富的“指纹”信息，可用于未知化合物的结构推断。由于EI质谱图具有良好的重现性，因而可建立包含数十万种乃至更多有机化合物的标准谱库，从而大大方便了化合物的定性。

EI主要由灯丝(钨丝、涂钍的铱或铼丝)、电离室、电子阱、永久磁铁、离子光学系统和加热器等构成。EI的优点是结构简单、稳定、电离效率高，常用于挥发性样品小分子的检测；碎片离子种类多，可提供较多的分子结构信息；便于与计算机数据库中标准质谱图比较等。但缺点是只适用于易汽化的有机物样品分析，当样品分子稳定性不高时，分子离子峰的强度低，甚至不存在。

2. 化学电离源(chemical ionization，CI) 与EI的结构相似，都要产生高能量的高速电子束。某些化合物稳定性差，用EI不易得到分子离子，难以进行结构分析，因此CI在EI基础上加入一种反应气体，气体首先被电子轰击电离成气体离子，再与样品分子反应使样品离子化。常用的反应气体有甲烷、异丁烷、氨等。

CI属于软电离技术，具有谱图简单、灵敏度高等特点，广泛应用于有机质谱分析。CI的分子离子峰强度高，便于推算相对分子质量；GC-MS时，载气不必除去，可作为反应气体；反映异构体的差别较EI谱好。缺点是碎片离子峰少，强度低，可提供的结构信息少，质谱图不标准，不能进行库检索。

3. 场电离源(field ionization，FI) 样品蒸汽邻近或接触带高正电位的金属针时，在很强的电位梯度下被电离。场电离源的优点是电离速度快，适合于GC-MS。缺点是灵敏度低，因而应用逐渐减少。

4. 场解吸源(field desorption ionization，FD) 样品被沉积在电极上，在电场作用下，样品不经汽化而直接电离得到准分子离子。FD适用于难汽化的、对热不稳定的样品，如肽类、低聚糖、天然抗生素、有机金属络合物等。FD的准分子离子峰比FI的强，碎片离子也很少，结构信息也相应较少。

5. 快原子轰击源(fast atomic bombardment，FAB) 将样品调匀于含有基质(如甘油、硫代甘油、三乙醇胺等)的靶载体上，靶材料多为铜材质，被高能快原子流(Ar或Xe)轰击产生样品离子。快原子轰击源的优点是适用于相对分子质量大(可达7 kDa)、难汽化、热稳定性差的样品分析，有较强的准分子离子峰，碎片少；离子化速度快；分辨率高。其缺点是灵敏度较低，特别是样品相对分子质量较大时灵敏度下降严重；碎片少，结构信息就少；样品必须能溶解于基质，但基质多峰，干扰结果分析；非极性物质难以离子化。

6. 电喷雾电离源(electrospray ionization，ESI) ESI于20世纪90年代得到普及和发展，如今已成为最重要的“软”电离技术。其特殊意义在于不仅能用于小分子分析，还可以在生物大分子领域得到广泛应用。溶解在溶剂中的样品通过喷嘴喷出，在大气压下，在喷口高电压作用下被喷嘴外层大流量的喷射气体(如N_2)分散形成带电荷的液滴，最后变成蒸汽，使样品离子化，致使分析物带单电荷或多电荷。电喷雾电离的优点是由于没有施加直接的外界能量，保证了分子结构的完整性，更有利于分析生物大分子物质；而小分子通常能得到带单电荷的准分子离子，大分子则得到多种多电荷离子，通过计算平均值得到更准确的分子质量，达70 kDa。缺点是样品需先汽化；不能分析混合物及未经纯化的样品。毛细管电喷雾电离源工作原理见图12-4。

7. 大气压化学电离源(atmospheric pressure chemical ionization，APCI) APCI是一种在大气压下实现的CI，能使非离子态的化合物有效电离，因而更适合分析中低极性、挥发性的物质。其主要特点是在ESI后增加一个放电电极，使溶剂分子也被电离，通过气体离子-样品分子反应使样品化学电离。

NOTE

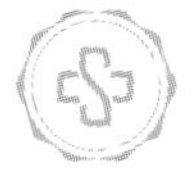

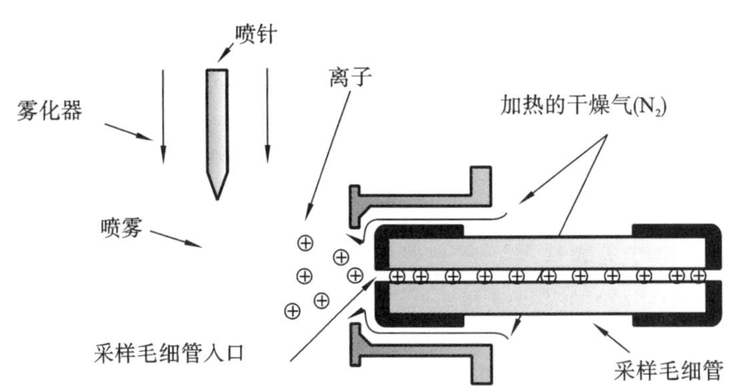

图 12-4　毛细管电喷雾电离源工作原理示意图

APCI 是 ESI 的补充，主要产生单电荷离子，特别适合分析中等极性的小分子化合物。很少有碎片离子，这主要是因为无论从离子间静电排斥力还是碰撞概率来看，两个及更多试剂离子在短时间内都难以与同一目标分子发生离子/分子反应。因此，APCI 更适合分子质量小于 2000 Da 的化合物。由于离子源内试剂气体的浓度很高，样品分子能与之有效碰撞，因此 APCI 的电离效率非常高，在较短时间内即可达到热平衡。

8. 大气压光电离源(atmospheric pressure photoionization，APPI)　20 世纪末出现的 API 家族新成员，由于独特的原理及应用优势，日渐成为研究热点，那些通过 ESI、APCI 不易电离的弱、非极性有机物，受光子激发后可能发生电离，APPI 正是利用了这一性质，在 APCI 基础上，以紫外光源代替放电针。在低流速(100～200 μL/min)下，光源发射的光子与目标分子相互作用导致光电离。

9. 基质辅助激光解吸电离源(matrix-assisted laser desorption ionization，MALDI)　将样品溶液与基质混匀，干燥成为晶体或半晶体，在激光(如 337 nm 紫外氮激光)照射下，基质吸收能量后瞬间由固态转化为气态，将质子转移给样品分子使其离子化。常用的基质如 α-氰基-4-羟基肉桂酸(α-CHC)、3，5-二甲氧基-4-羟基肉桂酸(SA)、龙胆酸(DHB)等，分别适用于多肽、蛋白质、聚合物的电离。其优点是可使一些难电离的样品电离，特别是一些生物大分子物质。MALDI 产生的离子特别适合用飞行时间质谱来检测，以准确高效地分析生物大分子。缺点是分辨率较低，激光解析离子化时有可能使样品光降解，不能分析多肽修饰。

10. 电喷雾解吸电离源(desorption electrospray ionization，DESI)　DESI 前期同 ESI，但是将样品放置在聚四氟乙烯的固相表面上，ESI 生成的呈喷雾状的带电小液滴被喷射到样品表面，液滴中含有的溶剂立即对待测物进行萃取，溶解后，液滴从表面反弹形成更加细小的液滴，导致溶剂快速蒸发，而电荷残留在待测物分子中，使其气相离子化。电喷雾与以上各种方式有明显区别，无须进行样品预处理，常压下在相对开放的空间内能对固体表面的痕量物质进行快速质谱分析，是原位、实时、在线、非破坏、高通量、低耗损、无污染的质谱学方法。电喷雾解吸电离源工作原理示意见图 12-5。

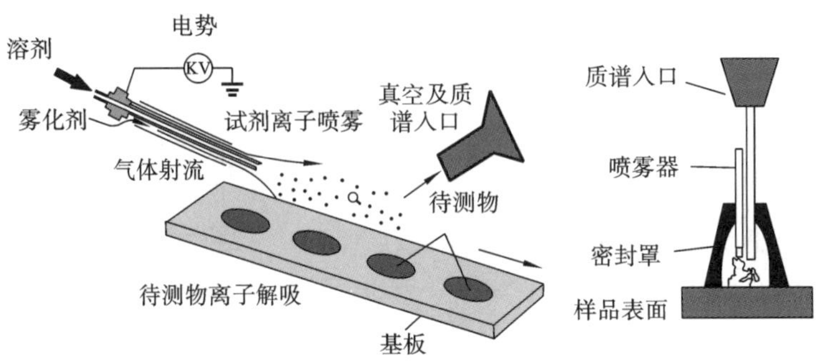

图 12-5　电喷雾解吸电离源工作原理示意图

随着质谱技术的发展，离子源的种类也越来越多，而且新的电离技术层出不穷，多技术融合发展，更进一步拓展了质谱技术的应用，表 12-1 列举了近年来应用的新型离子源技术。需要指出的是，一般情

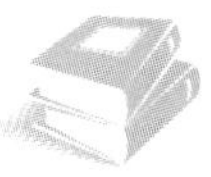

NOTE

况下，能够给样品较大能量的电离称为硬电离。而给样品较小能量的电离称为软电离。软电离适用于易破碎或易裂解、易电离的样品，更容易得到准离子峰；而硬电离一般只能得到碎片离子。

表 12-1 几种新型离子源技术的比较

序号	离子源技术名称	名称缩写	适用样品状态	技术出现时间
1	电喷雾解吸电离	DESI	S,L	2004 年
2	基质辅助激光解吸电离	MALDI	S,L	2004 年
3	表面解吸常压化学电离	DAPCI	S,L	2004 年
4	熔滴电喷雾萃取电离	FDESI	L	2005 年
5	电喷雾辅助激光解吸电离	ELDI	S,L	2005 年
6	基质辅助激光解吸电喷雾	MALDESI	S,L	2006 年
7	常压热解吸电离	APTDI	S,L	2006 年
8	常压萃取化学电离	EACPI	L,G	2008 年
9	常压激光解吸电离	APLDI	S	2009 年
10	空气动力辅助电离	AFAI	S	2011 年
11	内部电喷雾萃取电离	IEESI	S,C	2013 年

注：S 为固体；L 为液体；G 为气体；C 为胶体。

（四）加速器

样品在离子源真空环境中产生的各种正离子，在加速器的高频电场中加速、增加能量后，因其轨迹半径不同而被初步分开。加速器包括回旋加速器和直线加速器两种。

（五）质量分析器

质量分析器（mass analyzer）是利用静态和动态的磁场或电场，使传输自离子源的离子流按质荷比大小实现时间和空间分离的器件。质量分析器是质谱仪的核心部件之一，很多情况下，质量分析器的分类即为质谱仪的分类。常见的质量分析器的基本原理和主要特点介绍如下。

1. 单聚焦质量分析器（single focusing mass analyzer） 最早的离子质量分析器。离子进入分析器后，在一个扇形磁场作用下沿着不同的曲率半径轨道运行而被分离，进行速度（或能量）聚焦。单聚焦分析器结构简单，操作方便，但由于只进行速度（或能量）聚焦，分辨率很低。一般将单聚焦分析器称为磁分析器。

2. 双聚焦质量分析器（double focusing mass analyzer） 离子先后通过一个静电分析器和一个磁分析器，前者使质量相同而速度不同的离子做分离聚焦，符合一定偏转大小即速度相同的离子才能通过狭缝进入后者，再按质荷比大小方向进行聚焦。双聚焦分析器的优点是同时做分离聚焦和方向聚焦，分辨率较高，能准确测定相对分子质量。缺点是扫描速度慢，操作调整较复杂，灵敏度低，造价昂贵。

3. 飞行时间质量分析器（time of flight mass analyzer，TOF） 其设计思想是离子源中形成的离子在加速度电压作用下获得相同的初始动能，进入一个 1～2 m 长的无电磁场的真空管（或称飞行管）中飞行直至到达检测器；由于离子的质量不同，飞行的速度就不同，导致到达检测器的飞行时间也不同。质荷比最小的离子最先到达检测器，最大的离子最后到达，从而产生质谱图，利用离子到达检测器的时间不同可实现不同质荷比离子的分离。其原理见图 12-6。

如果飞行时间足够长，理论上离子的质量检测没有上限，故 TOF 的可用质量范围宽；引入几个关键技术，如时间延迟技术、离子反射器和垂直离子引入技术，大大提高了 TOF 的分辨率；其扫描速度快；灵敏度高；仪器结构简单，操作方便；是目前最有发展前景的质谱技术。

4. 四极杆质量分析器（quadrupole mass analyzer，QMA） 由两组对称、四根相互平行并均匀安置的杆状电极构成。离子流进入后，在交变电场作用下产生振荡，在一定的电场强度和频率下，只有自身运

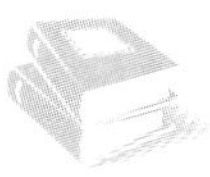
NOTE

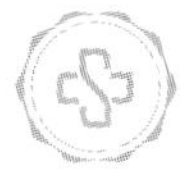

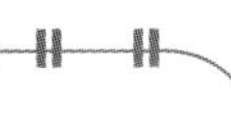

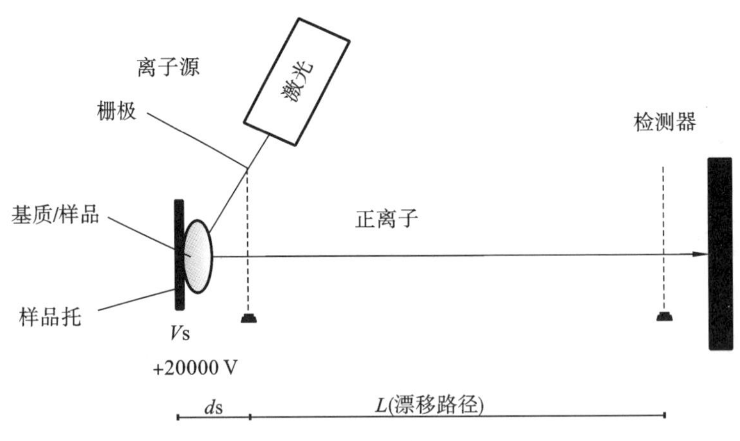

图 12-6　飞行时间质量分析器的原理

动频率与外加电场频率相符的离子有稳定的运动轨迹，能通过四极杆电极到达检测器，其他离子则由于振幅大而撞到极杆上湮灭，由此实现不同质荷比离子的分离检测。四极杆质量分析器结构见图 12-7。

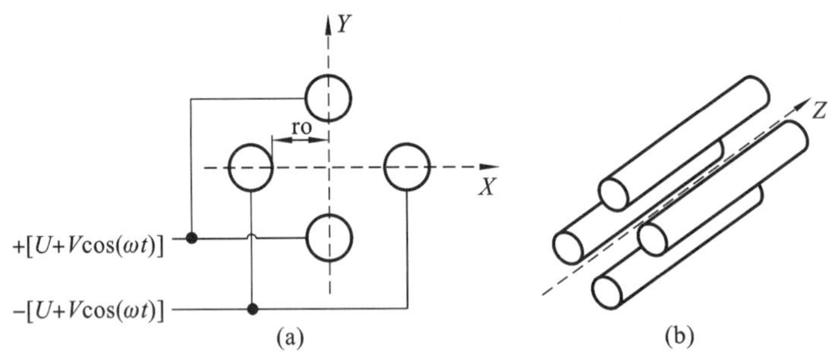

图 12-7　四极杆质量分析器结构示意图

5. 离子阱质量分析器（ion trap mass analyzer）　由一个环形电极和上下两个呈双曲面形的端盖电极围成的一个离子捕集室（又称为"阱"）。当环形电极施加射频电压，两个端盖电极接地时，就会形成一个电势阱，使离子能够长时间囚禁于阱内，通过调整扫描参数，使离子运动的频率增加，当和外加频率共振时，离子从外场吸收能量、轨迹变大，抛出阱外而被检测。

离子阱质量分析器的优点是结构简单、价格低廉、灵敏度高、质量范围大、对真空度要求低及适合多级质谱分析等。

6. 傅里叶变换离子回旋共振质量分析器（Fourier transform ion cyclotron resonance analyzer，FTICR）　根据磁场中离子回旋频率来测量离子质荷比。它是由一个六面体组成的阱室，首先由线性调频脉冲来激发离子，离子在磁场中三对相互垂直的平行板电极作用下做回旋运动，螺旋运动的频率与相应质量的离子数目成正比，因而得到质谱图。此分析器性能十分稳定可靠，可以和任何离子源相连，同时非常适合多级质谱分析。但是其碰撞能量低，产生的碎片不完全，需要超导磁场，因此价格昂贵。

（六）离子检测器

离子检测器能够将入射的离子转变为与离子丰度成正比的有效信号，通常情况下是基于离子的电量、质量或速度实现检测的。常见的检测器包括法拉第筒、电子倍增管、光电倍增管和电荷耦合器件等。下面介绍常用的检测器。

1. 电子倍增管　最常用的检测器。由质量分析器出来的离子，具有一定的能量，打到电子倍增管的第一阴极产生电子，电子再依次撞击电子倍增管的倍增极，电子数目呈几何倍数放大，最后在阳极上可以检测到放大后的电流。其特点是快速、灵敏、稳定。

2. 光电倍增管　离子发射撞击荧光屏，荧光屏发射的光电子由电子放大器检测。电子放大器密封在容器中，光电子可穿透密封玻璃，避免表面污染。

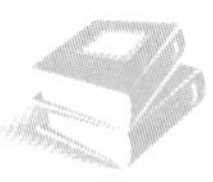
NOTE

3. 电荷耦合器件　利用离子在感光板上的感光来观察质量谱线的位置和强度。在光谱学中广泛使用的半导体图像传感器在质谱仪中的应用日益增多，能检测出用一般电检测法难以检测到的极小量的样品和寿命短的离子。

此外，离子阱质量分析器、傅里叶变换离子回旋共振质量分析器本身也是检测器。

随着生物和纳米技术的发展，许多大的颗粒物质，如蛋白质复合物、病毒、细菌和细胞等成为质谱分析的对象。为满足这些大分子复合物的检测，许多新型的离子检测技术也得以发展。如基于对离子诱导电流检测的电荷检测器；基于对离子释放的热能进行检测的能量检测器，已被成功用于免疫球蛋白、病毒外壳以及聚合物的检测。

（七）数据收集与处理系统

质谱仪中数据收集与处理系统的功能是运用计算机工作站软件控制样品的测定程序、采集数据与计算结果、分析与判断结果、显示与输出质谱图、数据存储和查询等功能。质谱仪中数据收集与处理系统主要分为三个模块：控制模块、系统硬件实时参数显示模块和数据实时采集显示模块。

三、质谱仪的分类

质谱仪种类较多，通常按其使用的质量分析器类型分为磁质谱仪（单聚焦和双聚焦质谱仪）、四极杆质谱仪（Q-MS）、离子阱质谱仪（IT-MS）、飞行时间质谱仪（TOF-MS）和傅里叶变换质谱仪（FT-MS）等。从应用角度质谱仪可以分为有机质谱仪、无机质谱仪和同位素质谱仪等。有机质谱仪多与色谱联用，如气相色谱-质谱联用仪器、液相色谱-质谱联用仪器；无机质谱仪包括火花源双聚焦质谱仪、电感耦合等离子体质谱仪（ICP-MS）、串联质谱仪等。

四、质谱仪的主要性能指标

衡量一台质谱仪性能的指标主要有灵敏度、分辨率、质量稳定性、质量范围、质量精度等。但是由于质谱仪种类繁多，有些性能指标还应当结合仪器的功能来衡量，如质谱仪的进样方式、电离方式等，质量分析器的功能、软件处理功能等也是衡量质谱仪的指标。

（一）灵敏度

灵敏度（sensitivity，S）是一台质谱仪的电离效率、离子传输效率及检测效率的综合体现，主要反映仪器对样品在量的方面的检测能力。灵敏度可用不同的方式来描述，如绝对灵敏度、相对灵敏度、分析灵敏度。绝对灵敏度表示仪器可以检测到的最小样品量（即指产生具有一定信噪比（S/N）的分子离子峰所需的样品量）；相对灵敏度是指质谱仪可以同时检测的组分高含量与低含量之比；分析灵敏度表示输入仪器的样品量与仪器响应的信号间的比值。

常用绝对灵敏度表示质谱仪的灵敏度。其中，S/N 等于检测信号与背景噪声的比值，一般情况下，要求信噪比大于 10∶1。

（二）分辨率

分辨率（resolution，R）指质谱仪分开相邻两个质谱峰的能力，是质谱仪对不同质量离子和对相同质量离子聚焦能力的综合表征。

$$R=\frac{m_1}{m_2-m_1}=\frac{m_1}{\Delta m} \tag{12-3}$$

①当质量接近的 m_1 及 m_2（$m_1>m_2$）两个相邻离子峰之间的峰谷高 h 刚刚为两个峰平均峰高 H 的10%时，可认为两峰已经分开，则该质谱仪的分辨率 R 通过式(12-3)计算；②质量为 m 的质谱单峰其峰高 50%处的峰宽即半峰宽为 Δm，则分辨率 R 的计算公式为式(12-4)。

$$R=\frac{m}{\Delta m} \tag{12-4}$$

分辨率是衡量质谱仪性能的重要指标，由离子源的性质、离子通道的半径、狭缝宽度与质量分析器的类型等因素决定。质谱仪的分辨本领几乎决定了仪器的性能和价格，分辨率在 500 左右的质谱仪可以满足一般有机分析的需要，仪器价格相对较低；若要进行同位素质量及有机分子质量的准确测定，则

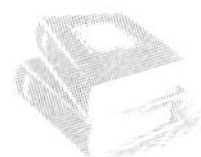
NOTE

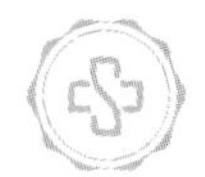

需使用分辨率在 5000 以上的高分辨率质谱仪。但这类质谱仪的价格是低分辨率质谱仪的数倍。

（三）质量范围

质量范围(mass range)是指质谱仪可检测到的离子最低质荷比到最高质荷比的范围，是质谱仪非常重要的参数，它决定了可测量样品的相对分子质量。质量分析器是决定质谱仪质量范围大小的关键，使用时要根据分析对象来选择。对于 GC-MS 来说，分析挥发性有机物，其相对分子质量一般不超过 500，最常见的是 300 以下。因此，GC-MS 质量范围达到 800 就足够了。有机质谱仪一般可达几千质量单位，而生物质谱仪可测量几万到几十万质量单位的生物大分子样品。如四极杆分析器的质量范围上限一般为几千，而飞行时间质量分析器可达几十万。由于质量分离的原理不同，不同的分析器有不同的质量范围。随着仪器制造技术的不断发展，质谱仪的质量上限也在不断突破，新的电离方法，如电喷雾电离技术、基质辅助激光解吸电离技术、快原子轰击电离技术等手段能够将大分子有效离子化，也使得质谱仪检测的质量范围不断扩大。

（四）质量稳定性

质量稳定性主要是指仪器在工作时质量稳定的情况，通常用一定时间内质量漂移的幅度来表示。如某仪器的质量稳定性为 0.2 u/12 h，意思是该仪器在 12 h 之内，质量漂移不超过 0.2 u。

（五）质量精度

质量精度是指质量测定的精确程度。通常用相对百分比表示。例如，某化合物的质量为 137.2456 u，用某一质谱仪多次测定该化合物，测得的质量与该化合物理论质量之差在 0.01 u 之内，则该仪器的质量精度为百万分之五(即 5×10^{-6})。质量精度只是高分辨率质谱仪的一项重要指标，而对于低分辨质谱仪没有太大意义。

（六）影响分析性能的常见因素

大部分质谱仪的性能由仪器本身决定，不同类型质量分析器的质谱仪，其质量分辨率和质量范围已由仪器质量分析器决定。质谱仪的灵敏度是影响质谱仪分析性能的常见因素。

仪器灵敏度通常可以从三个方面来提高：①优化质谱条件，根据检测对象的性质选择合适的分析方法；②仪器自身；③有效的样品前处理。对于离子阱质谱仪而言，灵敏度的提高，就是要使目标离子在阱中的浓度达到最大，从而获得更高的检测信号。比如，对于 ESI 离子化模式，根据 ESI 的离子蒸发和电荷残留理论，分子间存在竞争抑制，这种竞争抑制作用主要与分子的表面活性有关。

另外，ESI 的雾化效果与很多因素有关，如溶液的表面张力、介电常数、电导率、流速等。流速的控制是最容易的，在低流速下雾化，易于达到库仑分裂条件，产生气相离子，提高信号的强度。ESI 是将离子从液相转移到气相的过程，所以使待测成分在溶液中尽可能多地成为离子状态，可以提高仪器检测的灵敏度；对于可以接受质子的待测物质，可以用极性溶剂并加入少量甲酸或乙酸使其酸性化，使用负离子模式测定；缓冲盐也在一定程度上影响检测信号的高低，可以大大降低仪器背景噪声，从而提高灵敏度。

第二节　质谱联用仪

随着科学技术的不断发展和分析领域对复杂样品快速定性定量的需求，质谱与其他分离手段的联用技术应运而生。虽然现代仪器分析方法种类繁多，但每一种技术都存在自身的不足。如色谱技术具有优良的分离效能，但定性能力有限；质谱和光谱技术能提供与结构相关的丰富信息，却难以完成对复杂混合物的分离。质谱联用技术可弥补单一分析技术的缺陷，优势互补，使其兼具有分离和鉴定作用，可同时对复杂样品进行定性和定量分析，扩大了分析范围。目前，常见的质谱联用技术主要有气相色谱-质谱联用技术、液相色谱-质谱联用技术、毛细管电泳-质谱联用技术和串联质谱技术等。技术的联用不仅具有卓越的定性鉴定性能，而且结合其他技术的优点，将优越分离性能完美融合，可以将复杂混合

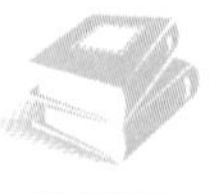

NOTE

物中的各种组分分离，使分离和鉴定同时进行。质谱联用技术广泛应用于环境检测、食品、药品、生命科学、医学、有机合成等众多领域。

一、气相色谱-质谱联用仪

气相色谱-质谱联用仪(gas chromatography-mass spectrometry，GC-MS)是最早开发的色谱-质谱联用仪器。其系统主要由四部分组成，包括气相色谱部分，接口，质谱部分和计算机控制系统。在气相色谱部分，混合样品在合适的色谱条件下被分离成单个组分，然后逐一进入质谱仪进行鉴定。GC-MS 的组成如图 12-8 所示。

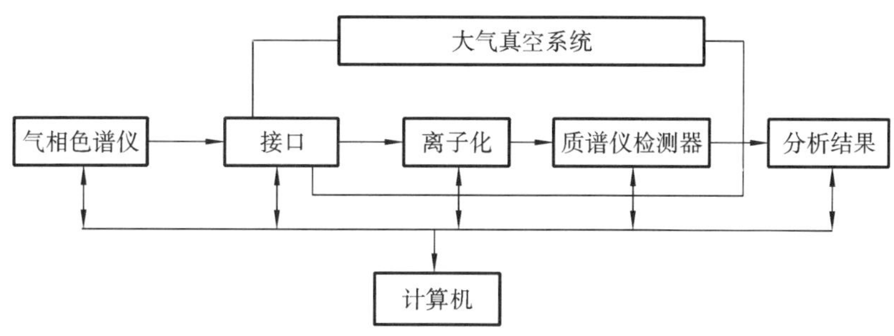

图 12-8 GC-MS 联用仪组成框图

气相色谱仪分离样品中的各组分，其中接口部分起着样品制备和导入的关键作用。接口把气相色谱流出的各组分送入质谱仪进行检测，是气相色谱和质谱之间适配器。在气相色谱仪的出口端压力高于大气压的状态下，可使用直接导入型接口、开口分流型接口和喷射式分离器三种模式将色谱柱流出组分送入质谱仪的离子源。另外一个需要解决的问题是扫描速率，一个完整的色谱峰通常需要 6 个以上的数据点。这样就要求质谱仪有较高的扫描速率，才能在较短的时间内完成多次全质量范围的扫描。而且要求质谱仪能很快地在不同的质量数之间来回切换，以满足选择离子检测的需要。

GC-MS 广泛应用于有机物的分离和鉴定；已应用于遗传代谢性疾病的筛查和诊断，可同时筛查氨基酸、唾液、有机酸、糖代谢异常及脂肪代谢紊乱等 100 余种疾病；还可以用于尿液中类固醇激素的分析等。样本可以是血液、尿液、脑脊液等，其中产前诊断的样本可来自羊水、母亲尿液等。

二、液相色谱-质谱联用仪

液相色谱-质谱联用仪(liquid chromatography-mass spectrometry，LC-MS)的研究始于 20 世纪 70 年代，是分离分析技术领域的一项重大突破。其系统包括高效液相色谱部分、接口装置(同时也是离子源)、质谱部分和计算机系统。LC-MS 适合分析不挥发的化合物、极性化合物、热不稳定化合物、大分子化合物(蛋白质、多肽、多聚物等)。

LC-MS 的技术关键也是接口技术。如电喷雾接口、热喷雾接口、直接液体导入接口、激光解吸离子化和基质辅助激光解吸离子化接口等，并已在商品化液相色谱-质谱联用仪上广泛应用。按照 LC-MS 联用的要求，首先需要解决的是真空度的匹配问题。质谱的工作真空度一般要求在 10^{-5} Pa，其方法主要采用分段、多级抽真空的方法，形成真空梯度来满足接口和质谱正常工作要求。一般采用如下技术去除溶剂并使样品离子化。

1. 移动带技术 在 LC 柱后增加一个移动速度可调的流出物传送带，柱后流出物滴落在传送带上，经红外线加热除去大部分溶剂后进入真空管。这种技术的主要问题在于它的低离子化效率及相应的低灵敏度，在许多场合下，不能满足日益提高的质谱分析要求，移动带上残存的难挥发物无法完全去除干净，容易造成干扰。

2. 热喷雾接口和电喷雾接口 这种技术的接口主要是一个能够与液相色谱在线联机使用的“软”离子化接口，通过设计喷雾探针取代了直接进样杆，流动相经过喷雾探针时被加热到低于流动相沸点 5～10 ℃，体积膨胀后以超声速喷出探针形成的微小液滴、粒子和蒸汽组成的雾状混合物。热喷雾口的主

NOTE

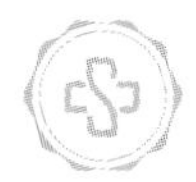

要特点是可以适应较大的液相色谱柱流动相流速。但主要局限于分子质量为 200～1000 Da 的化合物，同时对热稳定性较差的化合物仍有明显的分解作用。

3. 直接液体导入接口 其原理是在真空泵的承载范围内，以细小的液流直接导入质谱。液相色谱的柱后流出物经分流，在负压的驱动下经喷射作用进入脱溶剂装置，形成细小的液滴并在加热作用下脱去溶剂，脱溶剂的同时没有离子产生，其离子化过程出现在离子源内，是被分析物分子和溶剂作用的结果，其碎片是靠 EI 的电子轰击产生的。

4. 快原子轰击接口 用加速的中性原子撞击以甘油（底物）调和后涂在金属表面的有机化合物（靶面）而导致有机化合物电离的方法，称为快原子轰击。分析物经中性原子的撞击获取足够的动能，可以离子或中性分子的形式由靶面溢出，进入气相，产生的离子一般为准分子离子。

5. 激光解吸离子化和基质辅助激光解吸离子化接口 一般情况下，MALDI 的操作是将液体样品加入进样杆中，经加热、抽气使之形成结晶。将进样杆推入接口，在激光的照射和数万伏高电压的作用下，肉桂酸可以将质子传递给样品分子使之离子化，经高电场的“抽取”和“排斥”作用直接进入真空管。通过在飞行管中由于所需飞行时间的差异而得到分离。

6. 粒子束接口 又称为动量分离器。首先流动相及待测物形成气溶胶，脱去溶剂后在动量分离器内产生动量分离，而通过加热的转移管带入质谱中。由于溶剂和各组分的相对分子质量有较大的区别，二者之间会出现动量差，动量较大的待测组分进入动量分离器，动量小的溶剂和喷射气体则被抽气泵抽走。

三、毛细管电泳-质谱联用仪

毛细管电泳-质谱联用仪（capillary electrophoresis-mass spectrometry，CE-MS）是一种能将毛细管电泳分离的流出物以在线方式有效地传入质谱仪，再通过质谱仪进行检测的联用技术。目前，成功应用到 CE-MS 中的离子化技术有连续流动快原子轰击（CFFAB）、离子喷雾、电喷雾、大气压化学电离、基质辅助激光解吸离子化和离子体解吸离子化技术等。

CE 和 MS 均为现成的技术，其接口是关键。常用的 CE-MS 接口：①电喷雾接口；②离子喷雾接口；③大气压化学电离接口；④快速原子轰击接口；⑤声波喷雾离子化接口等。

CE-MS 联用综合了两者的优点，已经成为分析生物大分子的有力工具。目前多用于药物分析、食品营养和安全、临床样本检测和生命科学研究等多方面。应用于临床检测如氨基酸分析、尿血小板源性生长因子分析、血红蛋白分析等方面。另外，基于 CE-MS 的菌种分型及细菌与大分子的相互作用，可快速检测抗黏菌素的革兰阴性菌中的异源性群体和枯草芽孢杆菌磷脂酶促反应产生的磷酸盐等。

四、串联质谱仪

两个或更多的质谱连接在一起，称为串联质谱（MS-MS）。最简单的 MS-MS 由两个质谱串联而成，其中第一个质量分析器（MS_1）将离子预分离或加能量修饰，由第二个质量分析器（MS_2）分析结果。常用的形式有串联（多联）四极杆质谱、四极杆离子阱质谱、四极杆和磁质谱混合式串联质谱等。

串联和多级质谱仪类型多样，既包含了单个质量分析器的结构和功能，又具有整合后的特性。从结构上看，其并非是各种质量分析器的简单串联，需要进行仔细设计。也并非任意类型的分析器都适合组合搭配，其在质谱仪中出现的先后顺序也是有考量的。

从功能上看，串联质谱大大拓展了单级质谱仪的性能，可以提供更多的有关分子离子和碎片离子的结构信息。串联质谱技术在未知化合物的结构解析、复杂混合物中待测化合物的鉴定、碎片裂解途径的阐明以及低浓度生物样品的定量分析方面具有很大优势。采用产物离子扫描可用于多肽和蛋白质碎片的氨基酸序列检测；采用中性丢失扫描可用于寻找具有相同结构特征的药物代谢分子的鉴定；采用选择反应离子检测可消除生物基质对低浓度待测化合物定量分析的干扰等，从而实现对待测物特别是血药浓度的高特异、高灵敏度的分析。

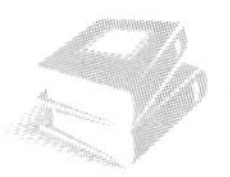
NOTE

第三节　质谱仪的临床应用

最初的质谱仪仅仅用来测定元素或同位素的原子量。随着质谱技术的发展，由于其分析的灵敏度高、样品用量少，分析速度快，分离和鉴定能同时进行等优点，应用范围也不断扩大，特别是在临床诊断、医学研究和生物分子鉴定等领域中发挥着巨大的作用。另外，在化合物的相对分子质量测定、化学式与结构式的确定、痕量分析、同位素丰度的测定和混合物的定量分析等方面也有较广泛的应用。近年来，随着质谱仪在遗传疾病的临床诊断分析以及蛋白质组学分析中广泛深入的发展，为质谱的应用和发展注入了新的活力，形成了独特的生物质谱技术与方法。

生物质谱是指生物样品离子化，以电喷雾电离、基质辅助激光解吸电离和电喷雾解吸电离为代表的质谱。生物质谱在生物标志物检测、微生物鉴定和治疗药物监测等检验医学领域的应用日益广泛。

一、小分子生物标志物检测中的应用

在小分子生物标志物的临床检测方面，质谱分析的项目主要包括氨基酸、脂肪酸、有机酸及其衍生物、单糖类、前列腺素、甲状腺素、胆汁酸、胆固醇和类固醇、生物胺、脂类、碳水化合物、维生素、微量元素的定性定量分析及其微生物的鉴别等。

质谱仪不仅能够检测氨基酸、核苷酸、有机酸、胺类、糖类等极性大的代谢物，而且还能够检测脂肪酸等极性小的代谢物。也就是说，生物体内的三羧酸循环、糖酵解、磷酸戊糖代谢、尿素循环、脂肪酸代谢、多种氨基酸代谢等多条主要代谢路径的相应成分均可检测。

例如，唐氏综合征可以通过质谱分析的方法进行快速诊断。目前对于产前胎儿唐氏综合征筛查策略的研究发展迅速，尤其是加入妊娠早期血清学筛查及通过超声测定胎儿颈部透明层等多种筛查方法的综合策略，在保证较低假阳性率的前提下，使胎儿唐氏综合征的检出率大幅提高。游离雌三醇（UE3）在临床实验室中是常规作为风险评估分析唐氏综合征的较为敏感的组分。最常用的测定方法是各种类型的免疫测定方法，但假阴性率较高。应用串联质谱检测技术仅需少量血浆，5 min 即可得到检测结果，比传统的免疫学方法结果更准确可靠。

二、大分子生物标志物检测中的应用

由于生物大分子如蛋白质、酶、核酸和多糖等具有非挥发性、热不稳定性且相对分子质量大等特性，使传统的电离子轰击、化学离子源等电离技术的应用受到极大限制。20 世纪 80 年代出现的软电离技术，使生物大分子转变成气相离子成为可能，从而开创了质谱分析研究生物大分子的新领域，使质谱更适合于分析生物大分子聚合物，如蛋白质、核酸和糖类。软电离技术大大拓展了质谱的测定范围，改善了测量的灵敏度，并在一定程度上解决了溶剂分子干扰等问题。软电离质谱主要包括电喷雾电离质谱（ESI-MS）、基质辅助激光解吸电离质谱（MALDI-MS）、快离子轰击质谱（FAB-MS）、离子喷雾电离质谱（ISI-MS）、大气压电离质谱（API-MS）等。

（一）质谱与蛋白质组学研究

蛋白质组是指一个基因组或一个细胞、组织所表达的所有蛋白质。蛋白质组学的研究是从整体水平研究细胞或有机体内蛋白质的组成及其活动规律，包括细胞内所有蛋白质的分离、蛋白质表达模式的识别、蛋白质的鉴定、蛋白质的翻译后修饰的分析及蛋白质组数据库的构建等。

1. 蛋白质的鉴定　对于复杂蛋白质的分离、鉴定和定量是蛋白质组学研究的基础。生物质谱鉴定蛋白质的方法主要有三种：肽质量指纹图谱法、串联质谱法和梯形肽片段测序法等。

2. 蛋白质的定量分析　用放射性核素标记蛋白质，再经酶解后用 LC-MS 做定量分析。

3. 蛋白质的翻译后修饰　真核生物蛋白质翻译后修饰类型主要有磷酸化、糖基化等。修饰会增加质量数，如磷酸化后产生的相对分子质量比理论值增加 80，通过解析质谱测得离子质谱图，便可识别蛋

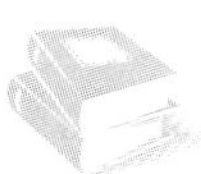

NOTE

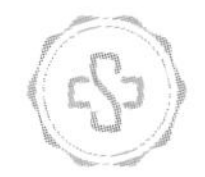

白质翻译后的修饰信息。

4. 蛋白质的相互作用 大部分蛋白质的功能执行是通过蛋白质之间的相互作用而实现的，是功能蛋白质组学的主体。一般通过生物化学的方法纯化蛋白质复合体，然后用质谱鉴定其组分。

（二）质谱与基因组学研究

基因组是指一种生物体具有的所有遗传信息的总和。基因组学的研究包括全基因组测序为目标的结构基因组学和以基因功能鉴定为目标的功能基因组学。生物质谱技术的临床应用能为一些疾病提供新的诊断和治疗方法。

DNA 序列分析是临床分子生物学研究的重要技术，质谱技术在核酸序列分析中也得到了应用。例如在对寡核苷酸的序列分析中，用质谱替代凝胶电泳来分析混合的寡核苷酸片段。还可以通过延迟提取-基质辅助激光解析-质谱（DE-MALDI-MS）法测定样本中的混合碱基 DNA，从而获得高分辨率的 DNA 质谱图。

单核苷酸多态性（single nucleotide polymorphism，SNP）分型的研究，对于区分正常人群和疾病人群、不同种族人群等有着重要意义。传统的测序技术往往需要分析成千上万个样本，工作量非常巨大。利用生物质谱技术的高通量、高准确度、高速度和低成本的特点，分析单核苷酸的相对分子质量，所检测的寡核苷酸片段不需进行特殊修饰，还可以同时分析多个 SNP 片段，因此可以有效提高分析效率，降低检测成本。

三、微生物检测中的应用

快速准确鉴定细菌、真菌、病毒是临床微生物学、食品微生物学以及诊断微生物学领域中的基本要求。然而传统的细菌及真菌的鉴定仍然主要依赖于耗时、费力的微生物培养方法，鉴定通常要数小时至数十小时才能完成。质谱技术的出现在临床微生物实验室掀起了一场原核生物病原体鉴定的革命。

1996 年 Claydon 等首先利用 MALDI-TOF-MS 技术，直接用未经处理的纯培养细菌细胞鉴定了多种革兰阳性菌及革兰阴性菌。随后，应用质谱技术相继鉴定了包括病毒、芽孢、真菌等在内的微生物。依据不同菌株间独特的蛋白质指纹图谱，MALDI-TOF-MS 技术通过软件对这些待测微生物的指纹图谱进行处理，并与数据库中各种已知微生物的标准指纹图谱进行比对，可将微生物鉴定至属或种水平，以及同种内不同的菌株。过去的十年中，技术的进步已基本消除了不同仪器所导致的质谱图变异。另外，优化及标准化的样品处理程序也可使细菌的菌种鉴定在数分钟内完成。随着标准菌株特征蛋白质指纹图谱数据库的持续增加（有的仪器已经超过 2200 种），目前已有的商品化微生物鉴定系统正确鉴定细菌种类的能力大大提高。

解决了质谱仪重复性和准确性两个主要问题后，MALDI-TOF-MS 技术展示了其独特的优势：从挑取单个菌落开始，仅需数分钟就能鉴定出一个未知菌株。与大部分传统鉴定方法不同，纯培养不再是 MALDI-TOF-MS 技术所必需的，省略耗时、费力的细菌分离鉴定步骤，MALDI-TOF-MS 技术可以从混合培养中鉴定出细菌种类。当计算机辅助的质谱分析过程仅需数秒至数分钟时，分析前样本准备过程则成为相对耗时的步骤。尽管不是所有微生物都需要样本提取步骤，但对于细胞壁结构坚韧的微生物，检测前采用专门的提取步骤均能提高质谱图谱的质量。

总之，基于质谱技术的微生物鉴定质谱仪已经成功地进入临床微生物实验室，灵敏、快速、准确、可靠、高通量的质谱分析技术为病原微生物的鉴定开创了一种革命性的方法。细菌耐药性数据库的建立也为质谱分析拓展了方向。

四、恶性肿瘤诊断中的作用

肿瘤标志物是指由肿瘤产生，存在于血液、细胞、组织或体液中，可反映肿瘤存在和生长的一类物质。由于在大多数情况下肿瘤标志物的含量非常低，因此对检测方法的要求较高，而生物质谱是一种快速、高效能、高灵敏度的多组分的分离方法，且具有灵敏度高、选择性强、准确性好等优点，其适用范围远远超过现有的常规检测方法。目前质谱技术已广泛应用在多种肿瘤疾病中生物标志物的寻找和筛选领

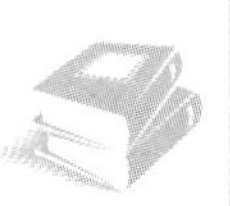
NOTE

域，如乳腺癌、肺癌、肝癌、结直肠癌等，通过质谱技术对不同肿瘤患者体液中的内源性物质进行分析检测，进而获得专属性诊断标志物的分析结果。

例如，采用快速高分辨 LC-MS-MS 技术联用的高通量分析方法，建立适用于肺癌血浆样本的非靶向与靶向代谢组学相结合的研究方法，可筛选出与肺癌诊断密切相关的潜在生物标志物；乳腺癌的发生发展与患者体内雌激素的水平及其代谢异常有关，通过 LC-MS-MS 技术研究乳腺癌患者和正常人体内 16 种雌性激素及其代谢物生物标志物含量的差异，对乳腺癌的早期诊断和治疗具有非常重要的意义；应用 HPLC-MS 技术可以检测肝癌患者血浆中的胆汁酸类生物标志物，对于肝癌的早期诊断和疗效检测尤为重要。

五、治疗药物浓度监测中的应用

HPLC-MS 技术在临床中可以用来进行治疗药物监测。对于一些治疗窗范围较窄的药物如免疫抑制剂、抗癫痫药、抗抑郁药、强心苷等，进行患者血药浓度监测，及时调整药物剂量，以达到最佳治疗效果，避免发生不良反应，实现个体化治疗目的。

相较经典的免疫化学技术和 HPLC 分析，HPLC-MS 技术的定性定量功能更为灵敏、准确、精密、可靠、快速；测量范围更为广泛，几乎可以用于所有临床药物的检测。

质谱及其联用技术已经成为生命科学、遗传工程、临床化学、分子生物学、微生物学等研究及应用中必不可少的工具。

本章小结

质谱仪是将分析物汽化形成离子后按质荷比（m/z）分离而进行定性、定量和结构分析的仪器。其主要由真空系统、进样系统、离子源、加速器、质量分析器、离子检测器及数据收集与处理系统组成，其核心部分是离子源和质量分析器。离子源使汽化样品中的原子、分子电离成碎片离子后进入真空系统。质量分析器将离子源产生的正离子按照质荷比大小进行分离聚焦。不同类型的离子源和不同类型的质量分析器构成了各种类型的质谱仪。

质谱仪的主要性能指标有灵敏度、分辨率、质量范围、质量稳定性和质量精度等。其定义与常见的临床检验仪器性能指标有所不同，需注意区别。

质谱联用技术如 GC-MS、LC-MS、CE-MS 等，是先将混合物分离成纯品组分后再进入质谱仪进行分析，充分发挥色谱、毛细管电泳技术的分离特长和质谱技术的特异性优点，使分离和鉴定同时进行；串联质谱（MS-MS）技术是时间上和空间上两级或两级以上的质量分析器的联合，可以得到有关分子离子和碎片离子的更多结构信息。

生物质谱技术主要对生物样品以 ESI、MALDI 和 DESI 等离子化为代表的质谱分析方法。生物质谱在生物标志物检测、微生物检测和治疗药物浓度监测等检验医学领域的应用日益广泛。

以 DESI 为代表的新一代直接离子化技术，无须进行样品预处理，常压下在相对开放的空间内可以对固体表面上的痕量物质进行快速质谱分析，是实时、在线、高通量、低耗损、无污染的质谱学分析方法，有广阔的应用前景。

微生物质谱分析技术是目前检验医学应用较广的质谱鉴定方法，具有快速、准确、省时的特点，基于质谱技术的微生物鉴定质谱仪已经成功地进入临床微生物实验室，为病原微生物的鉴定开创了一种革命性的方法。快速、准确、可靠的质谱分析技术也取代了传统鉴定方法。细菌耐药性数据库的建立也为质谱分析拓展了方向。

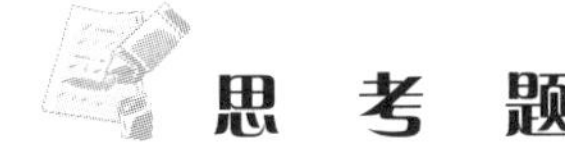

思考题

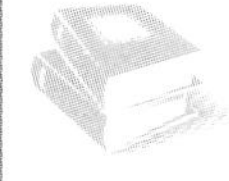

NOTE

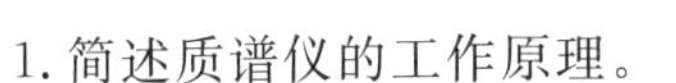

1. 简述质谱仪的工作原理。

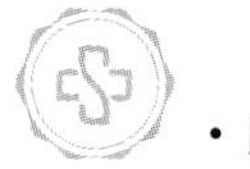

2. 质谱仪主要由哪些部件构成？各部件的作用是什么？
3. 关于质谱仪的离子源，目前主要有哪几种？各有什么特点？
4. 关于质量分析器，主要有哪几种？各有什么特点？
5. 质谱仪的主要性能指标有哪些？
6. 质谱联用技术主要有哪些？各有什么特点？
7. 为什么可以通过质谱技术进行微生物的鉴定？其鉴定原理是什么？
8. MALDI-TOF-MS 的工作原理是什么？它主要应用在哪些方面？

（高社军）

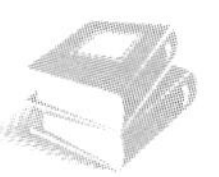
NOTE

第十三章　临床即时检验仪器

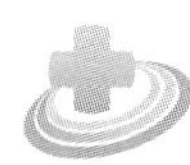

学习目标

1. 掌握：即时检验(POCT)技术的分类和特点；POCT 血糖测定仪的原理。

2. 熟悉：POCT 各技术的基本原理；POCT 血气分析仪和免疫分析仪的工作原理；即时检验的管理与质量控制。

3. 了解：即时检验在临床中的应用；微流控芯片技术相关 POCT 分析仪的基本原理。

即时检验(point of care testing，POCT)是指在患者和被检测对象身边进行的快速检测，是医学检验发展的新领域。POCT 操作简便，利用便携式分析仪器及快速检测试剂得到分析结果，可以由非专业检验师在临床实验室之外的场所实施操作。其应用范围越来越广泛，在医院、社区诊所、乡镇卫生院、重大疫情监控、现场执法、军事与灾难救援、个体健康管理和慢病监测、食品安全、违禁药品筛查等领域发挥着越来越重要的作用。POCT 具有仪器小型便携、操作简单、即时报告等诸多优点，在使用现场无须对样本做特别处理即可快速得到检验结果，有效节约了检验者和被检验者的空间和时间成本。在现代医学诊疗技术快速发展的推动下，POCT 以其高科技、多技术、多样性和灵活性的组合形式，对传统检验方法起着补充和发展的积极作用，使得当代检验医学面貌焕然一新、发展前景广阔。

第一节　即时检验技术的原理

一、POCT 技术的发展

人类最早的 POCT 活动可以追溯到公元 1500 年前。当时的医生发现一种消瘦病患者的尿液可以吸引蚂蚁，由此而认识了糖尿病，这种检测方法被认为是最早的 POCT。20 世纪后期的科技革命推动了 POCT 技术的飞速发展。1957 年 Edmonds 以干化学纸片检测血糖及尿糖用以诊断糖尿病；之后 Ames 公司将干化学试纸片商品化，并在临床中普遍应用。随着干化学分析技术、电化学分析技术、红外分析技术、胶乳实验技术、免疫分析技术、生物传感技术、生物芯片技术以及微流控技术等的相继问世和快速发展，近几十年来 POCT 得到了长足的发展和深入的应用。其从早期的血糖检测、血气分析、妊娠检测，逐渐发展到检测血凝状态、心肌损伤、电解质平衡、感染性疾病及食品安全风险评估、毒品药物检测、应急救灾等，并受到广泛认可。

1995 年临床和实验室标准协会(Clinical and Laboratory Standards Institute，CLSI)正式提出 POCT 概念，起草了统一的实验室检测和校准标准；2007 年美国临床生化科学院(The National Academy of Clinical Biochemistry，NACB)公布的《POCT 循证实践指南》(Evidence-Based Practice for Point-of-care Testing)将 POCT 定义为在接近患者治疗处，由未接受临床实验室学科训练的临床人员或者患者(自我检测)进行的临床检验，是在传统、核心或中心实验室以外进行的一切检验，并对 POCT 的管理提出了具体的建议。2013 年 10 月，我国国家质量监督检验检疫总局和国家标准化管理委员会发布了《即时检测质量和能力的要求》(GB/T 29790—2013)，将 POCT 命名为“即时检测”，并规定了 POCT 的专用要求；2014 年 6 月，中国医学装备协会现场快速检测装备技术专业委员会(CAME-POCT)成立，并发布了《现场快速检测(POCT)院内管理办法建议》草案和《现场快速检测(POCT)专家

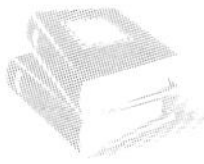

NOTE

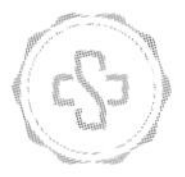

共识》两个文件，就 POCT 的定义、特性、应用领域、发展趋势、存在问题、规范化管理等方面达成了广泛共识。

随着 POCT 技术的不断发展，其检测的范围越来越广泛，仪器的种类也层出不穷，技术原理也越来越丰富。

二、POCT 仪器的分类及特点

POCT 是临床检验发展的新领域，作为一种新型检验手段，具有分析快速、简单等特点，现场分析减少了样品转送流程，缩短了报告时间，实现了个性化的服务，满足了临床对检验项目快速化分析的要求。POCT 还能满足各种不同的场合，可以进行现场的紧急救治，根据结果快速指导临床治疗，弥补了临床实验室场地限制的缺点，成为大型自动化检测的有效补充手段，也因此具有广阔的应用前景。

（一）POCT 仪器的分类

POCT 仪器种类繁多，目前没有统一的分类方法，一般可根据其临床应用、自动化程度、仪器大小和外观、技术特点等，大致分为以下几种类型。

1. 根据 POCT 目前在临床中的主要应用范围分类

（1）优生优育：妊娠/排卵测试条、测试卡。

（2）临床生化检测：干化学生化分析仪；血气分析仪、电解质分析仪；胆固醇芯片；超敏 C 反应蛋白(hs-CRP)检测等。

（3）血液相关疾病检测：干式血细胞分析仪；凝血测定、血红蛋白分析、血沉分析、血栓与止血检测等 POCT 分析仪。

（4）心肌损伤标志物检测：同型半胱氨酸、肌酸激酶同工酶(CK-MB)、肌钙蛋白(cTnI)、肌红蛋白(Mb)等 POCT 分析仪。

（5）感染性疾病监测：干式血细胞分析仪、特种蛋白干式免疫散射分析仪；血清淀粉样蛋白 A(SAA)检测(胶体金试剂盒)等。

（6）肿瘤标志物检测：检测癌胚抗原(CEA)、甲胎蛋白(AFP)等指标的 POCT 分析仪，使用胶体金免疫层析技术。

（7）内分泌疾病检测：血糖检测分析仪；检测尿酸、糖化血红蛋白、尿微量白蛋白、胰岛素、促甲状腺素等的 POCT 分析仪。

2. 根据检测结果和自动化程度分类　根据检测结果可分为定性分析仪和定量分析仪；根据仪器自动化程度可分为手动、半自动和全自动分析仪。

3. 根据仪器大小和外观分类　POCT 分析仪通常结构简单、体积较小，可分为小型手持式、手提式、便携式和小型台式(桌面型)POCT 分析仪等。

4. 根据所用装置特点分类　单一或多联试纸条；卡片式识读装置；生物传感器装置；微制造装置等。

（二）POCT 仪器的特点

开展 POCT 的目的是快速进行分析和治疗干预、使患者的医疗效果最优化、提高医疗效率。POCT 所使用的技术和仪器设备有别于常规实验室检验仪器，必须在以下几个方面满足临床诊疗的需求和国家相关规定。

1. 仪器小型化　便于搬运和携带。POCT 独立的检测系统对检测场地和水电供应要求不高。可以随身、随时进行检测，没有传统检验仪器在时间和空间上的限制，使检验更加方便、及时。

2. 操作简单化　无需复杂的辅助设备和样本预处理步骤，一般 3～4 个步骤可完成整个检测。不受时间、地点、人员限制，即使是非检验人员，只要经培训后，均可熟练操作。

3. 报告即时化　通常在 3～15 min 报告结果，有利于临床医生及时做出医疗决定。

4. 检测质量保障　应对 POCT 仪器、配套试剂和操作人员等建立严格的质量控制体系，并定期校准仪器，以保证分析检测结果准确可靠。

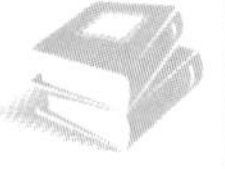

NOTE

5. 产品质量认证 仪器和试剂均应获得国家相关权威机构的质量认证。POCT 仪器的测定结果应与临床实验室常规检验仪器有可比性规律。

6. 合理使用 正确认识 POCT，适度地发挥其最大作用，为临床带来更多的便捷。POCT 是中心实验室的补充，是紧急情况下的应急措施，而不能作为标准的检验结果运用于临床诊断和治疗中。

7. 检测费用应合理 目前 POCT 部分单个测试的成本相对较高，逐步降低检测的成本应该是 POCT 生产厂家的目标。

8. 生物安全 实施 POCT 检测时，应注意对操作者和患者的安全防护，按相关要求规范化处理废弃物，避免环境污染。

三、POCT 的检测技术

POCT 技术的主要特点是干化学分析技术与微型化检测仪器的有机结合。POCT 技术种类较多，发展迅速，具有高效率、低成本、样品和试剂消耗少、易于操作、快速检测等特点。临床中常用的 POCT 技术主要有免疫层析技术、免疫荧光技术、电化学分析技术、干化学技术、生物传感技术、生物芯片技术、微流控技术及红外分光光度技术等。

（一）免疫层析技术

免疫层析技术是近几年全球兴起的一种快速诊断技术。根据标志物的种类不同，免疫层析技术可分为胶体金免疫层析技术、荧光免疫层析技术及量子点免疫层析技术等。其原理大致相同，即将已知抗原或抗体偶联至微球或介质上，待检测的样本通过该介质时若存在相对应的抗体或抗原，则能够与介质上的抗原或抗体吸附并发生特异性反应，被吸附的抗原或抗体经过冲洗和洗脱后，即得到所需的物质，实现分离分析。这类方法实际上是一种具有制备、收集及检测功能的亲和色谱分析技术，通过层析法完成基质中组分的分离，并借助固定在层析带上的特异性抗体捕获目标物，用于定性和定量分析。该技术中的免疫反应一般分为夹心法和竞争法，夹心法又分为双抗原夹心法和双抗体夹心法。

其中胶体金免疫层析技术是单克隆抗体技术、胶体金免疫技术和新材料技术等相结合发展起来的新型体外诊断技术，最先用于人绒毛膜促性腺激素（HCG）和乙肝病毒表面抗原（HBsAg）的测定。首先氯金酸（$HAuCl_4$）在还原剂如白磷、抗坏血酸、枸橼酸钠等的作用下，聚合成为特定大小的金原子颗粒，并由于静电作用成为一种稳定的胶体金。胶体金对蛋白质有很强的吸附能力，进而可制备胶体金标记抗原或抗体。之后将胶体金标记物固化在硝酸纤维素薄膜或醋酸纤维素薄膜，以及其他高分子材料上，得到相应的免疫试纸条（卡）。采用夹心法原理检测时，样品中的抗原或抗体与试纸条上的抗体或抗原生成免疫复合物，并快速渗移，被固相中的胶体金标记物捕捉，在膜上出现有色反应条带，根据规则肉眼识读检测结果。

免疫层析技术主要用于快速定性检测，通常不需要设备，灵敏度高、特异性强、携带方便，广泛应用于疾病的快速诊断、药物残留分析以及毒品检验等领域。

（二）免疫荧光技术

免疫荧光技术是标记免疫技术中发展最早的、目前免疫学检验领域中应用最广泛的技术，具有快速、灵敏度高、特异性强等特点。它的原理是用荧光素对抗原或抗体进行标记，经过免疫反应后，通过测定生成的免疫复合物中荧光素的荧光强度从而实现靶抗原或靶抗体的定性或定量分析。检测时借助荧光分光光度计或荧光显微镜等仪器对反应结果进行定性、定量或定位分析。根据检测方法可将免疫荧光技术分为免疫荧光测定技术和荧光抗体显微镜技术；根据荧光素标记抗体分类可分为直接荧光法和间接荧光法。

免疫荧光技术在 POCT 中发展迅速，应用广泛。目前国内已有免疫荧光分析 POCT 检测仪及相应的诊断试剂盒，可检测心肌肌钙蛋白 I（cTn I）、超敏 C 反应蛋白（hs-CRP）、D-二聚体等。POCT 免疫荧光技术也在炎性标志物降钙素原（procalcitonin，PCT）、诊断风湿免疫性疾病的抗环瓜氨酸肽（cyclic citrullinated peptide，CCP）等抗体的检测中发挥着越来越重要的作用。

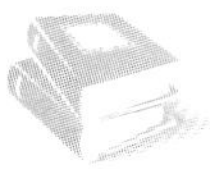
NOTE

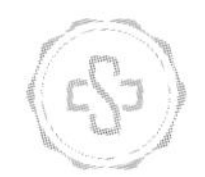

(三) 电化学分析技术

电化学分析技术是利用电化学分析原理以及实验技术，依据被测溶液的各种电化学性质(电流、电极电动势、电导和电阻等)来测定被测溶液中各组分含量的分析技术。随着离子选择电极(ISE)和其他电化学传感器的不断发展，以及其微型化和多样性的特点，电化学分析技术在生命科学领域中得到了深入的应用。依据结构与工作原理不同，电化学传感器可分为离子选择电极、酶电化学传感器、电化学免疫传感器、微电极、化学修饰电极等。

电化学分析技术较早在临床中应用于血气和电解质相关指标、一些生化指标(血糖、尿素氮、肌酐、尿酸和氨基酸等)的检测；之后标记免疫电极的出现实现了对免疫球蛋白和 HCG、AFP 等的分析；该技术也在环境检测、食品安全等领域发挥重要作用。

电化学分析技术具有高灵敏度的优点，适合痕量组分的分析；与酶技术和免疫技术相结合的电化学生物传感器大大扩展了其应用范围，提高了分析速度和特异性。该技术的不足之处在于干扰因素较多，除了样本溶液中共存物的干扰，溶解的氧以及环境温度的变化等都会对分析产生较大的影响，工作时需要克服这些影响以获得准确的测量结果。此外，各种电极的寿命有限，使用中需要经常评估和校正电极的性能指标。

(四) 干化学技术

相较于传统的“湿化学”分析，干化学分析的反应和测试均在固相介质中进行。常用的干化学技术所用介质主要包括试纸条和多涂层薄膜干片，原理均是将反应所需的各种试剂，经过特殊工艺固化在一定结构的固相载体上，当样本中对应组分与固相试剂反应后产生不同的颜色变化，用肉眼定性和半定量，或者通过仪器进行定性或定量分析。

早期应用于临床检验的干化学技术以试纸条为试剂载体，经多次改良从单层试纸升级为三层结构，其代表就是干化学尿液分析仪使用的试剂带(试纸条)。随着酶分析技术、生物传感技术、光度分析技术、新型材料、化学计量学和计算机技术等的蓬勃发展，出现了多涂层薄膜试剂载体及分析技术。多涂层薄膜干片从感光胶片获得灵感，将试剂固化在多层由高分子材料制成的薄膜和透明支持基垫上，样本中相应组分与干薄膜相接触时与试剂发生反应，产生检测信号的变化，通过仪器进行定性和定量分析。多涂层薄膜可以控制多步化学反应的次序，并运用免疫沉淀、亲和过滤与渗析等机制，选择性地将待测组分与干扰物分离，使测量更加准确、快速。

干化学技术具有不需要试剂准备和定标、干试剂片稳定和保存时间长、样本可以全血测定、无交叉污染、仪器设备简单和操作简便、实验运转费用较低等优点，已被广泛应用于血脂、血糖、电解质、蛋白质、血氨、血尿素氮、酶等的测定，以及一些药物的血药浓度监测等。

(五) 生物传感技术

生物传感技术是生物、物理、化学、医学及电子技术和信息技术相互渗透、相互促进发展起来的高新技术。生物传感器(biosensor)是利用某些生物活性物质所具有的高度选择性来识别特定化学物质或生物活性物质的分析装置，通常由生物识别元件(感受器)和信号转换器(物理化学传感器)有机结合，实现在分子水平上对物质的微量、快速分析。

生物识别元件是具有分子特异识别功能的生物活性单元，如酶、抗原抗体、核酸、细胞、组织切片、有机分子等，是直接决定生物传感器功能与质量的关键部件。信号转换器能捕捉敏感材料与目标物之间的作用过程，实现浓度与电信号的转换。依据作用机制的不同，信号转换器有电化学电极、热敏电阻、光学检测元件、场效应晶体管及表面等离子共振等类型。通过不同的化学或物理固定化过程，将生物识别元件与信号转换器紧密结合，可对底物产生特异性反应，并快速、灵敏、精确地将样本中生物学信息的变化转化为电信号，完成定性和定量分析。

生物传感器稳定性好、操作简便、易于实现自动化分析；体积小、响应快、样品需用量小、无需样品前处理、特异性高，可以进行连续在线监测，甚至可实现对动态的细胞代谢和人体生物代谢的在线检测。生物传感器可对生物体液中各种分析物进行超微量分析，如血糖、乳酸、尿素、尿酸等小分子，核酸、肿瘤

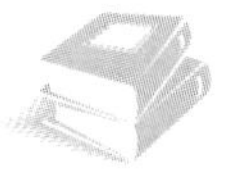
NOTE

标志物等。生物传感器及分析技术将以快速无标记、成本低廉、多功能集成化、无创化及微型化、自动化和便携性等优势成为 POCT 的发展趋势。近年来高分子聚合模拟酶等的新型分子识别元件的不断涌现,进一步拓展了生物传感器的应用范围,使生物传感器在疾病诊断、环境监测、食品和农业安全等领域都有很好的发展和应用前景。

(六) 生物芯片技术

生物芯片(biological chip)主要是应用微加工技术和微电子技术在硅片、玻璃、凝胶、塑料、尼龙膜等固相载体的表面构建的微型生化分析系统,从而实现对细胞、蛋白质、DNA 及其他生物组分(核酸、多肽、抗体、抗原等)的准确、快速、高通量检测。生物芯片技术是继基因克隆技术、基因自动测序技术以及 PCR 技术后的一项革命性分析技术,在生物、医学、食品、环境、农业等领域具有广阔的应用前景。

生物芯片面积很小,形式多样,种类不一。利用原位合成或微矩阵点样等方法,将大量基因片段、基因探针、抗原、抗体、多肽分子或细胞等生物大分子有序地固定在支持物表面,形成可与目的靶分子发生相互作用、并行反应的密集分子排列,在一定条件下可与待测物质进行生物杂交反应,反应结果以酶显色、荧光或化学发光等指标显示,在精密扫描仪器和计算机的辅助下对反应结果进行数据采集和分析来获得大量生物信息,达到对基因、抗原和活体细胞等进行分析的目的。

生物芯片的发展历史较短,依据芯片探针成分的不同,主要分为基因芯片、蛋白质芯片、组织芯片和细胞芯片等。其中基因芯片发展最早、最为成熟,在疾病筛查和早期诊断上具有极大的优势和应用价值。生物芯片技术与传统检验手段相比,具有微型化、质量轻、便于携带,高通量、高效率、高速度,物耗少、污染小、自动化和智能化程度高等优点。

(七) 微流控技术

微流控技术(microfluidics)指使用微管道(尺寸为数十到数百微米)处理或操纵微小流体(体积为皮升到纳升)的系统所涉及的科学和技术,是一门涉及化学、流体物理、微电子、新材料、生物学和生物医学工程的新兴交叉学科。因为具有微型化、集成化等特征,微流控装置通常被称为微流控芯片,也被称为芯片实验室(Lab-on-a-chip)和微全分析系统(micro-total analytical system,μTAS)。目前,微流控技术被认为在生物医学研究中具有巨大的发展潜力和广泛的应用前景。

微流控技术的原理是把生物、化学、医学分析过程的采样、样品前处理、反应、分离、分析、监测等操作单元集成到一块几平方厘米的芯片上,自动完成分析全过程。微流控的重要特征之一是微尺度环境下具有独特的流体性质,如层流和液滴等。借助这些独特的流体现象,微流控可以实现一系列常规方法难以完成的微加工和微操作。微流控芯片是该技术实现的主要平台,它是当前微型全分析系统发展的热点,其最终的目标是把整个临床实验室的功能集成在微芯片上,以建立微型全分析系统的芯片实验室。

(八) 红外分光光度技术

红外分光光度技术是一种经典的分子吸收光谱分析技术,利用被测物质受红外光照射后,其分子的振动和原子的转动能级发生跃迁,产生特征红外吸收光谱,从而进行物质的定性和定量分析。在医疗机构中,专业的红外光谱仪在呼吸系统疾病的诊断和肿瘤的筛查等方面发挥着重要的作用。

由于生物体内不同组织在近红外光照射下具有不同的吸收和散射特性,使得近红外光谱对不同组织有较好的分辨能力。结合计算机与传感技术,红外分光光度技术成为无创检测技术的代表。用各类 POCT 红外光谱仪扫描收集各种组织的生理、生化参数,通过化学计量学建立红外光谱与这些参数之间的标准模型,筛选疾病的敏感标志物。操作时,利用标准模型检测出组织中的异物或其他变化,实现对活体组织的非浸入式检测。现代纳米技术已将红外光谱检测及数据处理简化为小型手持设备,可以识别来自样本的光谱,几分钟内即可得到高度精确的诊断数据。如:儿科经皮检测新生儿胆红素,可直接观测,减少了新生儿采血的麻烦,患儿家长易于接受;经皮检测血液中葡萄糖、胆红素、血红蛋白等多种成分,无须抽血,避免了交叉感染,缩短了报告时间,降低了医疗成本等。但其准确性有待提高。

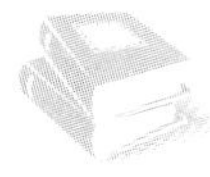

NOTE

第二节　常用 POCT 仪器

医学检验技术与仪器的发展呈现两极分化趋势。一方面是各种大型、自动化和智能化、高效率的仪器设备快速发展，模块组合式和全实验室自动化系统的广泛应用，充分利用实验室信息管理和数据传输系统，使检验结果的精密度、准确性及工作效率得到了极大的提高；另一方面，POCT 检验模式不受实验场地的限制、仪器小巧易携带、操作简单、结果报告快速，受到医务工作者和患者的青睐。下面简要介绍临床中常用的 POCT 仪器。

一、POCT 血糖测定仪

POCT 血糖测定仪在临床中研制和应用较早，分析测试具有速度快、操作简单、物耗少等优点，广泛应用于医院实验室快速末梢血糖的临床检测和糖尿病患者及高血糖人群的自我监测。POCT 血糖测定仪品牌、型号众多，依据采样方式的不同，可分为血样型和无创型，前者是目前较为主流的类型。根据检测技术可将血样型仪器分为反射光度检测（光电型）和电化学检测（电极型）两大类，二者都是基于酶促反应机制实现分析测试。光电型仪器主要利用葡萄糖氧化酶光化学测定技术；电极型仪器则采用葡萄糖氧化酶电化学测定法和葡萄糖脱氢酶电化学测定技术。

（一）反射光度法 POCT 血糖测定仪

1. 工作原理　光化学法的原理是血液中葡萄糖在葡萄糖氧化酶的催化下与显色剂反应生成有色产物，其对特征波长单色光的吸收程度与葡萄糖的浓度成正比。反射光度法在光化学法的基础上，结合干化学技术，将化学反应所需的酶和试剂固化在试纸条或试剂片等固相介质中，当血样中葡萄糖与酶和试剂相接触时，即发生显色反应，仪器检测试纸条上有色物质对光的反射率，应用 Kuhelka-Munk 理论计算血样中葡萄糖的含量，报告测量结果。

2. 基本结构　完整的反射光度法 POCT 血糖测定系统包含血糖测试仪、试剂片、采血针和采血笔。血糖测试仪外形小巧，含电源开关、电池、液晶显示器、条形码阅读器、反射光度检测器、内置数据处理及储存器等。

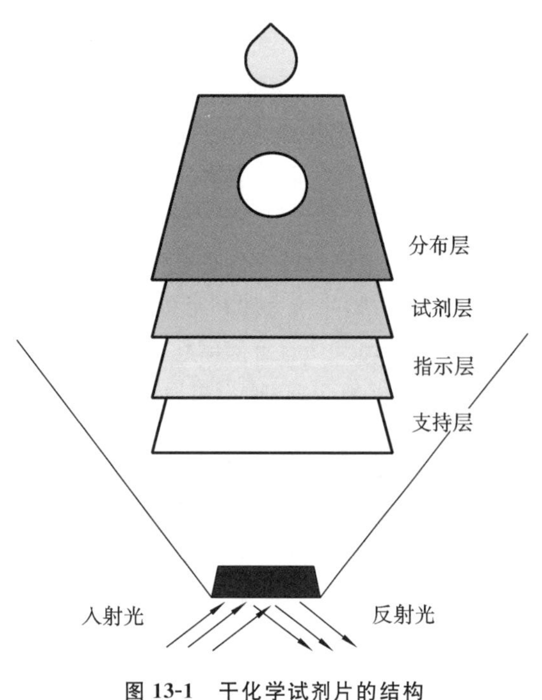

图 13-1　干化学试剂片的结构

试剂片为一次性使用的干化学多层膜，主要由分布层、试剂层、指示层和支持层组成，其结构见图 13-1。

(1) 分布层：位于干片的最上层，厚度为 100～300 μm 的多孔聚合物，其平均孔径为 15～30 μm，呈毛细网状结构，中空体积达 60%～90%。当血液样本定量加到试剂干片上时，毛细作用迅速将样品组分吸收并均匀地分布至下部试剂层。多孔网状结构阻留细胞、结晶及其他小颗粒物质、蛋白质和脂肪等大分子，防止其干扰分析测试。

(2) 试剂层：多层结构，可分为辅助试剂层、试剂层和显色层等。多层试剂结构可清除血清内源性物质和外源性药物的干扰（如血清中维生素 C、水杨酸等的干扰）、提供化学反应环境、控制化学反应次序。同时试剂层还可运用免疫沉淀、凝胶、亲和过滤及渗析等原理和方法，选择性地分离待测组分和干扰物质，提高分析的准确度与精密度。

(3) 指示层:试剂层的产物与指示层中的显色剂生成有色复合物,其颜色变化与血液样本中葡萄糖的浓度成正比。反射光度检测器对完成反应的试剂干片进行测量,指示待测组分的浓度。

(4) 支持层:光学透明的塑料基片,起物理固定和支撑作用,并且允许入射光和反射光通过,实现反射光度分析。

(二) 电化学法 POCT 血糖测定仪

1. 工作原理 将葡萄糖氧化酶或葡萄糖脱氢酶固化制作成酶敏电极,又称酶电极生物传感器,具有操作简便、快速,用血量少,选择性好和灵敏度高等优点。分析时根据酶敏电极的响应电信号与被测血样中的葡萄糖浓度呈线性关系,计算样本中的葡萄糖浓度。因酶敏电极检测单元内置于血糖测定仪中,可避免外部污染,电化学技术成为目前 POCT 血糖测定仪常采用的分析技术。

(1) 葡萄糖氧化酶电极测量法:在恒定的电压下,当待测血液标本滴加在葡萄糖氧化酶敏电极测试区时,标本中的葡萄糖被氧化的同时消耗氧分子,氧消耗量与血糖浓度成正比。而葡萄糖氧化酶电极的响应信号与溶液中的氧含量也成正比,因此,酶电极响应电流的大小即可反映样品中的血糖浓度。

由于空气中的氧含量比氢含量大,所以较葡萄糖脱氢酶法而言,葡萄糖氧化酶法干试纸片更加容易受空气的影响,故要求试纸片放置在封闭干燥的环境下储存。此外,环境温度与湿度对试纸片的影响较为显著,建议从容器中取出试纸片后在 5 min 之内完成测试。取用桶装试纸片之后,应立即盖紧罐盖,试纸开封后应在 3 个月内用完。

(2) 葡萄糖脱氢酶电极测量法:在电极间施加一定的恒定电压,当待测血样滴加在电极测试区后,酶敏电极上固化的葡萄糖脱氢酶即与样品中的葡萄糖发生酶化学反应,释放出的 H^+ 可使氧化型辅酶 NAD 还原生成还原型辅酶 NADH,还原后的辅酶(NADH)与电子传递介质发生反应,使介质在工作电极上氧化,产生与样本中的葡萄糖浓度成比例的微电流,该响应信号的大小与待测样品中的葡萄糖浓度呈线性关系。不同厂家使用的辅酶和电子传递介质不同。

葡萄糖脱氢酶法除具有氧化酶法的优点外,还具有不受空气中氧分子的影响,以及空气中微量氢分子的影响较小等特点,延长了干试纸片的使用有效期。由于反应过程不需要氧的直接参与,消除了血氧压力增高时($PO_2 > 13.3$ kPa)可能产生的测量误差。不利的是葡萄糖脱氢酶除催化血液中葡萄糖反应外,还会对血液中的麦芽糖、半乳糖、木糖等产生作用,所以当患者进食含上述糖类物质时,用脱氢酶法测量易产生假性血糖浓度升高,这种情况下一般不建议用脱氢酶法测量。

2. 基本结构 电化学法 POCT 血糖测定仪的基本结构包括开关、显示屏、试纸插口、电池、密码牌插槽、样本测量室等。检测仪的试纸条结构见图 13-2,包括聚酯膜(顶膜和底膜)、加样区、试剂区、钯电极等。通过试纸条表面设置的密码牌,可自动校正血糖测定仪和试纸。测试时,通过吸血或涂抹的方式加入血样,可与酶电极反应产生电流,经转换为血糖浓度值并于屏幕上显示。

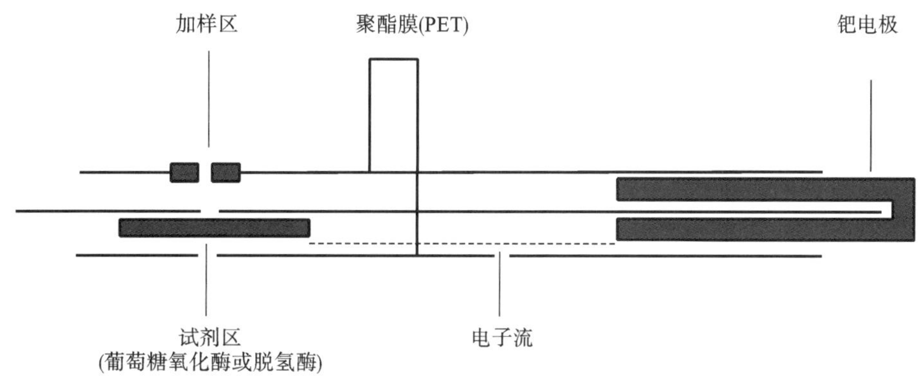

图 13-2 电化学法 POCT 血糖测定仪试纸条结构示意图

反应试剂通常采用葡萄糖氧化酶或葡萄糖脱氢酶作为生物识别元件,电子介质承担酶和电极表面之间的电子传递。

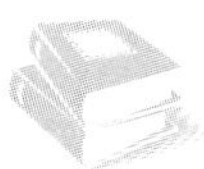
NOTE

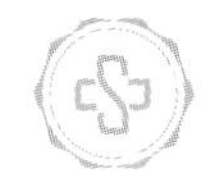

（三）影响 POCT 血糖测定仪检测的因素

POCT 血糖测定仪是应用最为广泛的 POCT 项目，除仪器分析原理和技术的差异外，还具有应用的分散性和操作人员非专业性等特点，实际应用中易受外界因素（如标本的采集方法、试纸条质量、环境温湿度等）的影响，给诊疗机构血糖检测的质量管理带来难度。因此有必要了解影响快速血糖检测结果的因素，规范检测行为，保障检测质量和诊疗工作的安全。

1. 血糖测定仪的操作规范

（1）血糖测定仪的选购：①必须选购符合国家标准的，并经国家市场监督管理总局登记注册准入临床应用的血糖测定仪；②由于同类 POCT 产品众多、型号各异，要求一家医疗机构（或同一科室内）尽量使用同一种品牌、同一型号的 POCT 血糖测定仪，以减小由于不同仪器的技术或方法差异带来的误差。

（2）血糖测定仪的校准：①血糖测定仪临床使用前必须进行评价或验证，以保证血糖检测结果的可比性；②应定期与全自动生化分析仪进行比对和校准，保证便携式血糖测定仪检测结果准确可靠。

血糖测定仪在以下情况下需要校准：①第一次使用新购买的血糖测定仪；②每次使用新批号试纸条时；③怀疑血糖测定仪或试纸条出现问题时；④当测定结果与受试者感觉的身体状况不同时（例如，感觉到有低血糖症状，而测得的血糖结果却偏高）；⑤血糖测定仪被摔跌或损坏后等。

（3）试剂的使用：①尽量选用与仪器配套的原装试剂；②按照要求妥善放置和保存试剂，特别是试纸条的测试质量会受到测试环境的温度、湿度、化学物质等的影响，应存放在干燥、阴凉、避光的地方，用后密闭保存；③使用前应注意检查试纸条包装盒上的有效期，不能使用过期的试纸条以免影响检测结果；④血糖检测试纸条的代码是生产厂商给予同一批次试纸条的一组数码，不同批次的试纸条质量存在差异，故不同批次的代码不同，其校准系数也不同，在测试前应核对血糖测定仪显示的代码，用以确认与试纸条包装盒上的代码相一致；⑤每台仪器都有其各自相对应的配套试纸条，不同仪器间的试纸条不能交叉使用。

（4）操作人员的资质：医疗机构中从事 POCT 操作的人员应是具有资质的临床实验室专业技术人员、护士、医生或其他医务人员，经专门的 POCT 培训并考核合格；特别要重视对非实验室专业背景的操作人员的培训，使其知晓仪器的工作原理、局限性及干扰因素，规范 POCT 血糖测定仪的检测范围、操作规程、血液样本的采集以及仪器的维护保养。

（5）血糖测定仪的维护和保养：血糖测定仪使用过程中常会受到环境中灰尘、纤维、杂物等的污染干扰，特别是检测时不小心使血液污染了仪器的测试区，也会影响测试结果。因此血糖测定仪要定期检查、清洁和保养。

2. 血液样本的采集　通常用末梢采血方式取得的全血样本作为 POCT 血糖测定仪的检测标本。采集样本时应注意：①采血前应了解患者饮食及临床用药情况，注意多种药物对血糖检测结果具有一定的影响；②末梢取血前进行指尖按摩待充血；③采血量不足、过量上样、末梢采血时过度挤压等都会影响测定的结果；④使用恰当的消毒剂，因采用葡萄糖氧化酶原理的血糖监测系统（包括电极法与光化学法原理的血糖测定仪），都不宜采用含碘消毒剂消毒皮肤，因为碘酊、碘伏中的碘可以与血糖试纸中的酶发生反应，从而产生误差；即使使用酒精消毒皮肤，取血部位的残留酒精也能与试纸条上的化学物质发生反应而导致血糖值测量不准确。

3. 其他因素的影响　①使用前确认仪器状态、电池电量，确保血糖测定仪能正常开机并进行测试；②查看环境温度、湿度和气压等，尽量在室温下进行检测；③避免将血糖测定仪置于电磁场（如移动电话、微波炉等）附近；④血细胞比容明显降低、贫血、红细胞增多症、脱水或高原地区患者，内源性干扰物（如血脂、溶血样本；血氧含量；pH 等），外源性干扰物（摄入的其他糖类、使用某些药物等）都可能使血糖测定结果不准确。

（四）POCT 血糖测定仪的质量控制

参照有关 POCT 专家共识和各行业、国家及国际标准中的相关要求，做好 POCT 血糖测定仪的质量控制，提高血糖检测的准确性和一致性，保障医疗质量和安全。

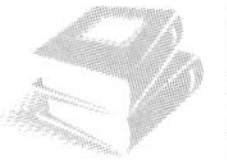

NOTE

(1) 建立 POCT 血糖测定仪管理机构和规范管理文件、SOP 操作规程等。

(2) 规定从事 POCT 操作的人员应为具备资质，并通过 POCT 培训且考核合格的临床实验室专业技术人员、护士或者医生；定期举办 POCT 专项培训并考核、授权操作人员。

(3) 定期将血糖测定仪与全自动生化分析仪进行比对和校准。

(4) 每天进行样本测定之前，应由经过培训的人员利用仪器厂商提供的配套质控品做高、低两个浓度的室内质控，在控后才能进行临床标本测定；如失控应及时找出原因并纠正，再重新进行质控测定，直到获得正确结果，方能用于临床检测。

(5) 当试纸条批号改变、血糖测定仪更换电池或怀疑仪器损坏、试纸条变质时，都应重新进行质控品的测试。

(6) 做好质控及维护仪器的记录，记录内容应包括测试日期、时间、仪器的校准、试纸条批号及有效期、仪器编号及质控结果等。

二、POCT 血气分析仪

血气分析仪是利用电极对人体血液及呼出气体中的酸碱度(pH)、二氧化碳分压(PCO_2)和氧分压(PO_2)进行定量测定的，根据测得的 pH、PCO_2、PO_2 参数值和输入的血红蛋白值，通过计算得出血液中血氧饱和度(SO_2)、实际碳酸氢根(AB)浓度、标准碳酸氢根(SB)浓度、血液缓冲碱(BB)浓度、血浆二氧化碳总量(TCO_2)、血液碱剩余(BE_{blood})、细胞外液碱剩余(BE_{ECF})等其他参数。有的仪器还可提供评价复合性酸碱失衡的重要参数——阴离子间隙，并以此来分析和评价人体血液酸碱平衡状态和输氧状态。

血气分析是临床中非常重要的监测指标，它迅速提供氧合、通气和酸碱平衡以及电解质平衡的信息，分析判定患者肺的通气与换气功能、呼吸衰竭类型与严重程度，以及各种类型的酸碱失衡状况，对临床医生评估治疗效果、调整治疗方案起着重要的作用。血气分析的床边检查可大大减少分析时间，提高工作效率，使医生及时获得患者血气状态，为病因分析和治疗方案的选择提供科学依据。

(一) 基于电化学传感器电极的 POCT 血气分析仪

这类 POCT 血气分析仪的工作原理与常规血气分析仪相同，结构相似，有手持型和小型台式分析仪两种，具有典型的便携特点。POCT 血气分析仪多采用微型电化学技术，也有将微电子技术与生物芯片技术相结合的便携式多参数检测仪，可同时进行血气、电解质、生化、凝血等指标的 POCT 检测。

1. 工作原理 血气分析系统中的所有电化学传感器电极，如 pH、PO_2、PCO_2 测量电极和参比电极，与定标气、定标液、废液包等都设计在一个可抛弃型的分析包内，当分析包使用完毕后这些元件也随之抛弃，中间无须更换任何器件，无须维护措施，减少了操作者的工作量和维护所带来的不便，也大大降低了血液样本对操作者的生物危害性。

被测样本在真空泵负压的吸引下，进入分析包中，同时被测量电极所感应，电极将各组分浓度转换成电信号，送至计算机处理后，显示并打印出测量结果。

2. 基本结构 目前常见的便携式基于电化学传感器电极的 POCT 血气分析仪的电极系统多为微型化丝网印刷碳电极(screen printed carbon electrode，SPCE)系统(图 13-3)。分析仪的电机系统、气路系统、液路系统、微电极以及定标液、废液、冲洗液、质控液收集袋等部件都整合在一个可抛弃的分析包内(一次性使用检测芯片或检测片匣)。检测时只需将芯片插入仪器，注入血样即可进行分析。

先进的血气测试芯片，采用半导体光刻技术，将多种电化学传感器集成在微型 PET 基片上，分别用电位法和电流法测试样本的 pH、PO_2、PCO_2 等参数。

便携式血气分析仪具有新鲜全血测试的功能，受检样本不需要任何处理即可直接上机测定，减少了很多中间环节，既保证了结果的准确性，更为患者赢得了宝贵的救治时间。有的 POCT 血气分析仪具备完备的全血检测项目，如 pH、PCO_2、PO_2、Na^+、HCT、Glu、Lac 等，并计算出 HCO_3^-、TCO_2 等参数。如果需要增加电解质或其他代谢物的检测项目，只需选择增加相关电解质或代谢物的分析包，无须对原有仪器升级。

NOTE

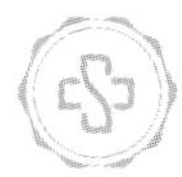

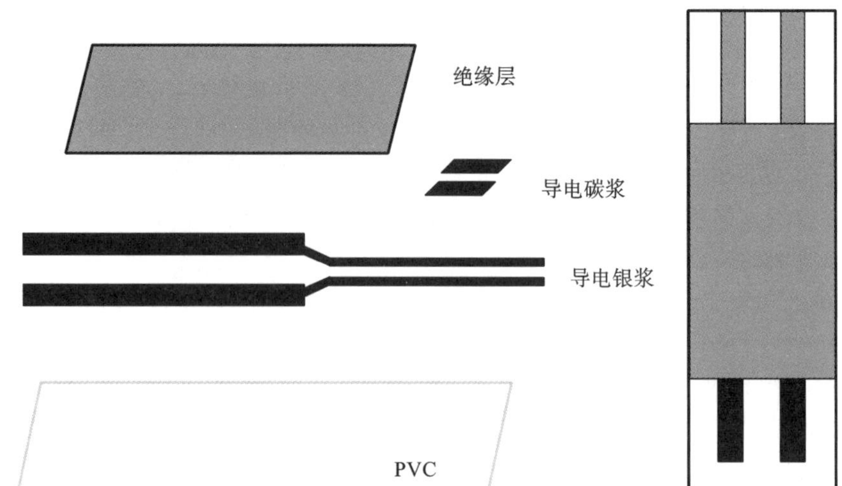

图 13-3　丝网印刷碳电极结构示意图

3. 影响因素　①血气样本的采集需严格按照采集要求，避免抗凝剂种类和样品稀释对结果造成影响；②高浓度肝素钠对电化学传感器的测定会产生干扰，造成检测结果比实际水平偏低；③不同浓度抗凝剂对血气分析结果的影响较小，但对电解质检测的结果影响较大。

4. 质量控制　①注意仪器日常清洁和维护；②统一规范日常工作中采集器件、医务人员的操作规范和技能水平，应使用血气分析专用的采样器。

（二）基于荧光传感器的 POCT 血气分析仪

基于荧光传感器的 POCT 血气分析仪是目前临床上较为先进的床旁快速血气分析技术。该仪器采用荧光传感器检测技术，以干化学方式测量血气相关指标，克服了电化学传感器中薄膜电极的不稳定、寿命短等弊端，又避免了厚膜电极的高成本。除此之外，该类分析仪可利用固态一次性的荧光传感器测试片，测量患者样本中的血气及电解质参数，而不需外部试剂。

1. 工作原理　荧光物质受到特征波长光量子照射时，分子被激发，产生波长更长的荧光。分子中电子跃迁到较高能级，经极短的时间又返回基态，这一过程中发射的光能量远小于激发光能量，并表现为不同的波长。物质的荧光强度与其浓度成正比，可通过已知浓度定标液的荧光强度，计算未知溶液中待测组分的浓度；若待测溶液中含有荧光猝灭剂，物质的荧光强度与荧光猝灭剂的浓度成反比，可以通过加入荧光猝灭剂前后物质的荧光强度差值，由已知浓度定标液计算未知溶液中待测组分的浓度。荧光电极检测技术正是根据这一原理发展而来的。

PO_2荧光电极测量基于荧光猝灭原理。O_2是强荧光猝灭剂，其分压与血液样本的荧光强度成反比。当不存在氧气时，大部分的激发能量会转化为荧光释放；当氧气穿过电极渗透膜扩散至荧光分子（染料）所在的基质时，使体系的荧光强度减弱或猝灭，经识别元件感应检测荧光信号的变化。荧光强度与 PO_2 的定量关系符合 Stern-Volmer 方程：

$$\frac{F_0}{F}=1+K_{sv}[Q] \tag{13-1}$$

式中，F_0为无荧光猝灭剂时待测溶液的荧光强度；F 为加入荧光猝灭剂后待测溶液的荧光强度；K_{sv}为荧光猝灭速率常数，[Q]为猝灭剂浓度。

pH 光电极测量原理：基于荧光染料分子在固定的光电极中荧光强度变化与 pH 变化的相关性。PCO_2光电极测量原理是透气膜后的 pH 光电极感应血液样品中由溶解的 CO_2产生的 pH 变化。Na^+、K^+、Ca^{2+}光电极采用离子选择识别元件（ionophores）（其作用类似于离子选择电极），与荧光染料结合，随着离子浓度的增加，这些离子选择识别元件能俘获大量相应离子，并引起荧光强度的增加或减少。

2. 基本结构　荧光传感器干式测试片主要由进样适配器和多个不同的传感器组成（图 13-4）。注射器进样适配器可直接从注射器中吸入样品，移开这个适配器可直接从毛细管或血气专用采血针中吸入

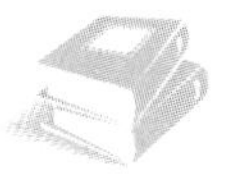

NOTE

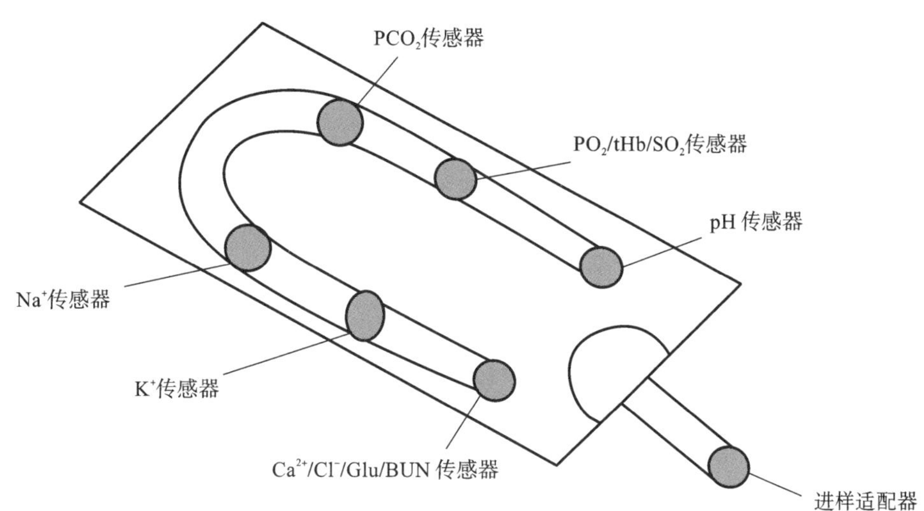

图 13-4 基于荧光传感器的 POCT 血气分析仪干式测试片示意图

样品。当仪器插入干式测试片时会自动定标，然后进行一次样品的测量。测量是在封闭的情况下自动吸入样品，避免外部加压造成细胞破裂对测量结果准确性产生影响。

3. 影响因素 ①干式测试片应按照使用要求储存；②定标液对温度敏感，使用前应放置室温平衡；③导入样品时不同的注入压力和注入量可能会导致血气测定的误差和失败，采用样品全自动吸入和封闭测量，可以消除因外力加压注入样品时造成的细胞破裂以及内部压力变化，避免误差；④仪器的自动吸样能够有效地保护操作者免受样品的污染，避免加压造成的样品喷溅；⑤密闭条件下测定可避免空气中 O_2 和 CO_2 的干扰。

4. 质量控制 ①实时监测大气压；②规范采集血液样本；③检测前应使用标准气体或液体定标。

三、POCT 免疫分析仪

在 POCT 免疫分析仪中，检测方法都是基于免疫学基础的高度特异性抗原抗体反应。而为了实现这种免疫检测，通常利用各种标记技术，在反应载体上（中）进行抗原抗体反应，仪器检测单元捕捉标记物的信号，从而对抗原、抗体进行定性或定量分析。POCT 免疫分析仪采用不同的免疫分析技术，如免疫金标记技术、免疫荧光技术等，是 POCT 应用最广泛的一类仪器。

（一）基于免疫层析技术的 POCT 免疫分析仪

免疫层析技术是一种结合免疫技术和色谱层析技术的快速检测分析方法，在临床中应用广泛，具有灵敏度高，特异性好，操作简便、快速等特点。常用胶体金、胶体碳、磁性纳米微球、稀土纳米材料、荧光量子点等标记物。检测试纸条体积小，阴性、阳性反应带呈色明显，配套免疫层析分析仪使用，可进行定性和定量分析。根据标志物的种类不同，免疫层析技术主要分为胶体金免疫层析技术、荧光免疫层析技术及量子点免疫层析技术等。

1. 工作原理 免疫层析试纸条的结构中包括加样区、聚酯膜、检测区、质控区、塑料基板等部分。当免疫复合物流至检测区时，被固相抗体捕获而被富集或截留在层析材料的检测区上，在膜上便显示出阳性反应线条；而游离的免疫金（或其他免疫标记物）复合物则会越过检测带，继续向前泳动至质控区与参照抗体结合而显示出阳性质控线条。反之，如果待测样品溶液中不含被检物，则检测区不呈现反应线条，仅显示质控对照线条。反应完成之后，阳性样本检测区上胶体金的含量与目标被检物的浓度有一定的对应关系，也可用金标定量检测仪测量出定量结果。通过测量免疫反应完成后试纸条检测带上胶体金的含量，再参照内置的标准工作曲线，计算得出待测样品溶液中特定组分的浓度。

2. 基本结构 免疫层析分析仪的测量方法有光敏电阻测量法、反射光纤传感器测量法和图像传感器测量法。分析仪主要由电源、光源、测试单元、信号接收单元、微电脑、显示屏及打印机组成。反射光纤传感器由入射光纤和接收光纤组成，由微电脑控制其从背景向测试线方向进行扫描，反射光经光探测

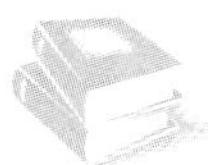

NOTE

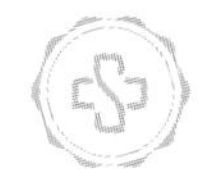

器转换成电信号输出，经模数转换器即可自动将吸光度转换成浓度并进行显示。由微电脑软件系统控制的检测仪器具有较好的可靠性和精确性。目前使用金标定量检测仪的检测项目主要有 CRP、hs-CRP、HbA1c、cTnT、D-二聚体和尿液中的白蛋白等。

3. 影响因素 ①测量环境的光照、温度和湿度等物理条件均会对检测结果产生干扰；②不规范的操作易导致测试区反应颜色不均匀，使检测结果偏高或偏低；③硝酸纤维素薄膜是免疫层析反应的载体，膜的质量、厚薄、孔径的大小等都会影响包被抗原或抗体的吸附量，从而影响检测结果。

（二）基于免疫渗滤技术的 POCT 免疫分析仪

1. 工作原理 免疫渗滤技术是利用微孔滤膜的可滤过性，同时以硝酸纤维素薄膜为载体，在包被了抗原或抗体的特殊渗滤装置上，使反应和洗涤得以通过液体滤过膜的方式迅速完成。其中应用最为广泛的是斑点金免疫渗滤试验。斑点金免疫渗滤试验是在以硝酸纤维素薄膜为载体并包被了抗原或抗体的渗滤装置中，依次滴加样本、免疫金和洗涤液，由于微孔滤膜贴置于吸水材料上，故溶液流经渗滤装置时与膜上的抗原或抗体快速结合并能起到浓缩作用，达到快速检测目的（一般 5 min 左右完成）。阳性反应在膜上呈现红色斑点。此方法已成功地应用于 HIV 检查和人血清中甲胎蛋白、抗精子抗体、抗结核分枝杆菌抗体、抗核抗体等的检测中。

2. 基本结构 斑点金免疫渗滤试验的试剂盒由渗滤装置、胶体金标记抗体、封闭液和洗涤液组成。渗滤装置是斑点金免疫渗滤试验试剂盒中的主要成分，由塑料小盒、吸水垫和点加了抗原或抗体的硝酸纤维素薄膜三部分组成。

3. 影响因素 ①特异性抗体（一抗）或抗原、待检样本和金标抗体的用量事先都必须应用方阵法确定最适的用量；②盒底充填的垫料吸水性要强，否则会影响结果；③胶体金的质量至关重要，如果金颗粒直径的变异范围过大，胶体金结合物就不能快速而完整地从反应载体上解离，从而影响试验的稳定性和重复性。

（三）基于免疫荧光技术的 POCT 免疫分析仪

免疫荧光技术是以荧光物质标记抗原或抗体，免疫反应结束后给予适当的光照射而使标记物发射荧光的技术。临床上常用干式荧光免疫定量法制作相应的测试卡，结合免疫荧光分析仪进行定性和定量检测。这类仪器的自动化程度、检测灵敏度及精确度较高，是目前 POCT 免疫分析仪中采用较多的分析技术。近年来发展的时间分辨荧光免疫分析技术，利用长寿命荧光物质镧系金属铕离子（Eu^{3+}）螯合物作荧光标记物，通过波长和时间两种分辨技术，有效地排除非特异本底荧光的干扰，并结合多种增强技术，大大提高了检测的灵敏度。

1. 检测原理 荧光免疫干式快速定量测定是由微孔层析和免疫荧光技术相结合的技术平台（免疫荧光层析技术）。样品加入加样孔之后，过滤掉血细胞和其他颗粒成分，反应区域含有荧光标记的抗体或抗原和待测物质相结合，经过层析过程，分别固化在试剂卡的测试区和质控区。荧光干式定量分析仪的光源发出一定波长的激发光照射试剂卡，仪器测量系统对荧光免疫复合物产生的荧光信号进行检测，从定标标准曲线上计算出样品中待测物的浓度。

2. 基本结构 基于免疫荧光测定的 POCT 免疫分析仪是由荧光检测器和试剂卡组成的。试剂卡利用层析技术，可通过直接法或竞争法分析检测板内形成的免疫复合物。检测试剂盒内含有试剂卡、溶血缓冲液、检测缓冲液和 ID 芯片等。

3. 影响因素 ①所有影响荧光发射和检测的因素都有可能导致免疫荧光技术检测结果发生偏差；②仪器的工作环境应保持干燥、清洁；③避免阳光直射和电磁辐射。

4. 质量控制 仪器通过自带芯片中包含的定标曲线、每批次试剂的信息（批号、有效期和条形码信息等）和内置质控数据，完成定标和内置的质控。

四、微流控芯片技术相关 POCT 分析仪

NOTE

微型化和集成化是当今生物化学分析发展的重要方向，而微流控芯片（microfluidic chip）则是其中的前沿领域之一。微流控芯片技术以微机电加工为依托，以微通道网络为结构特征，将临床检验分析中

所涉及的取样、预处理、分离、混匀、反应、检测等操作单元，集成于一块微米尺度的芯片上，通过对芯片微通道网络内微流体的操控，可实现常规临床实验室的各种分析和检测功能。由于所有的操作流程和步骤都集中在一张芯片上，故又称为芯片实验室(lab-on-a-chip)。

微流控芯片技术具有快速、高通量和低消耗的特点，兼具操作灵活和便携的优势，可满足从生物小分子到细胞的不同尺度对象的检测需求，并可通过在后端耦合光、电、热等形式的检测器和读数装置，实现检测流程的自动化和检测结果的信息化，使其在临床 POCT 领域展现出巨大的发展潜力和应用价值。目前微流控芯片技术已经应用于生化检验、免疫学检验、基因组学和蛋白质组学研究、免疫学测定、毒理检测和法医学鉴定等方面，显示出广阔的应用前景。

(一) 微流控芯片的分类与原理

微流控芯片是实现微流控技术的平台，它的装置特征主要是其容纳流体的有效结构(通道、反应室和其他一些功能部件)至少在一个纬度上为微米级尺度。微流控芯片主要有白金电阻芯片、压力传感芯片、电化学传感芯片、微/纳米反应器芯片、微流体燃料电池芯片和微/纳米流体过滤芯片等。如果以微流控芯片的动力源对其进行分类，可以分为主动式微流控芯片和被动式微流控芯片。

1. 主动式微流控芯片 主要由 MEMS 超微加工的微泵、微阀、微管道、微电极、微储液器、微检测元件等超微结构组成，通过控制微电流、微分压差等方式主动改变微流体的流动方向、流动速度、传质传热等，可实现对样本的分离和分析。

2. 被动式微流控芯片 主要依托液体本身的重力和重力转化的压力，或者材料的表面性能，连同毛细管作用(虹吸作用)为动力，再配以化学涂层或物理结构建立时间窗的设计，减缓或加速微流体流动，从而达到反应平衡。

图 13-5 是微流控芯片结构示意图，其反应原理：①当样本通过纳米荧光探针反应池时，样品中抗原、抗体发生反应，使待测物带有荧光标记；②当样本到达检测卡中的一个蛇形 S-通道流路控制室，完成孵育并达到反应平衡；③当样品液流通过检测区时，捕获抗体与捕获抗原形成“三明治”样的双抗体夹心复合物，并保留在检测区；④检测区中的荧光信号与样本中抗原或抗体的浓度呈比例关系。

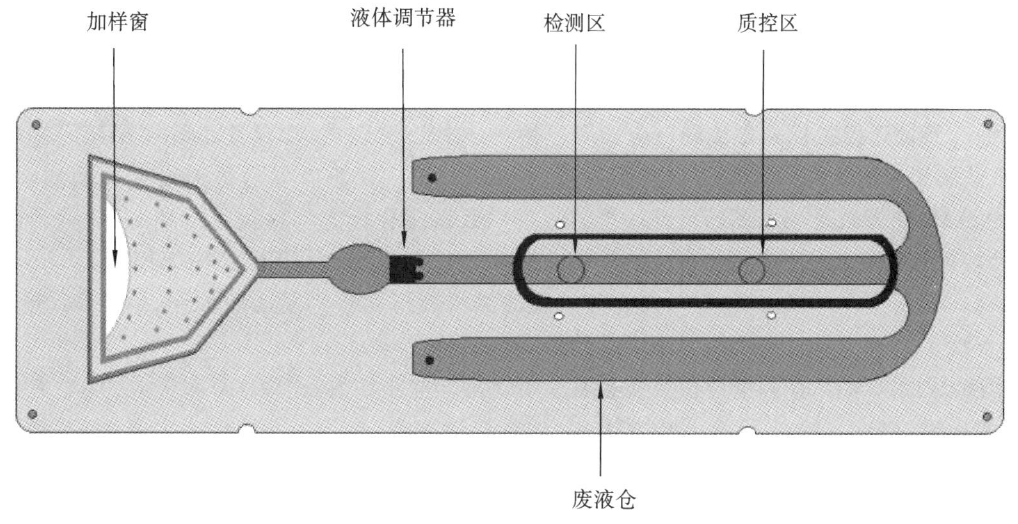

图 13-5 微流控芯片结构示意图

(二) 微流控芯片的技术特点

(1) 微流控芯片具有体积轻巧、液流可控、使用样品及试剂量少，反应速度快、可大量平行处理及即用即弃等特点。

(2) 微流控反应器的作用：①控制液体的流动速度和体积；②控制液体的流动或静止；③控制参与反应的液体体积；④使用微流体通道设计，能精确控制反应速度；⑤有废物通道设计，能控制流程结束时间。

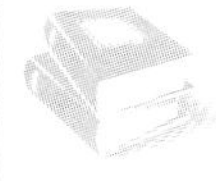
NOTE

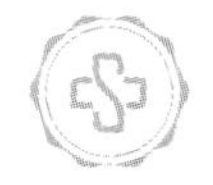

(3) 微流控 S-通道流路能够控制液流的速度和反应时间。

(三) 微流控芯片 POCT 的发展方向

与传统微流控芯片相比，以 POCT 作为技术平台的微流控芯片对使用便捷化的要求更高。为了避免交叉污染，要求 POCT 微流控芯片必须是一次性的，故需要满足小型化、成本低廉、产量大等要求。

开发更多"个性化"的检验手段是微流控芯片 POCT 研究的重要方向，特别是用于检测易出现和可能复发的疾病(如肺结核、SARS 等)，以及用疫苗可预防的疾病(如麻疹、破伤风和小儿麻痹症等)，因为对这些疾病的早期诊断、病情监测和管理是至关重要的。

由于相关检测项目的专业性强、操作复杂，目前很多已经投入市场的微流控芯片 POCT 装置还难以适合未经任何技术培训的人员使用，仍需要专业人员的操作，这使得微流控芯片 POCT 的使用和推广受到极大限制。为此，还需要在操作的简便和智能化方面进行多方完善，使其能够更好地适合普通用户(包括患者)的使用。

第三节　即时检验仪器的临床应用

便携式和手掌式的 POCT 设备实现了检验仪器微型化、操作简单化、现场检测快速化、使用试剂微量化和检验对象个体化。POCT 是实现精准医疗和个体化医疗的较好载体，具有快速、简便、经济、高效、可靠等显著特点，已经成为当代医学检验的重要发展方向之一，其在许多疾病的检测、预防和治疗中得到了广泛的应用。

一、心血管疾病中的应用

"2007 心脏生物标志物 POCT 专家共识"在心血管疾病中，对于 POCT 的应用达成了以下共识：①检测时间周期须小于 30 min；②对不同原因引起的心肌损伤，包括疑为急性冠脉综合征(ACS)进行心肌标志物检测时，将 POCT 作为首选方法；③肌红蛋白(Myo)的阴性预测值最好、肌钙蛋白(cTn)的检测特异性和敏感性最高；④当怀疑 ACS 时，同时检测肌酸激酶同工酶(CK-MB)和 cTn；⑤cTn、CRP 和 B 型钠尿肽(BNP)可对 ACS 进行危险分层等。

1. 急性心肌梗死相关标志物检测　急性心肌梗死(AMI)发病急，常导致心脏性猝死或进展为心力衰竭，严重威胁患者的生命。大量医疗实践发现，约 25%的 AMI 患者发病早期没有典型的临床症状，约 50% 的 AMI 患者缺乏心电图特异性改变，所以 AMI 的生化标志物检测对早期 AMI 的诊断特别重要。对 AMI 的诊断有意义的生化标志物有 cTn、Myo、CK-MB、MB、GPBB、H-FABP 等。AMI 特异性心肌标志物如 cTn、Myo、CK-MB 等一次异常的检测结果就可初步判断心肌损伤，使 AMI 患者能够得到及时的救治。

2. B 型钠尿肽　BNP 在心室负荷过重或张力增加时，主要在左心室中大量合成，是心力衰竭最敏感和特异的指标，POCT 可在 15 min 内对 BNP 进行快速检测，在诊断充血性心力衰竭、鉴别诊断心源性和肺源性急性呼吸困难有较大的临床意义。

3. D-二聚体和肌钙蛋白　cTn 具有高度的心肌特异性，是诊断 AMI 的首选标志物。在急性冠脉综合征的危险度分级和预后估计中也有重要的临床应用价值，且可作为溶栓治疗的观察指标。

二、糖尿病监测中的应用

糖尿病监测常用的指标有糖化血红蛋白、快速血糖、尿微量白蛋白等指标。利用 POCT 对糖尿病患者进行血糖监测可极大地方便患者对血糖进行实时监测，同时可为临床提供准确、丰富的数据以评估患者的病情。POCT 用于血糖的检测可快捷地测定实时血糖水平，是目前临床患者和患者居家时最常用的监测血糖水平的手段；糖化血红蛋白可反映血液中 1～2 个月的葡萄糖平均水平，是诊断和治疗糖尿病过程中疗效监测的重要指标；尿微量白蛋白是反映肾脏损害的敏感指标，对糖尿病肾病的早期诊断

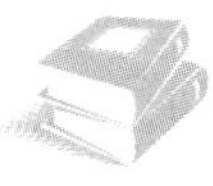

NOTE

和治疗有着极为重要的意义。

三、血液系统疾病中的应用

1. 血栓与止血 心脏手术过程中对凝血功能的实时监测，深层静脉血栓及肺部血栓的诊断等都需要快速准确的凝血功能结果以反映患者的实时凝血功能。由于临床实验室的检查结果报告时间是45～90 min，当急诊或者围手术期发现出血的情况时，需要及时的检测结果，实验室难以满足，而床旁的POCT则可免去血样送检的时间，快速得到检测结果，可及时为患者调整用药剂量、评估病情等提供实验数据。

当要进行溶栓治疗时，医生需要立即确定患者的止血情况，评估止血缺陷，以及是否对所用溶栓药物有抵抗情况。溶栓治疗和口服抗凝药治疗的过程中，需及时了解溶栓药物、抗凝药物是否起到作用以及是否达到溶栓目的。当机体发生凝血时，纤溶系统被同时激活，交联纤维蛋白被降解形成D-二聚体碎片。此时检测血中的D-二聚体能够有效地判断继发性纤溶，检测D-二聚体对溶栓治疗的疗效监测、血栓病的及时诊断具有重要的意义。

POCT可实现肝素的检测。临床中住院患者需要频繁地监测肝素水平，POCT在肝素监测方面主要用于激活全血凝固时间(ACT)和活化部分凝血活酶时间(APTT)的检测，有助于凝血紊乱的快速诊断和快速有效的抗凝。

2. 血红蛋白定量和血细胞计数 放、化疗患者随访时可用POCT检测总白细胞和各种白细胞数量，相对于传统实验室检测，其可更快速方便获得结果。而且白细胞快速计数可帮助患者早期诊断中性粒细胞减少症、全身性感染等。可辅助监测妊娠妇女和老年人血红蛋白含量。

四、感染性疾病诊治中的应用

POCT微生物的检测比传统的培养法或染色法更快速和灵敏，可以为不具备细菌培养条件的基层医疗机构提供快速检测手段。目前关于感染性疾病的快速检测项目包括C反应蛋白，HBV、HCV、HIV、梅毒等病原体感染指标的快速检测；性病、衣原体感染、细菌性阴道病的诊断等；孕前TORCH-IgM五项指标的快速检测；结核病耐药基因筛查；手术前传染病四项检测，内窥镜前的肝炎筛查等，比实验室检查更便捷、灵敏。微流控芯片技术在病原体核酸检测领域也发挥着重要作用。

发热患者的血常规和C反应蛋白联合检测，对鉴别细菌或病毒感染比单一检测更具有特异性，给临床提供更充足的实验室诊断依据。

五、优生优育方面的应用

优生优育是我国的基本国策。TORCH-IgM五项快速检测卡、HCG早孕试纸等，为优生优育提供技术支持和保证。

在生殖性自身抗体的POCT检测方面，临床已经有一部分指标实现了POCT检测，包括抗精子抗体、抗子宫内膜抗体、抗透明带抗体、抗卵巢抗体、抗滋养层细胞膜抗体、抗人绒毛膜促性腺激素抗体及抗心磷脂抗体的快速检测，对不孕不育的诊断和治疗具有重要意义。

六、院外POCT的应用

POCT测定设备便于携带，使用不需要特别的配套设施，操作方便且无须接受特别的专业训练，这些优势使得POCT可以在医疗机构以外的场所使用。

1. 院外救治 在社区医疗中心、小型诊所中，医生可对患者进行相关项目的即地、快速检测。出现紧急情况如急救车中，救护人员可根据患者病情，施行相关POCT检验，例如出现AMI时，根据相关POCT检查结果即可判断患者病情，给予及时救治，提高救治成功率，甚至挽救患者的性命。

2. 出入境检验检疫 卫生检疫中对流行性疾病病原体快速检测，如禽流感病毒、H7N9病毒、SARS冠状病毒等的检测；进出口商品的检验中有害微生物检测、真菌毒素检测、农兽药残留检测等；动植物检

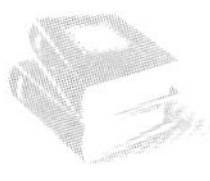

NOTE

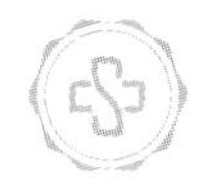

疫中动物疫病检测、植物病原体检测、转基因检测等。

3. 环境质量监测 对环境中的细颗粒物（如微量金属元素、有机成分、无机成分等）的检测；生物成分（病毒、真菌、细菌等）的检测。

4. 家庭保健 如糖尿病患者血糖的自我监测、胆固醇和甘油三酯的监测、服药过程中凝血指标的监测、尿人绒毛膜促性腺激素（HCG）的检测、促黄体生成素（LH）的检测等。

5. 社会安全与食品安全 爆炸物检测；炭疽、鼠疫等病原菌的检测；微生物污染引起的食源性疾病POCT检测、食品毒素与重金属检测、抗生素残留、农兽药残留的检测等。

6. 毒品及药物滥用快速检测 麻醉药物、精神药物、乙醇等，以及严重危害身体健康的毒品的快速检测。

7. 法医、军事医学 血痕检测、精液斑检测、唾液斑检测、法医DNA分型技术等。军队的卫生保障，维护部队健康、提高防疫水平，增强战斗力等。

第四节　即时检验的管理和质量控制

尽管POCT的技术越来越成熟，但依然存在一定的局限性和适用范围问题。与临床实验室分析测试相比，POCT的管理和分析质量控制较为滞后，难度也较大。正确审视和认识POCT，建立相应的管理和质量控制体系，才能发挥其最大作用，为临床带来更多的便捷。

一、我国POCT相关法律法规

由国家质量监督检验检疫总局和国家标准化管理委员会发布的《即时检测、质量和能力的要求》（GB/T 29790—2013），与《医学实验室质量和能力的专用要求》（GB/T 22576—2008）结合使用。GB/T 29790—2013标准文件提出即时检测（POCT），即近患检测，在患者附近或其所在地进行的、其结果可能导致患者的处置发生改变的检测。该标准适用于非实验室控制下的POCT行为，并对POCT的管理要求和技术要求提出了具体的规定。医疗机构在编制POCT管理文件时，应同时执行国家《执业医师法》《医疗废物管理条例》《医疗机构临床实验室管理办法》等法律法规的相关规定。

此外，一些行业标准和规范如卫生行业标准《便携式血糖仪血液葡萄糖测定指南》（WS/T 226—2002）、国家计量技术规范文件《便携式血糖分析仪校准规范》（JJF 1383—2012）、中国医学装备协会现场快速检测（POCT）专业委员会《手持式现场快速检测（POCT）临床应用与质量管理专家共识》（2018）等，对实施POCT检测做出了相应要求。

二、组织管理与人员培训

相关法律法规文件要求各级医疗机构应该建立健全的POCT管理机构，以及相关管理制度和文件。管理机构由来自实验室、管理部门以及包括护理等的临床活动的代表组成，对POCT分类别、分层次、多角度进行全面监管。管理机构对POCT的实施提出可提供POCT服务的范围，实施POCT的规范，协助评价和选择POCT产品或设备及系统，策划并实施监控、测量、分析及必需的改进过程。

POCT操作人员为非专业实验室技术人员，常为护士、医生或其他医务人员，他们的水平参差不齐，对检测仪器原理不熟练和对适用范围认识不准确、操作技术不熟练等因素导致检验结果的偏差，与临床实验室的分析结果不一致，影响了临床的诊疗工作。因此POCT管理机构应该分配职责并指定人员实施POCT。操作人员应接受相关培训和授权后方可操作指定设备，并定期接受能力评价、新产品介绍和设备故障处理等方面的再培训计划。

操作人员的培训内容应该包含如下内容：样本采集、临床应用及局限性、分析程序的专业技能、试剂的储存、质量控制及质量保证、设备的技术局限性、对超出预设值的结果的响应、感染控制操作以及准确记录及维护结果等。

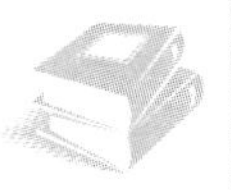

NOTE

三、POCT 产品的局限性和应用范围

应用最为广泛的 POCT 血糖测定仪，产品众多、型号各异，检测原理不尽相同。葡萄糖氧化酶法、葡萄糖脱氢酶法检测结果受标本中内源性因素影响程度不同，所受环境影响因素也有差异，因此其检测结果仅用于空腹血糖的过筛，在糖尿病的诊疗过程中，不能代替临床实验室血糖测定的确诊实验结果。急性时相 C 反应蛋白(CRP)反映机体急性炎症和感染时疾病的活动情况，可作为疾病治疗的监测指标。POCT 检测结果的精确度、准确性和相关性，与临床实验室的参考方法存在差异，因此仅可用于连续检测，不能替代常规检验方法。

POCT 可以发生在床旁、门诊、患者家中、救护车、事故现场等地点，因此，正确认识和使用 POCT，可为临床带来便捷、快速的检验结果，为患者救治带来高效率。

四、质量控制

POCT 仪器设备数量庞大、通常分散使用和保管；部分 POCT 仪器精密度欠佳，相互间检测结果误差大；与实验室专用仪器相比的检测结果差异较大；检验标本采集、试剂采购和保存均比较随意；仪器间无比对实验；POCT 缺乏规范的质控方法和质控品，部分医疗机构的 POCT 检测既无室内质控，又无室间质评，检验质量处于无监管状态。

组织管理机构应制订 POCT 质量目标和要求。根据 POCT 的特殊性，按照相关法律法规文件，参考实验室质量控制有关方法，建立有效的质量控制措施，以保证 POCT 符合临床实验室的质量标准。建议 POCT 接受室内质控的监督；参加室间质量评价；定期与实验室同类仪器进行比对；接受盲点现场检测的考核等。

五、检验费用

POCT 单个检验费用高于常规实验室检测。POCT 技术集合了物理、化学、免疫、分子生物学、计算机科学、材料科学等领域的尖端科技，同时 POCT 一般都是以单个实验测试、单个项目为主，这与在临床实验室集中处理、组合处理患者样本相比，成本会高出许多。不可否认 POCT 在及时诊疗、缩短疗程、降低总体医疗费用等方面发挥着重要作用，开发研制价廉、简便的 POCT 仪器和试剂，大幅降低成本，势在必行。

六、规范结果报告

POCT 的结果报告应有统一的格式，应报告 POCT 结果必要的细节，并与实验室的报告单有所区别。由于部分 POCT 仪器方法学的缺陷，灵敏度和重复性欠佳，线性范围较窄，只是急诊或急救时的参考，必要时需要送到临床实验室进行复查。这时不同的报告格式就显得非常重要。POCT 结果应被永久性地记录在患者的医疗记录中，并能进入 LIS 系统或 HIS 系统方便打印和查阅。

本章小结

即时检验(POCT)是指在患者和被检测对象身边进行的快速检测。其有操作简便、方便携带、快速检测的优点，可以由非专业检验师在临床实验室之外的场所实施。POCT 在医院、社区诊所、乡镇卫生院、重大疫情监控、现场执法、军事与灾难救援、个体健康管理和慢病监测、食品安全、违禁药品筛查等领域发挥着越来越重要的作用。

POCT 分析技术有经典的免疫层析技术和免疫荧光技术、电化学分析技术、红外分光光度技术，也有近代发展起来的、先进的干化学技术、生物传感技术、生物芯片技术、微流控技术。其中生物芯片技术和微流控技术有微型化、便于携带、高通量、高效率、高自动化和智能化等优点，成为最具潜力和广泛应用前景的技术。生物芯片技术主要是应用微加工技术和微电子技术在硅片、玻璃、尼龙膜等固相载体的

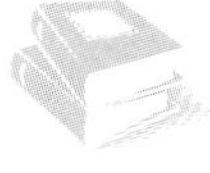
NOTE

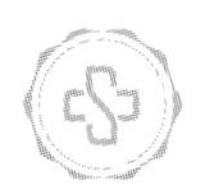

表面构建的微型生化分析系统，从而实现对细胞、蛋白质、DNA 及其他生物组分（核酸、多肽、抗体、抗原等）的准确、快速、高通量检测；微流控技术使用微管道处理或操纵微小流体系统，涉及化学、流体物理、微电子、新材料、生物学和生物医学工程等学科，被称为芯片实验室和微全分析系统。

常用的 POCT 仪器有血糖测定仪、血气分析仪、免疫分析仪和微流控芯片技术相关 POCT 分析仪。血糖测定仪工作原理涉及反射光度法和电化学法。反射光度法将化学反应所需的葡萄糖氧化酶和试剂固化在试纸条或试剂片等固相介质中，当血样中葡萄糖与酶和试剂相接触，即发生显色反应，仪器检测试纸条上有色物质对光的反射率，计算血样中葡萄糖的含量；电化学法将葡萄糖氧化酶或葡萄糖脱氢酶固化制作成酶电极生物传感器，分析时根据酶敏电极的响应电信号与被测血样中的葡萄糖浓度呈线性关系，计算样本中的葡萄糖浓度，是目前 POCT 血糖测定仪常采用的分析技术。不同原理的血糖测定仪的影响因素不同，使用时应注意其应用范围和测量条件。

即时检验仪器在许多疾病的检测、预防和治疗中得到了广泛的应用，如在心血管疾病、内分泌与代谢性疾病、血液系统相关疾病、感染性疾病的诊治中发挥着积极的作用；在优生优育方面以及院外 POCT 等领域也担负着重要作用。

POCT 依然存在一定的局限性和适用范围问题，正确审视和认识 POCT，建立相应的管理和质量控制体系，才能发挥其最大作用。各级医疗机构应该熟知我国 POCT 相关法律法规，做好组织管理与操作人员的培训和授权工作，充分认识 POCT 产品局限性和应用范围，参照相关标准定期开展质量控制工作，规范结果报告，建立有效的质量控制措施，以保证 POCT 符合临床实验室的质量标准。

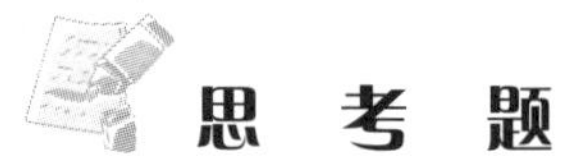

思考题

1. 简述即时检验仪器的定义和特点。
2. 即时检验仪器主要的检测技术有哪些？
3. 简述生物芯片技术和微流控技术的基本原理和特点。
4. POCT 血糖测定仪的工作原理有哪些？各有什么特点？使用时各有哪些注意事项？
5. 简述 POCT 血气分析仪的工作原理和仪器结构。
6. 怎样做好即时检验仪器的管理和质量控制工作？

（龙炜翔）

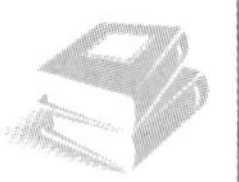
NOTE

第十四章　临床分子生物学检验仪器

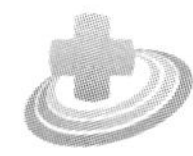

学习目标

1. 掌握：普通 PCR 扩增仪、实时荧光定量 PCR 扩增仪、全自动 DNA 测序仪、蛋白质自动测序仪和核酸提取仪的基本原理。

2. 熟悉：PCR 扩增仪的分类、基本结构和性能指标；全自动 DNA 测序仪的基本结构；蛋白质自动测序仪和核酸提取仪的基本结构和分类。

3. 了解：PCR 扩增仪、全自动 DNA 测序仪、蛋白质自动测序仪和核酸提取仪的临床应用。

临床分子生物学研究的主要对象是核酸和蛋白质两大类分子的结构、功能及生物合成等。核酸序列、基因点突变（point mutation）和特异性片段的有无对于病原微生物基因的检测、人类基因多态性、基因突变与疾病的关系非常密切。这些检测任务的实现都是依据基因扩增技术及其产物分析技术来完成的。

基因扩增技术，也称核酸扩增技术（nucleic acid amplification technology），最常用的是聚合酶链反应（polymerase chain reaction，PCR），由基因扩增仪，也称 PCR 扩增仪或 PCR 仪完成；对于 DNA 分子一级结构的解析，即核酸的序列分析由基因测序仪（又称 DNA 测序仪，DNA sequencer）完成；由于临床分析量大，高质量、高效率和大批量核酸的提取尤为重要，目前全自动核酸提取和纯化由核酸提取仪完成；蛋白质成分的定量分析已经有免疫比浊技术、分光光度技术等许多技术可完成，本章只介绍蛋白质一级结构的氨基酸序列分析设备，即蛋白质自动测序仪。

第一节　PCR 扩增仪

PCR 是一种能够进行快速 DNA 复制的分子生物学技术，可使微量的遗传物质在数小时内得到几百万倍的扩增。自发明以来，PCR 技术已经彻底改变了基础研究和医学诊断的方法。

1983 年，美国的 Kary Mullis 工程师发明了 PCR；1987 年诞生了世界上第一台 PCR 扩增仪；1989 年 *Science* 杂志报道了耐热性 DNA 多聚酶 *Taq* 的发现，这预示着分子时代的到来；随后，PCR 技术发展迅猛，相继发明了纯化 *Taq* DNA 多聚酶的方法，以及实时荧光定量 PCR 技术。技术的革新和仪器的不断改进，使得 PCR 技术在临床医学和实验室诊断领域中的应用越来越广泛、深入，并成为临床分子生物学研究与应用中非常重要的分析技术。

一、PCR 扩增技术的原理

PCR 扩增仪主要分为普通 PCR 扩增仪和实时荧光定量 PCR 扩增仪（real-time fluorescence quantitative PCR）两大类。

（一）普通 PCR 扩增技术的原理

PCR 扩增技术扩增 DNA 或 RNA，均是以 DNA 为模板或以 RNA 反转录得到的 cDNA 作为模板。其基本原理就是体内复制 DNA 的简单化过程。DNA 双链在高温条件下变性解链成两条单链。当温度降低后 DNA 开始复性，即单链 DNA 变成双链 DNA，此过程称为退火（annealing）。因此可通过温度变化控制 DNA 的变性和复性，并设计引物作为启动子。由于引物的浓度远高于模板 DNA 的浓度，故

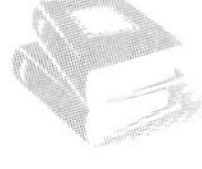

NOTE

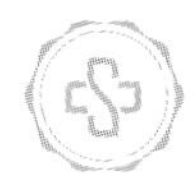

退火过程中,引物与匹配的模板 DNA 结合。当温度重新升高至 72 ℃左右时,在 *Taq* DNA 酶的作用下,利用 PCR 体系中的原料沿 5′→3′方向合成 DNA。其简单示意图见图 14-1。这个过程就是变性、复性(退火)及延伸过程,这一周期称为 1 个循环,每完成 1 个循环需要 1～3 min,30～40 个循环为一次完整的 PCR 实验,1～3 h 就能将待扩增的目标基因扩增放大几百万倍甚至几千万倍。

从图 14-1 可以看出,每经过 1 个循环,DNA 的量是前一次的 2 倍,每一个循环新合成的 DNA 片段将继续作为下一轮反应的模板。

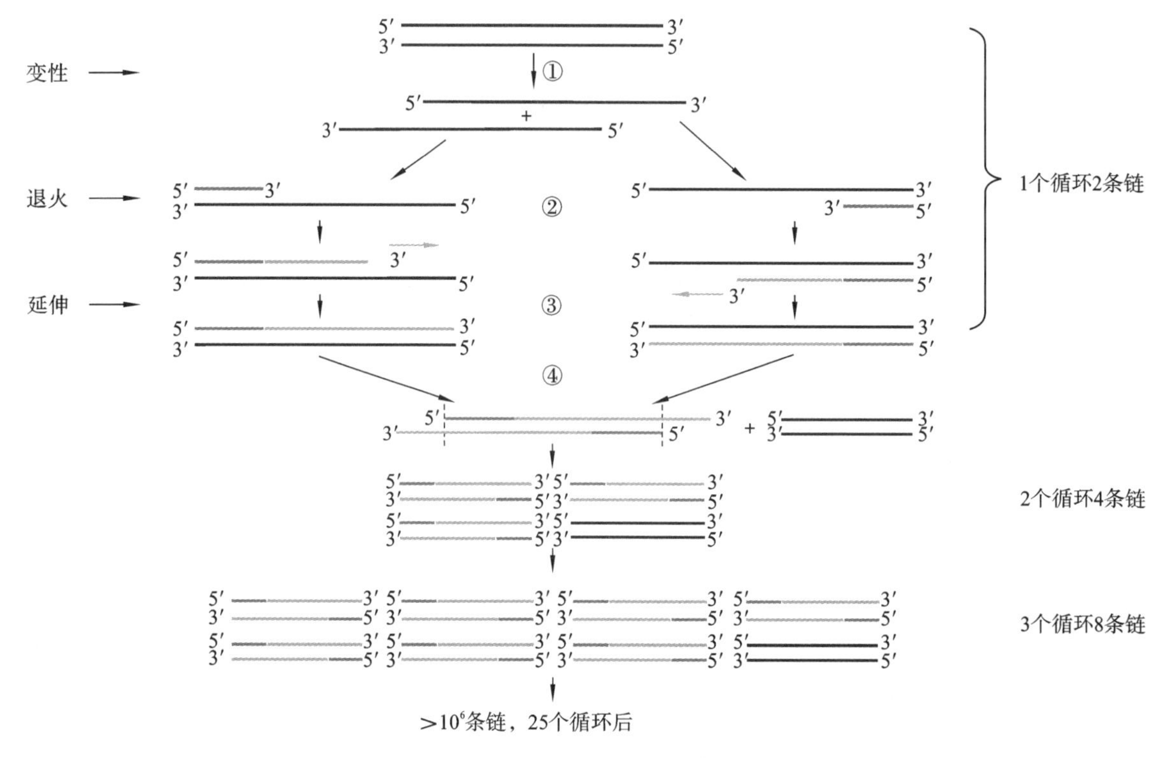

图 14-1　PCR 扩增原理示意图

PCR 指在 DNA 聚合酶(*Taq*)的催化下,以母链 DNA 为模板,以特定引物为延伸起点,通过变性、退火、延伸等温度循环步骤,体外复制出与母链模板 DNA 互补的子链 DNA 的过程。其特异性依赖于与靶序列两端互补的寡核苷酸引物。所得产物经过琼脂糖凝胶电泳或荧光定量测量,即可达到检测未知模板的目的。

(二) 实时荧光定量 PCR 扩增技术的原理

荧光定量 PCR 扩增技术,是在普通 PCR 扩增技术的基础上,应用荧光探针,通过光电传导系统直接探测 PCR 扩增过程中荧光信号的变化以获得定量分析结果。所以它还具有 DNA 杂交的高特异性和光谱技术的高精确度,弥补了普通 PCR 扩增技术的缺陷。依据荧光基团在寡核苷酸探针上的不同标记形式,实时荧光定量 PCR 扩增技术主要分为 TaqMan 荧光探针实时 PCR 扩增技术、双链 DNA 交联荧光染料实时 PCR 扩增技术、双杂交探针实时荧光 PCR 扩增技术和分子信标实时荧光 PCR 扩增技术。下面介绍前两种实时荧光定量 PCR 扩增技术。

1. TaqMan 荧光探针实时 PCR 扩增技术原理　在普通的 PCR 扩增反应体系中加入 TaqMan 荧光标记探针。该探针的 5′端标记一个荧光报告基团(reporter),3′端标记了淬灭基团(quencher),它能与待测模板中 DNA 片段特异性结合。由于探针长度很短(<10 nm),报告基团荧光被淬灭。在 DNA 合成过程中,*Taq*DNA 酶具有的外切酶活性可以使探针上的荧光报告基团与淬灭基团分离,释放出的荧光信号与样本中的 DNA 模板成正比。随着循环次数增加,释放的荧光基团越多,检测到的荧光信号越强,从而实时检测 DNA 的含量。定量 PCR 扩增荧光强度与循环数的关系见图 14-2。

在反应过程中,每次 PCR 循环都会产生一次荧光,每增加一个循环,都会出现荧光强度的积累。实时 PCR 的结果以阈值循环数(cycle threshold,Ct)的形式给出。Ct 值的含义:每个反应管内的荧光信

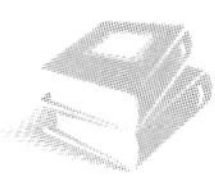

NOTE

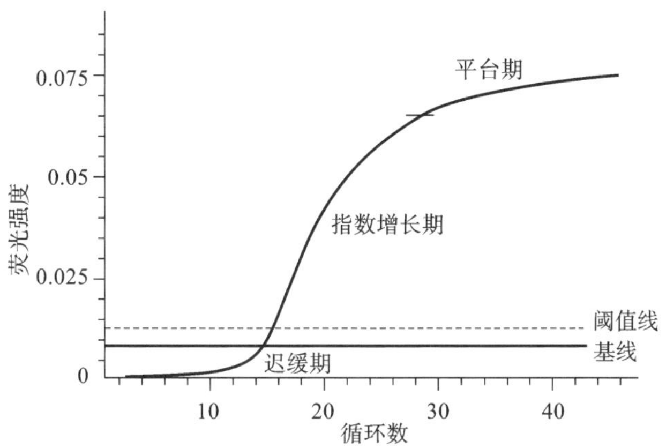

图 14-2 定量 PCR 扩增荧光强度与循环数关系曲线

号达到设定的阈值时所经历的循环数。Ct 值的大小与标本的起始拷贝数的对数值成反比。Ct 值越小，样本中的起始模板量越多高，反之亦然。

常用于 TaqMan 荧光探针实时 PCR 的报告基团有 6-羧基荧光素(FAM)、4-氯-6-羧基荧光素(TET)、6-氯-6-羧基荧光素(HEX)等。主要的荧光淬灭基团是 6-羧基-四甲基罗丹明(TAMRA)。

2. 双链 DNA 交联荧光染料实时 PCR 扩增技术原理 SYBR Green Ⅰ是一种可非特异性结合双链 DNA 的染料，能嵌合于 DNA 双链间，结合后能发出荧光；但不与单链 DNA 结合。在 PCR 反应中添加 SYBR Green Ⅰ，当适温延伸过程结束时，DNA 的含量增加，荧光强度也随之增加。与 TaqMan 探针的原理一样，随着 PCR 循环次数的增加，也会出现荧光强度的积累，以此可以对 DNA 模板进行定量。

二、PCR 扩增技术的特点

1. 特异性强 PCR 扩增技术的特异性强。①靶基因的特异性和保守性。两条基因完全一致的概率小于百万分之一，大多数情况下，引物的长度为 15～25 bp，设计时选取保守区的基因片段，使 PCR 扩增具有很强的特异性。②*Taq* DNA 酶催化合成的忠实性。③碱基配对原则。这些因素的共同作用使 PCR 扩增技术具有很高的特异性；巢式 PCR(nested PCR)采用双引物，使 PCR 的特异性更强。

2. 灵敏度高 理想状态下，PCR 扩增产物的生成量是以指数方式增加的，即按 2^n 倍数(n 为 PCR 循环次数)扩增。当循环次数达到 30 时，一个 100 bp 的 DNA 片段，经过上述倍数的扩增理论上可以达到纳克级水平，在电泳后经染色肉眼可见。

随着 *Taq*DNA 酶的质量和仪器性能的提高，PCR 体系的扩增效率提高了 10^6 倍以上，对 0.01 pg 的 DNA 样品或者 3 个 CFU 的病毒或者细菌的扩增可以得到阳性结果。另外，选择多拷贝基因片段进行扩增、荧光定量 PCR 检测，以及利用扩增产物进一步扩增，可进一步提高 PCR 扩增技术的灵敏度，使其在极微量的样本检测中得到广泛的应用。

3. 检测速度快 从提取 DNA 样品、加入反应体系并上机扩增，到扩增产物的电泳检测，一般3～4 h 可以完成。由于基因扩增中的升温及降温组件的性能、工作流程的优化及程序控制能力和精度的提升，仪器的扩增效率大大提高，扩增时间明显缩减。目前最快的 PCR 反应可在 25 min 内完成 40 个循环的扩增；荧光定量 PCR 扩增仪可同时进行扩增和产物分析，也极大缩短了检测时间。

4. 操作简单，对待检材料要求低 由于 PCR 扩增技术灵敏度高，因此可以直接从血液、组织液、其他体液，甚至痕量样品中提取 DNA 和 RNA；也可对切片的组织样品进行扩增，极大地方便了 PCR 的临床应用。

5. 可扩增 RNA 利用反转录酶将 mRNA 转录成互补 DNA(complementary DNA，cDNA)，cDNA 可用常规的 PCR 扩增技术进行扩增，可完成外显子的扩增并进行序列分析。

三、PCR 扩增仪的分类与结构

(一) PCR 扩增仪的分类

(1) PCR 扩增仪主要分为普通 PCR 扩增仪和实时荧光定量 PCR 扩增仪两大类。普通 PCR 扩增

NOTE

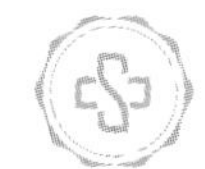

仪又称定性 PCR 扩增仪。

(2) 因功能不同,普通 PCR 扩增仪又衍生出梯度 PCR 扩增仪和原位 PCR 扩增仪。①普通 PCR 扩增仪一次扩增只能运行一个特定的退火温度,如需做不同退火温度的扩增,则要多次运行;②梯度 PCR 扩增仪在反应过程中每个孔的温度控制可以在指定范围内按照梯度变化,一步就可以摸索出最适反应条件,节省实验时间和成本,提高分析效率;③原位 PCR 扩增仪带原位扩增功能,用于对细胞内靶 DNA 的定位分析,如病原基因在细胞的位置或目的基因在细胞内的作用位置等。

(3) 根据温度控制方式的不同,PCR 扩增仪又可分为水浴式 PCR 扩增仪、变温金属块式 PCR 扩增仪和变温气流式 PCR 扩增仪。①水浴式 PCR 扩增仪由三个不同温度的水浴槽和机械臂组成,样品管在这三个槽中浸泡,完成变性、退火、延伸 3 个过程,样品管的移动通过机械臂完成。其由于自动化程度低、故障率高等缺点,已被淘汰。②变温金属块式 PCR 扩增仪的主要结构特点是在同一金属块上完成高温变性、低温退火和适温延伸三个温度的交替变化。铝合金或不锈钢的金属块上分布不同规格的凹孔,用来放置 PCR 管,凹孔内壁加工精密,并经镀金或镀银处理,热传导性好。③变温气流式 PCR 扩增仪依据空气气流的动力学原理,以冷热气流为介质对 PCR 管进行升降温控制。

(二) PCR 扩增仪的结构

普通 PCR 扩增仪主要由机械装置和温度循环装置两部分组成;实时荧光定量 PCR 扩增仪是在普通 PCR 扩增仪的基础上,增加了荧光激发与荧光检测系统,以及独立的计算机数据处理系统,仪器结构与功能相对复杂。

1. 普通 PCR 扩增仪 其机械装置的形式和规格多样,主要功能是完成样品的二维传递;温度循环装置随变温方式的不同,结构也各不相同。如:①水浴式 PCR 扩增仪一般由三个不同温度的水浴槽和机械臂组成,采用半导体传感技术、电子技术和计算机技术进行水浴温度的测量、控制和显示。②变温金属块式 PCR 扩增仪温度控制方式主要有压缩机控温和半导体控温两种方式。前者通过压缩机设定程序自动控制升降温,导热性能好;后者的半导体控温器是电流换能型器件,既能制冷,又能加热,可以实现高精度的温度控制,温度升降速度快、检测样本通量大、温度控制稳定性好,是目前国内外较为普遍的 PCR 扩增仪。③变温气流式 PCR 扩增仪采用金属线圈加热空气升温、压缩机制冷降温方式控制温度。空气密切接触 PCR 管,温度的均一性好、升降温速度快。

2. 梯度 PCR 扩增仪 其结构与变温金属块式 PCR 扩增仪相同,只是在温度控制环节中增加了梯度功能,软件控制系统更加复杂。使用梯度 PCR 扩增仪可以对反应中的高温变性、低温退火、适温延伸三个温度循环中的任何一个温度进行梯度实验,最常用的是找到最佳的退火温度。

3. 原位 PCR 扩增仪 由主机、加热模块、玻片、热盖和控制系统组成。与普通 PCR 扩增仪的区别在于其样品基座上有若干平行的铝槽,每条铝槽内可垂直放置一张载玻片(玻片上预制有细胞悬液或组织切片等),与铝槽紧密接触,温度传导极佳,温度控制精确。也有在普通 PCR 扩增仪上增加一个原位 PCR 模块,更换后就可以进行原位 PCR 扩增;许多厂家也提供原位适配器,支持有原位 PCR 模块的普通扩增仪一机两用。

4. 实时荧光定量 PCR 扩增仪 其主要由 PCR 扩增系统和荧光检测系统两部分组成。PCR 扩增系统与普通 PCR 扩增仪类似。荧光检测系统主要包括激发光源和荧光检测器单元。激发光源有卤钨灯、氩离子激光器以及发光二极管(LED)等。卤钨灯配有多色滤光片,提供不同波长的激发光。荧光检测器常用超低温电荷耦合器(CCD)成像系统和光电倍增管(PMT)。前者可以同时多点多色成像,可有效分辨不同的荧光染料,易于实现样品的高通量分析;后者的灵敏度更高,但需要通过对样品逐个扫描实现多样品检测,较为费时。

依据温度控制方式的不同,实时荧光定量 PCR 扩增仪可分为变温金属块式、变温气流式,以及各孔独立控温式荧光定量 PCR 扩增仪,各自的温控系统结构同普通 PCR 扩增仪。

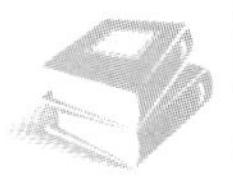
NOTE

普通 PCR 扩增仪结构简单,其操作及维护保养简便易行,实时荧光定量 PCR 扩增仪相对复杂一些。通常 PCR 扩增仪需要定期校准,主要针对温度控制系统的性能指标进行评价和校验;实时荧光定量 PCR 扩增仪还要进行荧光检测系统的校准;每台仪器都应建立 SOP 文件,必须按照 SOP 相关要求执行操作、维护保养以及完成相应校验程序。

四、PCR 扩增仪的性能指标

(一) 温度控制

温度控制是 PCR 扩增仪的关键要素，关系到 PCR 反应能否成功、PCR 扩增的效率及分析质量，因此温度控制的均一性、精确性以及升降温的速度是决定基因扩增仪质量的重要指标。

1. 温度的准确性 在 PCR 过程中，扩增仪变温板中的各样品孔的实际温度与设定温度的符合程度，是 PCR 扩增仪最重要的性能参数，直接关系到 PCR 的成败。一般要求显示温度和样品实际温度之差小于 0.1 ℃。PCR 循环中的变性、退火及延伸 3 个温度必须准确而精密地控制，对于退火、延伸尤为重要，退火温度过高，会影响模板与引物的结合，造成假阴性或者定量值偏低。如果温度过低，引物与模板间的特异性结合增加，可能会引起杂带、假阳性甚至定量结果偏高。

在 PCR 过程中，无论是普通 PCR 扩增仪还是实时荧光定量 PCR 扩增仪，在升温或者降温的过程中，都存在温度过高(overshooting)和温度过低(undershooting)的现象，主要是因为加热或者降温的过程中，接近或者达到设定值时，仪器自动下达停止命令，余热或者余冷均可使样品高于或者低于设定温度，可以理解为升降温的惯性。因此设置温度时，尤其设定退火温度时，需要考虑这些影响因素。

2. 温度控制的均一性 现代 PCR 扩增仪的样品模板一般为 96 孔，要求样品孔之间的温度差异小于 0.5 ℃。如果仪器的温度均一性控制不佳，会导致同一份样本在不同的位置上扩增结果不一致。通常变温金属边缘孔与中间孔存在温度差异，这种现象称为边缘效应。为了达到相同的分析结果，可通过改善基座材质、提高加工精度、选用均一性好的反应管等降低边缘效应的影响。

3. 升降温的速度 升降温的速度是指变性、退火和延伸 3 个不同温度之间每秒升降的温度，一般以℃/s 表示。升降温的速度快，可以缩短整个扩增时间，提高工作效率，同时减少引物与非特异性模板的结合反应时间，提高 PCR 反应特异性和定量检测的准确性。目前主流品牌的 PCR 扩增仪均使用半导体控温组件，并选用银质和镀金、镀银材料取代铝质导热材料，使升降温的速度大幅提高，升温速度一般接近 5 ℃/s，降温速度不小于 2 ℃/s。如果采用变温气流式扩增，则升降温的速度更快。

4. 不同模式的相同温度特性 主要针对梯度 PCR 扩增仪。现代的 PCR 扩增仪已有更灵活更强大的功能，可根据任务需求选择不同的功能模式。带梯度功能的 PCR 扩增仪不仅要考虑梯度模式下不同梯度孔间温度的准确性和均一性，还应考虑仪器在梯度和标准两个模式下是否具有相同的温度特性，在模式切换下，仍能取得相同的加热效果。

5. 加热盖温度 PCR 扩增仪都配备加热盖，使样品管顶部加热到 105 ℃左右，避免蒸发的水分凝集于 PCR 管盖的内侧而改变 PCR 反应体积和各反应组分的浓度。加热盖温度是 PCR 扩增仪重要的性能指标。

(二) 荧光检测

1. 荧光检测范围 PCR 扩增是一个产物呈几何级扩增的过程。样本中的起始模板拷贝数都不多，经过几十个循环后，其拷贝数及荧光强度相差十分巨大。因此，监测荧光强度的范围是扩增仪的重要性能指标之一。一般要求达到每毫升 $10 \sim 10^{10}$ DNA(RNA)拷贝。

2. 荧光检测通道数 复合 PCR 实验可同时扩增分析不同样本或同一样本的不同基因，同时获得多个结果，节省试剂和时间。因此要求仪器具备多通道检测功能。目前多数 PCR 扩增仪具有 4 个通道，部分具备 6 个检测通道。

3. Ct 值的精密度 Ct 值的定义是各检测管荧光信号达到设定阈值所经历的最小循环数。前面介绍定量 PCR 的原理时已经阐明，检测标本中的起始模板数的对数与其 Ct 值呈线性负相关。因此，Ct 值的精确度，对核酸定量的准确性及可靠性非常重要。一般要求扩增仪 Ct 值的 CV≤2.5%。

五、PCR 扩增仪的临床应用

PCR 扩增技术以其灵敏度高、特异性强、分析速度快和自动化程度高等优势，在医学各领域中得到

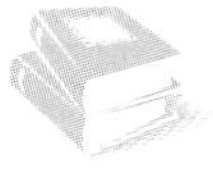
NOTE

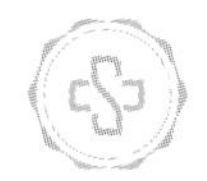

广泛应用。

1. 病原体核酸检测中的应用 利用PCR扩增仪，定性或者定量检测病原体核酸，对疾病的早期诊断、疗效判断、传染性判断及预后分析有着重要的作用。

PCR扩增技术对HBV和HCV的诊断和疗效判断意义很大，常采用实时荧光定量PCR中的TaqMan探针法进行检测；淋病奈瑟菌、解脲脲原体和沙眼衣原体是性传播疾病中的主要病原体，除解脲脲原体可培养并做药敏试验外，其他的病原体较难培养，或培养所需时间太长，因此检测上述3种病原体的基因对于泌尿生殖系统感染的诊断及疗效评估具有重要意义；人乳头瘤病毒(HPV)的长期感染是妇女发病和致死占第二位的子宫颈癌的病原体，检测HPV基因对于降低子宫颈癌的发病率有很大的价值；目前结核病的危害仍十分严重，由于结核分枝杆菌的培养周期长，涂片镜检阳性率低及患者排痰少，病原体诊断较困难。因此PCR扩增分析在HPV、结核分枝杆菌、淋病奈瑟菌、解脲脲原体、沙眼衣原体感染的诊断及疗效观察方面发挥非常重要的作用。

另外，PCR扩增技术在免疫缺陷病毒、流感病毒、巨细胞病毒、EB病毒等病原体的定量检测中应用广泛。

2. 遗传性疾病诊断中的应用 遗传性疾病的发病基础是核酸分子结构变异导致其表达产物(蛋白质或酶)的分子结构发生改变。传统的临床诊断方法一般是对患者进行表型的诊断，往往不能早期发现遗传性疾病。PCR扩增技术应用于β-珠蛋白基因突变和镰状细胞贫血的产前诊断，无论是敏感性还是特异性均优于传统的遗传学检查方法。PCR扩增技术还在高发的遗传性疾病如地中海贫血、亨廷顿(Huntington)舞蹈症、苯丙酮尿症、凝血因子缺乏、血友病等诊断中已经临床应用多年；对于有遗传倾向的疾病如老年性疾病、糖尿病、高脂血症、原发性高血压等，均可以使用PCR及相关技术进行检测。

3. 恶性肿瘤诊断方面的应用 多种肿瘤的发生、残留以及转移与特异性基因的改变有关；一些染色体的易位与肿瘤密切相关。这些异常变化可以用实时荧光定量PCR技术检测出来。PCR技术不但能有效检测基因的表达变化，且能准确监测其表达量，可据此进行肿瘤的早期诊断、分型、预后判断及个体化治疗的指导等。如端粒酶hTERT基因、白血病WT1基因、慢性粒细胞性白血病ber/abl融合基因、肿瘤MDRI基因、肿瘤ER基因、前列腺癌PSM基因、肿瘤相关的病毒基因等多种基因的表达检测，对于肿瘤的早期发现、复发、转移、治疗监控等均有重要意义。另外，微小残留病变的检测对于肿瘤患者进一步调整治疗方案至关重要。

4. 器官移植配型中的应用 骨髓或器官移植配型中，需要了解供、受者之间的HLA基因型是否相同。分析被检标本的基因型比鉴定血清学表型更为准确。PCR技术在HLA分型领域中，发展了对HLAⅠ类和HLAⅡ类抗原位点的等位基因检测方法，如对肾移植患者应用PCR-序列特异性引物(sequence specific primer，SSP)法对HLAⅠ类(A、B位点)、HLAⅡ类(DR、DQ位点)基因进行分型、匹配，可降低错误率，提高移植成功率。

5. 其他方面的应用 PCR扩增技术在公共卫生及海关检验检疫方面的应用也非常广泛。①食品微生物的检测。传统的致病菌培养、检测耗时较长，而PCR分析迅速、准确，主要应用于食品中常见的致病菌如肉毒杆菌、志贺菌属、沙门菌属及霍乱弧菌等大批量样本的快速检测。②转基因食品的监测。目前全球已有转基因作物100余种，且会越来越多，采用PCR技术可以鉴定转基因植物。③动植物检疫。利用PCR等相关分子生物学检测技术，对进入国境的人员、动物、植物是否携带烈性传染病病原体(如艾滋病病毒、动物病毒、植物病毒等)，进行敏感、特异和快速的监测，并采取有效措施阻断其传播，是保障国家安全的重要措施。

另外在法医学方面，应用PCR扩增技术，对微量的血渍、头发、精斑或其他脱落组织进行检测，在疑犯甄别、亲子鉴定、性别鉴定、个体识别等方面都得到了广泛应用。

第二节　全自动DNA测序仪

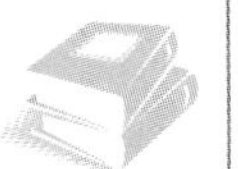

NOTE

基因是具有遗传效应的DNA片段，基因组包含了生物体的全部遗传信息。基因具有复杂的结构和重要的生物功能，其一级结构就是核苷酸的线性排列顺序。测定 DNA 的核酸序列是分析基因结构和功能的前提，是基因诊断的重要技术手段。1953 年英国学者 Frederick Sanger 首先提出氨基酸直接测序概念；1977 年 Sanger 和美国的 Walter Gilbert 几乎同时发明了 DNA 序列测定方法；1980 年以后，计算机技术、电子技术和分子生物学分析技术的融合与快速发展，促进了世界上第一台自动化 DNA 测序仪的诞生；1990 年美国率先启动了人类基因组计划；2003 年 4 月多国科学家合作完成了人类基因组计划测序工作。其间 DNA 测序技术也经历了从第一代到第四代的曲折发展，成为操作简便、安全、快速、高通量、准确可靠的单分子测序技术平台，广泛应用于医学科学研究和临床诊断领域。

一、全自动 DNA 测序技术的基本原理

（一）第一代 DNA 测序技术的原理

1. 双脱氧链末端终止测序法的原理 1977 年 Frederick Sanger 提出的双脱氧核苷酸末端终止测序法，基于 ddNTP 的 2′和 3′位都不含羟基，在 DNA 合成反应中不能形成磷酸二酯键，因此可以用来中断 DNA 的合成反应。方法的基本原理是在 DNA 体外合成过程中，在 DNA 聚合酶的催化下，按照碱基互补配对原则，单核苷酸可以聚合形成新的与模板 DNA 互补的链。在正常的体外合成反应体系中，加入的核苷酸单体为 4 种 2′-脱氧核苷三磷酸（dNTP，N 代表 A、T、C、G 任意一种碱基，包括 dATP、dCTP、dGTP 和 dTTP），引物和模板退火形成双链区后，DNA 聚合酶结合到 DNA 双链区上启动 DNA 的合成，沿着 5′→3′的方向利用体系中的 4 种核苷酸合成一条与模板链互补的 DNA 新生链，如果在此体系中加入 2′,3′-双脱氧核苷三磷酸（2′,3′-ddNTP，N 代表 A、T、C、G 任意一种碱基），正在延伸的 DNA 链则就此终止。

据此原理分别设计四个反应体系，每一个反应体系中存在相同的 DNA 模版、引物、4 种 dNTP 和一种 ddNTP 如 ddATP，新合成的 DNA 链在可能掺入正常 dNTP 的位置都有可能掺入 ddNTP 而导致新合成链在不同的位置上终止。由于存在 ddNTP 和 dNTP 的竞争，生成的反应物是一系列长度不同的多核苷酸片段。例如，在加入 ddATP 的反应管中，若是 dATP 掺入则核苷酸链可以继续延伸；若是 ddATP 掺入则新生链合成终止，因此可以得到一系列长度不等的以 ddATP 结尾的一组片段。同理也可以分别得到以 T、C、G 结尾的不等长度的片段。通过聚丙烯酰胺凝胶电泳（PAGE）对长度不等的新生链进行分离后，就可根据片段大小直接读出新生 DNA 链的序列。双脱氧核苷酸末端终止测序法的原理示意见图 14-3。

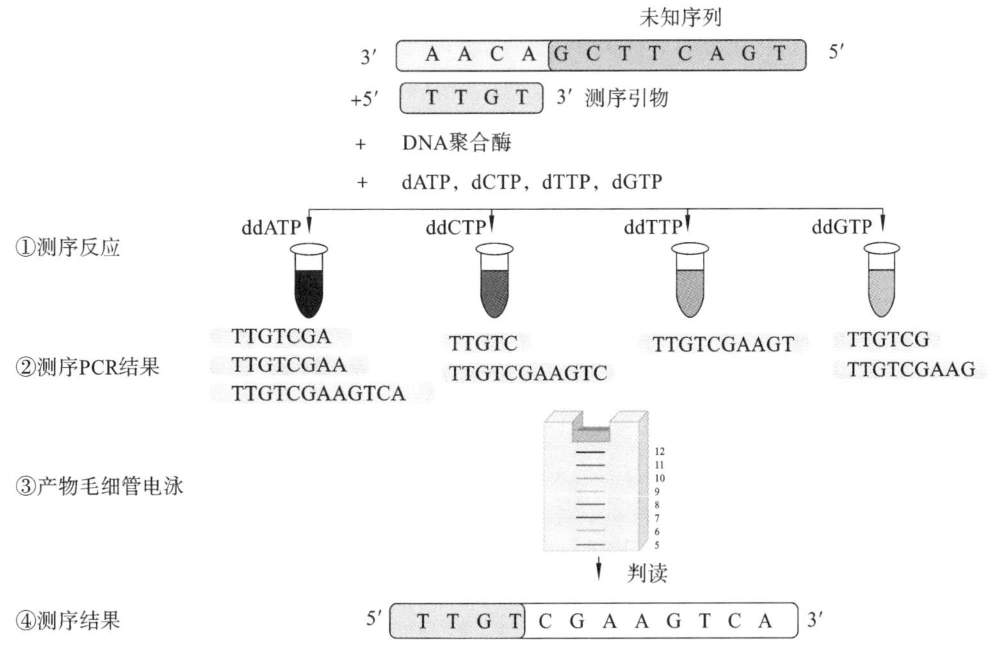

图 14-3 双脱氧核苷酸末端终止测序法的原理示意图

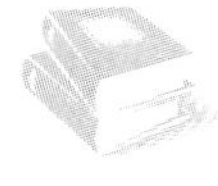

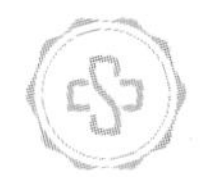

同一年 Walter Gilbert 提出了化学降解法。该方法与 Sanger 法类似，都是先得到随机长度的 DNA 链，再通过电泳分离读出序列。二者的不同之处在于 Gilbert 法先用特定的化学试剂标记碱基，再用化学方法打断待测序列，而 Sanger 法是通过 ddNTP 随机中断合成待测序列。

此后，在 Sanger 法的基础上，出现了以荧光标记代替放射性核素标记、以荧光信号接收器和计算机信号分析系统代替放射性自显影的自动 DNA 测序仪。总的说来，第一代测序技术的主要特点是测序读长可达 1000 bp，准确性高达 99.999%，但其测序成本高、通量低等方面的缺点，严重影响了其真正大规模的应用。为适应不断发展的需要，之后又诞生了第二代 DNA 测序技术。

2. 新生链的荧光标记原理 电泳后对不同长度 DNA 新生链进行分析时，需要有可以检测的示踪信号。荧光染料具有发光强度大、背景干扰小，可提高信噪比和检测灵敏度，不同染料的荧光波长明显不同，易于检测等优点，在 DNA 测序分析中应用广泛。荧光染料标记又分为多色荧光标记法和单色荧光标记法。

(1) 多色荧光标记法：多色荧光标记法的荧光染料掺入方式有两种。第一种掺入方式是将荧光染料预先标记在测序反应所用引物的 5′端，称为荧光标记引物法。当相同碱基排列的引物分别被 4 种荧光染料标记后，便形成了一组(4 种)标记引物。这 4 种引物的序列相同，但 5′端标记的荧光染料颜色不同。在测序反应中，模板、反应底物、DNA 聚合酶及标记引物等，按 A、T、C、G 编号被置于 4 只微量离心管中，A、T、C、G 4 个测序反应分管进行，上样时合并在一个泳道内电泳。特定颜色荧光标记的引物与特定的双脱氧单核苷酸底物保持对应关系。第二种掺入方式是将荧光染料标记在作为终止底物的双脱氧单核苷酸上，称为荧光标记终止底物法。反应中将 4 种 ddNTP 分别用 4 种不同荧光染料标记，带有荧光基团的 ddNTP 在掺入 DNA 片段导致链延伸终止的同时，也使该片段 3′端标上了一种特定的荧光染料。经电泳后将各个荧光谱带分开，根据荧光波长的不同来判断所代表的不同碱基信息。荧光标记终止底物法的 4 种反应可以在同一管中完成。

(2) 单色荧光标记法：只用一种荧光染料进行标记，标记方式也分为荧光标记引物法和荧光标记终止底物法两种。与多色荧光标记法不同的是，两个方法均需将 A、T、C、G 4 个测序反应分管进行，电泳时各管产物要在不同的泳道中分别进行。

3. 荧光标记 DNA 的检测原理 测序反应被 ddNTP 终止后，样品经简单纯化处理后即可置于 DNA 测序仪的样品盘中，自动进样开始电泳。

在采用多色荧光标记法的自动测序仪中，不同 ddNTP 终止的 DNA 片段由于标记了不同的荧光基团，故可以混合起来加在同一个样品孔中，由计算机程序控制进样，两电极间极高的电动势推动各个荧光 DNA 片段在凝胶高分子聚合物中从负极到正极泳动，彼此分离，依次通过检测窗口。由激光器发射的聚焦光束，通过精密的光学系统被导向检测区，垂直照射凝胶以激发 DNA 片段发出荧光。代表不同碱基信息的不同颜色(波长)荧光经光栅色散分光之后再投射到 CCD 摄像机上同步成像。收集的荧光信号传输给计算机加以处理。整个电泳过程结束时在检测区某一点上采集的所有荧光信号就转化为一个以时间为横坐标、荧光波长和强度为纵坐标的信号数据的集合。经测序分析软件对这些原始数据进行分析，最后的测序结果以一种清晰直观的图形显示出来。

由于采用了四色荧光标记技术，一个样本的 4 个测序反应产物可以同时在一个泳道内电泳，避免了单色荧光标记时 4 个泳道因测序间迁移率差异对精确度的影响，提高了测序质量。同时一个样品的所有反应产物只需要进样一次，一次实验可以处理较多的样品。

在采用单色荧光标记法的自动测序系统中，不同 ddNTP 终止的 DNA 片段由于标记了相同的荧光基团，不能通过荧光颜色将 4 种 ddNTP 分开，故需要将 A、T、C、G 4 管的反应物加在不同的样品孔中。电泳过程中，当 DNA 条带迁移到检测区并被激光照射时，DNA 上的荧光标记物立即被激发产生特异的荧光信号。此荧光信号由泳道前的光探测器接收，并将信号输送到计算机，软件将 4 个泳道的荧光进行综合分析，最终获得序列结果。

NOTE

(二) 第二代 DNA 测序技术的原理

第二代 DNA 测序技术将片段化的基因组 DNA 两侧连上接头，随后用不同的方法产生几百万个空间固定的 PCR 克隆阵列。每一个克隆由单个文库片段的多个拷贝组成，然后进行引物杂交和酶延伸反应。由于所有的克隆都在同一平面上，这些反应就可以大规模平行进行，每一个延伸反应所掺入的荧光标记物的成像检测也能同时进行，从而获得准确的测序数据。不断重复的 DNA 序列的延伸和成像检测数据，经由计算机分析得出完整的 DNA 序列信息。

第二代 DNA 测序技术的主要代表有如下 4 种：①454 测序技术，利用焦磷酸测序原理；②Solexa 测序技术，边合成边测序；③Ion Torrent 测序技术使用半导体技术在化学和数字信息之间建立直接的联系；④DNA Nanoball Array 技术，采用高密度 DNA 纳米芯片技术和非连续、非连锁联合探针锚定连接技术测序。

第二代 DNA 测序技术大大降低了测序成本，大幅提高了测序速度，并且保持了高的准确性。以前完成 1 个人类基因组的测序需要 3 年时间，而使用第二代测序技术则仅需要 1 周时间。

（三）第三代 DNA 测序技术的原理

被称为第三代 DNA 测序技术的单分子测序技术，不需要进行 PCR 扩增，将待测序列随机打断成小分子片段并用末端转移酶在 3′末端加上多聚腺嘌呤核糖核苷酸[poly(A)]，以及在 poly(A)的末端进行荧光标记和阻断，再把这些小片段与带有 poly(T)的平板杂交成像来获得已经杂交模板所处的位置，建立边合成边测序的位点，加入聚合酶和被 Cy3 荧光标记的脱氧核苷酸进行 DNA 合成。每次只加一种脱氧核苷酸，然后将未参与合成的 dNTP 和 DNA 聚合酶洗脱，直接进行 Cy3 荧光成像，观测模板位点上是否有荧光信号，然后化学裂解核苷酸上的染料并释放，加入下一种脱氧核苷酸和聚合酶的混合物，进行新一轮反应。

（四）第四代 DNA 测序技术的原理

第四代 DNA 测序技术又称为纳米孔测序技术。大多数纳米孔测序技术的基本原理是当 DNA 分子或它的组成碱基从一个孔洞经过时，影响这个纳米孔原本的电流或者光信号，通过对电流变化或者光强度的改变读取相应被检测的模板序列。纳米孔的直径(约 2.6 nm)只能容纳一个核苷酸通过。4 种核苷酸碱基的空间构象不同，它们在通过纳米孔时，被减弱的电流变化程度也就有所不同。当由多个核苷酸组成的长链 DNA 或者 RNA 在电场的作用下由负极向正极方向移动并通过纳米孔时，检测纳米孔的电流变化，即可判断通过纳米孔的核苷酸种类，这样就实现了实时测序。

纳米孔测序无须 DNA 扩增，具有检测速度快；无须残留试剂洗脱步骤、背景噪声小；准确度高；读数长，一次可检测长达数十千碱基(kb)单分子核酸链等特点；并且可以极大地降低测序成本。

二、全自动 DNA 测序仪的基本结构

常用的全自动 DNA 测序仪都是通过凝胶电泳技术进行 DNA 片段的分离。根据电泳方式的不同又分为平板型电泳和毛细管型电泳两种仪器类型。平板型电泳的凝胶灌制在两块玻璃板中间，聚合后厚度一般为 0.4 mm 或更薄，因此又称为超薄层凝胶电泳。毛细管电泳技术是将凝胶高分子聚合物灌制于毛细管中(内径 50～100 μm)，在高压及较低浓度胶的条件下实现 DNA 片段的快速分离。不同类型全自动 DNA 测序仪的外观有差异，但其基本结构大致相同，主要由主机、计算机系统和应用软件组成。

1. 主机 主机包括电泳系统、激光器和荧光检测系统。大致可分为以下几个结构功能区。

(1) 自动进样器区：装载有样品盘、缓冲液槽(装有阴极电解质)、阳极缓冲液杯、水槽和废液槽。自动进样器受计算机程序控制进行移动，阳极缓冲液杯和毛细管固定不动，其他操作如毛细管从样品盘中取样、毛细管在阴极缓冲液槽、水槽、废液槽中的相对移动均靠自动进样器的移动来完成。电极能够为电泳提供稳定的高电压差，测序过程中正、负极之间的电势差可达 15000 V，如此高的电势差可促进 DNA 分子在毛细管中快速泳动，达到快速分离不同长度 DNA 片段的目的。样品盘有 96 孔和 384 孔两种，可一次性连续测试 96 个或 384 个样本。

(2) 凝胶灌装区：包括注射器驱动杆、进样器按钮、泵胶块、缓冲液阀、玻璃注射器、毛细管固定螺母、废液阀等部件。注射器驱动杆的作用是提供正压力，将注射器内的凝胶注入毛细管中，在分析每一

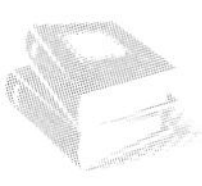
NOTE

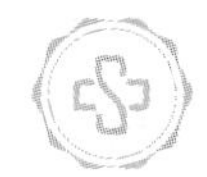

个样品前，泵自动冲掉上一次分析用过的胶，灌入新胶；进样器按钮的作用是控制自动进样器进出；泵胶块的作用是泵入胶并将其灌入毛细管；正极缓冲液阀的作用是当注射器驱动杆下移时，将泵内的凝胶压入毛细管，缓冲液阀关闭，防止胶进入缓冲液中，电泳时，此阀打开，提供电流通道；玻璃注射器的作用是储存凝胶高分子聚合物以及在填充毛细管时提供必要的压力；毛细管固定螺母用于固定毛细管；废液阀的作用是在清洗泵块时控制废液。

(3) 检测区：检测区内有激光检测器窗口及窗盖、加热板、毛细管、热敏胶带。激光检测器窗口及窗盖的主要作用：激光检测器窗口正对毛细管检测窗口，从仪器内部的氩离子激光器发出的激光可通过激光检测器窗口照到毛细管检测窗口上。电泳过程中，当荧光标记 DNA 链上的荧光基团通过毛细管窗口时，受到激光的激发而产生特征性的荧光光谱，荧光经光栅色散后投射到 CCD 摄像机上同步成像。窗盖起固定毛细管的作用，同时可防止激光外泄。加热板在电泳过程中起加热毛细管的作用，一般维持在 50 ℃。毛细管是填充有凝胶高分子聚合物的细管，直径为 50 μm，电泳时样品在毛细管内从负极向正极泳动。热敏胶带可将毛细管固定在加热板上。

2. 计算机系统 计算机控制主机的运行；对来自主机的数据进行收集和分析；自动设置测序条件（样品的进样量，电泳温度、时间和电压等）；同步监测电泳情况；进行数据处理分析；可连接打印机输出分析结果。

3. 应用软件 应用软件包括数据收集处理软件、DNA 序列分析软件及 DNA 片段扫描和定量分析软件。

三、全自动 DNA 测序仪的性能指标

参考国家标准《高通量基因测序技术规程》(GB/T 30989—2014)的要求，通常考察下列指标，评价 DNA 测序仪的性能。

1. 测序通量 ≥100 Mb。

2. 碱基识别准确率 ≥99%。

3. 碱基识别质量 >20%。

4. 测序准确率 对已知参考序列的 BGISEQ-100 质控物质进行检测，检测结果依照软件默认程序与质控物质参考序列比对，准确率不小于 99.9%。

5. 重复性 在不少于 3 次的重复检测 BGISEQ-100 质控物实验中，所得各重复准确率均不小于 99.9%。

6. 检测运行时间 完成一张载有 BGISEQ-100 质控物质的芯片的数据采集，有效时间不大于 4 h。

四、全自动 DNA 测序仪的临床应用

全自动 DNA 测序仪的应用包括 DNA 测序和 DNA 片段分析两个方面。DNA 测序方面的应用主要是全基因组测序、PCR 克隆测序验证、突变体检测、新基因测序、系统发育及物种鉴定；DNA 片段分析即基因分型(genotyping)，主要用于个体识别、亲子鉴定、SNP 关联分析、T 细胞和 B 细胞克隆化研究、疾病诊断等方面。临床应用方面主要包括遗传性疾病诊断、基因多态性或基因突变检测、HLA 型别鉴定、病毒基因分型等。

1. 感染性疾病诊断中的应用 基因序列分析目前是分子诊断的金标准，测序技术能精确分析碱基序列，通过序列比对，可对各种病原体直接进行鉴定、分型和溯源。可用于发现的新病原体如流感病毒、新型冠状病毒的鉴定，进行全基因序列分析比对等。

2. 在遗传性疾病诊断中的应用 单基因遗传病是由基因突变而导致的疾病，超过 7000 种，临床症状复杂，诊断较为困难。DNA 检测能够实现单基因遗传病的早发现、早治疗。利用高通量 DNA 测序技术结合序列抓捕技术，可以覆盖多至上百种单基因遗传病的同时检测，为临床诊断和突变筛查提高参考。

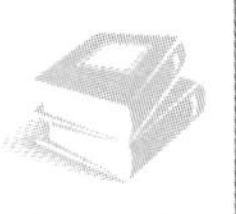

NOTE

3. 在肿瘤诊断中的应用 序列捕获技术和新一代高通量测序技术相结合，可以检测出人体内是否

存在肿瘤易感基因或家族聚集性的致癌因素，根据个人情况给出个性化的指导方案。另外在肿瘤标志物诊断方面，DNA 测序仪也发挥着重要作用。

4. 在药物易感基因上的应用 由于个体的某些基因型的差异，可以使得不同个体对药物产生不同的反应，相同的药物可能在不同的个体中引起严重副作用、正常作用、完全无效等不同的用药结果。对患者进行药物易感基因的 DNA 片段测序，探究基因与用药关系的信息，有助于个性化治疗的开展，开创新型的利用基因检测结果指导用药的方法。

5. 在无创产前筛查中的应用 通过高通量测序技术和 DNA 芯片技术筛查孕妇血液中的胎儿 DNA，以了解 13、18、21 号染色体的非整体倍风险。较传统的血清学筛查和超声检查，无创产前基因筛查能为年龄较大、有家族史，或者超声波检查异常的孕妇带来无风险的便利检测，提高检出率，降低流产风险。

第三节 蛋白质自动测序仪

蛋白质是生命功能的行使者，它在某种程度上比基因能更直接地反映生理功能的过程及其变化。蛋白质是由各种氨基酸按一定顺序以肽键相连而形成的肽链结构。蛋白质(或肽链)顺序就是指肽链中氨基酸的排列顺序，即一级结构。通常从左至右表示肽链从氨基酸氨基端(N 末端)到羧基端(C 末端)。蛋白质一级结构的研究是揭示生命本质、了解蛋白质结构和功能的关系、研究酶的活性中心和蛋白质多级结构、探索分子进化及遗传变异等的基础，也是基因工程中研究基因克隆、表达及 DNA 顺序分析的重要内容。因此测定其一级结构具有十分重要的意义。蛋白质测序仪的实质是执行 Edman 化学降解反应和游离氨基酸的分离与鉴定过程的一种全自动化仪器。随着计算机技术、色谱技术及机器制造工艺的迅速发展，现在的蛋白质测序仪可以实现皮摩尔(pmol)级的微量蛋白质测序。

一、蛋白质自动测序仪的工作原理

蛋白质自动测序仪主要检测蛋白质的一级结构，即肽链中的氨基酸序列，其原理沿用 Edman 降解法。在弱碱条件下，多肽链 N 末端—NH_2与异硫氰酸苯酯反应，生成苯异硫甲氨酰肽(PTC-多肽)。这一反应在 45～48 ℃进行约 15 min 并用过量的试剂使有机反应完全。在无水强酸如三氟乙酸的作用下，可使靠近 PTC 基的氨基酸环化，肽链断裂形成噻唑啉酮苯胺衍生物和一个失去末端氨基酸的剩余多肽链。剩余多肽链可以进行下一次以及后续的降解循环。如此不断循环，可依次使多肽链的氨基酸逐一降解，形成噻唑啉酮苯胺衍生物，再经酸化处理转化为稳定的乙内酰苯硫脲氨基酸。

上述降解循环的偶联和环化发生在测序仪的反应器(筒)中，转化则在转化器中进行。转化后的乙内酰苯硫脲氨基酸经自动进样器注入高效液相色谱仪进行在线检测。根据乙内酰苯硫脲氨基酸在色谱分离系统中的保留时间确定每一种氨基酸。

二、蛋白质自动测序仪的结构与功能

蛋白质自动测序仪主要包括测序反应系统、氨基酸分析系统和信息软件处理系统。

(一) 测序反应系统

测序反应系统具有 4 个微管，每周能测序 20 个或更多的蛋白质。其主要部件为反应器。由计算机系统自动调节控制降解反应的温度、时间、液体流量等参数，无须人工干预。蛋白质或多肽在这里被水解为单个氨基酸残基。

(二) 氨基酸分析系统

氨基酸分析系统由十分精致的高效液相色谱毛细管层析柱组成，层析是整个测序过程的的最关键步骤。层析要求十分严格，液体分配速度、温度、电流、电压都能影响层析结果。所以仪器配有稳压、稳流、自动分配流速装置。氨基酸通过这一系统会留下各自的特征吸收峰。

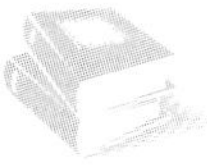

NOTE

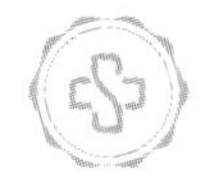

（三）信息软件处理系统

测序软件是根据氨基酸的层析峰来鉴定为何种氨基酸的。依据测序的实际需要，软件功能不断升级，且越来越简单、快速、准确。计算机系统同 DNA 测序系统一样直观、易于操作，它提供测序需要的运行参数、时间、温度、电压和其他的循环条件，并可实现跳跃步骤、暂停步骤操作。此外，还有蛋白质或多肽的纯化处理配件及整个测序必备的试剂和溶液。

三、蛋白质自动测序仪的维护保养

(1) 使用仪器前请认真查看说明书，严格遵照操作手册对仪器进行维护保养。

(2) 实验结束后，彻底清洗测序系统和氨基酸分析系统后关机，并关闭仪器供电电源。

(3) 按时对仪器进行周保养、月保养、季保养、半年保养和年保养。

(4) 认真记录异常故障提示，及时与厂家联系处理。

(5) 仪器不要在多灰尘的环境中使用，仪器长期不使用时，请拔掉插头，并用软布或塑料袋覆盖仪器，防止灰尘进入。

(6) 仪器停止使用时，为确保仪器性能稳定，建议按操作说明定期开启仪器空运行。

四、蛋白质自动测序仪的临床应用

（一）新蛋白质的鉴定

在凝胶电泳中出现的未知条带可以利用蛋白质测序仪来测定其序列，为研究蛋白质的功能提供线索，因为一些表面上不相关的蛋白质在特定区域有时具有明显的同源性。

（二）分子克隆探针的设计

分子克隆探针设计是蛋白质序列信息的基本用途之一。用蛋白质序列信息设计 PCR 引物和寡核苷酸探针，可以利用这些探针进行 cDNA 文库或基因组文库的筛选。

（三）抗原的人工多肽合成

在现代细胞生物学、遗传学、分子生物学、免疫学及其他生命科学的研究过程中，合成多肽已成为一个必不可少的工具。由合成多肽免疫产生的抗体，常用来证实和纯化新发现的蛋白质。此外，合成的多肽类似物能够揭示蛋白质重要结构特征和提示蛋白质的功能特性。人工合成多肽需要经过氨基酸序列鉴定才能进入实际应用，蛋白质自动测序仪可以完成这项工作。

第四节　核酸提取仪

核酸(包括 DNA 和 RNA)的提取是临床分子生物学检验中的基本技术，核酸提取的质量与速度直接影响检验结果的质量与速度。尤其是工作量较大的实验室，更需要速度快、质量高的核酸提取方法，手工提取核酸已经难以满足大规模、高通量的实验要求。核酸自动化提取系统能够快速、准确地提取核酸，且具有高通量特性，是临床分子生物学检验中的重要仪器设备。

核酸提取仪分为两类：一类是大型的自动化的，一般称为自动液体工作站；另一类是小型自动核酸提取仪，利用封装好的配套试剂自动完成提取纯化过程。大型自动液体工作站因为设备成本高昂，运行成本高，适合一次提取几千个同一种类标本，所以真正得到应用的比较少；而小型自动化的仪器，因为仪器设备性价比高、运行成本低、操作方便，得到越来越多的应用。

一、核酸提取仪的工作原理

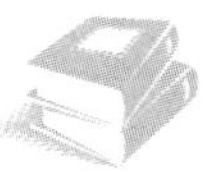
NOTE

目前，市场常见的核酸自动化提取系统种类较多，型号各异，其工作原理也不完全相同。但是，绝大多数的核酸自动提取仪都采用磁珠分离法、二氧化硅基质法或阴离子交换树脂法的技术原理。传统的核酸提取法包括胍盐裂解法、碱裂解法、溴化十六烷基三甲基铵(CTAB)裂解法和酚抽提法，其基本原理可归纳为裂解蛋白质而提取核酸，不同的方法侧重于不同的标本。这些传统的核酸提取方法虽然有很多的优点，但不能适应核酸自动化提取的要求。随着核酸提取技术的发展，出现了一体化提取核酸的试剂盒。诸如以吸附柱为基础的核酸/蛋白质提取试剂盒，可以从同一生物样品中同时提纯基因组DNA、总RNA和总蛋白质，不使用苯酚或氯仿等毒性有机溶剂。此类试剂盒适用于从少量的各种细胞培养物、动物及人类自身的组织中提取DNA、RNA和蛋白质。

在上述技术的基础上，人们研制出了自动化的核酸提取系统。商品化的自动化提取系统是为处理大批量实验样品而设计的，借助自动化仪器简化核酸提取步骤，节省工作时间，降低人工成本，提高操作者自身安全，而且提取的核酸质量好、方法的重复性好。核酸自动化提取仪的工作原理是在上述裂解技术的基础上，再用磁珠法、二氧化硅基质法或阴离子交换法来纯化核酸。

(一) 磁珠分离法

磁珠分离法是一种简单有效的核酸提纯技术。其使用的磁性载体包括固定的磁棒和可移动的磁珠。固定的磁棒又称固定体，为吸附磁珠提供磁场。磁珠是带有硅涂层的磁性树脂。磁珠表面连接了可特异性与DNA发生结合的功能基团，对核酸具有可逆吸附的特性。通常采用带有氨基、巯基、环氧基等基团的活化试剂对磁珠表面包被的高分子物质进行化学修饰。若裂解液提供适宜的离子强度、适宜的pH等条件，磁珠就可以有效地吸附DNA。磁珠法提取核酸的最大优点就是可以实现自动化，是核酸提取自动化系统主要的工作原理之一。

(二) 二氧化硅基质法

该方法提取核酸的基本原理是带负电荷的DNA和带正电荷的二氧化硅粒子有很高的亲和力。阳离子 Na^+ 发挥桥梁作用，吸附核酸磷酸盐骨架上带负电荷的氧，在高盐的酸性条件下，Na^+ 打破水中的氢和二氧化硅上带负电荷的氧离子间的氢键，DNA与二氧化硅紧密结合，先洗涤除去其他杂质，再用低离子强度的TE缓冲液或蒸馏水洗脱结合的DNA分子。用这种技术也能够实现核酸的自动化提取。

(三) 阴离子交换树脂法

该方法提取核酸的基本原理是树脂表面带正电荷的二乙氨乙基(DEAE)群和DNA骨架上带负电荷的磷酸盐相互作用，从而达到分离纯化DNA的目的。树脂表面积大，能密集地耦合DEAE群。在低盐的碱性溶液存在的条件下，DNA可与DEAE群结合，洗涤除去树脂上的蛋白质和RNA等杂质，最后用高盐的酸性溶液洗脱结合在树脂上的DNA。此方法能有效地从RNA和其他杂质中分离DNA分子，也能有效地实现DNA的自动化提取。

值得注意的是，DNA和RNA的自动化提取系统的工作原理不完全相同，在应用中应根据实验需要合理选择。

二、核酸提取仪的基本结构

依照工作原理，可将核酸提取仪分为基于磁珠分离法而设计的核酸自动化提取仪和基于二氧化硅基质或阴离子交换树脂法设计的核酸自动化提取仪两个主要类型。不同类型的核酸自动化提取系统的结构各有其特点。

基于磁珠分离方法而设计的核酸自动化提取仪的基本结构，主要包括机械部分、控制部分和软件部分。机械部分由磁棒、磁套和96孔板运送架组成。机械部分在控制系统的控制下，完成吸附、结合、搅拌、洗涤、晾干、洗脱、释放磁珠等动作。软件部分的主要功能是建立方案，控制仪器磁棒、磁套等部件的运动，带动磁珠在不同缓冲液之间转移，完成全部核酸提取工作。

三、核酸提取仪的性能指标

核酸提取仪在基础研究和临床检测中的应用越来越普及，为了保证其检测结果的准确性和可靠性，需要合理评价仪器的性能。核酸自动化提取仪的主要性能指标包括移液通道、通量、移液精度等。

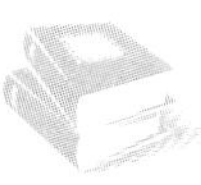
NOTE

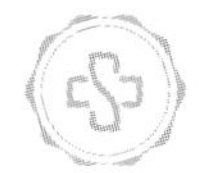

1. 移液通道 每个移液通道都可以在 Y 轴和 Z 轴方向上独立移动，每个通道都利用自身的高精度马达到达操作台的任意位置，移液通道的数量决定加样速度，目前核酸自动化提取系统的移液通道一般为 4 个或 8 个。

2. 通量 目前核酸提取仪通量主要分两种：1～48 样本/批（磁珠法）、1～96 样本/批（一步法）。

3. 移液精度 移液精度是核酸提取仪最重要的性能指标，移液精度直接决定检测结果的准确性，目前核酸提取仪移液 10 μL 时，精度 CV＜2.5％；移液大于 50 μL 时，精度 CV＜1.5％。

四、核酸提取仪的维护保养

（1）使用仪器前请认真查看说明书，严格遵照操作手册对仪器进行维护保养。

（2）实验结束后，关闭仪器供电电源，可以使用 75％乙醇对实验舱进行清洁，使用时，请勿将乙醇倒入实验舱内，请使用脱脂棉进行擦拭，待乙醇晾干后，开启紫外灯照射 30 min 以上进行消毒。

（3）定期对仪器表面及实验舱进行清洁，避免使用强碱和有机溶剂。

（4）保持实验舱内环境较为干燥、无水渍等。

（5）仪器不要放置在多灰尘的环境中使用，仪器使用时请保证仪器四周通风，请不要在电压不稳、过高、过低时使用仪器。

（6）仪器长期不使用时，请拔掉插头，并用软布或塑料袋覆盖仪器，防止灰尘进入。

（7）仪器停止使用时，为确保仪器性能稳定，建议每隔 30 天，开启仪器空运行一次。

五、核酸提取仪的临床应用

核酸自动化提取仪具有以下优点：①自动化程度高，满足高通量的需求；②提取的 DNA 质量高，减少人为干预，污染少，有利于后续实验；③操作精度高，灵活性强；④适合不同类型的标本，应用范围广。主要有以下应用领域。

1. 临床分子生物学检验 例如，HBV DNA 定量检测和 HCV RNA 定量检测，对于标本量较大的实验室尤为适用。以血清为标本，提取核酸简便、快捷、质量高，能满足后续荧光定量 PCR 的实验工作需求。

2. 大样本筛查 在基因多态性检测的大样本筛查等科研工作中，可以用核酸提取仪进行批量 DNA 或 RNA 提取，适用于后续的 PCR 操作或基因芯片检测等。

3. 法医学领域 核酸自动化提取仪适合的标本类型较多、灵敏度较高，因此在法医学方面有较广泛的应用。DNA 分型是目前法医检验的主流方法，DNA 提取则是法医检验的首要和关键环节，检验结果的准确性与提取 DNA 的质量密切相关，核酸自动化提取系统完全能够满足法医学实验室的需求。

4. 其他领域 核酸提取仪可以提取植物、动物、微生物等标本中的核酸，且能满足高通量、大样本的需求，是农业、牧业、林业等诸多领域科研工作、检验检疫工作的重要设备，具有广阔的应用前景。

本章小结

PCR 扩增仪实际上是一种可控的温度快速变化的核酸扩增装置，重复高温变性、低温退火、适温延伸循环过程，使模板 DNA 靶片段呈几何级数扩增，从而达到体外扩增 DNA 靶序列的目的。PCR 扩增仪主要分为普通 PCR 扩增仪和实时荧光定量 PCR 扩增仪；普通 PCR 扩增仪又可分为带温度梯度的梯度 PCR 扩增仪和可进行原位扩增功能的原位 PCR 扩增仪；PCR 扩增仪的变温方式主要有变温金属块式和变温气流式两种。PCR 扩增仪的技术关键是温度控制，故重要的性能指标包括温度的准确性、均一性和升降温的速度。实时荧光定量 PCR 扩增仪的结构除了普通 PCR 扩增仪机械系统和温度循环装置外，还包括荧光定量检测系统。

NOTE

全自动 DNA 测序仪是检测 DNA 片段碱基序列的自动化仪器。检测原理主要是 Sanger 双脱氧链末端终止测序法，结合荧光标记技术，对 NDA 序列进行检测。

蛋白质自动测序仪是检测氨基酸排列顺序的自动化仪器，其功能为执行全自动化的 Edman 化学降解反应和游离氨基酸的分离与鉴定过程。蛋白质自动测序仪包括测序反应系统、分析系统和数据处理系统。蛋白质自动测序仪主要应用于新蛋白质的鉴定、分子克隆探针的设计和抗原的人工多肽合成等方面。

核酸(包括 DNA 和 RNA)的提取是临床分子生物学检验中的基本技术，核酸提取仪分为两类：一类是大型自动液体工作站；另一类是小型自动核酸提取仪，利用封装好的配套试剂自动完成提取纯化过程。绝大多数的核酸提取仪都采用磁珠分离法、二氧化硅基质法和阴离子交换树脂法的技术原理。其结构主要包括机械部分、控制部分和软件部分。核酸提取仪主要应用于临床分子生物学检验、大样本筛查、法医学领域等。

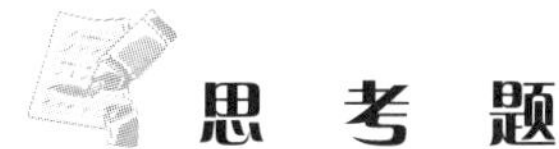

思考题

1. PCR 扩增仪正常工作的关键是什么？
2. 何谓梯度洗脱 PCR 扩增仪？有何优点？
3. 说明实时荧光定量 PCR 扩增仪的检测原理。
4. 实时荧光定量 PCR 扩增仪有哪些种类？各有什么特点？
5. PCR 扩增仪的温度控制方式有哪几种？各有什么优势？
6. DNA 测序仪的主要工作原理是什么？
7. 自动 DNA 测序仪的主机通常分为哪几个区？
8. 简述蛋白质自动测序仪的工作原理。
9. 蛋白质自动测序仪主要应用于哪些方面？
10. 说明核酸提取仪的种类及其工作原理。
11. 核酸提取仪主要应用于哪些领域？

（朱中元　余蓉　任伟宏）

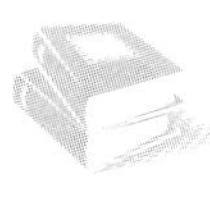

NOTE

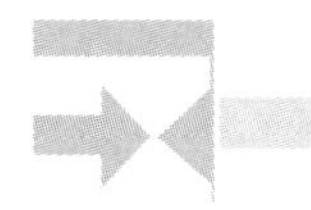

第十五章　临床实验室自动化系统

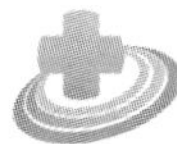

学习目标

1. 掌握：实验室自动化的概念；实验室自动化的分类；实验室自动化的组成；实验室自动化的结构。

2. 熟悉：LAS 的作用；LAS 各部分的功能；条形码在 LAS 中的作用；HIS、LIS、LAS 三者间的通信流程；LAS 的配置与选择；LAS 的管理和应用。

3. 了解：实验室自动化的发展；条形码技术；信息系统在检验结果自动化审核中的作用；LAS 引进前的评估。

随着卫生健康事业的不断发展，全民医疗保障制度的建立，大量的医疗需求被释放，体检、临床标本增加，临床实验室工作负荷持续加大。同时随着先进科学技术在检验医学中的持续整合应用，促进临床实验室向自动化、标准化、系统化、一体化和网络化方向发展，集技术和管理于一体的各类实验室自动化系统大量快速地进入临床实验室。各类实验室自动化系统的建立与应用，正改变着传统临床实验室结构，并对检验技术人员的知识、技术和能力提出了更高的要求。它要求检验技术人员不仅要掌握各类检验检测技术，还要掌握实验室自动化系统的相关知识。

第一节　实验室自动化系统的发展概况和分类

实验室自动化系统（laboratory automation system，LAS）又称全实验室自动化（total laboratory automation，TLA），是为了实现临床实验室内若干个检测子系统（如临床化学、免疫学和（或）血液学等）的整合，将相互关联或不相关联的自动分析仪器与分析前、分析后的实验室处理装置，通过自动化输送轨道和信息网络进行连接，构成自动化流水线作业，覆盖整个检验过程，形成大规模的全检验过程的自动化，其结构见图 15-1。

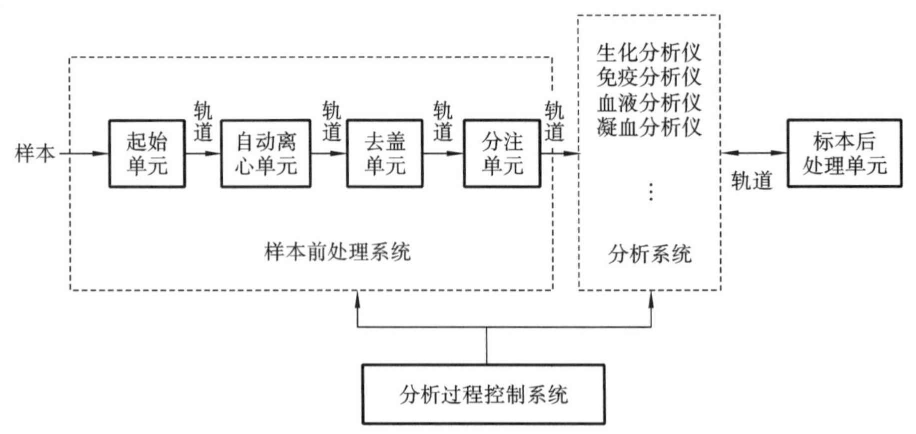

图 15-1　实验室自动化系统结构图

一、实验室自动化系统的发展概况

TLA 在 20 世纪 80 年代出现于日本。1996 年国际临床化学和实验室医学联盟（IFCC）大会提出了

NOTE

全实验室自动化的概念。在日本的一些实验室，全自动化的仪器设备覆盖了工作流程中分析前、分析中、分析后的绝大部分，除个别项目外，检验人员只需面对仪器和数据而不必接触标本，所有的标本都封闭于仪器和传输系统中，避免了潜在的生物污染。TLA的应用，使工作人员从繁杂的日常工作中解放出来，有更多时间致力于更高水平的工作，如结果的确认、新项目的开发以及临床科研实践等。20世纪90年代TLA进入美国和欧洲，全球全实验室自动化发展势头迅猛。2000年，浙江大学附属第一医院采购了一条实验室自动化系统，建成了中国国内第一条"实验室流水线"，揭开了国内实验室自动化系统建设的序幕。2007年，IFCC大会将TLA列为会议专题，标志着TLA受到普遍重视。2008年前后，中国迎来了实验室自动化系统的高速发展期，实验室自动化系统装机数量每年以65%～70%的速率增长。

实验室自动化是一个循序渐进的过程，主要经历了以下几个阶段。

1. 系统自动化(systemized automation)　系统自动化也称分析的自动化，是自动化分析的开始阶段。1957年，美国Skeggs首先提出气泡隔离连续流动分析技术，发明了第一种临床化学自动分析仪。系统自动化建立在分析仪器本身性能的基础之上，采用原始管使用和条形码技术，通过扩大试剂装载的容量获得范围更广的项目测试菜单。

2. 模块自动化(modular automation)　在系统自动化的基础上增加部分硬件，使仪器的软硬件功能得到更大的发挥。能够完成样本自动离心、开盖、分杯、分选等功能，使自动化程度进一步提高，大大提高了实验室的工作效率。

3. 实验室自动化检测流水线(laboratory automation testing assembly line)　实验室自动化检测流水线即全实验室自动化，通过轨道将各种类型的仪器连接起来，使硬件发挥最大功能，并实现实验室分析质量的新飞跃。实验室自动化检测流水线节省了人力资源，提高了工作效率，减小了实验过程中人为因素的影响，也减小了生物危害，是实现全实验室自动化的发展趋势。

狭义的LAS多代表临床生化和免疫学检测流水线，而血液分析流水线、凝血分析流水线和尿液分析流水线则冠以血液、凝血和尿液的名称，以示与生化、免疫学检测流水线的区别。①临床生化和免疫学检测流水线：根据样本分析前、分析后处理与检测系统是否整合，分为两种类型。第一种为独立的样本前、后处理系统，可处理血液、尿液、体液、凝血、生化、免疫等分析前的所有样本，但系统无样本传输轨道，需人工转运。第二种是前、后处理系统与检测系统整合为一体，从条形码识别直到检测结束后需复检的标本再测、复盖、冷藏保存，流水作业，均在输送轨道上，形成样本流。目前，该系统是生化、免疫学检测完美的自动化系统。②血液分析流水线：具备样本分析前条形码识别系统，样本运送有无轨道和有轨道两种类型，检测系统与原型号血液分析仪一致，部分单机可以直接和流水线相连，具有推片和自动染色功能，但自动阅片和判断功能尚不完善，有的检测系统还具备体液细胞检测功能。③尿液分析流水线：将尿液分析仪与尿沉渣分析仪通过轨道组合为一体。

目前，国内很多大、中型临床实验室已装备自动化检测流水线，开始逐步实现临床实验室装备现代化。LAS的应用，在提升实验室管理水平、缩短标本检测周期、降低实验室的生物安全风险、节约人力资源、改善检验流程、提高检验结果的准确性和临床辅助诊断水平等方面，发挥着重要作用。LAS已成为临床实验室检验自动化发展的趋势和方向。

二、实验室自动化系统的分类

根据其功能及复杂程度，目前LAS可分为虚拟自动化、实验室模块自动化和全实验室自动化三大类。

（一）虚拟自动化

虚拟自动化(virtual automation-middleware solution)由工作管理系统软件支持，通过手工工作流程对样本进行管理。通过阅读样本条形码(barcode)，信息系统可以识别样本的项目情况，如分杯数目、检测仪器、专业组、存档等，然后送往相应的专业组和仪器进行自动化检测，检验结果自动传输至信息系统进行结果分析及分析后处理。虚拟自动化适合中、小型医院，仅需添置管理软件，利用现有的自动化仪器，运用软件来管理样本流程。

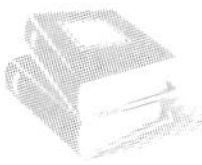

NOTE

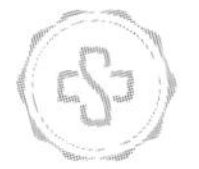

（二）实验室模块自动化

实验室模块自动化(laboratory modular automation)是实验室根据用户所需处理能力进行选择的一套模块工作单元组合。模块工作单元(modular work cell)通常由两台或两台以上具有相同分析原理的自动分析仪和一台控制器所组成。整个工作流程由中央计算机智能多线程控制，合理分配，实现高速、高效的检测。实验室模块自动化包括分析前自动化系统、合并自动化分析仪或整合自动化分析仪、分析后自动化系统(可以对异常的标本自动进行复检)。实验室模块自动化是全实验室自动化的基础，其显著的特点和优势是性价比高和占地需求小，非常适合实验室场地小、短期内又难以扩大的实验室。常见的实验室模块自动化包括临床生化和免疫学检测模块自动化、血液分析模块自动化、凝血分析模块自动化、尿液分析模块自动化。

（三）全实验室自动化

全实验室自动化(TLA)是指为实现临床实验室内若干个检测子系统功能整合，而将不同的分析仪器与分析前和分析后的相关设备通过硬件和信息网络连接而形成的检测整合体。样本在TLA可完成临床生化、临床免疫、血液学和(或)体液的任一项目检测。在整合而成的检测系统上，完成自动样本识别与处理、样本自动传送与分选至相应的分析工作站、自动分析、利用规范的操作系统软件对分析结果进行自动审核、储存已检测的样本并对储存样本重新进行检测，是真正意义上的临床实验室全自动化检测流水线。目前较为成熟的系统有临床化学和免疫学、血液学合并或不合并体液、尿液等检测系统，整合分析前、分析后处理装置。全实验室自动化模式适合较大型医院的临床实验室。

第二节　实验室自动化系统的基本构成与功能

实验室自动化系统由硬件和软件两大部分组成，硬件包括分析前、分析中和分析后处理系统所含的全部设备，软件主要参与各部分的控制和协调，进行流程控制。

随着新技术的不断涌现，特别是智能化技术的广泛应用，先进的实验室已从室内的自动化系统扩展到全检验流程的智能化管理。从过去实验室收到样本后的过程管理，延伸到“申请→采样→识别→运输→准备→分析→报告→结果解释和行动”的完整过程，将样本整个生命周期纳入实验室的有效管理中，实现集成的分析前、分析中和分析后的全程智能化，极大地提高了样本检测效率。全程智能化实验室运行模式见图15-2，LAS组成结构见图15-3。

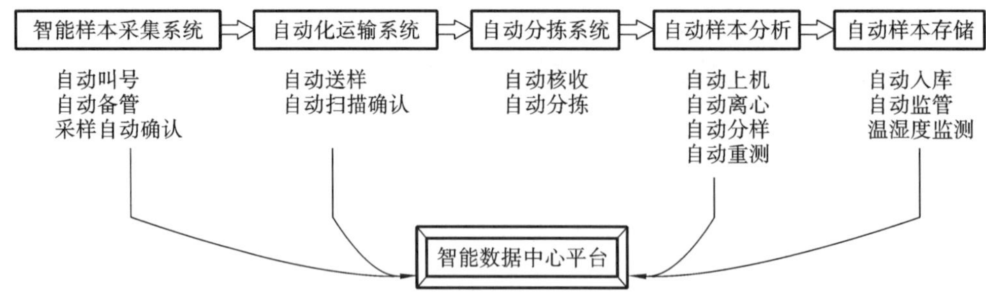

图15-2　全程智能化实验室运行模式图

一、分析前自动化处理系统

分析前处理包括从样本采集→运送→接收→离心→分杯等过程，是临床实验室导致样本周转时间(turn around time，TAT)延长的主要原因，也是临床检验误差的主要来源(占总误差50%～70%)。分析前处理过程的自动化构成包括智能采血管理系统、物流传输系统、样本前处理自动化系统等。

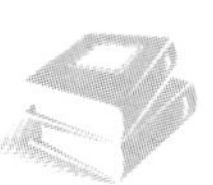

NOTE

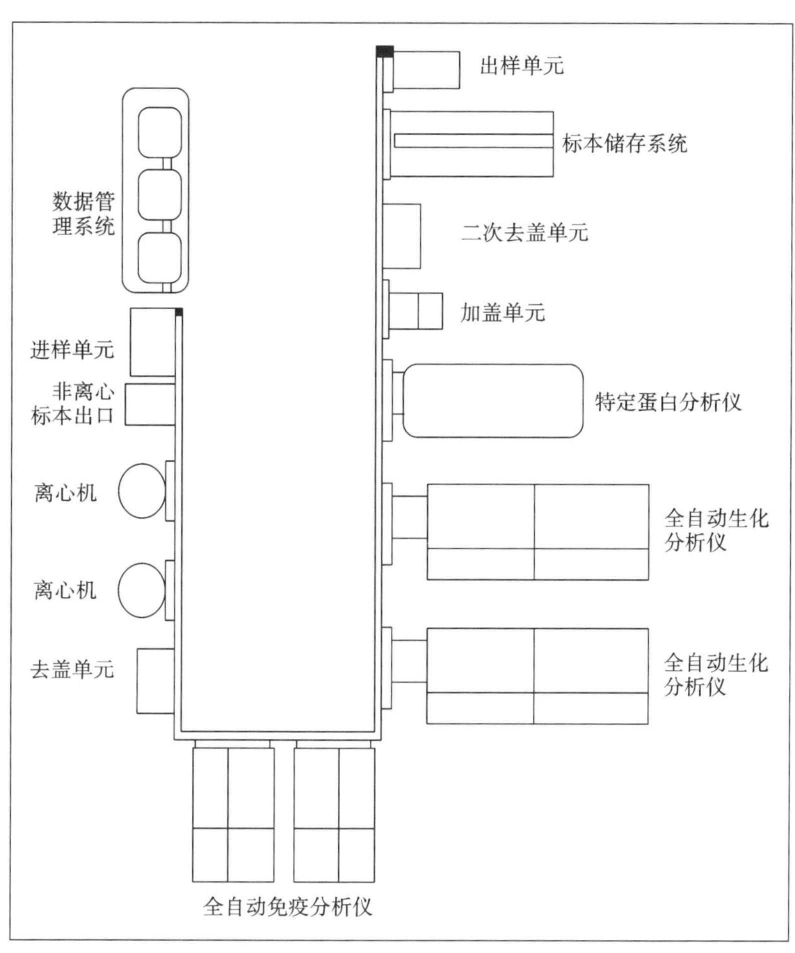

图 15-3　LAS 结构示意图

（一）智能采血管理系统

智能采血管理系统由患者自助登记排队系统、智能选管粘贴条形码系统、采血工作台、连接轨道、自动识别与分拣系统等组成。系统可实现患者自助采血登记排队叫号、采血管智能分配、自动打印粘贴条形码、自动识别与分拣等功能，完成智能化、自动化的采血管理。

常见智能采血管理系统的构成如图 15-4 所示，运行模式如下。

1. 患者信息的提取与排号　患者到分诊台或自助机处用诊疗卡进行刷卡登记，排队管理机读取诊疗卡上的个人医嘱信息，同时向实验室信息系统（LIS）发送采血信息，并打印排队叫号票。患者取走叫号票，等候叫号采血。

2. 采血管的粘贴与运输　根据排队管理机发送的信息，智能选管贴标签系统按照不同患者采血项目从试管仓中挑选适当的采血管，自动打印并粘贴条形码，然后将其运送到不同采血站的试管托盘盒中。

3. 语音系统的指令与使用　采血护士按动指示按钮，轨道送出装有患者信息的叫号条形码及采血管，护士使用条形码扫描仪扫描叫号条形码，候诊区语音系统即可发出指令，呼叫患者到达相应的采血窗口采血。

4. 血液标本的正确采集与核对　采血护士核对患者信息后即可进行采血，避免出现因为操作失误导致标本溶血、凝血和标本污染等问题。采血完毕后再次使用条形码扫描仪扫描试管并准确记录患者采血时间，以备后期的查询与核对。

5. 血液标本的自动识别与分拣　标本核收分拣系统根据项目及实验室自动完成血液标本的识别和分拣，将同一实验室的标本分类收集于同一储藏盒内。运送人员或医院样本传送系统按照要求及时运送到各实验室，完成样本实验室前所有流程。

NOTE

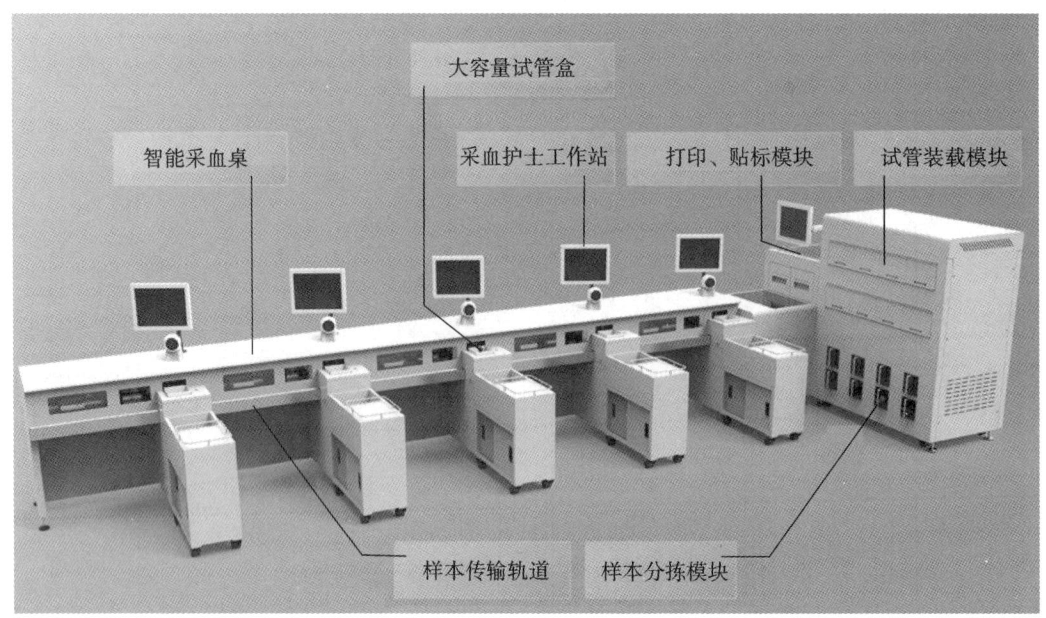

图 15-4　智能采血管理系统

智能采血管理系统替代传统的人工采血作业管理模式，简化了护士采血工作程序，优化了采血流程，减少了人为差错，缩短了采血时间，使患者就诊环境更为舒适，提升了患者满意度，同时减少了医务人员的劳动强度、提高了工作效率。系统将医院信息系统(HIS)和实验室信息系统(LIS)有机相连，不仅发挥了各自更大的功能，也方便了工作量统计和物资的管理，实现了医院采血过程的智能化管理，全面提升医院管理和自动化水平。

（二）物流传输系统

物流传输系统是指借助信息技术、光电技术、机械传动装置等一系列技术和设施，在设定的区域内运输物品的传输系统。该系统使医院内物流和人流分离，以实现“物流替代人流”的现代化物流管理。常见的医院物流传输系统包括气动物流传输系统、轨道小车物流系统、AGV 机器人传输系统和箱式物流系统等。目前，各类现代化的物流传输系统在国内均有应用，每种物流传输系统的原理和施工方式各异，各有优缺点，相关对比见表 15-1。

表 15-1　各类医院物流传输系统的比较

类　　别	输送模式	传输重量和速度	输送物质类型	智能化程度	优　缺　点
气动物流传输系统	管道输送	≤5 kg，高速：5～8 m/s 低速：2～3 m/s	标本、物品、小型器材、票据	中央控制、传输速度快，但整体运送效率不高	优点：对建筑结构要求较小，传输速度快。缺点：运送量小、各类受阻
轨道小车物流系统	轨道架空输送	≤5 kg，0.6～1.2 m/s	标本、物品、小型器材、票据、文件、X 线片、档案	中央控制、全流程监控、自动纠错、需人工输入起始地址，且需“叫车”程序	优点：应用范围广、较稳定。缺点：需预留竖井、吊装受层高限制，运输中车体易翻转，不宜运输易碎、滴漏物品

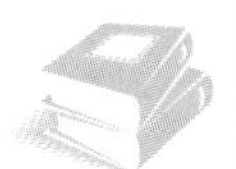
NOTE

续表

类　别	输送模式	传输重量和速度	输送物质类型	智能化程度	优　缺　点
AGV机器人传输系统	无轨地面输送	≤50 kg，0.1～1.0 m/s	批量重型医院物资，如被服、餐饮、医疗废物	电梯轿厢式升降模式，全流程监控、自动装卸、自动充电、多模式切换	优点：可输送批量和大型物质。 缺点：需对原货梯进行改造，占用一些地面通道
箱式物流系统	输送线输送	≤50 kg，水平：0.4 m/s 垂直：1.5 m/s	除污染物以外的所有物品	中央控制、全流程监控、差错自动处理、全程自动输送	优点：运送物质种类广泛、平稳。 缺点：需预留竖井、占用一些医院空间

气动物流输送系统是目前国内使用最多的传输设备，传输速度快，对于体积小、重量较轻的物资（如处方单、小盒药品、少量标本）的输送具有优势，可以解决医院大量而琐碎的物流传输问题，适用于检验标本的传输，将病区、门诊、急诊化验室和检验中心等区域相关联。气动物流传输系统的使用让医院减少了检验设备和人员的重复投入，大大提高了检验效率。但设有传染科的医院在引进气动物流传输系统时须谨慎，因为在工作站接收和发送传输瓶时会有少量的吸气和排气，可能会造成空气的交叉污染。

轨道小车物流系统是国内使用较多的传输设备，总体的传输效率提高很多。医院 60% 的物品使用小车物流系统，都可以完成传输。小车物流目前存在的问题是小车体积偏小，限制了物品载重量。另外，车轨不能分离，取拿物品不方便，需要频繁叫空车，浪费时间和电费。小车系统的机械结构复杂，维护费用高，通常每台小车在行走 50 km 后，必须做一次维护和保养。

AGV 机器人传输系统的优势在于可输送批量和大型物资（如被褥、医疗垃圾、餐饮等），但单个引导车的价格较高，系统运行环境中人流不可太大，系统安全性等实际问题也是其在医院中应用需要解决的问题。

箱式物流传输系统是一种将输送物资放入大容量周转箱，通过周转箱在物资输送起始站和终端之间来回传递，达到物资传输目的的新型医院智能物流系统。箱式物流对建筑的要求较高，整个系统设备占用一定的医院空间，需要在医院建设中考虑井道的预留，最好在新建或者改扩建医院中实施。

物流传输系统改变了传统的“专职递送队伍＋手推车＋多部电梯”物流传输模式，应用价值主要体现在以下几个方面：①改善医院工作流程，让医护人员从繁重的物品传递工作中解放出来，更好地服务患者；②极大地缩短物品流转时间，检验标本、抢救药品、血液等物品的快速传输也为患者的抢救赢得了时间；③物流传输系统由于减少了中间环节，沟通直接，可以大大减少差错的发生；④控制成本，物流传输系统的使用，可以大大节约医院在物流方面耗费的人力资源成本，节约电力资源的消耗，降低库存成本；⑤优化感染性疾病科室等部门的物品转运方式，减少院内感染隐患，同时优化标本及无菌物品的运送方式，减少污染。

（三）样本前处理自动化系统

样本前处理自动化系统又称为样本处理系统（sample hanging system），其功能包括样本分类、样本离心、样本识别、样本管去盖、样本再分注及标签粘贴，替代样本处理的手工作业过程，减少人为差错，实现样本处理的自动化。系统可对样本进行多种方式的标识，如条形码、二维条形码、ID 芯片等，最常用的是条形码识别。

1. 进样模块　进样模块又称投入缓冲模块，为样本进入流水线的始端，由输入模块和条形码确认模块组成。

（1）输入模块：连续装载有条形码的标本管至输送器，有多种进样方式，可混合装载。样本进入模式包括：①常规样本从样本投入模块进入；②急诊样本从样本投入模块上的急诊专用口进入；③再测/重

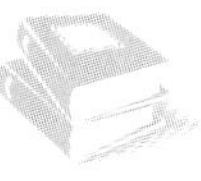
NOTE

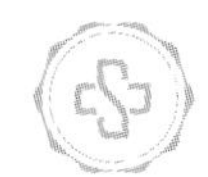

复/往复样本从收纳缓冲模块的优先入口进入。样本有成架进入和单管进入两种模式。样本传送顺序依次是急诊、再测、常规。如果是整架进入，可通过样本架 ID 号范围来控制其“运行类型”，如尿化学、微量样本架可自动跳过离心、开盖、分注等过程。

(2) 条形码确认模块：自动识别样本管上条形码信息，执行上线样本分类和筛选，其作用是将样本按检验目的进行分类。根据流水线工作要求，线上能完成的样本将进入流水线，线上不能完成的样本则按指令传送至特定位置另行处理。分类自动化可通过抓放式机械手实现，也可通过不同样本传送轨道间切换的方式实现。

系统排除并用机械手抓出不合格样本（如不在流水线上完成项目的样本、试管壁上条形码不能识别的样本、未在 LIS 上登记的样本等）集中存放在相应的试管架上，其他合格的样本则顺利进入流水线进行处理（其中血细胞分析样本直接输送至血细胞分析工作站），需要离心的样本输送至自动离心机。

2. 在线离心模块 流水线执行样本离心的模块。样本从进样模块运行至离心模块后，离心机传送臂上的抓手自动将样本管抓取，放入离心机，需要配平时利用自带的平衡管配平。离心机转速范围为 500～3000 r/min，离心时间范围为 60～999 s，可自由设定最佳（时间和转速）程序。离心完成后，抓手再将样本管抓出，放入运送器，样本运行至自动开盖模块。当流水线关闭时自动离心机也可以人工操作。

全自动标本前处理系统中的离心单元通常是独立可选单元，它可将不连续的批处理通过离心方式整合到自动流水线中。实验室自动流水线根据工作量的大小配置离心单元的数量，一般配置 1～2 台，单个离心单元的样本处理速度为 200～400 个/小时，增加离心单元数可以提高样本的处理速度，但会增加系统成本。当系统停止运行时离心单元可以单独使用。

3. 样本识别模块 全自动样本处理系统可识别原始样本管上的条形码和样本管帽的颜色，并通过实验室信息系统（LIS）从医院信息系统（HIS）获取样本相关信息。根据拟进行检测的项目与原始样本种类（血清或血浆）对样本类型做出符合性判定，通过特殊的激光系统（可穿透样本管上的标签）和（或）数码照相技术，对样本的质量包括血清指数（serum index）（如凝血块、脂血、溶血、胆红素）和体积进行判定，对不符合检验要求的样本做出相应处理。为适应不同实验室的工作特点，样本前处理系统通常能够识别多种类型条形码和多种规格的试管。

4. 样本去盖模块 自动去除离心后标本管盖，以便样本进入分析仪器进行测试。去盖模块的去盖方式取决于样本管的种类，有直拔式、螺旋式和剥离式。不同品牌设备去盖模块的去盖速度为 400～600 管/小时不等。需要注意的是，去盖模块通常只适用一种规格的试管盖，且对试管的长度也要求一致，这对样本管提出了更高的要求。样本管去盖过程的自动化，减少了工作人员与样本的直接接触，避免生物源污染危险，且提高了工作效率。

5. 血清液面监测与分杯模块 该模块包括血清分离效果检测模块、标本分装和次级计算机条形码粘贴单元。通过智能液面探测、分杯，避免交叉污染和人工接触生物危害。

(1) 血清分离效果智能液面探测包括样本液面检测、有无纤维蛋白凝块检测和血清容量的检测，能够自动记录血清容量，分析分装模块和仪器检测所需血清容量是否足够；纤维蛋白凝块检测以防止样本针被凝块堵塞。血清总量达不到检测要求和离心后血清中仍有凝块的不合格样本直接输送到出口模块中预先设定区域等待人工处理。

(2) LAS 加样方式有原始样本加样和分注后加样两种。原始样本加样是在原始样本管中直接吸取样本进行检测；分注后加样是在原始样本检测前进行样本分杯。

样本分杯是指将原始样本管内的部分样本分配到新的样本管中，再投入各分析仪器上进行检测。样本分杯模块可依据 LIS 提供的信息对原始样本进行必要的分杯，以适合生化、免疫学、特定蛋白等检测仪器的要求。分杯模块先将合格的原始样本根据不同测试项目从原始试管中取出，加入子样本管中（最多可加入 9 个子样本管），系统自动地为子样本管加贴与原始样本管相同的条形码标识，子样本管的信息与原始管一致，使在线样本在各个位置都能被在 LIS 管理下的条形码阅读器的分析设备辨认，从而达到单管样本同时供多台分析仪器使用的目的，同时提高检测速度。分注时仪器采用一次性采样吸头，

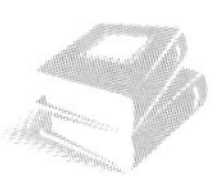

NOTE

避免样本间的交叉污染，同时不受干扰地保持样本。

二、样本传输系统

样本传输系统的功能是将样本从一个模块传递到另一个模块。通过样本自动传输装置可以将各类样本运送到流水线上的检测工作站，自动完成设定项目的检测分析。样本传输系统主要由智能化传输带、智能自动机械臂和仪器连接模块等组成。智能化传输带与智能自动机械臂的主要区别在于对试管架的设计不同和运送试管的方式不同。

1. 智能化传输带 通过智能化传输带与机械轨道完成全实验室自动化各部分的连接，实现样本自动化转运并检验。机械轨道依靠电机驱动，带动传送带完成样本运送器的移动，其特点是技术稳定、速度快、价格低，所以在多数实验室的自动化系统中广为使用。缺陷是不能处理不同规格的样本容器，如微量血液样本的容器、大型尿液样本容器等，故为了满足传输带规格的要求，必须将样本分装于标准的容器中。样本转运有成架转运和单管转运两种模式，成架转运是通常一个试管架上装载 4～10 个试管以提高转运速度；单管转运是在成架转运的基础上发展起来的，其优势在于能够与不同厂家和类型的分析设备进行对接，不受分析设备本身携带的送样规格的制约，但缺点是样本的处理速度受一定的限制。

2. 智能自动机械臂 为编程控制的可移动机械手，是对智能化传输带技术的补充。安装于固定底座上的机械手，活动范围仅限于一个往返区间或以机座为圆心的半圆区域内。安装在移动机座上的机械手，通过机座的移动可为多台分析仪器转运样本，明显扩展了活动范围。机械手在优化条件下的定位重复性（SD）<1 mm，有很好的动作重复性。此外，机械手可转送多种规格、不同尺寸及形状的样本容器，且当实验室的布局发生改变时，可通过编程转移到新的位置，具有较好的灵活性。但可移动机械手只能以整批方式传送样本，当两批样本传送之间的间隔过长时，会影响整个系统的检测速度。

3. 分析仪器连接模块 用于连接主轨道和分析仪器，为样本进入仪器完成分析检测的通道。样本到达连接模块，首先经条形码阅读器扫描，根据测试项目、编程信息、仪器和试剂状态以及装载暂停状态，确认发送至相应仪器检测，再用机械臂将轨道上的样本装入样本架传入仪器检测。连接模块具有智能平衡功能，信息控制中心的计算机根据样本信息、样本的检测项目和线上各仪器状态，调节样本在各个仪器的分配，能最大限度地提高样本的处理速度。待样本检测完成，再通过连接模块将样本送回轨道。

三、分析中自动化系统

分析中自动化系统即为各类自动化检测分析仪器，如生化、免疫、凝血功能以及全血细胞分析等检测系统。为提高实验室样本检测速率、提高 TLA 运行效果，LIS 常根据实验室检测样本量需求，由两个或多个检测系统通过轨道连接组合而成，轨道将样本转运至不同的分析仪器，完成不同项目的检测。目前市售的 TLA 产品多以连接本品牌的分析仪器为主，但也可以根据客户的要求在硬件、软件成熟的情况下连接第三方的分析仪器。临床常用分析中自动化系统及组成见表 15-2。

表 15-2 临床常用分析中自动化系统及组成

类　别	组　成
血液学分析工作站	全自动血液分析仪，全自动血液推片、染色机，血细胞形态与图像分析系统
血凝分析工作站	两台或多台血凝分析仪、自动离心机
临床生化分析工作站	两台或多台全自动生化分析仪、电解质分析仪
临床免疫学分析工作站	两台或多台全自动免疫（发光）分析仪
全自动生化免疫分析工作站	全自动生化、免疫（发光）分析仪各一台或多台

四、分析后自动化系统

分析后自动化系统包括加盖器模块、样本储存模块、样本输出缓冲模块、二次去盖模块。

NOTE

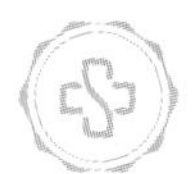

1. 加盖器模块 该功能对完成测试并将进入储存模块冰箱的样本进行重新加盖，以防止样本储存期间的污染和浓缩，保证复检标本结果的准确性。当样本试管到达加盖器内部加盖位置时，气动抓手从两侧固定住试管，位于试管上方的加盖套筒向下运动套住试管口并向下压迫试管，使其套筒内部的试管盖塞紧试管口，完成加盖。

2. 样本储存模块 样本储存模块用于储存已经完成检测的样本，有常温储存区和低温储存区（在线冰箱），低温储存区温度为 2～8 ℃，可依据用户需求配置不同的储存容量。在储存模块连接主轨道的一面有 2 个抓手，其中一个负责将样本抓取后送入相应的储存位置，另一个则负责将需要重检的样本从储存位置抓出，重新进入主轨道。当已完成检测的样本进入样本储存模块轨道后，通过启动抓手的抓取，将样本送入相应的储存位置；如有需要，储存位置中的样本可通过控制软件由系统随时自动取出，进行项目追加或复检。

3. 样本输出缓冲模块 样本输出缓冲模块包括出口模块和样本储存接收缓冲区。出口模块用于接收离心后的非在线检测样本和需人工复检的样本（如去盖错误、分注错误、复位架的样本），这些样本自动投入出口模块中预先设定的各自区域等待人工处理。样本储存接收缓冲区的基本功能是管理和储存样本，即与计算机连接并执行读取样本的 ID 以证实样本的到来，给到达的样本排序，给排序的样本进行索引管理等。样本储存接收缓冲区可进行在线自动复检，当 LIS 审核报告时，确认某一项目需要复检后，即向该模块发出复检指令，将需要复检的样本送入复查回路，并转运至分析系统进行复检。

4. 二次去盖模块 二次去盖模块的目的是对已经加盖并进入储存模块后又被抓出重检的样本进行二次去盖。样本二次去盖后通过 U 形轨道返回分析仪器重新检测。

五、分析测试过程控制系统

分析测试过程控制系统是实验室完全自动化的大脑和指挥中心，由其对各功能模块进行控制、管理，并使之协调工作。实验室信息系统（laboratory information system，LIS）是实验室自动化的基础，是实验室的信息入口和出口，分析测试过程控制系统通过 LIS 实时从医院信息系统（hospital information system，HIS）下载患者资料与检验项目信息，上传样本在各模块的状态、样本架号及位置、检测结果及数据通信情况等任务。样本和患者资料以及检验项目信息采用条形码方式传递。

分析测试过程控制系统还需要实验室数据管理中间软件系统，中间软件是 LIS 系统和仪器之间的桥梁，由中间软件和 LIS 及分析仪器进行双向通信，其主要作用是提升分析仪器的智能化、自动化水平，弥补 LIS 对于分析仪器状态监控的缺失，记录采集样本的测试信息、测试结果及样本状态变化的全过程信息，便于查找异常的原因。

第三节　实验室信息系统

信息化管理系统的构建及应用是医学检验自动化流水线顺利高效运行的关键和前提。医院在确定要引进自动化流水线后，必须建设符合 LAS 工作流程的 LIS 及 HIS，全面应用条形码系统。实现从标本采集开始使用条形码，将其作为样本的唯一标志，上线后实现样本的全自动化处理过程，最大限度发挥 LAS 系统的功能。

一、条形码技术

条形码（barcode）由美国的 N. T. Woodland 在 1949 年提出；1966 年 IBM 和 NCR 公司在商店推出了全球首套条形码技术应用系统；1970 年美国食品杂货工业协会发起组成了美国统一代码委员会（简称 UCC）；1973 年法国、英国、德国、丹麦等 12 个国家的制造商和销售商发起并筹建了欧洲的物品编码系统，并于 1977 年成立欧洲物品编码协会（简称 EAN 协会）；我国于 1988 年成立中国物品编码协会，并于 1991 年 4 月正式加入 EAN 协会。随着光、电、仪器、计算机与信息技术等多学科的发展与融合，条形

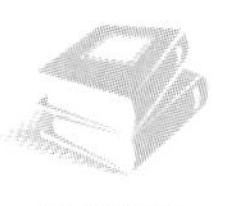
NOTE

码技术成为集编码、印刷、识别、数据采集和处理于一身的自动识别技术，具备输入速度快、可靠性高、采集信息量大且灵活实用等优点，在各行业中得到广泛应用。在医学实验室，条形码技术应用于样本的识别、耗材管理等方面，而样本的识别贯穿于分析检测全过程，使条形码技术成为实验室信息系统的核心。

（一）条形码技术原理

条形码（简称条码）是由一组规则排列的条、空及其对应字符组成的标记，用以表示一定的信息（GB/T 12905—2000）。条形码是用深色的“条”和浅色的“空”来表示二进制数的“1”和“0”，这些按编码规则排列的“条”和“空”通过条形码阅读器（又称为条形码扫描器、条形码扫描枪）扫描，得到一组反射光信号，此信号经光电转换后变为一组与“条”“空”相对应的电子信号，经解码后还原为相应的数字，再传入计算机系统，实现机器的自动识别。

条形码按照不同的分类方法、不同的编码规则可以分成许多种，常用的条形码种类有 EAN、UPC、Code39、ITF25、Codebar、Code93、Code128、交叉 25 码等。医学实验室检验设备常用 Code39 码和 Code128 码，临床和实验室标准协会（CLSI）文件 AUTO2-A2 推荐临床实验室样本容器标识使用 Code128 码。

（二）临床实验室常用条形码

临床实验室常用条形码主要有预制条形码和系统自动生成条形码两种模式。

1. 预制条形码模式 由生产厂家为样本容器（采血管、尿杯等）预先贴上相应类别的条形码标签，由人工将计算机中的样本信息与条形码对应关联，从而可以通过预制条形码在 LIS 中获取样本信息。该模式的优点：所需设备简单，实验室仅需条形码阅读器；条形码质量好，粘贴规范，仪器识别率高达 100%。缺点：试管标签上仅有条形码，无患者相关信息，无法满足人工样本核对要求，易造成标本采集错误。特别是当网络或 LIS 出现故障时，无法获得患者及检测项目的任何信息，标本检测工作将陷入瘫痪。因此难以实现真正意义上的检验无纸化流程。

2. 系统自动生成条形码模式 医生开医嘱时，根据“三同”规则（同样本、同接收科室、同一次审核），按照条形码要求的长度（如 10 位数字）生成唯一的条形码，生成医嘱后由护士工作站使用条形码打印机（也可使用其他各种打印机）进行打印，根据条形码上的信息（患者基本资料、送检科室、接收科室、检验项目、样本采集量和容器、打印时间）等，分别粘贴于不同容器，按照要求采集样本。该模式具有患者与样本的关联性好、双向设备识别率高的特点，在自动化系统中使用率较高；具有患者信息及检验项目等详细信息，医护人员无须借助任何其他纸质信息，直接凭借粘贴在采样容器上的条形码标签所含信息就可准确采样。缺点是会受条形码打印机和人为粘贴因素等影响，而使检验仪器的条形码识别率低于预制条形码（约 98%），从而增加复查工作量，影响工作效率。

（三）条形码技术在 TLA 中的作用

利用条形码技术，建立完善的医学检验网络系统，实现对检验医嘱的生成、执行，样本采集、核收，自动计费等前处理，以及检验自动化系统与 LIS 间双向通信、样本检测、审核、确认、检验报告单无纸化在线传送等各环节的信息的跟踪记录。以条形码技术为载体，可以完成 LIS 系统与 HIS 系统的数据共享。

条形码具有识别功能和双向通信功能，LIS 按自动化分析仪的通信协议（如数据交换标准 HL7、ASTM 等，或设备自身标准），根据条形码上传相应样本的患者资料、检验项目、样本类型；下载自动化分析仪状态、样本分析情况、分析结果、通信情况。LIS 按条形码识别样本上传、下载的信息，样本的前后次序没有影响，不用在分析仪中输入检验项目，取消了样本编号、项目录入等分析前处理的工作。整个过程自动完成，加快了检测速度，避免了样本上机检测时号码编错、漏号、样本错位、项目少做、样本漏做等人为操作差错，大大减轻了工作人员的劳动强度。条形码技术的应用，实现了检验处理过程全程监控，保全了样本在检验过程中的全部记录，从而使检验质量与工作效率得以大幅度提高。

二、实验室信息系统

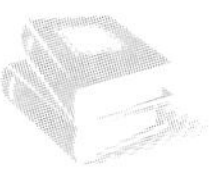
NOTE

实验室信息系统（LIS）是指利用计算机技术及网络通信技术，实现临床实验室的信息采集、存储、处

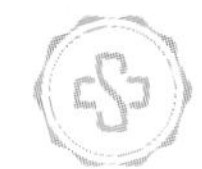

理、传输、查询，并提供分析及诊断支持的计算机软件系统。其主要任务是协助检验医师对检验申请单及标本进行预处理，检验数据的自动采集或直接录入，检验数据处理、检验报告的审核，检验报告的查询、打印等。LIS 统计信息准确及时，能提高检验信息的准确性，为患者提供良好的医疗服务，可更有效地利用人力资源，节约成本，减少医疗差错，降低医疗风险，使整个检验科乃至整个医院的检验信息运行便捷，实现临床检验工作的标准化、智能化、自动化，提高检验科工作的质量和效率。

（一）LIS 的基础设施

1. 计算机硬件系统 计算机硬件系统包括服务器、用户端、网络设备、存储与备份设备和其他相关设备。其配置的基本要求应具有先进性、合理性、安全性、实用性、易操作性、可扩展性、可管理性和可维护性。

2. 基础软件 基础软件包括系统软件及其他基础软件。系统软件应使用正版软件，包括操作系统和各种服务支撑软件。其他基础软件能与相关应用系统有效集成，系统稳定、安全性能高、技术文档齐全、有良好的可扩展性、维护和管理方便。

3. 网络及其他辅助设施 网络及其他辅助设施包括综合布线系统、机房及供配电系统等设施。线路应有备份和冗余，关键部位应有应急线路。

（二）LIS 的功能

完善的 LIS，其功能应包含检验流程管理、数据信息管理、科室管理三大方面。

1. 检验流程的信息化管理 依据临床实验室工作流程，检验流程的信息化管理包括分析前、分析中和分析后三部分。

（1）分析前流程的信息化管理：包括患者准备、医嘱申请、患者信息、患者的唯一性标识、样本管（器）的正确选用、样本管（器）的唯一性标识以及样本的采集、传送或传递、核对、签收、拒收、分类等各个环节。基本要求：①LIS 与 HIS 无缝连接；②建立样本条形码标识系统；③建立样本自动或人工运送体系；④有样本采集和处理中心（或专业小组），主要负责门（急）诊样本的采集和病房样本的接收与退检处理；⑤LIS应提供患者准备、样本采集、样本运送等在线标准操作规程（standard operating procedure，SOP）文件；⑥有条件者应采用临床实验室内在线节点监控的屏幕显示信息。

（2）检验中流程的信息化管理：包括样本上机、室内质控、样本检测、复查复检、结果审核等信息化管理。主要功能：①采用键盘录入或双向通信方式下达检验任务，自动接收仪器的检验结果。②自动执行质量控制方案，应用质控规则判断和提示失控或在控状态，并绘制质控图；当出现失控时，自动生成失控记录单并实时填写，经原因分析、处理后重测所得质控数据可自动填入失控记录单；以互联网方式回报质控数据和接收室间质评报告等。质控数据、图标和统计分析等信息可打印输出和保存。③在授权的条件下修改检测数据，并记录其结果和原始数据共同存档。④自动检查错项、漏项、多项和生成计算项目，并判定检验结果高低、异常状态，标出危急值并报警。⑤自动生成任务列表，包括未完成、在检状态和已完成任务的汇总表。⑥通过列表自动区别常规、急诊、已打印、已审核和未审核等报告状态。⑦结果审核：检验结果可在线通过人工或按照设定规则自动审核，出现异常结果或特定的标记时，应能自动报警。

（3）分析后流程的信息化管理包括：①结果报告，LIS 通过 HIS 向医疗工作站发送检验报告，LIS 通过互联网或通信网络向患者、护士或医师以及远程用户发送检验报告。②报告打印，通过自助式打印机、医疗工作站和服务台打印报告，远程用户也能在线实时打印。③样本管理，LIS 可实现对样本管理的多个环节进行记录，包括检验申请、条形码打印、采样、收样、拒收及通知临床、交接、测定、审核、样本保存、样本销毁等的操作者姓名和操作时间的记录，同时 LIS 可记录样本在不同工作站间的转运情况。LIS 应能进行样本周转时间（turn around time，TAT）、样本合格率及报告及时率等的统计分析。

2. 检验报告的信息化管理

（1）检验报告单的格式和内容：应符合卫计委《医疗机构临床实验室管理办法》和 CNAS CL02（ISO 15189：2012）对检验报告格式和内容的规定。

（2）LIS 的自动计费功能：LIS 计费时间点可根据实验室的实际情况进行选择，如样本核收或样本

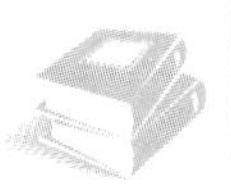
NOTE

检验时实施计费，原则是既不漏收费又不多收费。

(3) 检验危急值报警及报告功能：当检验结果超出危急值范围时，LIS技师工作站电脑上应自动报警，经审核确认发出危急值报告后，医师或护士工作站电脑上应出现危急值报警提示。当临床医师或护士确认收到危急值报告后，LIS应会记录报告接收者和接收时间及其处理意见。

(4) 统计分析功能包括：①检验工作量和业务收入统计。②检验结果动态分析和结果比对（不同仪器间）。③超限查询。④专业统计分析等。

(5) 信息查询功能：LIS和HIS工作站均能通过住院号、姓名等不同途径，根据单项或多种条件设定查询各种检验报告。

(6) 信息共享功能：检验人员能根据不同的授权等级获得科内信息共享；LIS的检验数据和信息应能在医院内实现共享以满足教学和科研的需求；并能满足当地卫生行政部门对检验数据的调用要求。

(7) 信息发布功能：临床实验室发布的信息（如《检验项目手册》《样本采取手册》新技术、新项目、新知识等）应能通过HIS方便医护人员查看和调用。

3. 临床实验室的科务信息化管理

(1) 人员管理功能：编制按专业分组。包含：①学历教育和岗位培训经历的说明，仪器操作、项目报告、LIS权限的授权。②国家、省有关部门要求取得的证书和执照。③当前岗位职责的描述及能力评估的记录。④继续教育的记录。⑤工作经历。⑥获奖励情况。⑦健康情况。⑧意外或突发事件的记录等。

(2) 试剂（耗材）管理功能：试剂（耗材）入库和出库流向应实施信息化管理；试剂（耗材）库存不足或有效期临近的预警；监控试剂的开瓶日期、开瓶有效期等使用情况，并能自动统计分析试剂（耗材）的利用率，便于成本分析和管理。

(3) 文件管理功能：应包括科室质量管理系统文件、仪器和试剂的操作手册、分类申请报告、会议和学术资料等电子版的管理。

(4) 仪器管理功能：LIS可对科室各类仪器设备进行详细的记录管理，应包括采购前的资料和评价，仪器的验收、使用、保管、维修记录和折旧计算等。同时应支持在线查询多种仪器、设备的基本信息和应用状态。

4. LIS拓展功能　现代化临床实验室可根据实际需求，提升和拓展LIS的功能。

(1) 门（急）诊排队叫号系统：应建立与检验医嘱相关联的门（急）诊检验智能排队叫号系统，有效避免拥挤和患者排队。

(2) 温、湿度和水质在线监控功能：通过LIS实施对温度、湿度和水质的自动化在线监控和记录。

(3) 检验海量数据的监控与利用功能：LIS能为检验数据资料规范化储存和再利用提供解决方案。如个体化检验数据资料档案和建立个人健康档案、群体数据质量控制的应用、检验数据与疾病相关性分析、检验数据区域性合理利用和共享利用等。

(4) 中间件功能：采用中间件以满足自动化实验室的功能需求，有效补充和解决LIS原有设计模块中的不足。

(5) 基于规则的追加检测（reflex test）：LIS在样本的测定结果满足某个预置的条件时增加其他相关的检测项目或者复检项目，由LIS自动完成。

(6) 远程监控和管理功能：如：①室内质控和室间质评的在线远程监控和评价，具备将室内质控和室间质评数据实时在线上传到部、省、市或相关主管部门的功能，实现信息共享。②LIS升级和维护的远程实施功能，通过互联网与临床实验室的服务器（或仪器的操控电脑）相连，实现LIS升级和维护功能。③主任远程管理功能，临床实验室主任应能通过网络专用接口，对实验室随时随地进行远程管理。④检验数据的远程查询功能，患者或医护人员应能通过固定或移动通信设备（终端）查询检验报告。

(7) 移动临床实验室管理功能包括：①医师应用：使用个人数字助理（personal digital assistant，PDA）扫描患者腕带条形码或无线射频卡能调出患者信息或病历，以点击菜单方式输入检验医嘱；实时查询标本的所在位置及检验状态，监控TAT时间；查询患者的检验报告等。②护士应用：使用PDA扫

NOTE

描住院患者腕带条形码、无线射频卡、采样管条形码和血液制品条形码，协助“三查七对”，获得精确样本采样时间，确保输血安全。③检验技师应用：应能支持样本核收、拒(退)收、异常结果报警、质控监控和PDA之间通信等功能。

(8) 专家系统支持功能：能对检验结果进行诠释、咨询、建议。

(三) HIS、LIS、LAS三者间的通信流程

LIS是LAS的基础，样本条形码是HIS、LIS、LAS三者间的通信桥梁，由LIS将实验室的各种检验仪器设备通过计算机连成局域网，并与临床信息系统(clinical information system，CIS)互联，LIS从CIS获取检验医嘱，然后根据检验样本条形码检索数据库信息进而控制检验设备工作并采集分析数据，最终将检验结果以电子报告的形式反馈给临床医生。

HIS、LIS、LAS三者间的一般通信流程如图15-5所示。医师通过医生工作站下达检验医嘱，护士通过护士工作站在HIS中执行检验医嘱，打印样本条形码，采集检验样本。检验科工作人员在LIS中根据CIS传递过来的医嘱信息接收标本。与LIS和非TLA(如微生物鉴定仪、PCR仪等)使用仪器间医嘱信息、检验结果信息直接相互传递的通信流程不同，TLA上运行仪器(如生化、免疫学和血液检测仪器)的医嘱信息由LIS传送给LAS。通常一个样本可能涉及生化、免疫学等多个检测系统，由LAS将检验项目信息分别上传给不同的检测系统，并将子样本分注信息传送到分注单元。子标本运输到各仪器检验，仪器检验后将结果通过各仪器的RS232口传送回LAS，LAS再将结果回传给LIS。检验医师在LIS站上审核各检验结果后检验报告自动传送到HIS，医师、护士可在相应HIS站查阅。

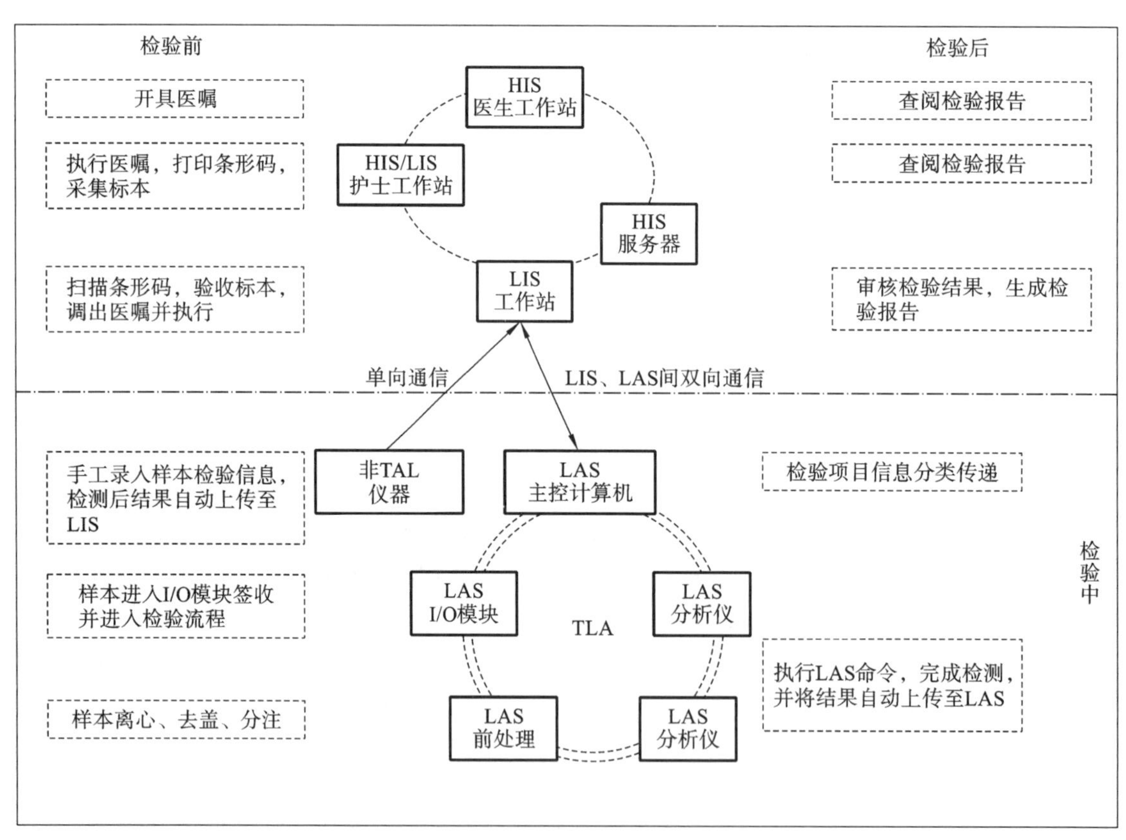

图15-5 HIS、LIS、LAS三者间的通信流程框图

(四) 信息系统在检验结果自动化审核中的作用

计算机自动审核(auto matic check)是按照临床实验室设置的标准和逻辑、遵循实验室的操作规程、由计算机系统自动对检测结果进行审核，并发布检验结果成为医疗记录的行为。LIS自动审核将符合审核规则的检验结果直接报告，不符合的交由人工审核判断，并做进一步处理。自动审核不仅能降低劳动强度，且审核更可靠，降低了差错率，减少了人工干预，简化了工作流程，更重要的是提高了样本处

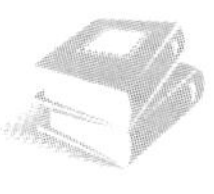
NOTE

理效率，有效缩短了标本检测周期。LAS 计算机系统内部的数据管理还包括数据采集和信息发布的自动化，专业的检验人员在进行结果审核时还可得到系统内部计算机辅助诊断（computer aided diagnosis，CAD）的帮助，为临床医生提供更丰富的诊断信息。

LIS 基于规则的审核关键在于规则的可靠性，即不可有假阴性。审核规则的制定建立在合适的审核运算法则和完善的软件支持基础上，CLSI：AUTO-10A 文件为实验室检测结果自动审核确认提供了一个流程框架：依据布林逻辑，每个样本或每个检测项目根据"是/否"的逻辑判断进入相应的检测环节，通过 LIS 审核模块或中间软件（如 DM2）"节点实时监控"的功能，实验室可以动态地了解各样本在系统中的处理状态和检测结果，对样本的整个分析过程（分析前、分析中、分析后）进行监控。审核运算法则针对的不仅仅是一个样本、一个检测结果，而是对整个分析过程中所有信息的整合和利用，如分析前的患者信息核对、临床诊断，分析中的样本信息、质控数据、浮动均数、仪器报警、试剂批号，分析后的检测结果等。获取足够的信息和资料，应用于设定的审核运算法则，才能实现计算机系统自动审核确认。

TLA 的优势在于只需用一管血就可以一次性完成多种检测，数据信息量庞大。因此用户可根据自己的实际情况，设定各种审核条件，由计算机自动完成审核。这样既能保证审核的速度，更重要的是能保证检验结果的质量，也能减轻检验人员的工作压力。

第四节 临床实验室自动化系统的选择与应用

临床实验室自动化系统的发展推进检验医学的快速发展，同时临床检验自动化的市场需求助推了临床实验室自动化系统的发展。美国 CAP TODAY 网站 2016 年 9 月实验室自动化系统和工作站栏目列举了国外 12 个著名厂家合计 35 个型号的实验室自动化系统，其中在中国注册上市符合实验室自动化系统标准的有 5 款产品。近年来，国内 IVD 公司在实验室自动化系统领域也得到了快速发展，有十多家企业为实验室自动化、信息化、智能化提供了解决方案。

面对种类繁多的实验室自动化系统，临床实验室在选择 LAS 前必须结合实验室的实际现状与需求，进行科学合理的评估和选择，并在引进后加强 LAS 的有效管理和应用。

一、LAS 的引进前评估

1. 实验室基本情况评估 计划引进 LAS 前应对实验室的基本情况进行评估，该评估是下一步进行效益分析、模块选配的基础。前期详细的评估准备可避免自动化系统运行过程中产生一些问题。评估内容主要包括实验室样本量、样本送检时间分布、样本类别分布、样本周转时间要求、实验室场地等。

2. 引进前效益评估 实验室引进自动化系统，对工作效率的提高、经济效益和社会效益的增加均有较大帮助，但同时不可避免地要增加部分成本，可产生的效益与增加的成本在自动化系统引进前应进行详细评估，以免造成盲目投资。评估内容主要包括预计增加投入资金、检测效率与质量、经济效益与社会效益、临床服务能力等。

3. 性能适用性评估 不同厂家的 LAS 有各自的优势特点，各模块的功能效率也有较大差别。实验室需要对各厂家自动化系统配置进行评估，结合实验室基本情况选择合适的系统，进一步确定所选功能模块及数量。评估时要从系统的整体性能、检测模块功能、后处理能力、急诊标本处理能力、系统控制软件与 LIS 的对接适用性等方面对不同厂家自动化系统进行综合评价。

二、LAS 的配置与选择

LAS 对临床实验室改善流程（process）、提升能力（performance）、服务临床（patient）、增加效益（profit）和生物安全（protection）（又称 5P）有重要作用，因此，对于大型综合性医院，临床实验室非常有必要引进 LAS，但必须在上述评估后进行 LAS 的合理配置和选择。

1. 引进 LAS 的条件 一般来说，引进 LAS 必须满足三个基本条件：①有一定量的样本。目前各个

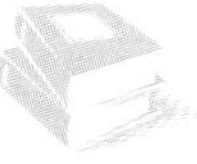
NOTE

处理系统处理速度为300～600份/小时，上线要求每天样本量应超过500份，否则会出现资费，不符合效益最大化原则。②有一定的实验室场地，因为不管是自动化生化检测设备还是免疫学检测设备，体积都较大，此外还有轨道传输系统。③必须有完备的配套设施。除了需要有供电机房和净化水设施外，必须要有非常完备的计算机信息化管理系统。HIS和LIS要无缝连接，样本的标记实施有效的条形码，只有这样才能充分发挥LAS的作用。

2. LAS的配置 对于每日样本量低于500份的实验室，在自动化配置上应以单机自动化为主，不同的检验项目配置不同的自动化分析仪器，综合效益比较高，有条件的可配置样本前处理系统。对于每日样本量达到1000份或更多的实验室，有比较多的选择：一是模块自动化，重点解决分析前问题，实行样本前处理自动化；二是采用全实验室自动化。

现阶段各厂家的设计较灵活，自动化系统模块构成、仪器排布等方面可根据用户要求进行调整，这就要求各实验室应综合评估自身情况选择适合的方案，可以是前处理自动化，选择适合的几个模块，或者有针对性地加强某些模块的功能。此外，实验室自动化系统前期投入较大，相关效益评估应尽早考虑，以避免在设备安装和使用过程中出现问题。

三、LAS的管理及应用

在LAS的应用中，如何逐步完善至顺畅运行、发挥LAS的优势，是一个循序渐进的过程。

1. 人员管理 由于实验室自动化对工作人员的综合素质要求较高，因此必须重视人员培训和考核等管理制度。

（1）人员培训：实验室的常规工作强度较大，在操作者参加厂家工程师的现场培训时，接受的内容是有限的。因此，从LAS安装、调试到初步运行，至少应固定2名技术人员和1名工程师全程跟踪，以完成系统、完整的学习；在初期的标本检测运行中，应以1～2名操作者为主，优先使用减少操作误差，并在应用中积累经验，尤其是简单故障的排除和日常保养维护，然后再分享给大家，实现共同提高。LAS厂家工程师的现场培训应分阶段进行，初期以实践操作培训为主；中期以应用、日保养、周保养的培训为主；后期以简单的故障排除和月度保养为主。厂家提供的培训是一个相互配合、不断互动的过程，直至操作者日趋熟练。

（2）考核制度：由于设备更新、人员交替等综合因素，LAS的使用也较单机使用复杂，因此科室要建立持续的岗位培训及考核制度，以保障培训的内容和考核频度有效落实。

2. 加强实验室与临床科室的沟通

（1）重视实验室与临床及职能科室的沟通：LAS对样本采集要求较高，需要及时与临床科室进行沟通，以保障样本的规范采集。条形码是LAS与LIS信息交换的桥梁，条形码打印机的定期维护、更换与实验室的效率息息相关，当条形码的识别率降低时，要及时查找原因。如果采用系统自动生成的条形码，则应关注不能识别条形码的所在临床科室，必要时联系职能科室更换相关科室的条形码打印机。同时实验室与临床、职能科室的沟通合作必须贯穿于检验前、中 、后各阶段，及时有效解决可能出现的各类问题。

（2）逐步建立LAS运行中的管理模式：LAS包括进样、离心、开盖、检测、加盖（封膜）、检后标本管理等诸多功能，使用中应逐步增加各模块的功能测试，以便于在遇到故障时能够及时分析、解决问题、逐一突破，避免造成混乱，影响样本的检测。在LAS运行初期，拟先选取部分临床科室的样本进行检测，便于集中关注临床信息反馈；随后再逐步扩大样本的检测范围。在运行过程中，适时动态地调整检验样本的分配方案、总结各模块故障的排除方法，以逐步完成LAS各模块功能的正常运行，最终形成合理的运行及管理模式。

3. 建立LAS的保养、维护制度 定期的保养维护是LAS正常运行的基本保证。与自动化设备单机检测的不同之处在于，LAS是样本前后处理系统、轨道、分析仪和操作者的有效结合，因此在保养维护分析仪的同时，必须定期对前处理系统、样本传输系统（轨道）、后处理系统及控制系统进行定期保养及维护，只有各个单元的功能都顺利发挥，方能步调一致，完成综合、复杂的检测任务。

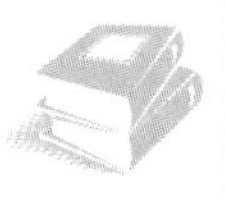

NOTE

4. 制订应急保障措施 LAS 常见的故障包括机械臂、离心机、开盖器、运输轨道、分析仪等硬件故障和 LAS 计算机控制系统、LIS 等软件故障，任何故障的出现都影响系统的运行，所以要针对不同的故障制订不同的应急保障措施。如建立 LAS 计算机控制系统的备份；LAS、每台分析仪单机都须和 LIS 有效连接，当 LAS 发生故障时，各台分析仪可以独立正常运行，保障常规检验工作的顺利完成。

LAS 是实验室发展的重要历程和必然趋势，LIS 作为连接 LAS 和 HIS 的信息枢纽，是实现实验室和临床信息共享、数据交换、实时交流的桥梁。因此，医院信息化建设和实验室自动化建设仍然任重道远，信息化与自动化相得益彰、完美结合，最终建立准确、高效的现代化、数字化实验室是医学实验室发展和管理的新方向。

本章小结

实验室自动化系统（LAS），是将多个相互关联或不相关联的自动分析仪器与分析前、分析后的实验室处理装置，通过自动化输送轨道和信息网络进行连接，形成自动化流水线作业，覆盖整个检验过程。LAS 是技术和管理的统一，是临床实验室全程自动化发展的方向，它已成为 21 世纪临床实验室诊断技术自动化、智能化、信息网络化的标志。LAS 分为虚拟自动化、模块自动化和全实验室自动化。实验室自动化流水线的结构包括进样模块、在线离心模块、去盖模块、分析仪器连接模块、主轨道模块、分析仪器、加盖器模块、样本储存模块、样本输出模块、二次去盖模块和分注模块等。全检验流程的智能化管理，从过去实验室收到样本后的过程管理，延伸到"申请→采样→识别→运输→准备→分析→报告→结果解释和行动"的完整过程，是实现集成的分析前、分析中和分析后的全程智能化，由分析前自动化系统（智能采血管理系统、物流传输系统、样本前处理自动化系统）、样本传输系统（轨道系统）、分析中自动化系统、分析后的自动化系统及分析测试过程控制系统组成。

LAS 的高效运行依靠强大的信息系统（包括 LIS 和中间软件）。信息化管理系统的构建及应用是检验医学自动化顺利高效运行的关键和前提。因此在引进自动化流水线后，必须建设符合 LAS 工作流程的实验室信息系统（LIS）和医院信息系统（HIS），全面应用条形码系统。LAS 的关键是"统一化"和"集成化"。"统一化"是指在一台仪器或相互有关的一组仪器上结合不同的分析技术或策略；"集成化"是指将各种分析仪器与分析前、分析后处理设备相连接。建立 LIS 是减少人工操作、提高效率非常有效的办法。实验室自动化的建立以及保证正常运转不但取决于硬件系统的兼容性，而且取决于 HIS、LIS 及自动化系统控制软件三者之间是否协调一致。样本条形码是 HIS、LIS、LAS 三者间的通信桥梁，以条形码技术为载体，完成 LIS 系统与 HIS 系统的数据共享。

临床实验室在选择 LAS 前必须结合实验室的实际现状与需求，对实验室基本情况、LAS 引进的效益、LAS 的性能适用性等进行评估，进行科学合理的 LAS 配置与选择，并在引进后加强 LAS 的有效管理和应用。

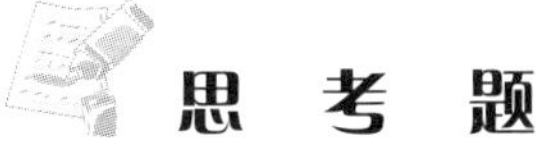

思考题

1. 什么是实验室自动化系统？实验室自动化系统包括哪些种类？
2. 简述实验室自动化流水线的基本结构。
3. 简述 HIS、LIS、LAS 三者间的通信流程。
4. 简述条形码技术在 LAS 中的主要作用。
5. LAS 引进前应从哪些方面进行评估？如何配置与选择？
6. 怎样进行 LAS 的有效管理和应用？

（胡志坚）

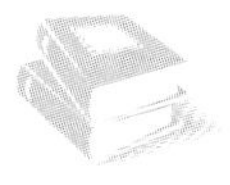

NOTE

中英文对照

ZHONGYINGWENDUIZHAO

B

变异系数(coefficient of variation,CV)

标准操作规程(standard operating procedure,SOP)

标准差(standard deviation,SD)

标准作业程序(standard operating procedure,SOP)

薄层色谱(thin layer chromatography,TLC)

不间断电源(uninterruptible power source,UPS)

步进马达(stepping motor)

C

测量不确定度(measurement uncertainty)

测量范围和示值范围(range of measurements,indication range)

测量正确度(trueness of measurement)

测量准确度(accuracy of measurement)

侧向角散射光(side scatter,SSC)

差示电位法(differential potentiometry)

差速离心法(differential centrifugation)

长通滤光片(long-pass filter,LP)

超临界流体色谱法(supercritical fluid chromatography)

沉降时间(sedimentation time,Ts)

沉降速度(sedimentation velocity)

沉降系数(sedimentation coefficient)

重复性(repeatability)

冲洗液(rinse solution)

垂直转子(vertical tube rotor)

醋酸纤维素薄膜电泳(cellulose acetate membrane electrophoresis)

D

带通滤光片(band-pass filter,BP)

单色器(monochromator)

等电点(isoelectric point,pI)

等电聚焦电泳(isoelectric focusing electrophoresis,IFE)

等量可溶性荧光分子(molecules of equivalent soluble fluorochrome,MESF)

等密度离心法(isopycnic centrifugation)

等速电泳(isotachophoresis,ITP)

电磁透镜(magnetic lens)

电荷耦合器(charge coupled device,CCD)

电化学发光免疫分析技术(electrical chemiluminescent immunoassay,ECLIA)

电化学分析法(electrochemical analysis)

电化学检测器(electrochemical detector,ECD)

电解质分析仪(electrolyte analyzer)

电解质紊乱(electrolyte disorder)

电去离子法(electro deionization,EDI)

电渗析法(electro-dialysis,ED)

电色谱法(electrochromatography)

电泳(electrophoresis,EP)

电泳技术(electrophoresis technique)

电泳仪(electrophoresis apparatus)

电子捕获检测器(electron capture detector,ECD)

电子显微镜(electron microscopy,EM)

电阻抗法检测原理(principle of electrical impedance)

定时散射比浊法(timing nephelometry)

短通滤光片(short-pass filter,SP)

多角度偏振光激光散射分析技术(multi-angle polatised scatter separation of white cell,MAPSS)

E

二极管阵列检测器(diode array detector,DAD)

F

发光二极管(light emitting diode,LED)

反射光度法(reflectance spectroscopy)

反渗透法(reverse osmosis,RO)

非均相酶免疫分析(heterogeneous enzyme immunoassay)

分立式自动生化分析仪(discrete automatic biochemical analyzer)

分配色谱法(partition chromatography)

G

甘汞电极(saturated calomel electrode,SCE)

干化学式自动生化分析仪(dry chemical automatic biochemical analyzer)

高效离子空气过滤器(high efficiency particle arrestor,HEPA)

高效毛细管电泳(high performance capillary electrophoresis,HPCE)

高效液相色谱法(high performance liquid chromatography,HPLC)

钩状效应(hook effect)

固定角转子(fixed angle rotor)

固定相(stationary phase)

光学显微镜(optical microscope)

光电倍增管(photomultiplier,PMT)

光电二极管阵列(photodiode array)
光电二极管阵列检测器(photodiode array detector, PDAD)
光电管(phototube)
光谱带宽(spectral band width)
光源(light source)
国际标准化组织(International Organization for Standardization, ISO)

H

红外传感器(infrared sensor)
红细胞沉降率(erythrocyte sedimentation rate, ESR)
化学发光免疫分析法(chemiluminescent immunoassay, CLIA)
化学键合相(chemical bonded phase, CBP)

J

即时检验(point of care testing, POCT)
计算机辅助诊断(computer aided diagnosis, CAD)
检出限(detection limit)
胶乳增强免疫透射比浊法(particle-enhanced turbidimetric assay, PETIA)
解离-增强-镧系荧光免疫分析系统(dissociation enhanced lanthanide fluoroimmunoassay, DELFIA)
静电透镜(electrostatic lens)
聚丙烯酰胺凝胶电泳(polyacrylamide gel electrophoresis, PAGE)
聚合酶链式反应-变性高效液相色谱技术(polymerase chain reaction-denaturing high performance liquidchromatography, PCR-DHPLC)
均相酶免疫分析(homogeneous enzyme immunoassay, HEI)

K

可比性(comparability)
空间排阻色谱法(steric exclusion chromatography, SEC)

L

离心机(centrifuge)
离心技术(centrifugation)
离子交换法(ionic exchange, IE)
离子交换色谱法(ionexchange chromatography, IEC)
离子选择电极(ion selective electrode, ISE)
连续监测法(continuous monitoring method)
连续监测血培养系统(continuous monitoring blood culture system, CMBCS)
连续流动式自动生化分析仪(continuous flow automatic biochemical analyzer)
连续流动转子(continuous rotor)
临床流式细胞学检验技术(clinical flow cytometry, CFC)
临床信息系统(clinical information system, CIS)
流动相(mobile phase)
流式细胞技术(flow cytometry)
流式细胞仪(flow cytometer, FCM)
滤光片(filter)

M

毛细管等电聚焦电泳(capillary isoelectric focusing, CIEF)
毛细管等速电泳(capillary isotachorphoresis, CITP)
毛细管电色谱(capillary electrochromatography, CEC)
毛细管电泳(capillary electrophoresis, CE)
毛细管电泳芯片(microchip capillary electrophoresis)
毛细管胶束电动色谱(micellar electrokinetic capillary chromatography, MECC)
毛细管凝胶电泳(capillary gel electrophoresis, CGE)
毛细管区带电泳(capillary zone electrophoresis, CZE)
酶免疫分析(enzyme immunoassay, EIA)
密度梯度离心法(density gradient centrifugation method)
免疫复合物(immune complex, IC)
免疫检验技术(immunoassay technique)
免疫透射比浊法(turbidimetric immunoassay)
免疫浊度分析技术(immunoturbidimetric assay technique)

N

尿液分析(urinalysis)
尿液分析仪(urine analyzer)

P

培养箱(incubator)

Q

气相色谱法(gas chromatography, GC)
前向角散射光(forward scatter, FSC)
前向角散射光检出限(forward scatter sensitivity, FSC sensitivity)
前向散射光强度(forward scattered light intensity, FSC)
鞘流技术(sheath flow)
亲和色谱法(affinity chromatography)
氢火焰离子化检测器(flame ionization detector, FID)
全实验室自动化(total laboratory automation, TLA)

R

热导传感器(thermal conductivity sensor)
热导检测器(thermal conductivity detector, TCD)

S

散射比浊技术(scattering turbidity technique)
扫描电子显微镜(scanning electron microscopy, SEM)
扫描隧道显微镜(scanning tunneling microscope, STM)
扫描透射电子显微镜(scanning transmission electron microscope, STEM)
色谱分析法(chromatography)
色谱分析仪器(chromatograph)
色谱图(chromatogram)

…全柜(biological safety cabinets,BSC)

…物传感器(biosensor)

生物芯片(biological chip)

示差折光检测器(differential refractive index detector,RID)

时间分辨荧光免疫分析(time-resolved fluoroimmunoassay,TRFIA)

实验室模块自动化(laboratory modular automation)

实验室信息系统(laboratory information system,LIS)

实验室自动化检测流水线(laboratory automation testing assembly line)

实验室自动化系统(laboratory automation system,LAS)

数字显示、视频图形(video graphic adapter,VGA)

双胶乳颗粒连接的双抗体技术(dual radius latex-enhanced technology,DuREL)

双向凝胶电泳(two-dimensional gel electrophoresis,2-DE)

丝网印刷碳电极系统(screen printed carbon electrode,SPCE)

速率散射比浊法(rate nephelometry)

速率抑制免疫比浊法(rate nephelometry inhibition immunoassay)

缩微芯片实验室(lab-on-a-chip)

T

糖化血红蛋白分析仪(glycated hemoglobin analyzer,GBA)

条形码(barcode)

透射比浊技术(immunoturbidimetry)

透射电子显微镜(transmission electron microscopy,TEM)

W

微流控技术(microfluidics)

微流控芯片(microfluidic chip)

微全分析系统(micro-total analytical system,μTAS)

微生物鉴定(microbiological assay)

X

吸附色谱法(adsorption chromatography)

细菌药物敏感试验(antimicrobial susceptibility test,AST)

吸收池(absorption cell)

吸收光谱(absorption spectrum)

系统自动化(systemized automation)

显微镜(microscope)

线性范围(linear range)

相对标准偏差(relative standard deviation,RSD)

相对偏差(relative deviation,RD)

响应时间(response time)

携带污染率(carry-over)

虚拟自动化(virtual automation-middleware solution)

血气分析仪(blood gas analyzer)

血栓弹力图(thrombelastograph,TEG)

血小板聚集试验(platelet aggregation test,PAgT)

血细胞分析仪(blood cell analyzer,BCA)

血液流变学(hemorheology)

血液流变分析仪器(hemorheology analyzer,HA)

血液凝固分析仪(automated coagulation analyzer,ACA)

Y

压力排风系统(the exhaust plenum)

厌氧培养系统(anaerobic system)

样本处理系统(sample hanging system)

液相色谱法(liquid chromatography)

液相芯片技术(liquid chip technology)

移液器(pipette)

医院信息系统(hospital information system,HIS)

荧光检测器(fluorescence detector,FLD)

荧光检出限(sensitivity of fluorescence)

荧光免疫分析法(fluorescence immunoassay,FIA)

荧光免疫显微分析(immunofluorescence microscopy)

荧光偏振免疫分析(fluorescence polarization immunoassay,FPIA)

荧光强度(fluorescent light intensity,FI)

原子力显微镜(atomic force microscope,AFM)

Z

纸色谱(paper chromatography)

终点法(end-point analysis method)

终点散射比浊法(end point nephelometry)

柱色谱(column chromatography)

转头旋转速度(转速),转/分钟,即 r/min(revolution per minute,rpm)

准确性(accuracy)

自动生化分析仪(automatic biochemical analyzer)

自动血型鉴定仪(automated blood grouping analyzer)

紫外-可见分光光度计(ultraviolet visible spectrophotometer)

紫外检测器(ultraviolet detector,UVD)

最低抑菌浓度(minimum inhibitory concentration,MIC)

参考文献

CANKAOWENXIAN

[1] 曾照芳,贺志安.临床检验仪器学[M].2版.北京:人民卫生出版社,2012.

[2] 李昌厚.紫外可见分光光度计及其应用[M].北京:化学工业出版社,2010.

[3] 樊绮诗,钱均.临床检验仪器与技术[M].北京:人民卫生出版社,2015.

[4] 曾照芳,余蓉.医学检验仪器学[M].武汉:华中科技大学出版社,2013.

[5] 龚道元.临床基础检验学[M].北京:人民卫生出版社,2017.

[6] 徐柏森,杨静.电子显微镜技术与应用[M].南京:东南大学出版社,2016.

[7] 杨勇骥,汤莹,叶煦亭,等.医学生物电子显微镜技术[M].上海:第二军医大学出版社,2012.

[8] 季家红.临床实验室自动化系统选择策略[J].健康之路,2017,16(10):218.

[9] 丛玉隆,黄柏兴,霍子凌.临床检验仪器装备大全[M].北京:科学出版社,2015.

[10] 曾照芳,余蓉.医学检验仪器学[M].2版.武汉:华中科技大学出版社,2017.

[11] 邹雄,李莉.临床检验仪器[M].北京:中国医药科技出版社,2015.

[12] 贺志安.检验仪器分析[M].北京:人民卫生出版社,2010.

[13] 丛玉隆,尹一兵,陈瑜.检验医学高级教程[M].2版.北京:人民军医出版社,2017.

[14] 须建.临床检验仪器[M].2版.北京:人民卫生出版社,2015.

[15] 丛玉隆.临床实验室仪器管理[M].北京:人民卫生出版社,2012.

[16] 尚红,王毓三,申子瑜.全国临床检验操作规程[M].北京:人民卫生出版社,2015.

[17] 林文棠,朱平.临床免疫学[M].西安:第四军医大学出版社,2002.

[18] 黄宪章,徐宁,何敏.临床免疫学检验技术要求[M].北京:人民卫生出版社,2019.

[19] 曾照芳,洪秀华.临床检验仪器[M].北京:人民卫生出版社,2007.

[20] 丛玉隆,王丁.当代检验分析技术与临床[M].北京:中国科学技术出版社,2002.

[21] 陶义训,吴文俊.现代医学检验仪器导论[M].上海:上海科学技术出版社,2002.

[22] 张玉海.新型医用检验仪器原理与维修[M].北京:电子工业出版社,2005.

[23] 敬华.临床生化分析仪器[M].北京:化学工业出版社,2009.

[24] 龚道元,胥文春,郑峻松.临床基础检验学[M].北京:人民卫生出版社,2010.

[25] 王鸿利,丛玉隆,王建.临床血液实验学[M].上海:上海科学技术出版社.2013.

[26] 邸刚.医用检验仪器应用与维护[M].北京:人民卫生出版社,2011.

[27] 陈焕文.有机化学手册[M].3版.北京:化学工业出版社,2016.

[28] 高珂.质谱技术及其联用技术在卫生检验中的应用[M].成都:四川大学出版社,2015.

[29] 吴立军,王晓波.质谱技术在临床医学中的应用[M].北京:人民卫生出版社,2016.

[30] 杉浦悠毅,末松 诚.质谱分析实验指南[M].北京:北京大学出版社,2017.

[31] 齐永志,马聪,赵强元,等.实验室自动化系统引进前评估[J].医疗卫生装备,2016,37(3):127-131.

[32] 漆小平,邱广斌.医学检验仪器[M].北京:科学出版社,2014.

[33] 丛玉隆.现代尿液分析技术与临床[M].北京:人民军医出版社,2007.

[34] 吴丽娟.临床流式细胞学检验技术[M].北京:人民军医出版社,2010.

[35] 吴后男.流式细胞术原理与应用教程[M].北京:北京大学医学出版社,2008.

⋯波,曹雪涛.流式细胞术原理、操作及应用[M].北京:科学出版社,2010.

⋯骏,顾国浩,许斌,等.临床实验室信息管理系统规范化建设[J].中华检验医学杂志,2013,36(10):869-872.

[38] 王青,魏军,蔡永梅,等.实验室自动化和信息化的发展、建设、应用及管理初探[J].中华医学科研管理杂志,2012,25(4):269-271.